Vorwort.

Der Plan, der den Untersuchungen zugrunde liegt, über die hier berichtet wird, wurde von Herrn Professor Dr. RÜDIN entworfen. Er beruht im wesentlichen darauf, daß eine Gruppe von Schwerverbrechern, die wiederholt und schwer vorbestraft sind und noch im Alter zwischen 37 und 57 Jahren eine Zuchthausstrafe abzubüßen hatten, gegenübergestellt wurde einer Gruppe von Leichtkriminellen, Menschen die einmal in ihrem Leben eine Gefängnisstrafe von mindestens 3 Monaten auferlegt bekamen, sich seither aber 15 Jahre oder länger vollkommen straffrei hielten. An dieser Gegenüberstellung sollten die seelischen und biologischen Ursprünge des Verbrechens durch Familienforschung herausgearbeitet werden.

Die Frage, was für Eigenschaften den Verbrecher vom nichtkriminellen Menschen unterscheiden, ist von der klinischen Psychiatrie schon mehrfach und zum Teil auch mit Erfolg in Angriff genommen worden. Die Ergebnisse dieser Erfahrungen wurden genau berücksichtigt und die Vielseitigkeit der Betrachtungsweise jeder einzelnen Persönlichkeit, die man als das Wesen klinischer Forschung bezeichnen kann, war bei allen unseren Untersuchungen immer das höchste Ziel. Allein unser Interesse beschränkte sich nicht auf den Einzelfall, unsere Fragestellung ging über das hinaus, was bisher von der klinischen Psychiatrie her auf diesem Gebiet untersucht worden ist. Ebensosehr wie die Frage nach den Zusammenhängen, die einmalig sind, nur an diese oder jene Persönlichkeit gekettet vermöge einer nur selten in ähnlicher Weise wiederkehrenden Konstellation, bewegte es uns solchen Zusammenhängen nachzugehen, die, wenn nicht gleich, so doch ähnlich immer wiederkehren, weil sie gebunden sind an das gemeinsame Blut der Sippe. Wir wußten, daß solchen Untersuchungen am Menschen große Hindernisse im Wege stehen, es bestand aber die Notwendigkeit einen Anfang zu machen und die Voraussetzungen zu schaffen für eine zielsichere Verbrechensbekämpfung und vor allem für ihre wirksamste Form, die Verbrechensverhütung. Denn nur dann, wenn es der Forschung gelingt an den Aufgaben, die ihr auf diesem Gebiet gestellt sind, erfolgreich mitzuarbeiten und sie zu lösen, entspricht sie der Grundforderung unseres Staates, zuerst dem Ganzen zu dienen und ermöglicht es, daß die Pläne einer Eindämmung der Kriminalität durch rassenhygienische Maßnahmen Schritt für Schritt in die Tat umgesetzt werden.

Neuerdings beginnt sich die Rechtswissenschaft mehr und mehr auch biologischen Problemen zuzuwenden. So hat erst kürzlich BLÜHDORN individualpsychologische und psychoanalytische Auffassungen als mittelbare Grundlagen des Völkerrechts darzustellen versucht. Wenngleich kaum eine Lehre weniger geeignet ist solche Grundlagen abzugeben als die von FREUD und seinen Schülern, so zeigt dieser Versuch immerhin, daß die Erkenntnis von der Notwendigkeit einer lebenswissenschaftlichen Unterbauung der Rechtsnormen auch jenseits der deutschen Reichsgrenzen sich durchzusetzen beginnt.

Es soll in den folgenden Ausführungen versucht werden wenigstens einige Grundfragen zu entscheiden, um so den Weg freizumachen für eine fruchtbringende Arbeit an den vielen Problemen, die hier noch aufzuzeigen sind.

Soweit es möglich war, wurden bei den Untersuchungen nicht nur psychiatrische und charakterologische, sondern auch konstitutionsbiologische Gesichtspunkte herangezogen, die ich im Verlaufe langjähriger anthropologischer Studien an dem Institut von Herrn Professor Dr. WENINGER (Wien) gewonnen hatte. Bei der Darstellung bemühte ich mich überflüssige Fachausdrücke und entsprechende Redewendungen zu vermeiden, weil sich die Mitteilung nicht nur an Ärzte wendet, sondern auch an Juristen und Anthropologen und nicht zuletzt an alle, die der Charakterforschung Interesse entgegenbringen.

Die Sammlung des Materials wurde 1929 begonnen und 1930 abgeschlossen. Die hierauf folgende Bereisung der Familien und die Bearbeitung der gesammelten Beobachtungen und Auskünfte nahmen 4 Jahre in Anspruch. Die notwendigen Geldmittel wurden von der Notgemeinschaft der Deutschen Wissenschaft in hochherziger Weise zur Verfügung gestellt. Dadurch und durch das große Entgegenkommen von seiten der Behörden und insbesondere der maßgebenden Persönlichkeiten des Bayerischen Justizministeriums wurde die Durchführung der langwierigen Untersuchungen überhaupt erst ermöglicht. Allen diesen Körperschaften und Behörden und ebenso den Bürgermeistern, Pfarrern und Lehrern, die mich bei den Erhebungen in selbstvergessener Uneigennützigkeit mit ihren Auskünften unterstützten, bin ich zu großem Dank verpflichtet.

Das Material selbst stammt zur einen Hälfte (Schwerverbrecher) aus der Bayerischen kriminalbiologischen Sammelstelle, derem Leiter, Herrn Ministerialrat Dr. VIERNSTEIN, es zu danken ist, daß der Plan von Herrn Professor Dr. RÜDIN in verhältnismäßig kurzer Zeit verwirklicht werden konnte. Außerdem verdanke ich Herrn Ministerialrat Dr. VIERNSTEIN, der fast alle Ausgangsfälle der Schwerverbrechergruppe aus langjähriger Erfahrung persönlich kannte, eine Fülle von Einblicken, die für das Fortschreiten der Arbeit unentbehrlich waren, die Beschaffung des Vergleichsmaterials der Einmaligbestraften und die Aktenauszüge dieser Fälle.

Bei der wissenschaftlichen Bearbeitung meiner Beobachtungen wurde ich von Herrn Professor Dr. LUXENBURGER und Herrn Assistenten Dr. SCHULZ in vielfacher Weise unterstützt. Bei der diagnostischen Beurteilung alter Krankengeschichten waren mir Besprechungen mit Herrn Dr. MÄKELÄ (Helsinki) von großem Wert. Beim Anlegen von Zählkarten und bei der Behandlung statistischer Fragen konnte ich mich mehrfach auf die reichen Erfahrungen stützen, die mir Herr Dr. ESSEN-MÖLLER (Lund) zur Verfügung stellte. Ihnen allen möchte ich an dieser Stelle meinen herzlichen Dank aussprechen. Mein besonderer Dank gebührt Herrn Professor Dr. K. SCHNEIDER für seinen Rat in allen Fragen, die das mit den Ursprüngen des Verbrechens so eng verknüpfte Psychopathenproblem angehen.

Für die einzigartige Arbeitsmöglichkeit, die es mir erlaubte in vollkommener Ungebundenheit gegenüber allem, was nicht die Untersuchungen selbst anging, 4 Jahre ausschließlich einem bestimmten Problemkreis zu widmen und für die vielen Anregungen, die mir während dieser Zeit zuteil wurden, fühle ich mich Herrn Professor Dr. RÜDIN zu tiefem Dank verpflichtet.

Schloß Tännich, im August 1935.

Der Verfasser.

MONOGRAPHIEN AUS DEM GESAMTGEBIETE DER NEUROLOGIE UND
PSYCHIATRIE
HERAUSGEGEBEN VON
O. FOERSTER-BRESLAU UND E. RÜDIN-MÜNCHEN
HEFT 61

STUDIEN ÜBER VERERBUNG UND ENTSTEHUNG GEISTIGER STÖRUNGEN

HERAUSGEGEBEN VON ERNST RÜDIN-MÜNCHEN

V.
ERBANLAGE UND VERBRECHEN
CHARAKTEROLOGISCHE UND PSYCHIATRISCHE
SIPPENUNTERSUCHUNGEN

VON

FRIEDRICH STUMPFL
KAISER WILHELM-INSTITUT FÜR GENEALOGIE UND DEMOGRAPHIE
DER DEUTSCHEN FORSCHUNGSANSTALT FÜR PSYCHIATRIE IN MÜNCHEN

MIT 18 ABBILDUNGEN

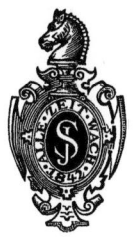

SPRINGER-VERLAG BERLIN HEIDELBERG GMBH 1935

ISBN 978-3-662-23739-7   ISBN 978-3-662-25838-5 (eBook)
DOI 10.1007/978-3-662-25838-5

ALLE RECHTE, INSBESONDERE DAS DER ÜBERSETZUNG
IN FREMDE SPRACHEN, VORBEHALTEN.
COPYRIGHT 1935 BY SPRINGER-VERLAG BERLIN HEIDELBERG
URSPRÜNGLICH ERSCHIENEN BEI JULIUS SPRINGER IN BERLIN 1935

Inhaltsverzeichnis[1].

Seite

Die Arbeitsmethode 1

Erster Teil.
Die lebenswissenschaftliche Bedeutung des sozialen Verhaltens gemessen an den Kriminalitätsziffern 4

1. Die Kriminalitätsziffern in den Sippen von einmaligen Rechtsbrechern und von Rückfallsverbrechern 4
2. Die Kriminalitätsziffer der „Durchschnittsbevölkerung" 7
3. Kriminalität und Ehewahl 20
   Die biologische Partnerregel 28
4. Das Umweltproblem 31

Zweiter Teil.
Verbrechen und Geisteskrankheit 43

A. Vorbemerkungen 43
   1. Kriminalität und Krankheit 43
   2. Kriminalität und Schizophrenie 47

B. Eigene Untersuchungen 51
   3. Psychosenhäufigkeit im allgemeinen 51
   4. Schizophrenie 55
   5. Zur Frage des Schizoids 59
   6. Manisch-depressives Irresein 74
   7. Kriminalität und Epilepsie 79
   8. Epilepsie und Tätlichkeitsverbrechen 89
   9. Zur Frage des epileptoiden Charakters 95
   10. Kriminalität und Schwachsinn 101
   11. Der Schwachsinn im Erbgang 105
   12. Das Vorkommen von Haftpsychosen und ihre Bedeutung 112
   13. Geisteskrankheit und Psychopathie 121

Dritter Teil.
Über Charaktereigenschaften im Erbgang und die Bedeutung ihres Zusammenvorkommens als Verbrechensursache. Schwerkriminalität und Psychopathie 131

A. Allgemeiner Teil 131
   1. Einführung 131
   2. Allgemeine Charakteristik der Sippen einmaliger Rechtsbrecher . . . 133
   3. Allgemeine Charakteristik der Sippen rückfälliger Rechtsbrecher . . . 134
   4. Charakter und Psychopathie 137
   5. Begriffliche Abgrenzung der in der klinischen Psychiatrie erfahrungsgemäß immer wiederkehrenden Psychopathentypen 138
   6. Das Vorkommen von Psychopathen unter den Ausgangsfällen 143
   7. Die Häufigkeit des Vorkommens von Psychopathen unter den Verwandten der Ausgangsfälle und charakteristische Beispiele 145

---
[1] Das Verzeichnis der beschriebenen Fälle befindet sich auf S. 4 (Tabelle 1).

B. Besonderer Teil 154
    8. Die hyperthymischen Psychopathen[1] 154
    9. Die willenlosen Psychopathen 174
   10. Die gemütlosen Psychopathen 183
   11. Die geltungssüchtigen Psychopathen 197
   12. Die asthenischen Psychopathen 212
   13. Über das Vorkommen einzelner Charaktereigenschaften 228
C. Überblick 237

Vierter Teil.
Die durchschnittliche Kinderzahl bei Schwerkriminellen und Leichtkriminellen und in ihren Sippen 248
  A. Allgemeiner Teil 248
  B. Besonderer Teil 252
  C. Überblick und rassenhygienische Schlußfolgerungen. 272

Zusammenfassung 284

Literaturverzeichnis 300

---

[1] Über den Begriff des Sippschaftscharakters siehe Seite 169.

Die Arbeitsmethode.

Die Frage, von der wir ausgehen, betrifft die Art der Erbanlagen, die im Gegensatz zu den äußeren Anlässen als innere Verbrechensursachen aufzufassen sind. Zur Beantwortung dieser Frage war es erforderlich von Fällen auszugehen, deren Lebenslauf vollkommen oder nahezu vollkommen überblickt werden konnte. Andererseits schien es notwendig zwei Vergleichsgruppen einander gegenüberzustellen, die einander möglichst ähnlich sein sollten, in allen Beziehungen bis auf eine: in ihrem sozialen Verhalten mußten sich beide so stark wie möglich voneinander unterscheiden. Die vorliegende Arbeit gibt in allen ihren Teilen fortlaufend Rechenschaft über Fragestellungen und methodisches Vorgehen, so daß es genügt hier nur die groben Umrisse der Arbeitsmethode aufzuzeigen.

Als Vergleichsgruppen dienten 195 Schwerkriminelle (Rückfallsverbrecher) und 166 Leichtkriminelle (einmalig Bestrafte). Die Schwerkriminellen sind der Straubinger Kartothek entnommen. Der Gesichtspunkt, nach dem sie ausgelesen wurden, war eine möglichst große Vorstrafenzahl. Es sind Fälle, die zwischen den Jahren 1926 und 1929 sich im Zuchthaus Straubing befanden und eine Mindestzahl von 5 Gefängnis- oder Zuchthausvorstrafen aufwiesen. Die Leichtkriminellen wurden nach folgenden Gesichtspunkten ausgewählt. Sie mußten eine mindestens 3monatige Gefängnisstrafe abgebüßt haben und mußten sich seit dieser Zeit 15 Jahre lang vollkommen straffrei gehalten haben. Die Begehung der Straftat dieser Fälle fällt durchwegs in die Zeit vor dem 44. Lebensjahr. Sämtliche Fälle beider Ausgangsgruppen sind geboren zwischen 1870 und 1890.

Der Lebenslauf der Ausgangsfälle wurde auf Grund persönlicher Besprechungen, aktenmäßiger Studien und Unterredungen mit möglichst vielen geeigneten Auskunftspersonen einer eingehenden Untersuchung unterworfen. Gleich ebensovielen Lebensquerschnitten zeigten bei den Schwerkriminellen die umfangreichen aktenmäßigen Aufzeichnungen aus den verschiedenen Lebensaltern eine Anzahl sinnvoll miteinander verbundener Verhaltungsweisen, die sich entsprechend der Frühkriminalität der Gruppe bis in die Pubertätszeit zurückverfolgen ließen und ihren besonderen Wert dem Umstand verdanken, daß ihre Beurteilung durch Personen, die an den Vorgängen als handelnde oder als Beobachter beteiligt waren, gleichfalls aktenmäßig festgelegt ist. Alle diese Querschnitte wurden zu einem Lebenslängsschnitt vereinigt, der auf Grund persönlicher Nachforschungen nach Möglichkeit noch bis in die frühe Kindheit zurückverfolgt wurde. Persönliche Unterredungen mit den Ausgangsfällen dieser Gruppe erwiesen sich, selbst wenn sie von mehrstündiger Dauer waren, nur als wenig ergiebig. Die angenommene innere Haltung[1] dieser durch langjährige Zuchthausstrafen teilweise zu einem Kunstprodukt gewordenen Menschen hätte

---

[1] Im Sinne von ZUTT. In vielen Fällen handelte es sich gleichsam um eine angenommene militärische Haltung.

bei einem Teil der Fälle erst nach tagelanger, vielleicht nach wochenlanger Bekanntschaft durchbrochen werden können, bei denjenigen aber, die sich ihre naive Einstellung bewahrt hatten, genügte eine mehrstündige Unterredung erst recht nicht um gegenüber den ausführlichen Berichten etwas Neues zutage zu fördern. Es wurde deshalb darauf verzichtet sämtliche Ausgangsfälle dieser Gruppe persönlich zu sprechen, dafür wurden möglichst viele geeignete Auskunftspersonen in der Heimatgemeinde und an anderen Orten persönlich aufgesucht. Bei den Leichtkriminellen lagen in der Regel nur aus einer 15 Jahre zurückliegenden Zeit aktenmäßige Aufzeichnungen vor. Mit wenigen Ausnahmen wurde jeder dieser Ausgangsfälle persönlich besucht, so daß wir immerhin über wenigstens zwei Lebensquerschnitte verfügen, sofern nicht Rentenakten, Krankengeschichten oder Ähnliches außerdem zur Verfügung stand.

Besonderes Gewicht wurde darauf gelegt, möglichst viele Verwandte der Ausgangsfälle persönlich kennen zu lernen. Im Laufe der sich mehr als ein Jahr ausdehnenden Bereisung der Familien, die im Kraftwagen durchgeführt wurde und sich über ganz Bayern und die Pfalz erstreckte, war es möglich, insgesamt 1734 Mitglieder der hier untersuchten Sippen persönlich aufzusuchen. Die Zahl der außerdem von mir persönlich befragten Auskunftspersonen (Pfarrer, Ärzte, Lehrer, Bürgermeister, Polizeibeamte, Arbeitgeber usw.) beträgt etwa 600. Die Anzahl der durch persönliche Besprechung oder durch Auskünfte und aktenmäßig erfaßten Personen beläuft sich auf insgesamt 18400 Personen. Man kann somit sagen, daß etwa jeder Zehnte in jeder Sippe persönlich besucht worden ist. Als besonders wertvoll hat sich erwiesen, daß die Erforschung beider Vergleichsgruppen nicht nur von demselben Untersucher, sondern auch gleichzeitig durchgeführt werden konnte. Das heißt, es wurden bei der Bereisung gleichzeitig Sippen von Schwerkriminellen und Sippen von Leichtkriminellen untersucht und während dieser Zeit abwechselnd Personen aus der einen und der anderen Gruppe beobachtet und ausgefragt. Nur diesem Umstand ist es zu danken, daß es möglich war schon im Verlauf der ersten Monate zu beurteilen, worauf es bei der Untersuchung besonders ankommt. Als wesentlich ergab sich schon damals eine möglichst genaue Registrierung von Verhaltungsweisen um aus diesen später die Charaktereigenschaften herausarbeiten zu können, ferner eine möglichst vielseitige psychopathologische und psychiatrische Durchforschung der Familie. In den Heimatgemeinden war es fast immer möglich von seit langer Zeit ansässigen Personen sehr verläßliche und ausführliche Berichte zu erhalten. Dabei erwies es sich als sehr zweckmäßig nicht nur untertags bei der Feld- oder Stallarbeit, zur Essenszeit oder wie immer es sich traf, etwa im Krankenhaus oder im Amt, mit den Verwandten und Auskunftspersonen zu sprechen, sondern die Unterredungen auch am Abend in einem zwanglosen Beisammensein fortzusetzen.

Wie erwähnt wurden möglichst viele Verwandte persönlich gesprochen. Dabei waren zwei Gesichtspunkte maßgebend. Einerseits wurden stets Stichproben gemacht, selbst dann, wenn schon übereinstimmende Berichte über das Fehlen irgendwelcher Auffälligkeiten vorlagen. Andererseits wurden gerade solche Verwandte besucht, von denen wir bereits wußten, daß bei ihnen irgendwelche Abnormitäten bestehen. Von einer lückenlosen Erfassung von Geschwisterreihen im Sinne einer persönlichen Unterredung mit jedem Einzelnen wurde abgesehen, weil erfahrungsgemäß nach dem Besuch einiger Geschwister das Auskunftsoptimum bald überschritten wird und weitere Besuche nur mehr Mißtrauen erwecken, ohne Neues zutage zu fördern.

Bei der Gegenüberstellung Schwerkrimineller und Leichtkrimineller war ausschließlich der Gesichtspunkt der Schwere der Kriminalität maßgebend. Dagegen wurde die Entgleisungsrichtung zunächst bewußt vernachlässigt. Das war deshalb wünschenswert, weil unter den Schwerkriminellen die Zahl der nach verschiedenen Richtungen Entgleisenden (der Polyptropen) viel größer ist als die Zahl derjenigen, die ausschließlich einer bestimmten Deliktsart verfallen sind. So war es möglich einen Überblick über das ganze Gebiet zu gewinnen und später die verschiedenen Begehungsformen dennoch einer gesonderten Betrachtung zu unterwerfen. Dabei ergab sich, daß auch diese Untergruppen wieder sehr uneinheitlich zusammengesetzt sind. So zerfällt die Untergruppe der Sittlichkeitsverbrecher neuerdings in die weiteren Untergruppen der Zuhälter, der Trinker, der Präsenilen, der sexuell Perversen und anderer, deren jede in sich wieder uneinheitlich ist. Daß gerade diese Verbrechensarten eingehende konstitutionsbiologische und psychologische Untersuchungen der Täter erfordern, zeigen die von VIERNSTEIN zusammen mit HENTIG durchgeführten Untersuchungen über den Inzest. Über die an solchen Einzelgruppen gewonnenen Ergebnisse wird deshalb in dieser Arbeit nur zum Teil berichtet, weil sich der Bericht sonst ins Uferlose ausgedehnt hätte. Über die an den Sittlichkeitsverbrechern gewonnenen Ergebnisse wird aus räumlichen Gründen an dieser Stelle überhaupt nicht berichtet.

Die vorliegende Arbeit soll die große Linie einhalten, die sich verfolgen läßt von den Untersuchungen KIRNs, RÜDINs (2) und HOMBURGERs (1) über die seelischen Störungen in der Strafhaft, über die Beobachtungen, die WILMANNS (1) an Landstreichern, GRUHLE (2) sowie GREGOR und VOIGTLÄNDER über die Verwahrlosung und ihre Ursachen, K. SCHNEIDER (2) über Persönlichkeit und Schicksal von Prostituierten und FUCHS-KAMP an Fürsorgezöglingen angestellt haben, bis zu den Studien an kriminellen Zwillingen von LANGE (2), um nur einige von den wichtigsten Untersuchungen zu nennen. In der Fragestellung und auch methodisch schließt sich unsere Arbeit den zuletzt genannten Zwillingsforschungen unmittelbar an, wobei sie gleichsam deren familienbiologische Ergänzung darstellt. Die Frage, inwiefern Anlagen und inwiefern Umwelteinflüsse für die sozialen Verhaltungsweisen verantwortlich zu machen sind, wurde bei jedem Einzelfall neu gestellt und zu beantworten versucht nach Gesichtspunkten, die LUXENBURGER (2) vor einigen Jahren aufgezeigt hat.

Zusammenfassend ist über die von uns angewandte Methodik zu sagen, daß ein Überblick über den gesamten Lebenslauf jeder einzelnen Persönlichkeit immer als oberste Leitlinie galt. Um dieses Ziel zu erreichen und gleichzeitig eine Verallgemeinerung der gewonnenen Ergebnisse zu ermöglichen wurden zwei grundsätzlich voneinander verschiedene Methoden angewendet. Die eine geht darauf aus zu einer Analyse der Einzelpersönlichkeit zu gelangen durch ein fortwährendes Hin- und Hergehen zwischen den Elementen, das ist den einzelnen Eigenschaften, und dem Persönlichkeitsganzen, ein Vorgang, auf dessen Notwendigkeit schon JASPERS hingewiesen hat indem er zum Ausdruck brachte, daß dem Ganzen gegenüber vorwiegend eine bloße Intuition bestünde, die nur in der Elementaranalyse klarer werde, während sich mit den isolierten Elementen leicht äußerlich formal-logisch arbeiten lasse, während sie doch nur dann, wenn sie in bezug auf das Ganze gesehen werden, im Kopf des Beobachters die erforderliche Beweglichkeit behalten. Die andere Methode besteht in einer Gegenüberstellung von Gruppen und ihrer statistischen Auswertung. Die gleichzeitige Anwendung beider Methoden sollte eine gegenseitige Kontrolle ermöglichen.

Beim Auszählen von Psychosen hielten wir uns an die Methoden, die von RÜDIN und seiner Schule und von WEINBERG begründet und ausgebaut worden sind. Die Psychopathenziffern, Kriminalitätsziffern und Trinkerziffern beziehen sich durchwegs auf über 20 Jahre alte Personen. Der Altersaufbau der Geschwister und der Vettern und Basen ist aus den Tabellen 12—17 der Voruntersuchungen [F STUMPFL (1)] ersichtlich, der Altersaufbau der Eltern wurde nicht wiedergegeben weil ihr Alter zur Zeit der Untersuchung durchwegs über 56 Jahren gelegen war. Die Zählkarten, die für die Geschwister und für die Vettern und Basen angelegt wurden, sind veröffentlicht in einem Sammelwerk von E. RÜDIN (6) über Erblehre und Rassenhygiene im völkischen Staat. Die wichtigsten Daten über die Ausgangsfälle selbst sowie über ihre Eltern wurden gleichfalls auf Zählkarten übersichtlich zusammengestellt.

Die Lebensläufe der 195 Rückfallsverbrecher und das, was wir über ihre Verwandten in Erfahrung bringen konnten, sind in einer 584 Maschinenseiten umfassenden Kasuistik zusammengestellt. Nur 19 von diesen Lebensläufen wurden in die Veröffentlichung aufgenommen. Die wesentlichen Ergebnisse über die Einmaligbestraften und ihre Verwandten wurden auf Sippschaftstafeln zusammengefaßt, von deren Veröffentlichung gleichfalls abgesehen werden mußte. Dafür wurden 20 Sippen dieser Gruppe im Text ausführlich beschrieben. Die in vorliegender Arbeit beschriebenen Fälle sind in der obenstehenden Tabelle unter Beifügung der Seitenzahl zusammengestellt.

Tabelle 1.
Verzeichnis der beschriebenen Fälle[1].

E.	Seite	R.	Seite
10	215	9	84
14	147	10	176
16	214	23	160
18	187	40	216
23	65	59	114
27	60	63	217
28	159	79	202
35	148	82	84
41	62	83	201
48	89	98	163
38	89	106	40
88	89	115	150
90	86	126	186
95	178	130	151
100	68	131	152
124	205	153	115
130	85	169	217
145	87	181	161
148	65	186	203
150	67	189	177
155	63	188	89

Erster Teil.

Die lebenswissenschaftliche Bedeutung des sozialen Verhaltens gemessen an den Kriminalitätsziffern.

1. Die Kriminalitätsziffern in den Sippen von einmaligen Rechtsbrechern und von Rückfallsverbrechern.

Die überragende Bedeutung des sozialen Verhaltens für die Beurteilung der seelischen Eigenart ihres Trägers läßt es gerechtfertigt erscheinen, daß

---
[1] E. = Einmalige; R. = Rückfällige. Die Zahl in der entsprechenden Rubrik bedeutet die fortlaufende Nummer des Ausgangsfalles.

Untersuchungen, die im wesentlichen dem Charakteraufbau und der konstitutionellen Eigenart der Persönlichkeit gelten, ihren Ausgang von der Kriminalität nehmen.

Charaktereigenschaften im allgemeinen und Charakterabnormitäten im besonderen lassen sich ja niemals allein durch Befragen feststellen, wohl aber dadurch, daß man die Handlungen eines Menschen sorgfältig zusammenstellt. In langwierigen Voruntersuchungen [F. STUMPFL (1), S. 283] wurde der Nachweis erbracht, daß eine Zusammenstellung krimineller Handlungen zu gänzlich verschiedenen Ergebnissen führt, je nachdem ob es sich um Verwandte von Rückfallsverbrechern (Schwerkriminellen) handelt, oder um Verwandte von einmaligen Rechtsbrechern (Leichtkriminellen). Als Rückfallsverbrecher galten dabei Menschen, die wenigstens fünf Gefängnis- oder Zuchthausstrafen erhalten haben und sich in den Jahren 1926 bis 1929 im Zuchthaus Straubing befanden, als Einmalige solche, die einmalig in ihrem Leben bestraft wurden (Mindeststrafe 3 Monate Gefängnis) und sich seither 15 Jahre lang oder länger vollkommen straffrei hielten. Da die Kenntnis der Ergebnisse der Voruntersuchungen zum Verständnis der Befunde, über die hier berichtet wird, notwendig ist, wird nochmals kurz darüber berichtet.

Tabelle 2. Anteil der Kriminellen.

	Der Rückfälligen	Der Einmaligen
Unter den Brüdern	37,0 ± 2,8%	10,8 ± 1,8%
Unter den Vettern	17,5 ± 2,4%	5,1 ± 2,2%

Die wesentlichen Ergebnisse lauteten: 1. Unter den Verwandten von Rückfallsverbrechern findet man überhaupt mehr Kriminelle als unter den Verwandten von Einmaligen. 2. Unter den Verwandten von Rückfallsverbrechern findet man mehr Rückfallsverbrecher als unter den Verwandten von Einmaligen. 3. Bei den Verwandten der beiden Vergleichsgruppen, die einmalig bestraft wurden, findet man mehr schwere Begehungsarten, wenn man die aus Rückfälligensippen stammenden Fälle zusammenstellt, als dann, wenn man die aus Einmaligensippen stammenden Fälle zusammenstellt.

1. Was zunächst die Häufigkeit der Kriminalität überhaupt betrifft, so sind die wichtigsten Ziffern in Tabelle 2 zusammengestellt. Die Tabelle zeigt, daß unter den Brüdern von Rückfallsverbrechern der Anteil der Kriminellen sehr hoch ist (37%), drei- bis viermal so hoch als unter den Brüdern der Einmaligen (10,8%). Auch die Kriminalität der Vettern einmaliger Rechtsbrecher, wird durch die Kriminalität bei den Vettern der Rückfälligen immer noch um das Dreifache übertroffen. Bagatellstrafen (Radfahren ohne Licht, Hinterziehung einer Umsatzsteuer, Vergehen gegen ein Kraftfahrgesetz u. dgl.) sind in diesen Kriminalitätsziffern nicht enthalten. Eigentumsvergehen und Bettel wurden nie als Bagatellstrafen angesehen, auch dann, wenn die Bestrafung nur gering war (z. B. 1 Tag Haft). Auch Tätlichkeitsverbrechen, mit Ausnahme von Beleidigung, wurden im allgemeinen nicht als Bagatellvergehen angesehen, doch wurde jeweils der Tatbestand berücksichtigt. Mutwillige Zerstörungen von Obstbäumen und landwirtschaftlichen Geräten („Sachbeschädigung"), die auf eine außergewöhnliche Rohheit schließen ließen, wurden beispielsweise nicht als Bagatellvergehen gewertet, wohl aber Fälle, bei denen ein unverschuldetes Mißverständnis oder unverschuldete Not zu einer geringfügigen, sei es was immer für einer Begehungsart zuzurechnenden Strafe geführt hatten. Schon

hieraus ersieht man, daß die von uns festgestellten Kriminalitätsziffern keineswegs gleichgültig sein können, denn es wurde immer zuerst gewogen und dann erst gezählt.

Könnte man gegen diese Befunde immer noch den Einwand erheben es handle sich doch vielfach nur um einmalige Bestrafungen, aus denen nicht weitgehende Schlüsse hinsichtlich der Täter gezogen werden dürfen, so gilt das nicht mehr gegenüber den beiden folgenden Befundreihen.

2. Hinsichtlich der Rückfallskriminalität ergab sich, daß man unter den Brüdern von Rückfallsverbrechern 15,3% (Minimalziffer) bis 25,4% (Maximalziffer), bei den Brüdern von Einmaligen 3,6% (Standardziffer)[1] Rückfallsverbrecher findet, unter den Vettern der Rückfälligen 3,8—6,3%, unter den Vettern der Einmaligen 2%. Dabei wurde der Begriff „Rückfallsverbrechen" bei den Verwandten der Ausgängsfälle etwas weiter gefaßt, d. h. es wurden schon solche Menschen als rückfällig geführt, die wenigstens viermal vorbestraft waren und darunter wenigstens zwei Gefängnisstrafen von mindestens 2 Monaten aufzuweisen hatten. Diese Ziffern lassen sich nicht mehr bagatellisieren, denn Rückfallskriminalität besagt stets mehr über die Qualität des Täters als über die Qualität der Umwelt, sofern diese nicht selbst durch die Täterpersönlichkeit geprägt worden ist. Der Anteil der Rückfallsverbrecher unter den Kriminellen ist bei den Verwandten von Rückfallsverbrechern wesentlich größer, als bei den Verwandten von Einmaligen (42,7% gegen 21,2% bei den Brüdern, 33,3% gegen 26,9% bei den Vettern). Diese Ziffern und die in folgendem Abschnitt noch zu nennenden zeigen, daß die Unterschiede, die in den Kriminalitätsziffern rein quantitativ zum Ausdruck kommen, sich bei näherem Zusehen durchwegs in qualitative Unterschiede auflösen.

3. Was endlich die Begehungsart anlangt so zeigt sich, daß man selbst dann wesentliche Unterschiede findet, wenn man nur die einmalig bestraften Verwandten miteinander vergleicht. Zählt man nämlich Bettel und Landstreichen, Sittlichkeitsverbrechen, Diebstahl und Betrug zu den schweren Begehungsarten, Körperverletzung, Beleidigung, Sachbeschädigung u. dgl. und somit Tätlichkeitsvergehen überhaupt zu den leichten Begehungsarten (was deshalb berechtigt ist, weil schwere Tätlichkeitsverbrechen wie Totschlag, gefährliche Körperverletzung und Mord bei den einmalig bestraften Verwandten überhaupt fehlen), so ergibt sich: In der Hälfte der einmalig bestraften Vettern von Rückfallsverbrechern aber nur in einem Fünftel der einmalig bestraften Vettern von Einmaligen handelt es sich um schwere Begehungsformen in diesem Sinne.

---

[1] Unter *Standardziffern* verstehen wir Prozentziffern, die den Anteil der Kriminellen anzeigen und an einer auslesefreien Gruppe von über 20 Jahren alten Individuen gleichgeschlechtlicher Personen so gewonnen wurden, daß in jedem Einzelfall eine Strafliste angefordert wurde. Da es technisch nicht möglich ist für mehrere tausend Fälle Straflisten anzufordern, so greift man aus der zu untersuchenden Gruppe, z. B. aus mehreren tausend Vettern, nur je hundert stichprobenmäßig heraus und fordert von jeden dieser Fälle eine Strafliste an. — Dagegen verstehen wir unter *Gesamtziffern* Prozentziffern, die den Anteil von Kriminellen anzeigen und auf Grund möglichst eingehender Erhebungen so durchgeführt wurden, daß nur in solchen Fällen Straflisten angefordert wurden, die aus irgendeinem Grund Anlaß dazu gaben. Derartige Ziffern sind immer *Minimalziffern*. Die entsprechenden *Maximalziffern* erhält man indem man alle Fälle, von denen Straflisten angefordert wurden, in einer Gruppe vereint und den Prozentsatz der Kriminellen berechnet. Man erhält dabei deshalb Maximalziffern, weil in vielen Fällen die Straflisten erst auf Grund von Verdachtsmomenten erhoben wurden.

Will man sich vergegenwärtigen was solche Kriminalitätsziffern bedeuten (vgl. Tabelle 1), so braucht man sich nur vorzustellen, daß unter den Brüdern von Rückfallsverbrechern jeder zweite bis dritte, unter ihren Vettern jeder fünfte kriminell wird, unter den Brüdern von Einmaligen dagegen nur jeder zehnte, unter ihren Vettern gar nur jeder zwanzigste. Ferner, daß unter den Brüdern der Rückfälligen jeder sechste bis siebente ein Rückfallsverbrecher ist, unter den Brüdern der Einmaligen nur jeder dreißigste — bei den Vettern jeder zwanzigste in den Rückfälligensippen, jeder fünfzigste in den Einmaligensippen. Endlich muß man noch berücksichtigen, daß auch bei einem Vergleich zwischen gleich schwer und gleich oft Bestraften, etwa zwischen einmalig Bestraften, noch insofern Unterschiede bestehen, als in den Sippen der Rückfälligen die schweren Begehungsformen etwa die Hälfte der Fälle ausmachen, in den Sippen der Einmaligen nur ein Fünftel der Fälle. Das bedeutet aber nichts anderes, als daß man es jeweils mit ganz anderen Menschen zu tun hat, deren Verhaltungsweisen durch Umwelteinflüsse allein nicht erklärt werden können, zumal solche Umwelttheorien meist nicht berücksichtigen, daß ein großer, ja ein überwiegender Teil dessen, was man als Umwelt bezeichnet, von der Persönlichkeit, die in ihr lebt, geprägte Umwelt ist [F. STUMPFL (1), S. 294].

Es wurde schon in den Voruntersuchungen zu dieser Arbeit darauf hingewiesen, daß man bei den Erhebungen in den Sippen einmaliger und rückfälliger Rechtsbrecher immer wieder Gelegenheit hat festzustellen, daß der Charakteraufbau jeder einzelnen Persönlichkeit in den Vergleichsgruppen grundverschieden ist. Daraus, daß sich diese charakterologischen Beobachtungen, über die im psychopathologisch-charakterologischen Teil eingehend berichtet wird, mit den gefundenen Unterschieden des sozialen Verhaltens weitgehend decken, leiten wir folgende Sätze ab.

Erstens, daß die Kriminalitätsziffern einer Bevölkerungsgruppe einen wesentlichen Hinweis darstellen auf die Charakterqualitäten, die in dieser Gruppe vorhanden sind. Zweitens, daß diese Charakterqualitäten im wesentlichen durch Erbmerkmale bestimmt werden.

Was für Eigenschaften hier in Betracht kommen, ob und was für Beziehungen sie zu den großen Konstitutionskreisen haben und wie man sich nach unserem vorläufig noch bescheidenen Wissen ihren Erbgang vorzustellen hat, wird im psychiatrischen und im psychopathologisch-charakterologischen Abschnitt behandelt werden.

2. Die Kriminalitätsziffer der „Durchschnittsbevölkerung".

Eine Gegenüberstellung von so außerordentlich verschiedenen Persönlichkeitstypen, wie Rückfallsverbrecher, deren ganzer Lebenslauf durch einen mehr oder weniger freiwilligen, jedenfalls aber dauernden Kampf mit der menschlichen Gesellschaft ausgezeichnet ist, und Einmalige, denen es gelungen ist, 15 Jahre lang jeden Rückfall zu vermeiden, läßt allerdings von vornherein erwarten, daß man sowohl milieubedingte als auch anlagebedingte Wesensunterschiede finden wird. Allein es ist eine andere, bei dieser Gegenüberstellung noch unberührt gebliebene, Frage, ob man Kriminalitätsunterschiede auch dort finden wird, wo das Material nicht nach so extremen Gesichtspunkten ausgewählt wurde. Es soll deshalb, gewissermaßen um einen Maßstab für die Empfindlichkeit der Kriminalität als Indikator zu gewinnen, zunächst einmal ein Vergleichsmaterial untersucht werden. Bei der Auswahl dieses Vergleichsmaterials sind wir von folgenden Gesichtspunkten ausgegangen. Es sollte ein Material sein, das voraussichtlich der Durchschnittsbevölkerung möglichst nahe steht, eine städtische Bevölkerungsgruppe betrifft, die voraussichtlich auf einer sozial tiefen Stufe steht und deren Beschaffenheit auch von rassenhygienischen Gesichtspunkten aus von Interesse ist. Ich erwartete auf diese Weise Durchschnittsziffern zu gewinnen, die für die Kriminalität einer derartigen Stadtbevölkerung kennzeichnend sind. Ein Vergleichsmaterial, das diesen Anforderungen zu entsprechen schien, lernte ich bei Gelegenheit einer erbbiologischen Begutachtung kennen, die eine *Gruppe von 177 Frauen* betraf, die in der Zeit vom 15. 9. bis 20. 10. 33 das Hilfsamt für werdende Mütter, München, Arcisstraße 4 (Leiter Dr. STADLER)[1] aufsuchten, um eine wirtschaftliche Unterstützung zu bekommen (Essen, Kindswäsche, Arbeit für den Mann oder Kindsvater, bessere Wohnung usw.). Die Auslesewirkungen, denen ein solches Material unterworfen ist, sollen nicht erschöpfend behandelt werden, es sei nur angedeutet, daß neben einer Reihe von Faktoren, die im Sinne einer negativen Auslese wirksam waren, zweifellos auch positive Auslesefaktoren zu erwarten sind. Im Sinne der ersteren wäre es zu werten, daß eine Reihe von Frauen wegen ihrer eigenen wirtschaftlichen Unfähigkeit jede Gelegenheit eine Unterstützung herauszuschlagen wahrnahm und aus diesem Grunde den Wohlfahrtsämtern schon lange bekannt war, im Sinne der letzteren, daß die überwiegende Mehrzahl der Frauen sich ein Kind wünschte und daß bei vielen unter ihnen die Not nur zum geringeren Teil als selbstverschuldet betrachtet werden konnte. An der tatsächlichen Notlage nahezu aller Frauen, die das Hilfsamt aufsuchten, bestand nicht der geringste Zweifel und an der Notwendigkeit ihnen zu helfen ändert es natürlich nichts, daß man bei der überwiegenden Mehrzahl eine äußerst schwache Begabung, bei vielen ausgesprochene Debilität und gewisse Mängel der Charakterentwicklung vorfindet. Genauere Kenntnisse über diese Personen als sie eine halbstündige Unterredung und die Rücksprache mit den Behörden ermöglicht, waren aus zwei Gründen erwünscht: Erstens, weil sie der allgemeinen Fürsorge zur Last fallen und zweitens, was wesentlich schwerer wiegt, weil diese Frauen die Beschaffenheit der kommenden Generation voraussichtlich in stärkerem Ausmaße mitbestimmen als der Durchschnitt der übrigen Frauen. Denn es handelt sich so gut wie durchwegs um gebärfreudige Personen, die in der Mehrzahl der Fälle bereits Kinder hatten und noch weitere Kinder erwarten ließen.

Hier soll jedoch nur auf die Kriminalität dieser Gruppe etwas näher eingegangen werden. Da es sich um ein weibliches Ausgangsmaterial handelt wurden auch die Brüder und die Kindsväter der Frauen miteinbezogen in die Untersuchung, die sich somit auf insgesamt 553 über 20 Jahre alte Individuen erstreckt. Von allen diesen Fällen wurden Straflisten angefordert. Von jeder Frau und von einem großen Teil der Kindsväter wurden in einer Sprechstunde Sippschaftstafeln angelegt und die sozialen Verhältnisse sowie die Art der Unterstützung festgestellt, dann erst kamen sie zu mir und wurden nach vorwiegend psychiatrischen Gesichtspunkten befragt. Später wurde dann von jedem Fall eine Strafliste erhoben.

---

[1] Ich möchte an dieser Stelle Herrn Dr. STADLER für die Überlassung des Materials meinen aufrichtigen Dank aussprechen.

Von einer Untersuchung über die Kriminalität dieser Gruppe sind Aufschlüsse darüber zu erwarten, wie groß der Anteil derjenigen Personen ist, von denen weitere Nachkommenschaft vom Standpunkt einer qualitativen Bevölkerungspolitik unerwünscht ist. Denn Nachkommen von Frauen, die selbst Rückfallsverbrecherinnen sind oder mit Rückfallsverbrechern in Gemeinschaft leben, sind wohl als unerwünscht zu betrachten.

Die Sichtung der Straflisten ergab, daß 10 unter den 177 Frauen vorbestraft waren, davon eine wegen eines Bagatellvergehens (Hausieren ohne Steuernachweis). Es bleiben somit 9 Kriminelle ($5,1 \pm 1,6\%$), darunter 6 Einmalige ($2,8 \pm 1,2\%$) und 3 Rückfällige ($1,7 \pm 0,97\%$). Die Kriminalität bei den Frauen ist somit ebenso hoch bzw. etwas höher als bei den Schwestern von einmaligen Rechtsbrechern, deren Kriminalitätsziffer bei 3—5% liegt. Es ergab sich nämlich bei den Schwestern der Einmaligen eine nur etwas zu tiefliegende Minimalziffer von 1,9—2,5% und eine zweifellos viel zu hochliegende Maximalziffer von 8,7%. Diese Kriminalitätsziffer von etwa 4% entspricht ziemlich genau der Kriminalität bei den Vettern der Einmaligen [F. STUMPFL (1)].

Mit Rücksicht darauf, daß es sich im vorliegenden Fall um eine Gruppe weiblicher Personen handelt und die Kriminalität bei den Vettern der Einmaligen einer maximalen Durchschnittsziffer entspricht, bedeuten 5,1% Kriminelle eine beträchtliche Erhöhung der Kriminalitätsziffer. Daß diese Ziffer für Frauen auffallend hoch ist geht auch daraus hervor, daß die höchsten Werte, die bei weiblichen Gruppen überhaupt festgestellt werden konnten, an 15% nicht heranreichten. Diese höchsten Werte betreffen die Mütter der Rückfallsverbrecher mit 14,4% Kriminellen und die weiblichen Geschwister der Rückfallsverbrecher mit 11,2% Kriminellen [F. STUMPFL (1)]. Demgegenüber dürfte die Durchschnittskriminalität bei über 20jährigen Frauen 1% nicht wesentlich überschreiten. Man findet nämlich bei den Basen einmaliger Rechtsbrecher 0,9%, wenn man alle Fälle mitzählt, die persönlich erforscht wurden, und zwar auch solche, von denen keine Straflisten angefordert wurden, dagegen 4,5%, wenn man nur die Fälle berücksichtigt, von denen Straflisten angefordert wurden. Da dies meistens deshalb geschah, weil Verdachtsgründe vorlagen, ist diese Ziffer sicher zu hoch, d. h. die richtigte Ziffer muß etwa zwischen 1,5 und 2,5% liegen [F. STUMPFL (1)].

Es ist einigermaßen überraschend bei einer Gruppe, die sozial keineswegs nach extremen Gesichtspunkten ausgelesen ist, eine so beträchtliche Erhöhung der Kriminalitätsziffer zu finden, um so mehr, als sie an einem weiblichen Ausgangsmaterial nachweisbar ist. Unsere Annahme an diesem Material Durchschnittsziffern für eine sozial tiefstehende Stadtbevölkerung zu gewinnen hat sich sonach nicht bestätigt. Das Beispiel zeigt, daß schon eine geringe Auslese nach sozialen Gesichtspunkten dazu führen kann, daß man eine Häufung von Kriminalität findet. Daraus ergibt sich, daß die Kriminalität ein außerordentlich empfindlicher Indikator für diejenige Beschaffenheit einer Bevölkerungsgruppe ist, die ihr gesamtes soziales Verhalten bestimmt. Wichtig ist allerdings daran festzuhalten, daß das vorliegende Material eine Auslese in zweifacher Richtung darstellt: nach sozialer Hilfsbedürftigkeit und nach eher überdurchschnittlicher Fruchtbarkeit, also im Sinne einer gewissen Vitalität.

Die Strafen der Frauen liegen durchschnittlich 4 Jahre zurück. In keinem einzigen Fall wurde die Straftat während der Schwangerschaft begangen. Nur eine unter den einmalig Bestraften unter diesen Frauen (Sch. 188) ist wegen eines Verbrechens der versuchten Abtreibung vorbestraft. Bei den übrigen liegt vor: in zwei Fällen je eine Strafe wegen Diebstahl (Sch. 47, 140), in einem Fall zwei Strafen wegen Diebstahl (Sch. 100), in einem Fall Hehlerei (Sch. 33), in einem Fall 3 Vergehen des versuchten Taschendiebstahls (Sch. 180) und in einem Fall Gewerbsunzucht (Sch. 185). Es handelt sich demnach, mit Ausnahme der wegen versuchter Abtreibung vorbestraften Frau, um Begehungsarten, die die Charakterbeschaffenheit der Täterin in einem durchaus ungünstigen Licht erscheinen lassen. Besonders auffallend ist das vollständige Fehlen leichter Begehungsarten, wie etwa Beleidigung, Sachbeschädigung u. dgl. Dagegen ist der Anteil der Rückfälligen auffallend hoch, sowohl in bezug auf die Gesamtgruppe (absolute Rückfälligenziffer), wobei er mit 1,7% dem Anteil der Rückfälligen unter den Basen von Rückfallsverbrechern, bei denen er 0,5% beträgt [F. STUMPFL (1)], übertrifft, ohne den Anteil der Rückfälligen unter den Schwestern der Rückfallsverbrecher zu erreichen (6,6%), als in bezug auf die Kriminellen überhaupt (relative Rückfälligenziffer). Unter 9 kriminellen Frauen sind 3 als Rückfallsverbrecherinnen zu bezeichnen, wenn man unter Rückfallskriminalität solche Fälle versteht, die mindestens viermal vorbestraft sind und darunter wenigstens 2 mehr als zweimonatliche Strafen aufweisen, oder solche, die mehr als viermal vorbestraft sind. Drei Rückfällige unter 9 Bestraften würde einem Anteil der Rückfälligen unter den Kriminellen überhaupt entsprechen, wie man ihn unter den Vettern von Rückfallsverbrechern findet. Dieser Anteil ist in den Sippen von Rückfallsverbrechern größer als in den Sippen von Einmaligen, bei männlichen Personen größer als bei weiblichen. Von den drei Rückfallsverbrecherinnen wurde eine (Sch. 75) sechsmal wegen Betrug, Diebstahl und Rückfallsdiebstahl bestraft, eine (Sch. 179) achtmal wegen Betrug und Rückfallsdiebstahl und eine (Sch. 185) fünfmal wegen Rückfallsdiebstahl, Unterschlagung und Gewerbsunzucht. Die Kriminalitätsziffer, die Begehungsarten, der Anteil der Rückfälligen innerhalb der Gesamtgruppe und andere Einzelheiten weisen darauf hin, daß bei der in Frage stehenden Gruppe von Frauen eine auffallende Häufung ausgesprochen antisozialer Elemente vorliegt.

Die Kriminalitätsziffer der Frauen zeigt, daß ein Teil des Gesamtmaterials aus Persönlichkeiten zusammengesetzt ist, bei denen antisoziale Tendenzen da sind und verhältnismäßig leicht zum Durchbruch kommen, sie sagt aber nichts darüber aus, wie groß dieser Anteil ist, denn bei Frauen kommen antisoziale Tendenzen nur verhältnismäßig selten in Taten zum Ausdruck, die strafbar sind, viel häufiger dagegen in Unterlassungen, die über den Kreis des Familienlebens nicht hinausreichen und durch das Gesetz gar nicht erfaßt werden. Die Gesamtgruppe kann also zu einem relativ großen Teil aus Persönlichkeiten zusammengesetzt sein, denen Merkmale anhaften, die an sich wohl zu Kriminalität disponieren, jedoch durch die sozial geschützte Stellung der Frau gedeckt werden. Wenngleich ähnliche Überlegungen auch für männliche Bevölkerungsgruppen gelten, so doch lange nicht in dem Ausmaß, denn die antisozialen Tendenzen kommen beim Mann meistens auch im öffentlichen Leben, besonders im Berufsleben, deutlich zum Ausdruck. Demnach besagt die gleiche Kriminalitätsziffer etwas verschiedenes, je nachdem sie ein weibliches oder ein männliches

Material betrifft[1]. 5% Kriminelle z. B. in einer männlichen Gruppe bedeutet nur eine geringfügige Erhöhung, die nicht zu weitgehenden Schlüssen berechtigt, während es in einer weiblichen Gruppe schon einer beträchtlichen Erhöhung gleichkommt. Bezüglich des gegenseitigen Verhältnisses zwischen männlicher und weiblicher Kriminalität ist jedoch hervorzuheben, daß das starke Überwiegen der Kriminalität bei den Männern zwar als normal zu gelten hat, aber nur in Friedenszeiten allgemeine Gültigkeit beanspruchen kann. So hat EXNER darauf hingewiesen, daß die Frauen in der Kriegszeit noch mehr stahlen als in Friedenszeiten die Männer und hieran die Feststellung geknüpft, daß die Frau, die in ihrer sozialen Stellung vielfach den Mann zu ersetzen gezwungen ist, sich auch in ihrem antisozialen Verhalten seinem Platz nähert.

Wenn man in einer Gruppe weiblicher Individuen eine Kriminalitätsziffer von 5% findet, so kann man leicht berechnen, wie groß die Kriminalitätsziffer bei den Brüdern dieser Gruppe sein müßte, wenn die Voraussetzung zutrifft, daß die Kriminalitätsziffer dieser einheitlich gewonnenen Gruppe nur über die Beschaffenheit der Kriminellen selbst (und ihrer Sippen) etwas aussagt, nicht aber über die der Gesamtgruppe. Es wird sich gleich zeigen, daß diese Voraussetzung falsch ist. Geht man jedoch von ihr aus, so kommt man zu dem Ergebnis, daß die Kriminalität bei den Brüdern 5,5% als äußerste Maximalgrenze nicht überschreiten darf. Diese Ziffer wurde so errechnet, daß unter der Voraussetzung einer gleichen Verteilung der Brüder auf die Ausgangsfälle der Anteil der Kriminellen unter den Brüdern von Frauen, die Rückfallsverbrecherinnen sind, ebenso hoch angesetzt wurde wie unter den Brüdern von Rückfallsverbrechern, nämlich mit 37%, ferner bei den Brüdern derer, die einmalig bestraft wurden, ebenso hoch wie bei den Brüdern von einmaligen Rechtsbrechern. Endlich unter der Voraussetzung, daß bei den Brüdern aller nichtbestraften Frauen die Kriminalitätsziffer der Maximalziffer einer Durchschnittsbevölkerung, nämlich 5,1%, entspricht. Die auf diese Weise errechnete Kriminalitätsziffer für die Brüder unserer weiblichen Gruppe stellt eine äußerste Maximalziffer dar, denn es handelt sich ja bei den Einmaligen, die zum Vergleich herangezogen wurden, um viel schwerere Begehungsarten als bei den einmalig bestraften Frauen. Auch wurde für die Durchschnittsbevölkerung eine Maximalziffer eingesetzt. Dennoch zeigt sich, daß die tatsächlich gefundene Kriminalitätsziffer bei den Brüdern dieser Frauen nahezu doppelt so hoch ist als die hier errechnete äußerste Maximalziffer von 5,5%. Hieraus ergibt sich, daß die oben gemachten Voraussetzungen falsch sind.

Die Untersuchung der Kriminalität bei den Brüdern ergab nämlich folgendes: Die 177 Frauen hatten 218 Brüder, die bereits über 20 Jahre alt waren. Von diesen wurden Straflisten angefordert, mit dem Ergebnis, daß 26 vorbestraft waren. Unter diesen 26 Fällen waren 6 ausschließlich wegen Bagatellvergehen vorbestraft (Jagdvergehen, Feldfrevel, grober Unfug), d. h. mit geringfügigen Strafen, die keine eigentlichen Eigentumsdelikte betreffen und einige Tage Haft bzw. kleine Geldstrafen nicht übersteigen. Es bleiben somit 20 Kriminelle, das sind 9,2 ± 1,95%, und zwar 12 Einmalige (5,5 ± 1,5%) und 8 Rückfällige (3,8 ± 1,3%). Es entspricht dies etwa der Kriminalität unter den Brüdern

---

[1] Nach der Reichskriminalistik für das Jahr 1931, erschienen Berlin 1934, beträgt die weibliche Kriminalität im allgemeinen ein Sechstel der männlichen.

12 Die lebenswissenschaftliche Bedeutung des sozialen Verhaltens.

einmaliger Rechtsbrecher, also immerhin einer deutlichen Erhöhung der Kriminalitätsziffer, und zwar nahezu um das Doppelte, wenn man zum Vergleich die äußerste Maximalziffer von 5,5% herauszieht. Auch hier ist der Anteil der Rückfälligen auffallend hoch. Er entspricht dem Anteil der Rückfälligen unter den Geschwistern einmaliger Rechtsbrecher und übertrifft, wenn man ihn in Beziehung setzt zu den Kriminellen überhaupt, demjenigen von Vettern rückfälliger Rechtsbrecher [F. STUMPFL (1), Tabelle 4 und 5]. Bei den Rückfälligen unter den Brüdern handelt es sich durchwegs um schwere Begehungsformen. 4 von den Rückfälligen sind so gut wie ausschließlich wegen Bettel bestraft (Sch. 14, 27, 89, 179), und zwar je 5 bis 13mal. Die übrigen Fälle betreffen einen 19mal vorbestraften Betrüger, der auch wegen Bettel bestraft ist (Sch. 75),

Tabelle 3. Einmalig Bestrafte.

Unter den	Art der Delikte				
	B. L.	S.	D.	Betrug	Kv.
Kindsvätern	3	2	4	5	3
Brüdern der Schwangeren	7	1	3	0	1
		14			
Vettern der R.	2	1	6	3	13
		11			
Vettern der E.	1	0	4	0	19
		12			
			5		

E. = Einmalige im engeren Sinn; R. = Rückfällige; B. u. L. = Bettel und Landstreicherei; S. = Sittlichkeitsverbrechen; D. = Diebstahl; Kv. = Körperverletzung, Beleidigung und Sachbeschädigung usw. Zu S. wurden auch Zuhälterei und Kuppelei hinzugenommen, zu Diebstahl auch Hehlerei. Betrug umfaßt auch Urkundenfälschung, Unterschlagung usw. Wenn, was nur in seltenen Fällen zutrifft, die Strafe wegen D. und Betrug, bzw. wegen S. und Kv. erfolgt war, so wurde der entsprechende Fall nur einmal rubriziert. Dabei überwog Bettel und Landstreicherei über alle anderen Delikte, Sittlichkeitsverbrechen über alle, außer B. und L. usw. in der Reihenfolge von links nach rechts.

einen wegen Hehlerei, Widerstand und Körperverletzung mehrfach vorbestraften (Sch. 111), einen 12mal wegen Hehlerei bestraften (Sch. 168) und einen 15mal vorbestraften Dieb und Betrüger, der auch wiederholt gewalttätig geworden ist. Unter den 12 Einmaligen befinden sich 7, die wegen Bettel und Landstreichen vorbestraft sind, ein Sittlichkeitsverbrecher, drei Diebe und ein wegen Körperverletzung Bestrafter. Es überwiegen ganz auffallend die schweren Begehungsformen gegenüber den leichteren. Dieses Überwiegen ist besonders auffallend, wenn man einen Vergleich mit den Vettern der Einmaligen anstellt. Wie Tabelle 3 zeigt, ist das gegenseitige Verhältnis der schwereren Deliktsformen zu den leichteren, wenn man Körperverletzung, Beleidigung und Sachbeschädigung als leichtere Begehungsformen betrachtet, bei den Brüdern der schwangeren Frauen gerade umgekehrt wie bei den Vettern der Einmaligen. Dieses Überwiegen schwerer Begehungsformen beruht großenteils darauf, daß der Anteil der Bettler bei allen Vergleichsgruppen ein viel geringerer ist.

Es hat sich also ergeben, daß die Kriminalität auch bei den Brüdern der Ausgangsfälle beträchtlich erhöht ist. Mit Rücksicht auf die Begehungsart ist besonders bemerkenswert der große Anteil der Bettler. 5% der Brüder sind ausschließlich wegen Bettel bestraft. Es ist kaum zu bezweifeln, daß dieser auffallend hohe Anteil von Bettlern bei den Brüdern in einem inneren Wesenszusammenhang damit steht, daß die Ausgangsfälle (Probandinnen) in der Mehrzahl der Fälle schon seit längerer Zeit Unterstützungen beziehen und dadurch als Probandinnen erfaßt wurden, daß sie sich an ein öffentliches Amt um Unterstützung gewendet haben. Es spricht das dafür, daß die Kriminalität in den Familien der Ausgangsfälle durch das Vorliegen irgendwelcher Merkmale ursächlich bedingt ist und nicht nur nach absoluter Häufigkeit, sondern auch nach dem gegenseitigen Verhältnis verschiedener Begehungsarten ein empfindliches Reagens bzw. einen empfindlichen Indikator für diese Merkmale darstellt. Mit Rücksicht auf die oben erwähnten Deutungsmöglichkeiten der hohen Kriminalitätsziffer bei den Ausgangsfällen selbst spricht die Erhöhung der Kriminalitätsziffern bei den Brüdern zweifellos für die zuletzt erwähnte, derzufolge die Probandinnen zu einem viel erheblicheren Teil eine Auslese nach Persönlichkeiten darstellen, die zu kriminellem Verhalten disponiert sind, als es ihrer eigenen Kriminalitätsziffer entsprechen würde. Vergleicht man nämlich die Kriminalität bei den Brüdern der kriminellen Probandinnen mit der Kriminalität bei den Brüdern der nichtkriminellen Probandinnen, so ergibt sich folgendes. Die neun kriminellen Probandinnen haben insgesamt 9 Brüder, darunter zwei Kriminelle, was trotz der Kleinheit der Ziffern vollkommen der Erwartung entspricht. Die übrigen nichtkriminellen Probandinnen haben 209 Brüder und darunter 18 Kriminelle, was einer Kriminalitätsziffer von 8,6% entspricht. Gegenüber einer Erwartung von maximal 5,1% (Kriminalitätsziffer der Vettern Einmaliger) bedeutet das eine eindeutige Erhöhung der Kriminalitätsziffer, also gegenüber jener Erwartung, welche von der Voraussetzung ausgeht, daß die nichtkriminellen Probandinnen keine Auslese darstellen, die der Auslese der kriminellen Probandinnen gleichgerichtet ist. Mit anderen Worten: Wenn ich in einer nach einheitlichen Gesichtspunkten ausgelesenen Bevölkerungsgruppe eine deutliche Erhöhung der Kriminalitätsziffer finde, so ist das ein Hinweis auf das Vorhandensein von Abartigkeiten nicht allein bei den Kriminellen selbst, sondern auch bei einem Teil der übrigen Ausgangsfällen und in ihren Sippen.

Es hat sich jedenfalls bisher ergeben, daß unter den Probandinnen selbst 5,1% Kriminelle und unter ihren Brüdern 9,2% Kriminelle zu finden sind, wenn man bei den letzteren nur über 20jährige lebende Individuen berücksichtigt. Wenn man sich nun fragt, in wie vielen Fällen entweder die Probandin oder ein Bruder kriminell geworden ist, so kommt man zu dem Ergebnis, daß dies unter 177 Fällen 25mal zutrifft, d. h. in 14,1% der Fälle.

Zur Vervollständigung des Bildes wurden auch noch die Kindsväter in die Untersuchung miteinbezogen. Bevor auf die an den Kindsvätern gewonnenen Ergebnisse näher eingegangen wird, bedarf indessen das Problem der Ehewahl einer Erörterung.

Bei Familienforschungen besteht im allgemeinen eine Schwierigkeit darin, daß durch Einheirat von Personen, die genotypisch, mitunter auch phänotypisch, eine Unbekannte darstellen, die Merkmale, die untersucht werden sollen, verwischt werden und oft kaum abzugrenzen sind gegenüber den durch Einheirat neuhinzugekommenen. Es ist deshalb eine grundsätzlich wichtige Frage, inwiefern bei der Ehewahl mehr eine Anziehung zwischen gleichen und ähnlichen

Merkmalen erfolgt und inwiefern Gegensätze einander anziehen. Einen kleinen Beitrag zur Lösung dieser Frage kann man erwarten von Untersuchungen, welche die sozialen Verhaltungsweisen von Ehepartnern betreffen. Wir legen uns dabei die Frage vor, ob sich Beziehungen nachweisen lassen, die darauf hinweisen, daß einer hohen Kriminalitätsziffer einer Bevölkerungsgruppe auch eine hohe Kriminalitätsziffer der Ehepartner entspricht und wenn ja, wie diese Beziehungen zu erklären sind. Dabei handelt es sich vorwiegend darum zu entscheiden, ob für die Ehewahl bestimmte Charaktereigenschaften der Ehepartner maßgebend sind und wie man sich die Wirkung dieser Eigenschaften vorstellen soll. Bekanntlich hat KRETSCHMER zu zeigen versucht, daß es vorwiegend Gegensätze des Charakters sind, die sich anziehen, wobei die Merkmale, die er untersuchte, allerdings vorwiegend solche Eigenschaften betrafen, die zum Gefüge des Charakters gehören. Bei den Erhebungen an Sippen von Kriminellen kam ich zu der Anschauung, daß hinsichtlich einer anderen Gruppe von Merkmalen, nämlich der Richtungseigenschaften (Gefühlsbegabung und Interessen, Artung des Charakters), die übereinstimmenden Wesensmerkmale gegenüber den gegensätzlichen bei der Ehewahl von Fällen mit deutlichen Charakterabnormitäten stark überwiegen. Diese Anschauung soll zunächst rein kriminologisch auf ihre Stichhaltigkeit geprüft werden. Dabei wird abgesehen von Charakterunterschieden, die ausgesprochen geschlechtsbedingt sind, und die weitere Einschränkung vorgenommen, daß die gegenseitige Anziehung vorwiegend zwischen solchen Persönlichkeiten angenommen wird, die sich im Hinblick auf diejenigen Triebfedern und Interessen gleichen, welche entweder vom Durchschnitt ungewöhnlich stark abweichen oder einen besonders tiefliegenden Wesenszug des Charakters darstellen.

Wenn die Annahme richtig ist, daß hinsichtlich der Artung des Charakters, also der Triebfedern, mit den eben gemachten Einschränkungen der Satz gilt, daß vorwiegend gleichgerichtete Merkmale einander anziehen, vorwiegend entgegengesetzt gerichtete einander abstoßen, dann müßte man im vorliegenden Fall erwarten, daß auch unter den Kindsvätern eine beträchtliche Erhöhung der Kriminalitätsziffer besteht. Ein unvoreingenommener bzw. unerfahrener Betrachter würde allerdings kaum eine nennenswerte Erhöhung dieser Ziffer erwarten.

Für die Frage nach der Art der bei der Ehewahl bzw. bei der Partnerwahl überhaupt wirksamen Faktoren sind von der Kriminalitätsziffer der Kindsväter jedenfalls wertvolle Aufschlüsse zu erwarten. Diese Faktoren sind nicht nur für die Familienforschung sondern ganz allgemein, von biologischen und bevölkerungspolitischen Gesichtspunkten aus betrachtet, von grundlegender Bedeutung und lassen sich beim Menschen wohl vorwiegend mit Hilfe charakterologischer und psychopathologischer Methoden analysieren. Es soll deshalb später noch einmal an die hier gemachten vorgreifenden Erwägungen angeknüpft werden. Denn hier kann es sich ja nur darum handeln, ob Kriminalitätsziffern überhaupt geeignet sind einen Hinweis zu liefern, auf welche Art diese Faktoren wirksam sind. Auf Grund unserer Überlegungen erwarten wir also eine Erhöhung der Kriminalitätsziffer auch bei den Kindsvätern. Sollte sich diese Erwartung bestätigen, so wäre dieser Befund für Familienforschungen an Kriminellen und an Psychopathen deshalb von Wichtigkeit, weil man damit rechnen müßte, daß solche Typen normaler oder auch abnormer Persönlichkeiten, die sich durch

Besonderheiten ihrer Gefühlsanlagen und Zielsetzungen auszeichnen, also z. B. die gemütlosen abnormen Persönlichkeiten, bei der Ehewahl von gleichen Persönlichkeitstypen in stärkerem Ausmaße angezogen werden als es der Erwartung entspricht.

Wenn das der Fall ist, dann wäre zu erwarten, daß sich Bevölkerungsgruppen, die durch das Zusammentreffen mehrerer derartiger abnormer Eigenschaften gekennzeichnet sind, von der übrigen Bevölkerung biologisch entsprechend der Zunahme dieser Eigenschaften an Zahl und Intensität mehr und mehr isolieren, so daß eine Einheirat normaler Familien zunehmend selten wird. Es ergäbe sich von hier aus eine Erklärungsmöglichkeit für das Aussterben gewisser „entarteter" oder „überzüchteter" Familien. Auch das bekannte Ähnlichwerden der Ehepartner fände, wenigstens zum Teil, seine Erklärung in einer schon vorher gegebenen Gleichheit bzw. Ähnlichkeit gewisser Richtungsanlagen.

Die Erhebungen der Straflisten bei den Kindsvätern erstrecken sich auf 138 Fälle, deren Vaterschaft so gut wie sicher feststeht. Unter diesen 138 Fällen fanden sich 36 Bestrafte. Zieht man die wegen Bagatellvergehen bestraften Fälle ab, so bleiben 30 Kriminelle; das entspricht einer Kriminalitätsziffer von 21,7%[1] und übertrifft die Kriminalitätsziffer von den Vettern rückfälliger Rechtsbrecher (17,5%). Unter den 30 Kriminellen sind 13 Rückfallsverbrecher (9,4%) und 17 Einmalige (12,3%). Daß es sich um eine bedeutende Erhöhung der Kriminalitätsziffer handelt, ergibt sich aus einem Vergleich mit der Maximalziffer einer sozial etwas nach der Minusseite ausgelesenen Durchschnittsbevölkerung, nämlich mit der Kriminalitätsziffer der Vettern einmaliger Rechtsbrecher, die 5,1% beträgt. Die Kriminalitätsziffer bei den Geschwistern von Rückfallsverbrechern (37%) wird allerdings nicht annähernd erreicht.

Betrachtet man die Kriminalität der Kindsväter näher, so fällt der hohe Anteil der Rückfälligen auf. Unter 138 Fällen fanden sich 30 Kriminelle und 13 von diesen, also nahezu die Hälfte (43,3%) sind Rückfallsverbrecher. Ein so hoher Anteil von Rückfallsverbrechern unter den Kriminellen fand sich bisher nur in den Sippen von Rückfallsverbrechern. Unter den kriminellen Kindsvätern, die rückfällig geworden sind, überwiegen Rückfallsdiebstahl, Betrug, Urkundenfälschung und Bettel, während Tätlichkeitsdelikte vollständig in den Hintergrund treten. Die Durchschnittszahl der Bestrafungen liegt etwa um 8 herum, einige Fälle weisen 14 bis 20 Vorstrafen auf. Unter den 17 einmalig bestraften Kindsvätern überwiegen ganz auffallend die schweren über die leichteren Begehungsformen, ähnlich wie bei den Brüdern der schwangeren Frauen,

---

[1] Zu berücksichtigen ist, daß es sich hierbei um eine Minimalziffer handelt. Persönliche Nachforschungen würden ergeben, daß noch Fälle hinzukommen, deren Kriminalität in den Straflisten nicht aufscheint, weil die Strafen getilgt wurden usw. Immerhin ist nach den Erfahrungen an dem Material der einmaligen und rückfälligen Rechtsbrecher nur eine verhältnismäßig geringe Erhöhung dieser Ziffer zu erwarten, wenn man Bagatellvergehen im oben näher bezeichneten Sinn nicht zählt. Endlich ist hier darauf hinzuweisen, daß diese Untersuchungen nur in großen Zügen, nicht aber unmittelbar, mit späteren ähnlichen Untersuchungen vergleichbar sind, weil die Umstellung der Rechtssprechung auf ganz neue Grundlagen, die jetzt im Werden sind, hierüber vorläufig noch kein Urteil erlaubt. Dagegen sind Ergebnisse, die an diesem Vergleichsmaterial gewonnen worden sind, unmittelbar vergleichbar mit den an den Einmaligen und Rückfälligen gewonnenen Ergebnissen, weil sie vom gleichen Untersucher nach der gleichen Methode und hinsichtlich der Rechtssprechung und deren Handhabung im gleichen Zeitabschnitt gemacht worden sind.

nur daß Bettel und Landstreicherei mehr in den Hintergrund tritt, gegenüber Betrug (vgl. Tabelle 2 [1]).

Man findet also sowohl bei Ausgangsfällen, als bei ihren Brüdern und bei den Kindsvätern eine Häufung von Kriminalität. Daß die Kriminalität bei den Partnern ebenso hoch ist, wie bei den Probandinnen selbst, ließe sich, wie wir gesehen haben, so deuten, daß bei der Partnerwahl bzw. bei der Ehewahl eine Anziehung zwischen gleichgerichteten Charakterartungen stattfindet. Sie ließe sich aber auch erklären durch die Annahme gleicher Umweltwirkungen. Was die Anlagen betrifft, so kann darüber deshalb nichts ausgesagt werden, weil keine familienbiologischen Erhebungen bei den Verwandten der Kindsväter angestellt worden sind. Was die Umweltverhältnisse betrifft, so ist auch darüber ein einigermaßen befriedigendes Wissen nicht zu erlangen weil die Eltern der Ausgangsfälle und der Kindsväter (dieses Vergleichsmaterials) in bezug auf Kriminalität, Trunksucht usw. nicht hinreichend genau erforscht worden sind. Das einzige, worüber sich etwas sagen läßt, ist die Umwelt in der die einzelnen Personen jetzt leben und von der sich allerdings nicht entscheiden läßt, inwiefern sie diese Personen gestaltet hat und inwiefern sie von ihnen gestaltet wurde. Der einzige sichere Anhaltspunkt, der objektiv feststellbar ist, ist die Arbeitslosenziffer unter den Kindsvätern. Unter den 138 Kindsvätern, von denen Straflisten angefordert worden sind, waren 85 arbeitslos (61 $\pm$ 4,2%), weitere 4 Fälle waren Rentenempfänger (2,9 $\pm$ 1,4%) und nur 11 Fälle standen in Arbeit (8,0 $\pm$ 2,3%). Von 38 Fällen (27,5%) war nicht bekannt, ob sie zur Zeit der Erhebungen gerade Arbeit hatten oder nicht. Läßt man sie unberücksichtigt, d. h. zählt man nur die bekannten Fälle, so erhöht sich die Arbeitslosenziffer auf 85% und unter Einbeziehung der Rentenempfänger sogar auf 89%. Von den 11 in Arbeit stehenden Fällen (gleich 11%) arbeiten 4 nur an einigen Tagen der Woche, es bleiben somit nur 7%, die volle Arbeit haben. Diese Ziffern zeigen, daß die Milieuverhältnisse jetzt denkbar schlecht sind, sie sagen aber nichts über das Ursprungsmilieu, in dem sie aufgewachsen sind. Die Möglichkeit, daß langjährige Arbeitslosigkeit dazu führt, daß ein Mensch auf eine sozial abwegige Bahn gerät und kriminell wird, ist wohl nicht von der Hand zu weisen. Immerhin wird man annehmen können, daß nur gewisse Charaktere einer solchen Beeinflussung zugänglich sind. Es bliebe noch übrig den Anteil der Kriminellen unter den Arbeitslosen zu vergleichen mit dem entsprechenden Anteil unter denen, die Arbeit haben. Leider ist die Gruppe der in Arbeit stehenden zu klein, um einen solchen Vergleich auszuhalten. Der Anteil der Kriminellen unter den Arbeitslosen beträgt 21 unter 85 Fällen, das ist 24,7 $\pm$ 7,4%. In der Gruppe der 38 Fälle, von denen nicht bekannt ist, ob sie arbeitslos sind oder nicht ist die Kriminalitätsziffer etwas geringer, 7 von diesen 38 Fällen sind kriminell geworden, das würde einer Kriminalitätsziffer von 18,4 $\pm$ 6,3% entsprechen. Auch unter den Fällen, die Arbeit haben, würde die Kriminalitätsziffer etwa 18% entsprechen, der mittlere Fehler wäre allerdings hier schon sehr

---

[1] Bettel und Landstreichen, Sittlichkeitsdelikte, Diebstahl und Betrug wurden deshalb als schwere Begehungsformen bezeichnet, weil sie durchwegs eine hohe Dunkelziffer aufweisen. Demgegenüber weist Körperverletzung im allgemeinen eine sehr geringe Dunkelziffer auf und kann außerdem auch deshalb als leichte Begehungsform betrachtet werden, weil sich keine Fälle von Totschlag oder besonders schwerer Körperverletzung darunter befinden. Unter Dunkelziffer (dark number) einer Begehungsart versteht man den Anteil der nichtbestraften unter der Gesamtheit der überhaupt begangenen Taten.

groß (± 11,6%). Diese Ziffern beweisen zwar nichts, sprechen aber doch wohl dafür, daß der Anteil der Kriminellen unter den Arbeitslosen jedenfalls größer ist, als unter den Arbeitenden, daß jedoch der Unterschied verhältnismäßig gering ist. Das würde eher dafür sprechen, daß ein kausaler Zusammenhang zwischen Arbeitslosigkeit und Kriminalität im Sinne einer Verursachung der Kriminalität durch die Arbeitslosigkeit nur in seltenen Fällen besteht, nämlich in jenen Fällen, bei denen schon vorher eine Disposition für antisoziales Verhalten anzunehmen ist. Zu berücksichtigen ist ferner, daß die Arbeitslosenziffer zur Zeit der Untersuchungen in der Stadt München überhaupt sehr hoch war. Die Zahl der männlichen Arbeitslosen betrug im Oktober 1933, wie ich einer freundlichen Mitteilung von Herrn Dr. Born, Arbeitsamt München, entnehme, 41535 Fälle. Ein Zusammenhang steht jedoch eindeutig fest: Die hohe Arbeitslosenziffer unter den Kindsvätern ist ein Hauptgrund für die soziale Hilfsbedürftigkeit der Kindsmütter.

Ein Vergleich mit den entsprechenden Ziffern würde wahrscheinlich zeigen, daß trotz der damals sehr großen Arbeitslosigkeit unter der städtischen Bevölkerung die Arbeitslosigkeit unter den Kindsvätern noch beträchtlich größer ist. Nun unterliegt es zwar keinem Zweifel, daß das Zustandekommen von Kriminalität durch die Arbeitslosigkeit begünstigt wird. Aber das Problem um das es hier geht ist mit dieser Feststellung noch nicht einmal angeschnitten, denn es ist doch zweifellos so, daß im allgemeinen, von Ausnahmen abgesehen, die Beschaffenheit einer Persönlichkeit mit dafür maßgebend ist, ob ein Individuum arbeitslos wird oder nicht und erst recht dafür, ob es auch kriminell wird nachdem es einmal arbeitslos geworden ist.

Es ergibt sich also folgender Zusammenhang: Die Hilfsbedürftigkeit der Frauen, welche das Hilfsamt für werdende Mütter aufsuchten, beruht ganz wesentlich auf der Arbeitslosigkeit der Kindsväter. Unter diesen Arbeitslosen gibt es eine Gruppe, die durch antisoziale Tendenzen ausgezeichnet ist und sich dadurch von den übrigen Fällen unterscheidet. Dieser antisozialen Gruppe wird jedoch die gleiche Unterstützung zuteil, wie den übrigen Fällen.

Man kann darüber verschiedener Ansicht sein, ob die Tatsache einer einmaligen Bestrafung wegen Diebstahl, Betrug, Bettel usw. überhaupt als Kriterium für die Beschaffenheit eines Menschen gewertet werden darf. Dagegen genügt es bei einem Menschen Rückfallskriminalität festzustellen um ihn als seelisch irgendwie abnorm zu kennzeichnen. Betrachtet man unter diesem Gesichtspunkt die schon bestehenden oder im Entstehen begriffenen Familien, deren Kriminalität untersucht wurde, so ergibt sich: In 18 Familien (10,2%) waren entweder der Kindsvater oder die Kindsmutter oder beide Rückfallverbrecher. In 24 Familien (13,55%) waren entweder der Kindsvater oder die Kindsmutter oder ein Bruder der Kindsmutter oder 2 bzw. 3 von ihnen Rückfallverbrecher. Diese Ziffer ist aber noch eine Minimalziffer. Denn es ist zu erwarten, daß unter den 39 Kindsvätern, die nicht berücksichtigt wurden, weil die Vaterschaft nicht einwandfrei feststellbar war, auch Rückfallverbrecher vorhanden sind. Unter Zugrundelegung der Rückfälligenziffer, die für die bekannten Kindsväter gilt, würde sich durch Einbeziehung der noch fehlenden 39 Kindsvätern, diese Ziffer noch erhöhen auf 15,5%. Das heißt: Unter 177 Familien befinden sich mehr als 27, in denen Vater oder Mutter oder ein Bruder der Mutter Rückfallsverbrecher sind. Eine Einbeziehung der Brüder der Kindsväter und der Schwestern beider Partner würde die Zahl dieser Familien noch mehr erhöhen. Ebenso erhöht sich ihre Zahl dann, wenn man die Frage so stellt: In wievielen Familien ist überhaupt Kriminalität festgestellt worden, ohne Rücksicht darauf, ob es sich um einmalige Delikte oder um Rückfallskriminalität handelt. Geht man nach diesem Gesichtspunkt vor, so ergibt sich, daß in 25 Fällen (14,12%) entweder der Ausgangsfall oder ein Bruder oder beide kriminell waren und in 47 Fällen (26,5%) entweder der Ausgangsfall oder ein Bruder oder der Kindsvater oder mehrere zugleich. Das besagt, daß in mehr als einem Viertel der Fälle (etwa 28,5%) — bei 39 Kindsvätern wurde ja die Kriminalität überhaupt nicht erfaßt, die Ziffer würde sich also noch vergrößern — in der engeren Familie Kriminalität nachgewiesen werden konnte.

Die ursprüngliche Erwartung, an den hinsichtlich ihrer Kriminalität untersuchten Frauen, die das Hilfsamt für werdende Mütter aufgesucht haben, Durchschnittsziffern für die Kriminalität einer sozial tiefstehenden städtischen Bevölkerungsgruppe zu erlangen, wurde allerdings stark getäuscht. Bevor wir an Hand der unerwartet gewonnenen Ergebnisse auf das Problem der Ehewahl näher eingehen, soll deshalb noch nachträglich die Frage erörtert werden, wie groß eigentlich die Kriminalität im Durchschnitt ist, insbesondere, wieviele kriminelle Individuen sich durchschnittlich unter über 20 Jahre alten männlichen Individuen befinden.

In der Literatur finden sich zerstreut mitunter kurze Angaben über das Vorkommen von Kriminalität in verschiedenen Bevölkerungsgruppen. KATTENTIDT fand in einer Durchschnittsbevölkerung 1,9% Kriminelle unter den männlichen Individuen. Man kann diese Ziffer wohl als Minimalziffer betrachten nachdem sie sich auf ein Material bezieht, von dem nicht in jedem einzelnen Fall eine Strafliste erhoben worden ist. Nur so ist es zu erklären, daß sich unter 313 Frauen keine einzige Kriminelle gefunden hat. Ähnliches gilt für die übrigen in der Literatur zerstreuten Angaben über das Vorkommen von Kriminalität. Alle diese Befunde wurden nur nebenbei erhoben und haben mit so großen Fehlerquellen zu rechnen, daß ihr Vergleichswert äußerst gering ist. Diese Fehlerquellen wirken sich dahin aus, daß die gewonnenen Ziffern zu klein sind, wenn es sich dabei um Gruppen handelt, bei denen von vornherein keinerlei Erhöhung der Kriminalität zu erwarten ist, so kann man sie immerhin als Minimalziffern betrachten. Um jedoch ein einigermaßen verläßliches Bild von der Kriminalität in einer umschriebenen Bevölkerungsgruppe zu bekommen, ist es notwendig außer der Minimalziffer stets auch eine Maximalziffer zu berechnen. *Eine solche Maximalziffer* für eine süddeutsche Durchschnittsbevölkerung steht uns zur Verfügung in der *Kriminalitätsziffer der Vettern einmaliger Rechtsbrecher*. Die Kriminalitätsziffer dieser Gruppe nähert sich den für eine Durchschnittsbevölkerung geltenden Werten weitgehend an weil schon die Ausgangsfälle als einmalig Bestrafte, die sich 15 Jahre lang straffrei gehalten haben, nicht eigentlich als Verbrecher betrachtet werden können und weil es sich außerdem schon um einen entfernteren Verwandtschaftsgrad handelt. Die Kriminalitätsziffer dieser Gruppe beträgt $5{,}1 \pm 2{,}2\%$ (Tabelle 4). Eine irgendwie nennenswerte Erhöhung gegenüber einem normalen Durchschnitt kommt nicht mehr in Betracht, nachdem ja auch die Minimalziffer nahezu an 2% heranreicht

Tabelle 4. **Kriminalitätsziffern bei verschiedenen Bevölkerungsgruppen.**

		Bezugs-ziffer	Kriminalitäts-ziffer in %
Durchschnitt	a) nach KATTENTIDT	316	1,9 ± 0,77[1]
	b) Vettern einmaliger Rechtsbrecher	98 (535)	5,1 ± 2,2[2]
			(4,9 ± 0,9)
Wirtschaftlich Notleidende (vorliegendes Vergleichsmaterial)	a) rein städtische Gruppe (Kindsväter)	138	21,7 ± 3,5[2]
	b) gemischte Gruppe (Brüder)	218	9,2 ± 1,9[2]
Brüder einmaliger Rechtsbrecher	a) Standardgruppe	106	10,3 ± 2,9[3]
	b) Gesamtgruppe	240	10,8 ± 2,0[2]
Brüder der Rückfallsverbrecher	a) Standardgruppe	173	35,8 ± 3,64[3]
	b) Gesamtgruppe	278	37,0 ± 2,9[2]

(1,9% [4]). Man könnte als Minimalziffer auch die Kriminalitätsziffer der Basen einmaliger Rechtsbrecher betrachten, weil die Kriminalität bei Frauen erfahrungsgemäß stets geringer ist als bei Männern. Diese Kriminalitätsziffer der Basen einmaliger Rechtsbrecher liegt ihrerseits zwischen einer Minimalziffer von 0,9% und einer Maximalziffer von 4,5%, sie dürfte im Durchschnitt geringer sein als 2,7% (vergleiche die Voruntersuchungen Tabelle 1, Tabelle 2 und Text S. 292 letzter Absatz). Über die berufliche Schichtung der Vettern der einmaligen Rechtsbrecher ist zu sagen, daß sie eine vorwiegend männliche, aus sozial niedrigstehenden Personen zusammengesetzte Bevölkerungsgruppe bilden.

Für eine männliche Durchschnittsbevölkerung wird man also im allgemeinen eine Kriminalitätsziffer annehmen müssen, die etwa in der Mitte liegt zwischen 2 und 5% Kriminellen unter den über 20 Jahre alten männlichen Individuen, jedoch wird man außerdem jeweils die soziale Zusammensetzung, die Verteilung nach Land und Stadt und vor allem die Auslese, die mit der Materialgewinnung verbunden ist, genau berücksichtigen müssen. Wichtig ist ferner stets ein geeignetes Vergleichsmaterial, das zeitlich und örtlich mit dem zu bearbeitenden übereinstimmt, nachdem ein Zeitraum von 5—10 Jahren schon genügen kann um infolge anderer Handhabung der Gesetze usw. die Vergleichbarkeit zu beeinträchtigen.

Die zwischen einer Minimalziffer von 2% und einer Maximalziffer von 5% gelegene Durchschnittsziffer gilt für über 20 Jahre alte männliche Individuen

---

[1] Diese Ziffer erhält man, wenn man die von KATTENTIDT gefundenen Kriminellen in Beziehung setzt zu sämtlichen Probandenbrüdern. Sie würde sich erniedrigen, wenn man die gestorbenen Brüder abzieht. — Ohne systematische Durchforschung nach Kriminalität.
[2] Systematische Durchforschung nach Kriminalität, jedoch ohne *lückenlose* Einholung von Straflisten.
[3] Systematische Durchforschung nach Kriminalität bei lückenloser Einholung der Straflisten.
[4] Ich kam zu diesem Ergebnis, ohne eine Kenntnis zu besitzen von den Ziffern der Reichskriminalstatistik. Die Ziffern der Reichskriminalstatistik stimmen mit diesem Ergebnis sehr gut überein. Die Kriminalitätsziffer der verurteilten männlichen Personen im Durchschnitt der Jahre 1928 bis 1931 beträgt nämlich für die Altersklasse zwischen 21 und 25 Jahren 3751 (Verurteilte) auf 100000 Personen der gleichen Altersklasse, d. h. 3,7%, für die Altersklasse von 30—40 Jahren 2672 Verurteilte auf 100000 Straffähige, das sind 2,6%. Für weibliche Personen lauten die entsprechenden Ziffern der Reichskriminalstatistik 0,44% bzw. 0,39%. Die Berücksichtigung der Vorstrafen würde noch eine geringe Erhöhung dieser Ziffern ergeben.

und eine Bevölkerungsgruppe, die im ganzen genommen auf einer sozial niedrigen Stufe steht und einem vorwiegend agrarisch eingestellten Land, wie Bayern, angehört, endlich für eine Handhabung der Gesetze, wie sie daselbst um das Jahr 1930 (1927—1932) erfolgte. Sie würde sich entsprechend erniedrigen in den sozial höheren Schichten und entsprechend erhöhen in überwiegenden Industriegebieten.

W. BERLIT fand, allerdings ohne systematisch Straflisten einzuholen, 1,9% Kriminelle unter den Geschwistern der Psychopathen, die er untersuchte, also keine Erhöhung gegenüber der Durchschnittsbevölkerung KATTENTIDTs. Das mag einerseits mit der Auslese des von ihm untersuchten Materials zusammenhängen, das vorwiegend jene Psychopathen betrifft, die an ihrer eigenen Abnormität leiden, ferner aber auch damit, daß nicht in jedem Einzelfall Strafregister erhoben wurden. LOKAY fand unter den Geschwistern von Schwachsinnigen 4,2% Kriminelle. Nachdem LOKAY die Kriminalität auf sämtliche Geschwister, also auch auf die weiblichen bezogen hat, würde dies eine geringe Erhöhung gegenüber dem Durchschnitt bedeuten, wenn in jedem einzelnen Fall Straflisten erhoben worden wären. Da das nicht der Fall ist, ist auch diese Ziffer zu Vergleichszwecken nicht geeignet. Endlich sei noch erwähnt, daß POHLISCH (1) unter 340 männlichen vom Bezirksamt Berlin-Wedding betreuten Trinkern in 62 Fällen (18,2%) Kriminalität nachweisen konnte. Diese Ziffer ist die einzige unter denen, die ich in der psychiatrischen Literatur finden konnte, der ein hoher Vergleichswert zukommt. Es handelt sich hier um ein Beispiel dafür, wie stark die Ausschläge der Kriminalitätsziffern überall dort sind, wo psychische Abnormitäten vorliegen.

Es sollen hier nicht sämtliche Zahlen aus der Literatur zusammengestellt werden[1]. Die Fehlerquellen sind meistens verhältnismäßig groß weil die Kontrolle durch die Straflisten fehlt. Aber selbst dann, wenn die Fehlerquellen gering sind, leidet der Vergleichswert stark unter zeitlich, räumlich und methodisch bedingten Unterschieden.

3. Kriminalität und Ehewahl.

Es soll hier der Frage nachgegangen werden, ob kriminelle Persönlichkeiten oder auch Persönlichkeiten, die aus kriminellen Sippen stammen, im allgemeinen häufiger wieder in kriminelle Sippen einheiraten, als es der Erwartung entspricht. Wir gehen dabei aus von der Kriminalität der Eltern der einmaligen und rückfälligen Rechtsbrecher (s. Tabelle 9, S. 35). Es hat sich ergeben, daß die Kriminalität der Väter von Rückfallsverbrechern ungefähr doppelt so hoch ist als die Kriminalität der Mütter von Rückfallsverbrechern, und zwar beträgt die Kriminalitätsziffer bei den Vätern 28,4%, bei den Müttern 14,3%. Bei den Vätern der Einmaligen übertrifft die Kriminalität von 4%, die Kriminalität der Mütter von 0,6% nahezu um das Siebenfache. Diese Unterschiede zwischen den Kriminalitätsziffern männlicher und weiblicher Gruppen kommen auch in

---

[1] Einzig dastehend sind die Untersuchungen von FINKELNBURG, der die Kriminalität als eine Allgemeinerscheinung von solchem Umfang darzustellen versuchte, daß er zu dem Ergebnis kam sie als einen Normalzustand zu bezeichnen. Allein die Arbeit beruht auf so willkürlichen Annahmen und einem so groben, mit methodischen Fehlern behafteten Vorgehen, daß sich ein näheres Eingehen erübrigt.

der Reichskriminalstatistik [1] zum Ausdruck. Die entsprechenden Ziffern sind mit den unsrigen nicht unmittelbar vergleichbar, sie betragen bei weiblichen Individuen im Alter von 20—30 Jahren 0,3—0,4%, bei männlichen Individuen der gleichen Altersstufe 2,6—3,8%.

Für andere Merkmale ließen sich ähnliche Unterschiede nachweisen. So z. B. ist der Anteil der Trunksüchtigen unter den Vätern der Rückfälligen so groß, daß er ein Drittel aller Fälle betrifft, während bei den Müttern dieser Anteil nur 2% beträgt. Man würde indessen fehlgehen mit der Erwartung, daß bei diesem Sachverhalt die Kriminalität in den väterlichen Sippen größer ist als in den mütterlichen Sippen, indem man annimmt, daß die Mütter der Rückfallsverbrecher nicht aus irgendwelchen tieferen Ursachen Männer geheiratet haben, die Trinker oder kriminell sind, sondern bloß eine Auswahl von Frauen darstellen, die einem unglücklichen Zufall zum Opfer gefallen sind. Die Unter-

Tabelle 5. Vettern über 20 Jahre alt.

	Insgesamt	Davon				
	Bezugsziffer	Kriminelle	Rückfällige	Psychopathen	Psychosen und Imbezille	Auffällige überhaupt
Väterlicherseits . .	288	29	13	17	10	42
In % . . .	100	10,1 ± 1,77	4,5 ± 1,22	5,9 ± 1,38	3,47 ± 1,08	14,6 ± 2,08
Mütterlicherseits . .	226	28	8	12	4	40
In % .	100	12,39 ± 2,2	3,54 ± 1,23	5,31 ± 1,48	1,76 ± 0,88	17,69 ± 2,54

suchungen hatten nämlich ergeben, daß die Kriminalität bei den Vettern mütterlicherseits ebenso groß ist, wie bei den Vettern und Basen väterlicherseits, ja diese sogar noch um ein geringes übertrifft (12,4% gegenüber 10,1%, wobei es sich nicht um Standardgruppen handelt; s. Tabelle 5). Schlußfolgerungen, die von ganz anderen Überlegungen ausgingen, hatten schon damals zu der Annahme geführt, „daß ein hoher Prozentsatz insbesondere derjenigen Mütter, die unter der Trunksucht oder unter der Psychopathie ihrer Männer schwer leiden, obwohl sie sonst angeblich immer unauffällig waren, doch selbst abnorme Persönlichkeiten sind ...". Jedenfalls ist daran festzuhalten, daß die entsprechend der Eigenart der weiblichen Psyche naturgemäß anders sich auswirkenden Charakterabnormitäten der Frau, die sich beim Mann oft in Form von Trunksucht oder Kriminalität äußern, im allgemeinen ebenso stark verbreitet sind, obgleich sie weder in Trinkerziffern noch in Kriminalitätsziffern auch nur einigermaßen so stark zum Ausdruck kommen. Unterschiede der Verhaltungsweisen dürfen hier nicht Unterschieden der Charakterveranlagung gleichgesetzt werden. Dasselbe gilt, wie wir sehen werden, wenn auch in geringerem Ausmaß, vom Schwachsinn und beruht darauf, daß Charaktereigenschaften überhaupt, sowohl Begabungen als auch Begabungsdefekte, bei Frauen schwerer faßbar, deshalb aber nicht seltener, sind als bei Männern. Nachdem jede Charaktereigenschaft und Begabung durch die Geschlechtszugehörigkeit eine besondere Tönung erhält muß hier durchwegs

---

[1] Statistik des Deutschen Reiches, Band 433. Kriminalstatistik für das Jahr 1931. Berlin 1934.

mit zweierlei Maß gemessen werden. Nur so kann man sich vor dem offenbaren Widerspruch schützen, der darin bestünde, daß man bei Männern sowohl hervorragende Begabungen, als auch Schwachsinn für stärker verbreitet hält, als bei Frauen, was sich statistisch jederzeit leicht „beweisen" ließe.

Wie liegen nun die Verhältnisse bei den Probandinnen des vorliegenden Vergleichsmaterials und bei ihren Partnern? Es wurde bei den Kriminalitätsuntersuchungen an den Sippen einmaliger und rückfälliger Rechtsbrecher für männliche und für weibliche Individuen auf empirischem Wege eine Stufenleiter von Kriminalitätsziffern ermittelt [F. STUMPFL (1)], die jeweils einem bestimmten Verwandtschaftsgrad entsprechen. Der untersten Stufe entspricht die Kriminalitätsziffer bei den Basen der Einmaligen (1,5%), es folgen die Schwestern der Einmaligen (2,5%), die Vettern der Einmaligen (5,1%) und, um nur die wichtigsten Gruppen herauszugreifen, die Brüder der Einmaligen (10,3%), die Schwestern der Rückfälligen (11,2%), die Vettern der Rückfälligen (17,5%) und endlich die Brüder der Rückfälligen (37%). Die Kriminalitätsziffer steigt in dieser empirischen Reihe von einigen Prozenten bis 37% an. Jede beliebige Kriminalitätsziffer, die an einem anderen Material festgestellt wird, läßt sich in dieser Reihe einordnen. Wenn man beispielsweise findet, daß die Kriminalitätsziffer in der zu untersuchenden männlichen Bevölkerungsgruppe 9% beträgt, so kann man sagen, sie entspreche nahezu der Kriminalitätsziffer bei den Brüdern einmaliger Rechtsbrecher. Will man nun die Kriminalitätsziffer einer männlichen Ausgangsgruppe vergleichen mit der Kriminalitätsziffer der weiblichen Partnerinnen dieser Gruppe, so kann man zuerst die Kriminalität ermitteln und dann feststellen, wo diese Ziffer in der empirisch gewonnenen Reihe sich einordnen läßt und ferner, ob die gefundene Stelle der männlichen Individuen derjenigen ihrer Partnerinnen entspricht. Das ist dadurch möglich, daß man die an der männlichen Gruppe gewonnenen Ziffer in der empirischen Reihe für männliche Individuen, die an ihren Partnern gewonnenen Ziffern in der empirischen Reihe für weibliche Individuen einordnet. Daß es Unterschiede gibt, die lediglich durch das Geschlecht bedingt sind, zeigt ja, wie schon erwähnt, auch die Reichskriminalstatistik. So entfielen im Jahre 1931 auf 100000 Männern im Alter von 21—25 Jahren 3660 Verurteilte, auf 100000 Mädchen und Frauen der gleichen Altersstufe nur 399 Verurteilte, die Kriminalitätsziffer für Männer übertrifft somit ganz allgemein die für Weiber um ein Mehrfaches [1].

Führt man diesen Versuch an den Ausgangsfällen unseres Vergleichsmaterials und an ihren Partnern durch, so ergeben sich folgende Beziehungen: die Kriminalitätenziffer bei den schwangeren Frauen übertrifft mit 5,1% die Kriminalitätsziffern bei den Schwestern einmaliger Rechtsbrecher, bei denen sie 2,5% [F. STUMPFL (1)] beträgt, wenn man nur die rein stichprobenmäßig, ohne Rücksicht auf vorliegende Verdachtsmomente, angeforderten Straflisten berücksichtigt.

Die Kriminalitätsziffer der Schwestern von Rückfallsverbrechern, die 11,2% beträgt, wird jedoch nicht annähernd erreicht.

Die Kriminalitätsziffer der Kindsväter übertrifft mit 21,7% die Ziffer der Brüder von Einmaligen (10,3%), erreicht jedoch nicht die Ziffern der Brüder von Rückfälligen (37,0%).

---

[1] Statistik des Deutschen Reiches, Band 433; s. S. 19.

Sowohl bei den Probandinnen, als bei ihren Partnern, steht somit die Kriminalitätsziffer in der empirischen Stufenleiter jeweils zwischen der Ziffer der gleichgeschlechtlichen Geschwister von Einmaligen und der Ziffer der gleichgeschlechtlichen Geschwister von Rückfälligen.

Andererseits übertrifft die Kriminalitätsziffer der Probandinnen mit 5,1 % die Ziffer der Basen von Rückfallsverbrecher, die 3,9 % beträgt, steht ihr aber verhältnismäßig nahe. Ebenso übertrifft die Kriminalitätsziffer ihrer Partner (21,7 %) die Ziffer der Vettern von Rückfallsverbrechern, die 17,5 % beträgt (s. Voruntersuchungen, Tabelle 2), steht ihr aber verhältnismäßig nahe.

Die Kriminalitätsziffer einer beliebigen Bevölkerungsgruppe ordnet sich somit an der gleichen Stelle der empirisch gewonnenen Stufenreihe ein, wie die Kriminalitätsziffer ihrer Ehepartner bzw. Geschlechtspartner. Mit Rücksicht auf die oben angestellten Erwägungen, die ergeben haben, daß vieles dafür spricht, daß sich bei der Ehewahl bzw. bei der Partnerwahl überhaupt, was die Triebfedern bzw. Gefühlsanlagen, also die Artung des Charakters betrifft, gleichgerichtete oder vorwiegend gleichgerichtete Merkmale anziehen, entgegengesetzt gerichtete sich abstoßen, mit Rücksicht ferner auf die schon in den Voruntersuchungen erwähnte Tatsache, daß vorwiegend die Merkmale der Artung des Charakters in den Sippen von Rückfallsverbrechern eine ganz andere Verteilung zeigen als in denen von Einmaligen, ist es wahrscheinlich, daß es sich hier hinsichtlich krimineller Neigungen und sie bedingender Charaktereigenschaften um eine Beziehung zwischen männlichen Individuen und ihren weiblichen Partnern handelt, die einer allgemein gültigen Regel entspricht.

Aber auch wenn das nicht zutrifft, und es läßt sich natürlich an einer einzigen Bevölkerungsgruppe nicht beweisen, so bleibt es doch für das Problem der Ehewahl von großer Bedeutung, daß den Probandinnen der vorliegenden Vergleichsgruppe in einer nach der Stärke der Kriminalität abgestuften empirisch gewonnenen Rangfolge die gleiche Stellung zukommt wie ihren Partnern.

Außer der Kriminalitätshäufigkeit lassen sich auch andere Merkmale heranziehen um zu untersuchen, ob derartige Ziffern Ausdruck eines regelgebundenen Verhaltens sind. Betrachtet man z. B. den Anteil der Rückfälligen unter den Kriminellen überhaupt, so ergibt sich, daß dieser Anteil bei den Kindsvätern mit 13 Rückfälligen unter 30 Kriminellen 43,3 % beträgt und somit, verglichen mit den Standardgruppen der Sippen von Rückfallsverbrechern, etwa die Mitte einnimmt zwischen dem entsprechenden Anteil bei den Vettern (36,4 %) und dem entsprechenden Anteil bei den Brüdern (51,2 %) (vergleiche Voruntersuchungen, s. S. 295, Tabelle 5). Die Ziffern, die hier verglichen werden, gelten durchaus für Standardgruppen, d. h. für Gruppen, bei denen auslesefrei von jedem Einzelfall eine Strafliste angefordert wurde, ihr Vergleichswert ist also der denkbar größte.

Dasselbe ergibt sich, wenn man den Anteil der Rückfälligen unter sämtlichen Fällen der jeweiligen Gruppe ermittelt. 13 Rückfallsverbrecher unter 138 Kindsvätern, deren Straflisten lückenlos angefordert wurden, entspricht 9,4 %. Bei den Vettern von Rückfallsverbrechern lautet die entsprechende Ziffer 6,3 %, bei den Brüdern 25,4 % [F. STUMPFL (1), Tabelle 4]. Auch diese beiden Merkmale, nämlich das Merkmal der relativen Rückfallskriminalität und das der absoluten Rückfallskriminalität, weisen somit der Gruppe der Kindsväter eine Mittelstellung zu zwischen Vettern und Brüdern von Rückfallsverbrechern,

d. h. die gleiche Stellung, die auf Grund der Gesamtkriminalität ermittelt wurde. Der Anteil der Rückfälligen unter den Kriminellen überhaupt (relative Rückfallskriminalität), kann bei den weiblichen Individuen nicht bestimmt werden, weil die Ziffern zu klein sind. Der Anteil der Rückfälligen unter den Probandinnen beträgt 3 unter 177 Fällen, das sind 1,7%. Er übertrifft somit den Anteil der Rückfälligen unter den Basen von Rückfallsverbrechern, der 0,5% beträgt, ohne den Anteil der Rückfälligen unter den Schwestern von Rückfallsverbrechern, der 6,6% beträgt, zu erreichen. Hinsichtlich der Rückfallskriminalität gilt also das gleiche, wie hinsichtlich der Kriminalität überhaupt.

Als Nebenbefund ergibt sich aus diesem Verhalten, daß die Kriminalitätsziffer einer Gruppe zur Rückfälligenziffer in einer festen Beziehung steht, wobei als Regel gilt, daß mit zunehmender absoluter Häufigkeit der Kriminalität einer Bevölkerungsgruppe nicht nur eine absolute, sondern auch eine relative Zunahme der Rückfallskriminalität verbunden ist. Je höher die Kriminalitätsziffer bei einer Bevölkerungsgruppe ist, desto höher der Anteil der Rückfälligen unter den Kriminellen. Daraus ergibt sich für die Probanden, die nach Kriminalität ausgelesen sind, der Satz: Je schwerer die Begehungsform bei den Probanden, desto größer der absolute und der relative Anteil der Rückfallsverbrecher bei den Verwandten gleichen Grades.

Das Vorkommen von Rückfallskriminalität unter den Kindsvätern ist deshalb absolut und relativ häufiger als unter den Brüdern von einmaligen Rechtsbrechern, weil die Kriminalitätsziffer bei der ersteren Gruppe überhaupt größer ist, als bei der letzteren. Die absolute Rückfallskriminalität beträgt bei den Kindsvätern 9,4% gegenüber 2,3% bis 3,6% bei den Brüdern von Einmaligen (s. Voruntersuchungen, Tabelle 4), die relative Rückfallskriminalität beträgt bei den Kindsvätern wie erwähnt 43,3%, bei den Brüdern von Einmaligen maximal 33,3%, minimal 21,2% (vergleiche die Ziffern Voruntersuchungen Tabelle 2 und 5). Andererseits ist die Rückfallskriminalität bei den Kindsvätern absolut (9,4%) — und auch relativ (43,3%) — deshalb geringer, als bei den Brüdern von Rückfallsverbrechern, bei denen sie absolut 25,4% beträgt (relativ 51,2%), weil das Vorkommen von Kriminalität unter den Kindsvätern überhaupt seltener ist, als unter den Brüdern von Rückfälligen.

Diese Nebenbefunde weisen darauf hin, daß die Kriminalitätsziffern sehr wichtige und verhältnismäßig feine Maßstäbe für die Qualität einer Bevölkerungsgruppe darstellen. Es handelt sich nicht nur um sehr empfindliche Maßstäbe, wie sich im weiteren Verlauf noch verschiedentlich zeigen wird, sondern auch um objektiv nachprüfbare Maßstäbe, d. h. solche, die von dem Beobachter unabhängig sind. Daraus ergibt sich die Notwendigkeit diese Maßstäbe noch weiter zu verfeinern durch noch viel ausgedehntere Untersuchungen und durch eine innige *Verbindung dieser Untersuchungen insbesondere mit der Psychopathenforschung* [1]. Was den Hauptbefund selbst anbelangt, so besagt er, daß die Kriminalitätsziffer einer unter soziologisch einheitlichen Gesichtspunkten ausgelesenen Bevölkerungsgruppe der Kriminalitätsziffer der Geschlechtspartner dieser Gruppe entspricht, d. h. in einer zahlenmäßig festen Relation zu ihr steht. Wir werden diese Regel in Hinkunft als biologische *Partnerregel* bezeichnen, sind uns aber dabei dessen bewußt, daß ihre allgemeine Gültigkeit auf Grund der vorliegenden Untersuchungen allein noch nicht feststeht. Soviel läßt sich allein

---

[1] Siehe 3. Teil.

schon jetzt sagen, daß diese gegenseitige Relation nicht als etwas absolut Starres aufgefaßt werden darf. Wahrscheinlich verhält es sich so, daß sich die Kriminalitätsziffern der weiblichen Gruppen den Kriminalitätsziffern der männlichen Partner um so mehr annähern, je größer der absolute Wert dieser Ziffern ist. Daß mit anderen Worten in einer Bevölkerungsgruppe mit außerordentlich starker Kriminalität die Unterschiede zwischen der Kriminalität männlicher und weiblicher Individuen relativ geringer werden [1]. Das läßt sich vorläufig nicht beweisen, doch kann man unter anderem dafür geltend machen, daß z. B. der Unterschied zwischen der Kriminalitätsziffer der Väter von Rückfallsverbrechern die Kriminalitätsziffer der Mütter von Rückfallsverbrechern nur knapp um das Doppelte übertrifft, während die Kriminalitätsziffer der Mütter von Einmaligen und der Probandinnen des Vergleichsmaterials von der Kriminalitätsziffer ihrer Partner um ein Vielfaches, nämlich um das Vier- bis Siebenfache übertroffen wird, und zwar in der entsprechenden Reihenfolge, wie es nach obiger Annahme zu erwarten wäre (stärkster Unterschied zwischen Vätern der Einmaligen und Mütter der Einmaligen, also den Gruppen mit der geringsten Kriminalitätsziffer [s. Tabelle 9, S. 35]).

Dasselbe gilt für die Schwere der Kriminalität. Je größer die Schwere der Kriminalität einer Gruppe, desto stärker nähern sich die Kriminalitätsziffern der Ehepartner den Kriminalitätsziffern der Ausgangsfälle an, d. h. die Kriminalitätsziffer für die männlichen Partner verringert sich allmählich vom Siebenbis Zehnfachen auf das Drei- bis Zweifache der weiblichen. Die absoluten Unterschiede nehmen allerdings entsprechend der wachsenden Größe der Ziffern zu.

Eine gewisse Schwierigkeit die hier formulierte Partnerregel an einem anderen Material nachzuprüfen liegt darin, daß die Kriminalität bei Frauen überhaupt seltener ist und daß deshalb nur mit geringen Ausschlägen gerechnet werden kann. Es soll deshalb noch gezeigt werden, daß Untersuchungen an den Brüdern der weiblichen Partner die Möglichkeit einer Kontrolle geben. Die Frage, ob ein Material, das aus weiblichen Individuen zusammengesetzt ist, eine Auslese nach Häufung von Kriminalität darstellt, läßt sich dann, wenn es sich nur um geringe Ausschläge handelt, also wie im vorliegenden Fall nur um eine Kriminalitätsziffer von 5%, wie gezeigt wurde, leicht dadurch entscheiden, daß man die Kriminalitätsziffern der männlichen Partner feststellt. Man erhält dann viel deutlichere Ausschläge. Jetzt handelt es sich noch um eine Kontrolle durch die Brüder der weiblichen Partner, die zeigen soll, ob die Einordnung der weiblichen Partner in die empirische Stufenleiter der Kriminalitätsziffern tatsächlich der gleichen Stelle entspricht, wie die Einordnung der männlichen Partner. Wir prüfen also die Kriminalitätsziffern bei den Brüdern der Probandinnen des vorliegenden Vergleichsmaterials. Die Erhöhung der Kriminalitätsziffer bei den Probandinnen selbst wie bei ihren Partnern hat ergeben, daß es sich um eine Auslese nach gehäufter Kriminalität handelt. Versuche ich also die Probandinnen auf Grund der Kriminalitätsziffern ihrer Brüder in die empirische Stufenleiter einzuordnen, so darf ich sie nicht in die gleiche Stufe einordnen, wie ihre Brüder, sondern in die nächsthöhere Stufe, weil ja die Merkmale, um die es sich hier handelt, bei den Brüdern der Ausgangsfälle relativ (d. h. umgerechnet auf das andere Geschlecht) seltener zu erwarten sind, als bei den

---

[1] Man vergleiche hiermit die vorhin erwähnten Beobachtungen von EXNER (S. 11).

Ausgangsfällen selbst, die nach dem Vorhandensein solcher Merkmale ausgelesen worden sind. Geht man also so vor, daß man die Probandinnen der empirischen Stufenleiter auf Grund der bei ihren Brüdern festgestellten Kriminalitätsziffer einzuordnen versucht, so muß man die nächsthöhere Stufe wählen als die, welche dieser Ziffer entspricht. Diese Brüder weisen eine Kriminalitätsziffer auf von 9,2%, das entspricht der Kriminalitätsziffer von den Geschwistern von Einmaligen. Die nächste Stufe in der empirischen Stufenleiter bilden die Vettern von Rückfälligen mit einer Kriminalitätsziffer von 17,5%. In diese Stufe hätte man die Probandinnen somit einzureihen. Man sieht, daß diese Stufe dem tatsächlichen Befund entspricht.

Vergleicht man die Kriminalitätsziffer der Ehefrauen von Rückfallsverbrechern und der Ehefrauen von einmaligen Rechtsbrechern, so ergibt sich folgendes: Unter 114 Ehefrauen von Rückfallsverbrechern findet man 32 Kriminelle, das sind 28,1%. Da nicht in allen Fällen Straflisten angefordert wurden handelt es sich hierbei um eine Minimalziffer. Berücksichtigt man nur jene Frauen, von denen Straflisten angefordert wurden, so erhält man 26 Kriminelle unter 43 Fällen, das wären 60,5% (Maximalziffer). Die wahre Kriminalitätsziffer (Standardziffer) dürfte demnach bei etwa 40—45% liegen. Es ist das die höchste Kriminalitätsziffer, die bisher bei Frauen, die nicht selbst unmittelbar nach Kriminalität ausgelesen sind, gefunden wurde. Unter 156 Ehefrauen einmaliger Rechtsbrecher sind dagegen nur 2 Kriminelle (1,3%). Wir verfügen für diese Gruppe über keine Maximalziffer und auch nicht über eine Standardziffer, doch dürfte die Kriminalität nach meinen persönlichen Erfahrungen (die Mehrzahl der Frauen sind mir persönlich bekannt) 5—6% kaum übersteigen. Diese Gegenüberstellung der Ehefrauen einmaliger und rückfälliger Rechtsbrecher mit Kriminalitätsziffern, um nur die Minimalziffern nochmals zu nennen, von 1,3 bzw. 28,1%, zeigt wie ausschlaggebend das soziale Verhalten der Ehepartner ist.

Es wäre indessen falsch diese Ergebnisse so zu deuten, daß man etwa sagt: Ja, die Ehepartner leben eben zusammen in der gleichen Umwelt, sie sind den gleichen Versuchungen ausgesetzt, deshalb sind unter den Ehefrauen der Rückfälligen so viele kriminell geworden. Hätten diese Frauen andere Männer geheiratet, so wären nur wenige von ihnen kriminell geworden. Richtig daran ist nur so viel, daß beide Partner tatsächlich in sehr ähnlichen Umweltsverhältnissen leben. Dagegen trifft es nicht zu, daß die Ehefrauen erst durch ihre Männer und durch die Umwelt, in die sie bei der Eheschließung geraten sind, auf Abwege gebracht wurden[1]. Wenn man nämlich Gelegenheit hat, etwa 40—50 Ehefrauen von Rückfallsverbrechern persönlich kennenzulernen, so kann man feststellen, daß die weitaus überwiegende Mehrzahl der Fälle schon vor der Eheschließung wenn nicht kriminell, so doch charakterlich so beschaffen war, daß von einer ungünstigen Beeinflussung durch den Ehepartner keine Rede sein kann. Meistens findet man, daß diese Frauen schon als jugendliche Mädchen entweder sittlich verkommen waren oder sich in schlechter Gesellschaft willenlos abwärts gleiten ließen, und gar nicht so selten, daß sie sich sogar aktiv antisozial betätigen. Forscht man in ihren Familien nach, so hat man Gelegenheit dieselben Feststellungen zu machen, wie in den Sippen der Rückfallsverbrecher selbst. In dem Leben dieser Frauen spielt die Zeit des Zusammenlebens mit dem

---

[1] Das zeigen auch die Fälle, wo sich Frauen sofort wieder scheiden lassen, sobald sie das Treiben ihres Mannes durchschauen.

Ausgangsfall in der Regel bloß die Rolle einer Episode, die ebensogut durch eine andere ersetzt werden könnte. Viele von diesen Frauen leben wieder von den Rückfallsverbrechern getrennt, ohne daß an ihnen die geringste Veränderung zu bemerken wäre. Oft kann man noch an der Art ihres Umganges mit Nachbarsleuten, an ihrer Art zu wohnen und aus zahllosen Einzelheiten die einstige Dirne erkennen. Holt man dann die Berichte von Lehrern, Fürsorgeerziehungsanstalten und anderen Auskunftspersonen ein, so erfährt man, daß diese Frauen schon in ihrer Kindheit willenlos, gefühlsarm, sittlich haltlos oder sonstwie charakterlich abwegig waren.

— Gegenüber diesen Fällen bilden jene Frauen eine zahlenmäßig überhaupt nicht ins Gewicht fallende Minderheit, die sich von ihrem Mann sofort wieder abwandten, als sie sein Treiben, etwa seine Betrügereien, seine Diebstähle usw., durchschauten. Ebenso selten sind Frauen, die mit Rückfallsverbrechern zusammenleben, ohne daß man ihnen schwere Charakterdefekte nachweisen könnte.

Die hohen Kriminalitätsziffern der Ehefrauen von Rückfallsverbrechern sind somit nicht auf gleiche Umwelteinflüsse während der Ehe zurückzuführen, sondern auf Ähnlichkeiten und Gemeinsamkeiten der Charakteranlagen. Hieraus ergibt sich zwangsläufig, daß schon das Ursprungsmilieu, dem sie entstammen, ähnlich beschaffen war wie das Ursprungsmilieu der Rückfallsverbrecher selbst. Unter den Charakteranlagen spielen Abnormitäten der Willensbegabung im Sinne von Willenlosigkeit und Mangel an Hemmkräften sowie angeborene Gefühlsarmut die Hautprolle. Es sind das, wie im psychopathologischen Abschnitt gezeigt werden wird, die gleichen Charakterabnormitäten, die auch beim Rückfallsverbrecher selbst im Vordergrund stehen. Wir werden dort sehen, daß diese Charakterabnormitäten in jeweils gleicher oder sehr ähnlicher Form auch bei den Verwandten nachweisbar sind und somit als erblich bedingt gelten müssen. Es ist notwendig, dieses Ergebnis hier vorwegzunehmen, denn für die hier rein soziologisch an Hand von Kriminalitätsziffern festgestellte Partnerregel ergibt sich hieraus eine wichtige Schlußfolgerung. Forscht man nämlich sowohl bei den Rückfallsverbrechern selbst als auch bei ihren Ehepartnern nach letzten Ursachen, die das kriminelle Verhalten zwar nicht restlos erklären, aber doch im Sinne einer Vorbedingung, die gegeben sein muß, erst ermöglichen, so trifft man auf gewisse Besonderheiten und Abnormitäten des Charakters, die nicht mehr auf etwas anderes zurückgeführt werden könnten, es sei denn, auf Erbanlagen. *Letzten Endes sind es somit diese Charakteranlagen und Charaktereigenschaften, die für die Ehewahl entscheidend sind.* Nachdem im psychopathologischen Teil der Nachweis der erblichen Bedingtheit dieser Charakterabnormitäten endgültig erbracht werden wird, so darf er per analogiam auch für die gleichen Abnormitäten der Ehepartner als erbracht gelten, nachdem Milieueinflüsse im späteren Leben nicht in Betracht kommen. Die Befunde, die an den Rückfallsverbrechern selbst sich ergeben werden, werden im ganzen auch für ihre Ehefrauen und für ihre Sippen gelten. Wir erinnern in diesem Zusammenhang daran, daß sich dasselbe auch hinsichtlich der Mütter und der Väter der Ausgangsfälle ergeben hat, nämlich daß die Mehrzahl der Mütter ebenso wie die der Väter selbst abnorme (psychopathische) Persönlichkeiten sind. Wenngleich dieser an den Eltern erhobene Befund rein statistisch hätte gedeutet werden können, nämlich so, daß man sagt, die Wahrscheinlichkeit einer Belastung durch den Vater sei ebenso groß wie die einer Belastung durch die

Mutter, so versagt diese Deutungsmöglichkeit bei den Ehepartnern einmaliger und rückfälliger Rechtsbrecher und bei den Kindsvätern der untersuchten weiblichen Vergleichsgruppe. Wenn jemand finden würde, daß die Schizophrenieziffer der Ehepartner von Schizophrenen außerordentlich erhöht ist, so würde dieser Befund unseren Ergebnissen gewissermaßen entsprechen. Unsere Ergebnisse sind jedenfalls als Folge von Vorgängen zu deuten, die die Ehewahl beeinflussen bzw. bestimmen und nicht als ausschließliche Folge allgemeiner Wahrscheinlichkeitsregeln.

Die biologische Partnerregel.

Es wurde festgestellt, daß die Kriminalitätsziffern einer Bevölkerungsgruppe, die unter einem einheitlichen soziologischen Gesichtspunkt ausgelesen wurde, der Kriminalitätsziffer der Ehepartner dieser Gruppe entspricht, d. h. in einer zahlenmäßig festen Relation zu ihr steht (Tabelle 6). Wir glauben damit eine Regel gefunden zu haben, die darauf beruht, daß bei der Ehewahl eine gegenseitige Anziehung von Charakteren wirksam ist, die trotz mannigfacher Verschiedenheiten dieser Charaktere letzten Endes doch auf eine zutiefst liegende Wesensähnlichkeit zurückzuführen ist. Von dieser charakterologischen Deutung, auf die in dem psychopathologischen Teil näher einzugehen ist, sehen wir vorläufig ab und fragen uns nach der praktischen Bedeutung dieses Ergebnisses.

Tabelle 6. Natürliches Stufensystem der Kriminalitätsziffern.
E. = Einmalige Rechtsbrecher; R. = Rückfällige Rechtsbrecher.

	♀	%		♂	%
0	Durchschnitt	0,4[1]	0	Durchschnitt	3,8
1	Basen E.	1,5	1	Vettern E.	5,1
2	Schwestern E.	2,5	2	Brüder E.	10,3
3	Basen R.	3,9	3	Vettern R.	17,5
			a	Brüder unterstützungssuchender Frauen	(9,2)
A	Öffentliche Unterstützung suchende Frauen	5,1	A	Kindsväter öffentliche Unterstützung suchender Frauen	21,7
4	Schwestern R.	11,2	4	Brüder R.	37,0
I	Mütter R.	14,3	I	Väter R.	28,4
II	Ehefrauen E.	1,3[2]	II	Einmalige	100,0
III	Ehefrauen R.	45,0	III	Rückfällige	100,0

In Tabelle 6 sind die empirisch gewonnenen Kriminalitätsziffern zusammengestellt. Und zwar sind mit Null die Durchschnittsziffern bezeichnet, wie sie sich aus der Reichskriminalstatistik für die Jahre 1929, 1930 und 1931 (21 bis 25 Jahre alte Individuen) ergaben. Diese Ziffern würden sich noch etwas

---

[1] Reichskriminalstatistik 1931. Durchschnitte der Jahre 1929—1931 für die Altersstufe von 21—25 Jahren. Diese Ziffer ist mit den übrigen nicht unmittelbar vergleichbar weil sie die vorbestraften Fälle, die sich in dem gegebenen Zeitabschnitt straffrei verhielten, nicht enthält. Man kann sie als unteren Grenzwert betrachten und ihr die Ziffer 5,1% (Vettern E.) als oberen Grenzwert gegenüberstellen. Hieraus kann man ableiten, daß die Durchschnittskriminalität ungefähr um 2—3% herum liegen muß.

[2] Unterer Grenzwert (Minimalziffer), siehe Text. Die entsprechende Maximalziffer liegt sicher unter 10%.

erhöhen unter Berücksichtigung der Vorstrafen, denn sie betreffen nur die Zahl der Verurteilten überhaupt. Sie stimmen gut mit unseren eigenen Befunden überein, nachdem wir auf Grund eingehender Überlegungen (s. oben) die Ziffern der Vettern und Basen Einmaliger als Maximalziffern für den Durchschnitt betrachtet haben. Man ersieht aus der Tabelle, daß die Reichskriminalstatistik für den Durchschnitt der Frauen 0,4% errechnet, während wir zu der Maximalziffer 1,5% gekommen sind. Die entsprechenden Ziffern für den Durchschnitt der Männer sind 3,8% (Reichskriminalstatistik) und 5,1% (Vettern Einmaliger).

Mit arabischen Ziffern ist die an verschiedenen Verwandtschaftsgraden einmaliger und rückfälliger Rechtsbrecher empirisch festgestellte Kriminalität gekennzeichnet (Ziffern 1—4). Die Kriminalität der jeweiligen männlichen Gruppe entspricht der weiblichen deshalb, weil es sich um Geschwisterreihen handelt, die in gleicher Umwelt aufgewachsen sind und weil die männlichen bzw. weiblichen Individuen innerhalb dieser Reihen keine soziale Auslese darstellen.

Was diese Tabelle praktisch zu leisten vermag ersieht man daraus, daß sie es ermöglicht, die Kriminalitätsziffer der Ehepartner einer beliebigen Bevölkerungsgruppe, deren Kriminalitätsziffer ich kenne, aus der Tabelle abzulesen. So beträgt die Kriminalitätsziffer einer weiblichen Gruppe unterstützungssuchender Personen 5,1%. Aus der Tabelle ist ersichtlich, daß eine solche Ziffer bei weiblichen Individuen einer beträchtlichen Erhöhung gleichkommt. Sie liegt nämlich zwischen der Kriminalitätsziffer von Basen von Rückfallsverbrechern und der Kriminalitätsziffer von Schwestern von Rückfallsverbrechern, und zwar an der Grenze zwischen erstem und zweitem Sechstel der Differenz, näher an den Wert für die Basen herangerückt. Erwartungsgemäß sollte die Kriminalitätsziffer der Ehepartner (in diesem Fall der Kindsväter) an gleicher Stelle zwischen den entsprechenden männlichen Gruppen liegen, d. h. zwischen der Kriminalitätsziffer der Vettern und Rückfälligen (17,5%) und der Kriminalitätsziffer der Brüder von Rückfälligen (37,0%). Das erste Sechstel der Differenz liegt bei 20,7%. Mit dieser Erwartungsziffer stimmt die tatsächlich gefundene Kriminalitätsziffer der Ehepartner (Kindsväter) von 21,7% auffallend gut überein.

Die Kriminalitätsziffer von den Brüdern der unterstützungsuchenden Frauen ist in Klammer gesetzt, weil diese Frauen als Ausgangsfälle (Probanden) eine Auslese innerhalb der Geschwisterreihe darstellen, und zwar eine ungünstige Auslese. Man muß deshalb von vornherein erwarten, daß die Kriminalität bei den Brüdern, d. h. bei der Gesamtzahl der Brüder, nicht bei einer Auslese unter diesen Brüdern, niedriger sein wird, d. h. einer niedrigeren Stufe entsprechen wird. Das ist tatsächlich der Fall. Die Kriminalität der Brüder dieser Frauen entspricht nicht wie die ihrer Schwestern der Kriminalitätsziffer der Vettern und Basen Rückfälliger (17,5%), sondern der Kriminalitätsziffer der Brüder, das ist der nächsttieferen Stufe (10,3%).

Man ersieht hieraus, daß die Tabelle so angelegt ist, daß in der gleichen Stufe stets nur Kriminalitätsziffern gleicher Geschwisterreihen stehen, die vollständig und auf Grund der gleichen Auslese erfaßt wurden, oder von Ehepartnern.

Die Tabelle zeigt außerdem, daß die Kriminalitätsziffer der Ehepartner auch von der Schwere der Kriminalität der Ausgangsfälle abhängig ist. Denn obgleich sowohl die Einmaligen, als auch die Rückfälligen zu 100% bestraft sind, unterscheidet sich doch die Kriminalitätsziffer der Ehepartner sehr beträchtlich. Sie beträgt bei den Ehefrauen von Rückfallsverbrechern etwa 45% (Minimalziffer 28,1%, Maximalziffer 60,5% [1]), bei den Ehepartnern der Einmaligen nur 1,3% (Minimalziffer). Obwohl diese in der Tabelle mit römischen Ziffern bezeichneten Kriminalitätsziffern keine Standardziffern sind, d. h. nicht auf einer lückenlosen und auslesefreien Erhebung von Straflisten beruhen, so glaubte ich sie doch in die Tabelle einsetzen zu dürfen, weil ich die Mehrzahl der Personen, die sie betreffen, persönlich und aus Berichten ziemlich genau kenne. Auf Grund dieser Kenntnis läßt sich sagen, daß eine lückenlose Erhebung der Straflisten an dem ungeheuren Unterschied zwischen den Ehefrauen einmaliger und rückfälliger Rechtsbrecher nichts Wesentliches ändern könnte. Die Kriminalitätsziffer der Ehefrauen Einmaliger würde 8 bzw. höchstens 10% keinesfalls überschreiten und infolge der geringeren Schwere der Begehungsarten nur wenig ins Gewicht fallen.

Tabelle 7. Die Kriminalität der Kindsväter.

Kindsväter		Zahl der Fälle	Absolut	In %
Überhaupt		138	30	21,7 ± 3,51
Mit der Kindsmutter verheiratet		91	17	18,7 ± 2,79
Nicht mit der Kindsmutter verheiratet		47	13	27,6 ± 6,52
Nicht mit der Kindsmutter verheiratet, und zwar:	ledig	19	5	26,3 ± 10,1
	mit anderen Frauen verheiratet oder von ihnen geschieden	7	4	57,04 ± 18,65
	unbekannten Standes	21	4	19,1 ± 8,59

Für die Kriminalitätsziffer der Väter und der Mütter von Rückfallsverbrechern gilt dasselbe wie für die Ehepartner. Sie stellen innerhalb der Geschwisterreihe, der sie entstammen, zweifellos eine Auslese nach erhöhter Kriminalität dar. Außerdem beziehen sich diese Ziffern auf verhältnismäßig sehr alte Personen, deren Kriminalität in der Regel nicht mehr vollständig erfaßt werden kann. Da nämlich die Zahl der Strafen im jugendlichen Alter größer ist, als in späteren Jahren, entgeht der Erfassung ein Teil jener Fälle, die im jugendlichen Alter bestraft wurden, sich aber später straffrei hielten. Man muß annehmen, daß der Teil der Fälle, der dadurch verloren geht, bei den Vätern größer ist als bei den Müttern, daß somit die gegenseitige Beziehung der Kriminalitätsziffern eine wesentliche Verschiebung erfahren würde.

Die ganze Tabelle zeigt, daß die Kriminalitätsziffer ein sehr feines Reagens auf die Beschaffenheit einer Bevölkerungsgruppe darstellt. Daß diese Ziffer auf charakterologische Unterschiede — daß es sich um solche und ausschließlich um solche handelt, wird sich erst im späteren Verlauf der Untersuchung zeigen (s. 3. Teil) — viel feiner reagiert, als nach dem bisherigen vermutet werden kann, zeigt Tabelle 7, in der zum Ausdruck kommt, daß die Kriminalitätsziffer bei denjenigen Kindsvätern, die mit der Kindsmutter verheiratet waren, deutlich geringer ist (18,7%), als bei denjenigen, die mit der Kindsmutter nicht verheiratet waren (27,6%), und daß sie bei solchen Kindsvätern, die mit anderen Frauen

---

[1] Die Tabelle ist nicht nur in dieser Beziehung noch unvollständig. Es müßten noch Standardziffern für die Ehepartner berechnet werden, und zwar für ganz verschiedene Deliktskategorien und Begehungsarten, um den Einfluß der Schwere der Kriminalität und der Art der Kriminalität genauer kennen zu lernen. Strenggenommen müßte man die Ziffer 1,3% mit der Ziffer 28,1% vergleichen.

verheiratet oder von ihnen geschieden waren, ganz auffallend hoch ist; mehr als die Hälfte dieser Kindsväter war kriminell. Die Ausschläge sind zu deutlich um durch die Tatsache, daß bei den kleineren Gruppen die mittleren Fehler noch recht groß sind, ihren Wert vollständig zu verlieren. Denn es unterliegt keinem Zweifel, daß man in einem vielfach größeren Material, als dem vorliegenden, einen viel größeren Anteil charakterologisch einwandfreier Männer unter denjenigen finden wird, welche die in sozialer Not lebende Mutter ihres Kindes geheiratet haben, als unter denen, die sie sitzen ließen. Allerdings ist zu sagen, daß in vielen Fällen wirklich die Not dafür entscheidend war, daß eine Eheschließung nicht erfolgen konnte.

Überblickt man alle diese Zusammenhänge, so ergibt sich, daß die biologische Partnerregel insbesondere bevölkerungspolitisch von Bedeutung ist. Sie ermöglicht es beispielsweise die bei weiblichen Gruppen meist verhältnismäßig geringen Kriminalitätsziffern richtig zu beurteilen und sich an Hand von Tabellen schnell davon zu überzeugen, daß eine vielleicht gering erscheinende Erhöhung über die Beschaffenheit der Gruppe viel mehr aussagt, als man zunächst glauben möchte. Bei den sozialen Maßnahmen, die man zur Unterstützung hilfsbedürftiger Personen anwendet, wird man gerade bei solchen Gruppen vorsichtig sein müssen. Sofern diese Maßnahmen über die Linderung unmittelbarer Not, die man niemand wird versagen können, hinausgehen, bedürfen sie wohl unbedingt einer Differenzierung nach charakterlichen und sozialen Werten. Auch rassenhygienisch ist die Kenntnis derartiger Zusammenhänge deshalb wichtig, weil die Beschaffenheit der Nachkommenschaft krimineller Persönlichkeiten durch das Moment der Ehewahl, wie sich zeigt, stärker gefährdet ist, als es der Erwartung sonst entsprechen würde. Von praktischer Bedeutung ist es vor allem, daß, wie ich im psychopathologischen Teil zu zeigen versuchte, dieser Einfluß der Ehewahl um so stärker wird, je schwerer die Charakterabnormitäten sind, um die es sich handelt. So ist es auch zu erklären, daß die Kriminalitätsziffern der Ehepartner um so stärker anwachsen, je höher die Kriminalitätsziffern der Ausgangsgruppen sind[1].

4. Das Umweltproblem.

Die Erforschung der Erbanlagen von Rückfallsverbrechern an einer Gegenüberstellung mit einmaligen Rechtsbrechern erfordert Untersuchungen über verschiedene Einzelmerkmale, von denen jeweils festzustellen ist welche bei den Rückfallsverbrechern ausschließlich oder vorwiegend vorkommen und welche bei Einmaligen, ferner welche sich unter den Verwandten der Rückfälligen gehäuft finden und welche unter den Verwandten der Einmaligen. Da jedoch jede Eigenschaft, insbesondere jede Charaktereigenschaft, eine gewisse Wandelbarkeit aufweist und in ihrer Entfaltung durch Einflüsse in der frühen Kindheit stark gehemmt aber auch außerordentlich gefördert werden kann, enthält jede von diesen Einzelfragen, die jeweils eine einzige Eigenschaft betrifft, neben dem erbbiologischen Problem auch ein Umweltproblem. Zwar haben die Zwillingsforschungen von J. LANGE den Nachweis erbracht, daß für den Verfall in Kriminalität die Erbanlage eine überwiegende Bedeutung hat, sie haben

---

[1] Die Tragweite der biologischen Partnerregel geht weit hinaus über den Kreis kriminalbiologischer Probleme, die ja nur einen bescheidenen Ausschnitt darstellen aus dem Gesamtbereich des Wissens von der biologisch und charakterologisch faßbaren Wesensart des Lebensträgers.

aber gleichzeitig ergeben, daß auch Umweltwirkungen eine gewisse Rolle zukommt. Das kommt rein zahlenmäßig darin zum Ausdruck, daß etwa in einem Viertel der Eineiigen nur der eine Partner bestraft war, noch viel eindringlicher aber in den sehr eingehenden Darstellungen der Lebensläufe.

Bei der Gegenüberstellung der einmaligen und der rückfälligen Rechtsbrecher (Probanden) ergeben sich hinsichtlich der Umwelt, in der sie aufgewachsen sind, ganz grobe Unterschiede. Unter den Rückfälligen gibt es nur wenige, bei denen in der frühen Kindheit nicht schwere Umweltschäden nachweisbar wären. Viele sind als Kinder einer ledigen Magd geboren oder als Kinder umherziehender Hirten, Scherenschleifer, Korbflechter usw. Die Zahl der Ledigeborenen ist unter den Rückfälligen viel größer als unter den Einmaligen (Näheres siehe in dem Abschnitt über die Fruchtbarkeit). Mißhandlungen durch die Eltern, Mißbrauch der Kinder zum Bettel, Anleitung zum Diebstahl, grobe sexuelle Eingriffe in das Leben der Kinder, sind bei den Rückfälligen häufig nachweisbar, kommen bei den Einmaligen dagegen so gut wie überhaupt nicht vor. Man kann sagen, daß bei den Einmaligen nur eine ganze kleine Gruppe vorhanden ist, bei der sich derartig schwere Umweltschäden nachweisen lassen. Und doch kann man daraus nicht schließen, daß die Rückfallsverbrecher vorwiegend durch diese Umweltschäden zu dem erst geworden sind, was sie sind. Denn es gibt eine nicht geringe Zahl von Rückfälligen, die sicherlich keinen schweren Umweltschädigungen ausgesetzt waren und es gibt andererseits Einmalige und Straffreie, die in der Kindheit ebenso schweren Schädigungen ausgesetzt waren. Auch sind für die Entwicklung eines Kindes viel weniger irgendwelche Außenwelteinflüsse an sich entscheidend, etwa materielle Not, Hunger, schlechte Kleidung usw., als vielmehr die Art wie diese Einflüsse von den Eltern getragen und damit von den Eltern gestaltet werden. Die Haltung der Eltern bestimmt über die Wirkungsmöglichkeiten der Umwelt. Nicht auf die Not an sich kommt es an, sondern darauf, wie die Eltern mit dieser Not fertig werden. Letzten Endes entscheidet somit über die Umwelt im Sinne des Ursprungsmilieus eines Kindes die Qualität der Eltern. Dieser entscheidende Einfluß ist nicht unbedingt abhängig von der Gegenwart der Eltern, denn auch nach ihrem Tod ist ihre gleichsam noch fortlebende Eigenart in vieler Hinsicht für die weitere Entwicklung des Kindes entscheidend. Diese Qualität der Eltern prägt der Umwelt ihrer Kinder erst den entscheidenden Stempel auf und wirkt auf die Kinder nicht nur durch das Beispiel, sondern auch vermöge der Kräfte, die in den Kindern anlagemäßig die gleichen sind. Anlage und Umwelt bilden hier gleichsam ein verschlungenes Netzwerk, dessen Maschen sich nicht der einen oder der anderen zuordnen lassen, ohne daß Zusammenhänge, die bestehen, willkürlich auseinandergerissen werden.

Nachdem der Versuch einer erschöpfenden Wiedergabe der Umwelteinflüsse auch an einem Einzelbeispiel an der Mannigfaltigkeit der Wirklichkeit scheitert, beschränken wir uns auf eine Wiedergabe der wichtigsten Daten. Die wichtigsten Einzelheiten finden sich in den Schilderungen der Sippen.

Zuerst sollen an einigen Tatsachen, wie illegale Geburt, früher Verlust der Eltern u. dgl. Unterschiede aufgezeigt werden, dann soll die Qualität der Eltern beider Gruppen verglichen werden. Die Zahl der illegal Geborenen unter den Rückfallsverbrechern beträgt $19,6 \pm 2,8\%$, bei den Einmaligen $4,4 \pm 1,6\%$. Vergleicht man das Alter der Probanden beim Tode des Vaters und das Alter beim Tode der Mutter (s. Abb. 17), so ergibt sich, daß die Zahl der Ausgangsfälle, die ihre Eltern vor dem 20. Lebensjahr verloren haben, bei den Rückfallsverbrechern größer ist, als bei den Einmaligen. Es sind das Beispiele für Faktoren, die gegebenenfalls eine Verwahrlosung der Kinder begünstigen können und, wie man sieht, auf Kinder, die später Rückfallsverbrecher werden, mit wohl überdurchschnittlicher Häufigkeit einwirken. Die Zahl derartiger Beispiele von Umweltsunterschieden ließe sich beliebig vermehren. So z. B. ergibt ein Vergleich des Alters der Eltern bei der Geburt der Probanden, daß dieses bei den Eltern der Rückfallsverbrecher durchschnittlich niedriger ist als bei den Eltern der Einmaligen, und daß insbesondere sehr junge Eltern bei den Rückfälligen häufiger sind als bei den Einmaligen. Väter, die jünger sind als 26 Jahre, machen bei den Einmaligen 9,0%, bei den Rückfälligen 20,1% aus. Mütter, die jünger sind als 24 Jahre, machen bei den Einmaligen 11,5%, bei den Rückfälligen 23,9% aus. 57,4% der Rückfallsverbrecher wurden geboren bevor ihr Vater das 33. Lebensjahr erreicht hatte, und 74,0% bevor ihre Mutter das 33. Lebensjahr erreicht hatte. Bei den Einmaligen lauten die entsprechenden Ziffern betreffend die Väter 47,3%, betreffend die Mütter 54,0%. Es ist ersichtlich, daß es sich bei diesen Faktoren (illegale Geburt, früher Verlust der Eltern, jugendliches Alter der Eltern bei der Geburt der Probanden) um solche handelt, denen für sich allein nur eine geringe Wirksamkeit zugeschrieben werden kann. Denn es kommt ganz auf die Begleitumstände an, ob der frühe Tod oder das jugendliche Alter der Eltern eine Bedeutung erlangt, die eine Verwahrlosung der Kinder begünstigt. Viel wichtiger als diese Faktoren sind die Merkmale, welche imstande sind, einen Hinweis auf die Qualität der Eltern zu geben. Unter diesen Merkmalen greifen wir nun heraus Kriminalität, Trunksucht und Abnormitäten im Sinne der Psychopathie.

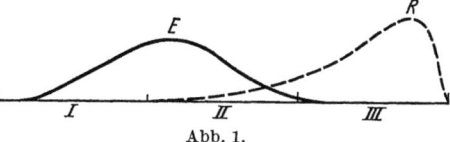

Abb. 1.

Für einen Vergleich zwischen den Eltern der Einmaligen und der Rückfälligen ist die berufliche Gliederung der Väter von Interesse, weil sie wenigstens bis zu einem gewissen Grad die soziale Lage wiederspiegelt. Tabelle 8 gibt eine Zusammenstellung der beruflichen Verteilung. Von 184 Vätern von Rückfallsverbrechern und 158 Vätern von Einmaligen

Tabelle 8. Berufszusammensetzung bei den Vätern der Probanden.

	Bezugsziffer	Arbeiter, Taglöhner, Knechte usw.		Selbständige und angestellte Gewerbetreibende (Geschäftsleute, Gastwirte, Metzger, Kellner)		Beamte, kleine und mittlere		Ingenieure, Architekten, Fabrikbesitzer		Künstler	
		absolut	%	absolut	%	absolut	%	absolut	%	absolut	%
Väter R.	184	54	29,0	71	39,0	13	7,1	2	1,1	—	—
Väter E.	158	30	18,9	69	43,7	8	5,1	2	1,3	1	0,6

	Bezugsziffer	Landwirte, Gütler und Bauern		Pfarrer, Lehrer, Offiziere, akademische Berufe		Chauffeure, Kutscher, Viehhändler		Hausmeister usw.		Sonstige	
		absolut	%	absolut	%	absolut	%	absolut	%	absolut	%
Väter R.	184	29	15,8	1	0,5	8	4,4	1	0,5	4	2,2
Väter E.	158	43	27,2	1	0,6	1	0,6	3	1,9	—	—

R. = Rückfällige; E. = Einmalige.

ließ sich der Beruf feststellen. Die Tabelle zeigt, daß der Anteil der Gewerbetreibenden in beiden Gruppen annähernd gleich groß ist (39 bzw. 43,7%), wobei allerdings zu sagen ist, daß eine scharfe Trennung der Selbständigen und der Angestellten nicht möglich war. Wahrscheinlich hätten sich auch hier Unterschiede ergeben. Der Anteil der Arbeiter und der Knechte ist unter den Vätern der R.-Gruppe größer, als unter den Vätern der E.-Gruppe (29,0 bzw. 18,9%). Hinsichtlich der kleineren und mittleren Beamten — höhere Beamte kommen überhaupt nicht vor — bestehen keine Unterschiede zwischen den beiden Gruppen. Dagegen ist der Anteil der Landwirte, Gütler und Bauern unter den Vätern der Einmaligen größer als unter den Vätern der Rückfälligen (27,1 bzw. 15,8%). Bemerkenswert ist ferner, daß gewisse Berufe, nämlich Viehhändler, Kutscher und Chauffeure bei den Vätern der Rückfälligen häufiger sind als bei den Vätern der Einmaligen. Es ergibt sich also ein Überwiegen von Arbeitern, Taglöhnern und Knechten unter den Vätern der Rückfälligen und ein Überwiegen der Landwirte und Söldner unter den Vätern der Einmaligen. Im übrigen stimmt die berufliche Schichtung in beiden Gruppen auffallend überein. Das gilt insbesondere hinsichtlich des Anteils kleinerer und mittlerer Beamter, des Fehlens höherer Beamter und des nahezu vollständigen Fehlens akademischer Berufe.

Was zunächst das Merkmal Kriminalität angeht, so besitzen wir in der Mehrzahl der Fälle keine Strafregisterauszüge, weil die Personen zum Teil gestorben sind, zum Teil ein hohes Alter erreicht haben und die Straflisten inzwischen getilgt worden sind. Es war deshalb nicht möglich, eine Einteilung nach der Schwere der Begehungsform vorzunehmen, weil wir über die Strafdauer nur sehr ungenau unterrichtet sind. Immerhin besitzen wir über alle statistisch verwerteten Fälle hinreichend zuverlässige Angaben. Es wurden nun die Kriminellen nach folgenden Gesichtspunkten geteilt. Erstens *Einmalige*, das sind Fälle, die einmal in ihrem Leben mit dem Gesetz durch eine auffallende Tat in Konflikt gekommen sind, sonst aber einen guten Ruf genossen haben und höchstens ganz unbedeutend vorbestraft sind. Diese Gruppe entspricht im allgemeinen der Gruppe der Einmaligen unter den Probanden, obwohl z. B. die untere Grenze der Strafdauer von 3 Monaten nicht eingehalten ist und andererseits Fälle ausgeschlossen wurden, die zwar nur einmal bestraft sind, aber trotzdem durch längere Zeit hindurch sich kriminell betätigt haben und einen schlechten Leumund besaßen.

Die zweite Gruppe wurde unter dem Namen: latent Asoziale zusammengefaßt, asozial, weil ausgesprochen gemeinschaftswidrige Tendenzen da sind, latent, weil diese Tendenzen versteckt sind und nur selten in ausgesprochen kriminellem Verhalten zum Ausdruck kommen. Sie betrifft Personen, die durch asoziale Tendenzen ausgezeichnet sind, deren Intensität jedoch gering ist. Die Gruppe umfaßt einerseits Leute, die immer wieder wegen kleinerer Delikte bestraft wurden, z. B. 15mal wegen Ruhestörung, wiederholt wegen Tabaksteuerhinterziehung, Fisch- und Wildfrevel, Körperverletzung, bei denen also die Tendenz kriminell zu werden, immer in einer bestimmten Richtung weist, wobei jedoch die einzelnen Delikte verhältnismäßig gering sind und demgemäß nur ,,kleinere Strafen" nach sich zogen. Andererseits umfaßt sie aber auch Fälle, die nur wenige Male oder gar nur einmal bestraft wurden, bei denen aber der Leumund und was wir sonst über sie wußten, evtl. auch die Deliktart, sofern es sich um eine handelt, die erfahrungsgemäß eine große Dunkelziffer aufweist, dafür sprachen, daß sie sich immerhin, wenn auch vorsichtig, über Jahre hinaus kriminell betätigten. Diese Gruppe steht der Gruppe der Rückfälligen nahe, unterscheidet sich jedoch von ihr durch den geringen Grad der kriminellen Tendenzen und durch eine leichtere Beeinflußbarkeit durch Milieueinwirkungen, insbesondere aber auch durch die Strafen. Man gewinnt von ihnen den Eindruck, daß sie sich durch Strafen immer wieder im Zaum halten lassen.

Die dritte Gruppe endlich betrifft rückfällige Rechtsbrecher, im engeren Sinne Kriminelle, gekennzeichnet durch ausgesprochen starke antisoziale Tendenzen. Sei es, daß sie ihr Verbrechen mehr gewerbsmäßig ausüben, oder daß die einzelnen Delikte durch ihre Schwere länger dauernde Freiheitsstrafen nach sich ziehen (je mehrere Monate oder Jahre). Diese Gruppe ist durch geringe Beeinflußbarkeit durch Strafen ausgezeichnet.

Tabelle 9 zeigt, daß die Kriminalität bei den Eltern der Rückfallsverbrecher die bei den Eltern der Einmaligen um ein Vielfaches übertrifft. 28% der Väter von Rückfallsverbrechern sind kriminell geworden, davon 12% rückfällig, dagegen nur 4% unter den Vätern der Einmaligen, und nur 1% von diesen wurden rückfällig. Wenn man berücksichtigt, daß eine vollständige Erfassung aller

Tabelle 9. Kriminalität bei den Eltern der Probanden.

	Gesamt-zahl	Davon kriminell			
		überhaupt %	einmalig %	latent-asozial %	rückfällig %
Väter der R.	169	28,4 ± 3,48 (48)	7,69 ± 2,1 (13)	8,88 ± 2,19 (15)	11,83 ± 2,48 (20)
Väter der E.	149	4,03 + 1,66 (6)	2,68 ± 1,32 (4)	0 ± 0 (0)	1,34 ± 0,94 (2)
Mütter der R.	181	14,36 ± 2,6 (26)	1,66 ± 0,3 (3)	7,18 ± 1,92 (13)	5,52 ± 1,69 (10)
Mütter der E.	161	0,62 ± 0,62 (1)	0 ± 0 (0)	0,62 ± 0,62 (1)	0 ± 0 (0)

R. = Rückfällige; E. = Einmalige.

Kriminellen schon bei Gruppen, deren Altersaufbau zwischen 20 und 50 Jahren gelegen ist, sehr schwierig ist und immer nur Minimalzahlen ergibt, so erscheint diese Ziffer recht hoch. Man kann sagen, daß ein Drittel der Väter unserer Rückfälligen kriminell gewesen ist. Dabei ist besonders zu bedenken, daß ihr Altersaufbau zwischen 50 und 90 Jahren bedeutet, daß ihre kriminelle Betätigung zeitlich vielfach schon weit zurückliegt. Die Kriminalitätsziffer bei den Müttern der Rückfälligen beträgt 14,3%, bei denen der Einmaligen 0,6%.

Besonders deutlich sind die Unterschiede, wenn man Latent-Asoziale und Rückfällige zusammennimmt und einander gegenüberstellt. Man erhält dann 20,7% bei den Vätern der Rückfälligen und 1,4% bei den Vätern der Einmaligen. Gerade diese Ziffern kennzeichnen die Qualität der Eltern besonders scharf. Die Unterschiede, die diese Ziffern zeigen, sind zudem noch Mindestunterschiede, denn die hier in Betracht kommenden Persönlichkeitsmerkmale müssen ja gar nicht in kriminellem Verhalten manifest werden.

Die Art der Kriminalität läßt sich wegen der häufigen Kombinationen zwischen verschiedenen Deliktsarten nur schwer in eine Tabelle zusammenfassen. Wir beschränken uns deshalb auf einen kurzen Bericht.

Unter den Vätern der Einmaligen finden sich insgesamt 6 Kriminelle unter 149 Fällen, darunter 4 Einmalige, und zwar 3 Tätlichkeitsverbrecher (1 Körperverletzung, 1 Raubmord, und zwar an der eigenen Schwiegermutter durch die Frau angestiftet, 1 Widerstand gegen die Staatsgewalt während der Militärzeit) und 1 Eigentumsverbrecher. Dieser letztere war an dem Diebstahl des Probanden beteiligt, und seine Frau ist die einzige unter den 150 Fällen von Müttern der Einmaligen, die kriminell geworden ist. Auch sie war an dem gleichen Delikt wie ihr Mann durch Hehlerei beteiligt, außerdem aber wegen Urkundenfälschung schon gering vorbestraft. Obwohl niemals bestraft, wäre doch die Frau des oben erwähnten Raubmörders an seiner eigenen Schwiegermutter auch als kriminell mitzuzählen, weil sie, wie uns aus verläßlicher Quelle bekannt ist, nicht nur Mitwisserin, sondern sogar Anstifterin des Mordes war. Die Zahl der kriminellen Mütter der Einmaligengruppe würde sich dann auf zwei (= 1,2%) erhöhen.

Unter den Vätern der Einmaligen befinden sich ferner ein rückfälliger Rechtsbrecher (ein oft bestrafter und gefürchteter Wilderer, der mit dem Jagdpersonal ununterbrochen auf Kriegsfuß lebte und sehr gewalttätig war) und ein Asozialer, der 30mal lauter leichte Strafen, durchwegs wegen Ausschreitungen im Rausch, erhielt und schließlich wegen seiner Trunksucht entmündigt werden mußte. Noch ein weiterer Fall gehört wahrscheinlich hierher, bei dem der Vater vermutlich kriminell gewesen ist.

Unter den kriminellen Vätern der rückfälligen Rechtsbrecher sind 13 immerhin beträchtlich vorbestraft, aber nur ein- oder höchstens zweimal, und haben im übrigen einen guten Leumund genossen. 10 von ihnen waren Tätlichkeitsverbrecher, und zwar sind 9 wegen Körperverletzung (in einem Fall mit Todesfolge) bestraft und einer wegen Widerstand gegen die Staatsgewalt. Drei von diesen 10 waren auch wegen Diebstahl bestraft, scheinen jedoch später nie wieder kriminell geworden zu sein. Endlich waren zwei weitere je einmal wegen Diebstahl bestraft. Die 15 asozialen Väter der Rezidivisten verteilen sich ziemlich gleichmäßig auf Tätlichkeits- und Eigentumsverbrecher, nur zwei von den Eigentumsverbrechern wurden auch wegen Bettel betraft. Unter den 20 Rückfälligen unter den Vätern der Rückfälligen finden sich hingegen 7, die oftmals wegen Bettel bestraft worden sind, darunter zwei ausgesprochene Bettler und Landstreicher, zwei ausschließliche Bettler und drei andere, die außerdem auch wegen Diebstahl, Betrug und Hehlerei bestraft worden sind. Weiter 10 Tätlichkeitsverbrecher (Körperverletzung), darunter 5 gleichzeitig wegen Diebstahl bestraft, 2 auch wegen Meineid und einer wegen Sittlichkeitsverbrechen. Endlich noch 2 Eigentumsverbrecher, und zwar ein Rückfallsdieb und ein Wilderer. Demgegenüber zeigt die Kriminalität der Mütter der Rückfälligen ein ganz anderes Bild. Es handelt sich um insgesamt 26 Fälle unter 181, wie aus der Tabelle hervorgeht. Darunter ist ein Fall mitgezählt, über den aus glaubhafter Quelle berichtet wurde, er habe viel gestohlen, sei jedoch nie bestraft worden. Unter den Delikten steht der Bettel an erster Stelle. Von den 13 Rückfälligen wurden insgesamt 8 wegen Bettel bestraft, und zwar 6 ausschließlich wegen Bettel, einer wegen Bettel und Hehlerei und einer wegen Bettel, Urkundenfälschung und Beleidigung. Die restlichen fünf Fälle unter den Müttern der Rückfälligen verteilen sich auf drei wegen Körperverletzung und anderen Tätlichkeitsdelikten Bestrafte (darunter einer wegen Raub und Kuppelei) und zwei Diebinnen, von denen die eine, wie oben erwähnt, angeblich nie bestraft worden ist. Unter den 10 asozialen Müttern der Rückfälligen befinden sich weitere fünf wegen Bettel Bestrafte, darunter auch eine wiederholt wegen Funddiebstahl und einmal wegen Diebstahl Bestrafte. Immerhin scheinen sie den Bettel nur gelegentlich ausgeübt zu haben. Dagegen handelt es sich bei den sieben oben erwähnten Rückfallsbettlerinnen um mindestens zeitweise gewerbsmäßig ausgeübten Bettel. Unter den nur einmalig straffällig gewordenen Müttern der Rückfälligen handelt es sich um zwei Eigentumsverbrecherinnen (eine Urkundenfälschung, eine Beteiligung am Diebstahl des Sohnes) und um eine Tätlichkeitsverbrecherin (Kindsmißhandlung und Brandstiftung). Sieht man von diesen drei Fällen ab, so kann man sagen, daß unter 23 kriminellen Müttern rezidivierender Rechtsbrecher 13 wegen Bettel bestraft wurden. Betrachtet man nun die Probanden, die Nachkommen dieser 13 durch Bettel kriminell gewordenen Mütter sind, und scheidet man zuvor noch zwei Fälle aus (einen Fall, bei dem eine Psychose bei der Mutter bestand, und einen anderen, in dem es sich bei der Mutter um eine fanatisch rechthaberische Psychopathin handelt), um das Material einheitlicher zu gestalten, so bleiben im ganzen 11 Fälle übrig. Betrachtet man die zugehörigen Probanden, so ergibt sich, daß 10 von ihnen ganz vorwiegend durch ihre Haltlosigkeit gekennzeichnet sind und von uns als willenlose Psychopathen gezählt wurden; darunter waren zwei imbezill, zwei debil und zwei schwachbegabt, drei sind Landstreicher und Bettler, darunter auch der folgende, etwas anders gelagerte Fall: Ein aktiv-gemütloser Psychopath, als Kind lange Bettnässer, mit einem Sprachfehler behaftet, mehrfach an Haftpsychosen erkrankt, mit Sinnestäuschungen usw. Unter diesen 11 Probanden befinden sich nur 4, die nicht wegen Bettel oder Landstreichen bestraft wurden, und gerade in drei von diesen vier Fällen sind die Väter gewalttätige Trinker und wegen Tätlichkeitsdelikten bestraft. Dagegen sind in sämtlichen übrigen Fällen die Väter entweder gar nicht oder nur wegen Eigentumsdelikten bestraft. Zwei von diesen 11 Probanden hatten keine Geschwister, die übrigen neun hatten 29 lebend (13 männlich und 16 weiblich) und 14 tot (9 männlich und 5 weiblich) aus der Beobachtung ausscheidende Geschwister, die ein Alter von mehr als 20 Jahren erreicht haben. Unter diesen Geschwistern befinden sich insgesamt 13 Kriminelle, und zwar zwei Bettler und Landstreicher, zwei haltlose und debile Zechpreller und Trinker, ein Polytroper im Sinne von WARSTADT, ein Betrüger und Nichtstuer, ein Bettler und Dieb, das sind zusammen sieben Rückfallsverbrecher und sechs Asoziale mit nur kleineren Strafen, darunter zwei wegen Bettel (einer davon Trinker), einer wegen Bettel, Diebstahl und Betrug bestraft, einer gewalttätiger Trinker (Körperverletzung), eine Prostituierte, ein wegen Sodomie bestrafter Debiler. Zu diesen Kriminellen kommen noch ein Trinker, eine Person von der es heißt „stiehlt etwas", ein „arbeitsscheues Individuum", eine haltlose Trinkerin und vier weitere sozial nicht grob Auffällige, darunter ein Debiler, ein an wahrscheinlich funktionellen Anfällen leidendes Individuum und zwei hyperthymisch streitsüchtige Psychopathinnen. Auch unter den sozial Auffälligen befinden sich vier Debile. Die Hälfte der Kinder der wegen Bettel bestraften Mütter ist somit entweder kriminell oder abnorm auf eine von den hier nur schlagwortartig gekennzeichneten Weisen. Dabei ist von den Probanden selbst abgesehen.

Diese Ausführungen zeigen, daß Bettelstrafen bei den Müttern der Probanden Ausdruck einer besonderen Persönlichkeitsartung sind, die nicht nur bei diesen selbst, sondern — wenn auch in abgewandelter Form — auch bei ihren Kindern vielfach nachweisbar ist.

Ähnlich verhält es sich mit der Trunksucht der Eltern. Als Trinker wurden nur solche Fälle bezeichnet, die durch ihre Trunksucht der Umgebung aufgefallen sind und selbst wirtschaftlich und sozial geschädigt wurden. Es befinden sich darunter solche, deren Haltlosigkeit so groß war, daß der Betreffende Haus und Hof vertrunken hat und zuletzt vollständig verarmte, aber auch solche, die sich nach Jahren wirtschaftlich doch wieder vorwärts brachten oder wenigstens wirtschaftlich sich halten konnten, und andere, bei denen der wirtschaftliche Rückgang nur gering und sehr langsam war.

Tabelle 10 zeigt, daß der Anteil der Trinker unter den Vätern der Rückfälligen fast 35% der Fälle umfaßt, bei den Vätern der Einmaligen nur 10%. Entsprechend der Seltenheit ausgesprochener Trunksucht bei Frauen sind die Unterschiede bei den Müttern der Probanden nur gering.

Betrachtet man die Zahl der abnormen Persönlichkeiten bei den Eltern einmaliger und rückfälliger Rechtsbrecher, so ergeben sich ähnliche Unterschiede. Über die Abgrenzung der abnormen gegenüber den anderen Persönlichkeiten wird später genauer berichtet werden. Hier sei nur erwähnt, daß die Einreihung in die Gruppe der Abnormen jeweils unabhängig von den übrigen Merkmalen erfolgte, bei Kriminellen insbesondere nur dann, wenn aus ihrem Verhalten eindeutig hervorging, daß sie entweder, auch ganz abgesehen von ihrer Kriminalität, als abnorm bezeichnet werden müssen, oder wenn die näheren Umstände, die immer wieder zu Kriminalität führten, dazu zwangen. Trinker wurden nur dann als abnorme Persönlichkeiten geführt, wenn ihr wirtschaftlicher Niedergang außer Zweifel stand, oder, wenn sie auch unabhängig von ihrer Trunksucht als abnorm zu betrachten waren.

Tabelle 10. Trunksucht bei den Eltern der Probanden.

	Gesamtzahl	absolut	in %
Väter R. .	170	59	34,7 ± 3,64
Väter E. .	149	15	10,0 ± 2,45
Mütter R. .	183	4	2,19 ± 1,08
Mütter E. .	161	2	1,24 ± 0,87

R. = Rückfällige; E. = Einmalige.

Tabelle 11 zeigt, daß die Zahl der abnormen Persönlichkeitkeiten unter den Eltern der Rückfallsverbrecher erheblich größer ist als unter den Eltern der

Tabelle 11. Abnorme Persönlichkeiten.

	Gesamtzahl	absolut	in %
Väter der R.	169	53	31,4
Väter der E.	149	10	6,7
Mütter der R.	181	29	16,0
Mütter der E.	150	4	2,7

Tabelle 12. Abnorme Persönlichkeiten oder Trinker.

	Gesamtzahl	absolut	in %
Väter der R.	169	74	43,5
Väter der E.	149	23	15,4
Mütter der R.	181	29	16,0
Mütter der E.	150	6	4,0

Einmaligen. Die diesbezüglichen Ziffern für die Mütter sind viel zu niedrig, aus Gründen, die anläßlich der Voruntersuchungen [F. STUMPFL (1), S. 305] ausführlich besprochen worden sind. Wenn man die Tabellen betreffend den Anteil der Kriminellen, der Trinker und der abnormen Persönlichkeiten unter den Eltern der Probanden nebeneinander stellt, so wird deutlich, daß die Unterschiede hinsichtlich der Qualität dieser Eltern in eine gemeinsame Richtung weisen. Wie groß die aus diesen Eigenschaften erwachsenden Umweltschädigungen sind, kann aus diesen Zahlen allein jedoch nicht abgelesen werden. Das ergibt sich nur aus einer Betrachtung der Lebensläufe. Dagegen zeigen die Zahlen, wie häufig derartige Schädigungen auf die Probanden der R.-Gruppe eingewirkt haben. Besonders deutlich geht dies aus Tabelle 12 hervor, die zeigt, daß 43% der Väter von Rückfallsverbrechern entweder abnorm oder Trinker waren und aus Tabelle 13, die zeigt, daß 63%, also etwa zwei Drittel der Väter von Rückfallsverbrechern, entweder Psychopathen oder Trinker oder kriminell oder geisteskrank waren oder mehreres gleichzeitig, während die entsprechenden Prozentziffern bei den Vätern der Einmaligen nur 15,4 bzw. 25,3% betragen.

Zu berücksichtigen ist außerdem etwas, was in diesen Ziffern allerdings nicht unmittelbar zum Ausdruck kommt. Daß nämlich ein erheblicher Teil von Rückfallsverbrechern übrig bleibt, bei denen schwere Umweltschädigungen in der frühen Kindheit in keiner Weise nachweisbar sind. Und daß andererseits ein wenn auch geringer Teil der Einmaligen schweren Umweltschädigungen ausgesetzt war, z. B. durch einen trinkenden Vater, ohne daß ein einziger unter ihnen ein eigentlicher Verbrecher geworden wäre.

Tabelle 13.
Psychopathen, Trinker, kriminell oder geisteskrank oder mehreres zugleich.

	Gesamtzahl	absolut	in %
Väter der R.	169	108	63,5
Väter der E.	149	39	25,3

Wir haben zu zeigen versucht, daß der einzig sichere Maßstab für eine möglichst objektive Beurteilung des Ursprungsmilieus, in dem die Probanden aufgewachsen sind, in der Qualität der Eltern zu erblicken ist. In der Fülle wechselnder Umweltfaktoren ist die Beschaffenheit der Eltern die einzige Konstante, die selbst einer objektiven Erfassung zugänglich ist und alle übrigen Umweltfaktoren, die außerdem noch vorhanden sind, ganz wesentlich bestimmt und beeinflußt. Diese Auffassung entspricht der allgemeinen Erfahrung, *daß das Wichtigste an Situationen, Erlebnissen, sog. psychischen Traumen und ähnlichem die Personen sind, welche daran beteiligt sind, also die Erlebnisweise und nicht die äußeren Tatbestände*, und daß ferner unter allen Umwelteinflüssen jene die wichtigsten sind, welche von lebendigen Persönlichkeiten der unmittelbaren Umgebung ausgehen. Die Bedeutung der Erbanlagen wird dadurch doppelt unterstrichen, denn die Qualität der Eltern ist gleichzeitig wichtigster Umweltfaktor und sichtbares Zeichen von Anlagen, die auch bei den Kindern zu erwarten sind. Das Ergebnis, daß die Rückfallsverbrecher im allgemeinen in viel ungünstigeren Umweltverhältnissen aufgewachsen sind als die Einmaligen, weist somit letzten Endes auf ihre eigenen Anlagemängel zurück, denn diese Umweltverhältnisse sind vorwiegend durch die Qualität ihrer Eltern bedingt und sind ein Hinweis auf anlagemäßige Defekte bei diesen. Daß auch in die Charaktereigenschaften der Eltern, sobald sie als solche beobachtet worden sind, schon längst Umweltwirkungen eingegangen sind, zeigt nur, daß diese (letzteren) einer isolierten Erfassung überhaupt nicht zugänglich sind. Soweit wir auch davon entfernt sind, Charakterradikale zu kennen, deren Erbgang entsprechend den MENDELschen Regeln schon festgestellt worden wäre, so wenig ist an der Tatsache zu zweifeln, daß es solche Radikale gibt. Dagegen wäre es widersinnig, von Milieuradikalen zu sprechen. Widersinnig, weil Nutzen oder Schaden einer Umweltwirkung durchaus abhängig ist von der Charakterbeschaffenheit der von ihr betroffenen Persönlichkeit und weil die ihr eigene Abwandlungsbreite durch Umwelteinflüsse in der Charakteranlage selbst schon mitgegeben ist.

Wenn EXNER 1914 eine Abnahme der Kriminalität in Österreich feststellen konnte, 1919 hingegen eine erhebliche Zunahme, so vollziehen sich solche Schwankungen ausschließlich dank jener Persönlichkeiten, die, ohne dabei irgendeine Charakterveränderung durchzumachen, rein anlagemäßig schweren Beanspruchungen leicht erliegen und sich in normalen Friedenszeiten ebenso leicht wieder einfügen. Daß die Rückfallskriminalität und damit die Schwerkriminellen derartigen Schwankungen nicht zugänglich sind, geht deutlich aus der Reichskriminalstatistik hervor. Demgemäß gehen alle Versuche grundsätzlich fehl, die von dem Bestreben geleitet sind, die Macht der Umweltwirkung ohne Berücksichtigung der Charakteranlagen, an denen sie sich erprobt, darzutun. Wenn etwa DAHLSTRÖM, noch dazu an einem verschwindend kleinen Material, fand, daß alle Mitglieder einer Verbrecherfamilie, die in dem Ursprungsmilieu gelassen wurden, später kriminell ,,entarteten", während von sechs Kindern, die diesem schlechten Milieu entzogen wurden, vier sozial wurden, und wenn, er hieraus den Schluß ableitet, die soziale Prognose sei gut, wenn nur die Umpflanzung des Kindes rechtzeitig erfolgt, so ist die Gültigkeit dieser Verallgemeinerung eine sehr beschränkte. Ihr Bereich betrifft nämlich nur eine gewisse Mittelschicht mit deutlichen, wenn auch geringeren Anlagedefekten, dagegen gilt sie nicht dort, wo die Kinder schwere Anlagedefekte aufweisen oder starke Vorzüge des Charakters. Ausmaß der Umweltbeeinflußbarkeit und Charakteranlage sind eben immer ineins zu sehen.

Die Vermessung der Grenzen, die der Wandelbarkeit seelischer Eigenschaften durch Umwelteinflüsse gesetzt sind, muß weiterhin als eine der wichtigsten Aufgaben der menschlichen Erbforschung betrachtet werden. Diese Vermessung ist aber eine Aufgabe der Zwillungsforschung, die allerdings nur an einer Gegenüberstellung eineiiger Zwillinge, die von Jugend auf in einer grundverschiedenen Umwelt aufgewachsen sind, und zweieiiger Zwillinge, die von Jugend an in gleicher Umwelt aufgewachsen sind, also gleichsam durch ein großangelegtes Experiment, wirklich befriedigend gelöst werden könnte, ein Experiment, welches zeigt was verschiedene Umwelt aus gleichen Anlagen und was gleiche Umwelt bei verschiedenen Anlagen machen kann.

Bei der Familienforschung kann es sich ja immer nur darum handeln grob quantitativ die Bedeutung einschneidender Umwelteinflüsse abzuwägen, an die feinsten Grenzen zwischen Anlage und Umwelt, vergleichbar den Übergängen arterieller und venöser Capillaren, reichen ihre Methoden nicht heran.

Die Wechselbeziehungen zwischen den Anlagen und der Umwelt sind nichts Lineares, sie sind kaum jemals so einfach, daß man zwischen einer bestimmten Umweltbeschaffenheit und einer bestimmten Eigenschaft eines Menschen einen einfachen Kausalzusammenhang herstellen könnte. Untersuchungen an Neugeborenen und an Säuglingen haben gezeigt, daß morphologische Merkmale, sowohl Rassenmerkmale als auch Konstitutionsmerkmale, schon unmittelbar nach der Geburt ebenso klar und eindeutig ausgeprägt sind wie beim Erwachsenen, ein Umstand, der nur infolge mangelnder Schulung des Blickes vielen Menschen entgeht. Es unterliegt keinem Zweifel, daß das gleiche von Charaktermerkmalen gilt. Und wenngleich die Wandelbarkeit dieser Anlagen im ersten Lebensjahrsiebent, entsprechend dem größeren Reichtum an Entfaltungsmöglichkeiten, eine unvergleichlich größere ist, so muß man doch andererseits auch mit äußerst verschiedenen Beeinflussungszugänglichkeiten rechnen, d. h. nicht mit einer richtungslosen Abwandlungsbreite, sondern mit gerichteten Abwandlungsbereitschaften. Das Verbrechermilieu allein ist es nie, das einen Menschen zum Verbrecher macht. Die Wechselbeziehungen zwischen Charakterbeschaffenheit und Umwelt sind vielmehr aufzufassen als eine Art von Wahlverwandtschaft, wie *Goethe* sie meint, wenn er davon spricht, daß Charakter, Individualität, Neigung, Richtung, Örtlichkeit, Umgebungen und Gewohnheiten zusammen ein Ganzes bilden, ,,in welchem jeder Mensch wie in einem Elemente, in einer Atmosphäre schwimmt, worin es ihm allein bequem und behaglich ist'', und hinzufügt, daß wir ,,die Menschen, über deren Veränderlichkeit so viele Klagen geführt werden, nach vielen Jahren zu unserem Erstaunen unverändert und nach äußeren und inneren unendlichen Anregungen unveränderlich'' finden.

Diese ganzheitliche Auffassung mag befremdend wirken in der heutigen Zeit, die den Gegensatz zwischen Umwelt und Einzelmensch stärker empfindet als das, was beide verbindet. So gewiß jede Gesamtschau des Umweltproblems von verschiedenen Blickpunkten aus erfolgen kann, so wenig ändert das an der Bearbeitungsweise der Einzelfragen. Wenn hier gegenüber den Gegensätzen mehr das Einigende und Gemeinsame hervorgehoben wurde, das uns erlaubt, Anlage und Umwelt als Seiten eines Ganzen zu begreifen, so geschah es nur, um zu unterstreichen, daß es keinen Widerspruch bedeutet, wenn man bei derselben Bevölkerungsgruppe die stärkeren Umweltschäden *und* die stärkeren Anlagemängel findet. Die Einzelfragen, auf die es letzten Endes immer wieder ankommt, können nur durch die Zwillingsmethode weiter gefördert und gelöst werden.

Die unzertrennliche Einheit von Anlagen und (irgendwie doch selbstgewählter) Umwelt zeigt mit besonderer Deutlichkeit folgende Sippengeschichte eines Rückfallsverbrechers.

Johann L., R. 106, illegal geboren, wurde legalisiert, geboren 1890 in einem kleinen Dorf, Dienstknecht, zeitweise auch Friseur, verheiratet.

Sein Ururgroßvater väterlicherseits, geboren 1730, starb, wie im Kirchenbuch geschrieben steht, morte epileptico. Sein Sohn (also der Urgroßvater des Probanden) wurde 83 Jahre alt; er starb an Marasmus senilis und war Bürgermeister. Eine Schwester und ein Bruder von ihm sind an Lungentuberkulose gestorben. Vier seiner Kinder sind klein gestorben (an Fraisen); zwei Töchter von ihm starben an Lungentuberkulose im Alter von 18 bzw. 52 Jahren. Das Schicksal eines Sohnes ist unbekannt. Ein anderer Sohn (der Großvater des Probanden) war ein geachteter Mann, bekleidete längere Zeit öffentliche Ämter, war auch Bürgermeister. Er starb mit 59 Jahren an ,,Abzehrung''. Zwei Kinder von ihm starben mit 4 bzw. 14 Jahren an Lungentuberkulose. Eines starb nach der Geburt an Fraisen. Überlebend waren nur der Vater des Probanden und eine Schwester von ihm.

Sein Vater war schon als Kind in der Schule als Ruhestörer und trotzig unbeliebt. Später heißt es von ihm: ,,Er war streitsüchtig und gegen Vorgesetzte nicht besonders höflich, dazu kalt und herzlos''. Im Alter von 20 Jahren heiratete er eine um 21 Jahre ältere Frau, die damals Dienstmagd im Hause seines Vaters war. In einem Bericht heißt es, diese, also die Mutter des Probanden, habe den Niedergang in der Familie verschuldet; sie habe den Vater (des Probanden) verführt und zur Heirat gezwungen ,,an der dieser zugrunde ging''. Er wurde in seiner Heimat durch diese Heirat zum allgemeinen Gespött, flüchtete sich in den Alkohol und glitt mehr und mehr abwärts. Die Leute sagen von ihm allerdings er sei nie viel wert gewesen, sondern vielmehr leichtsinnig und haltlos, spöttisch und streitsüchtig, kalt und herzlos. Seinem Beruf nach war er Händler. Es gibt aber auch Leute, die behaupten, er soll früher sehr ordentlich und sparsam gewesen sein und erst durch die Mißheirat und den allgemeinen Spott zu Trunksucht und Leichtsinn getrieben worden sein. Geschäftlich soll er tüchtig, zeitweise jedoch arbeitsunlustig gewesen sein. Wegen Mißhandlung seiner Kinder und Körperverletzung an seiner Stieftochter, endlich wegen Brandstiftung ist er mehrfach vorbestraft. Im Alter von 40 Jahren starb er an Kehlkopf- und Lungentuberkulose. Seine heute noch lebende Schwester ist eine sehr angesehene Landwirtsfrau; sie lebt beständig in der Angst, Proband könne sich wieder im Heimatsdorf zeigen, träumt oft von ihm, er stehe plötzlich mit einer Hacke vor ihr. Ihre beiden Söhne gehören zu den tüchtigsten und arbeitsamsten Burschen des Ortes.

Die *Mutter* war vorbestraft wegen Kindsmißhandlung und Brandstiftung. Sie soll sparsam und im Hause tüchtig und fleißig gewesen sein. Sie starb im Alter von nahezu 50 Jahren an Apoplexia cerebri. Unter den Vettern und Basen mütterlicherseits sind keine Kriminellen, auch keine Psychopathen.

Geschwister. Eine ältere Halbschwester des Probanden (mütterlicherseits) war in der Schule als hartnäckige Lügnerin bekannt. Nach der Schilderung ihres Mannes war sie unauffällig. Ihre Tochter ist Dienstmädchen; ihr Sohn ist wegen Verbrechens des schweren Diebstahls vorbestraft. Es schwebte auch eine Untersuchung der Brandstiftung gegen ihn.

Die jüngere Schwester des Probanden ist eine solide Frau, die persönlich einen sehr guten, in ihrem Wesen natürlichen Eindruck macht und von ihrem Bruder nichts wissen will. Sie ist eine ausgesprochene Pyknikerin, natürlich, von heiterer Grundstimmung.

Johann L. wurde von seinen Eltern viel mißhandelt und zeigte schon in der Schule Neigung zum Lügen und Streunen. Einmal wurde der Antrag gestellt, ihn der nachlässigen häuslichen Erziehung zu entziehen und bei einem strengen Lehrmeister behufs Erlernung eines Geschäftes unterzubringen. Auf diese Art wurde er bei einem Friseur untergebracht. Allerdings wurde er dort wegen seines frechen Betragens nach kurzer Zeit wieder entlassen. Er besuchte eine Fortbildungsschule, versäumte geflissentlich den öffentlichen Religionsunterricht und gab seinen Mitschülern durch sein unqualifizierbares Benehmen ein schlechtes Beispiel. Später wurde er Dienstknecht, scheint aber auch nicht recht gut getan zu haben. Die erste Strafe erhielt er im Alter von 16 Jahren wegen Dienstentlaufens. Im gleichen Jahr wurde er noch ein zweites Mal wegen Dienstentlaufens bestraft. Mit 17 Jahren wurde er viermal verurteilt, einmal zu 6 Wochen Gefängnis wegen 4 Vergehen des Diebstahls und 6 Vergehen des Betrugs und 2 Vergehen des versuchten Betrugs. Einmal zu 8 Tagen Gefängnis wegen 3 Verbrechen des einfachen Rückfallsdiebstahls. Einmal wegen Unterschlagung zu 8 Tagen Gefängnis und einmal wegen Rückfallsdiebstahl, Hausfriedensbruch und Mundraub zu 6 Monaten Gefängnis unter Einrechnung der beiden letzten Strafen. Seit der Zeit wurde er immer wieder wegen Diebstahl, Urkundenfälschung und Betrug usw. verurteilt. Schon mit 18 Jahren erhielt er eine Gefängnisstrafe von 2 Jahren. 1914 erhielt er wegen Rückfallsdiebstahl 2 Jahre Zuchthaus und unmittelbar nach dem Kriege 3 Zuchthausstrafen in ganz verschiedenen Städten (zusammengezogen zu einer Gesamtstrafe von 5 Jahren Zuchthaus). Die letzte Strafe bekam er mit 36 Jahren. Er ging mit der Dirne eines Bauern, bei dem er in Dienst stand, ein Verhältnis ein und wollte sie angeblich heiraten. Darob zerkriegte er sich mit dem Bauern, verließ die Stelle und stahl ihm einige Zeit später ein Pferd aus dem Stall und verkaufte es. Nach Verbüßung dieser Strafe heiratete er (1930). Mit besonderer Vorliebe brach er seit jeher bei seinem eigenen Dienstherrn ein. Meistens entwendete er ihm Geld und Wertgegenstände. Das Geld verbrauchte er in öffentlichen Häusern und Wirtschaften. Immer führte er ein flottes Leben. Ab und zu tauchte er in seinem Heimatdorf auf. Er erhielt dort wiederholt höhere Geldbeträge (einmal 65.— RM.) aus der Armenkasse. Zwischendurch arbeitete er manchmal auch in einem Kloster. Außerdem war er ein gewiegter Schwindler. Einmal entwendete er in einem Justizpalast einen einem Rechtsanwalt gehörenden Überzieher und mietete noch am gleichen Abend unter Vorspiegelung falscher Tatsachen mehrere Zimmer, bestahl und betrog die Leute und verschwand. Bezeichnend für seine Frechheit ist folgendes: 1918 erschien er einmal bei einer Frau, die von ihrem Mann Stiefel und andere wertvolle Gegenstände erhalten hatte. Er gab sich als Kriminalbeamter aus, wies einen gefälschten Ausweis vor und nahm der Frau die Sachen einfach weg. — Im Strafvollzug wurde sein Wesen als hypomanisch bezeichnet.

Zusammenfassung. Überwiegend heitere Grundstimmung bei ausgesprochen kalter Persönlichkeit; ohne jede Überlegung, haltlos, ohne Gefühl für Recht und Eigentum. Der Lohn ist ihm immer zu gering. Er kann nicht abwarten, stiehlt. Es bestehen enge Beziehungen zu den hypertymisch-kalten, gemütlosen und willenlosen Psychopathen. Daneben besteht eine besonders starke Lügenhaftigkeit. Bemerkenswert ist seine besondere Vorliebe den eigenen Dienstherrn zu bestehlen. Eine sog. „tiefenpsychologische" Deutung liegt hier nahe. Auffallend ist die Ähnlichkeit seines Versuches, die Realität zu meistern (er will die Magd des Bauern heiraten, bei dem er Dienstknecht ist, mit ihr ein Geschäft gründen usw.), mit dem des Vaters, der die Dienstmagd seines Vaters heiratete. Es sieht fast so aus, als hätte sich der Proband für die Mißhandlung von seiten des Vaters an seinen Dienstherren immer wieder gerächt (Dienstherr gleich Vater).

Umwelt. Proband verlor seine Mutter mit 8 Jahren und hatte als Kind schwere Mißhandlungen durch seine Eltern zu erdulden. Er und seine Geschwister waren viel sich selber überlassen: seine Mutter war schon alt und taub; sein Vater ging viel ins Wirtshaus.

Somatisch. Eher leptosom, aber kleinwüchsig.

Soziologisch. Rückfallsdieb und Betrüger.

Die in der Zusammenfassung erwähnten Deutungsmöglichkeiten treffen doch nur die Oberfläche, sie sind weder tief noch psychologisch. Wesentlich ist, daß sich beim Vater schon von Kindheit an Gefühlskälte, fehlende Willenszähigkeit („Haltlosigkeit") und ähnliche Charakterabnormitäten nachweisen lassen, dieselben, welche beim Ausgangsfall selbst durch sein ganzes Leben hindurch verfolgt werden können. Gegenüber den flüchtigen, nirgends faßbaren Umwelteinflüssen bilden allein die Charakteranlagen, im Laufe der Geschlechterfolgen durch die Ehewahl wesentlich beeinflußt, den festen Untergrund, der eine Beurteilung der ganzen Sippe und der Einzelpersonen ermöglicht.

Für denjenigen, der von den Abnormitäten des sozialen Verhaltens herkommend die Frage nach der Bedeutung der Umwelt stellt, ergibt sich folgender schematischer Überblick. Wenn man sich eine Strecke in drei Teile zerlegt denkt, deren erster ausschließliche Umweltbedingtheit, deren dritter ausschließliche Anlagebedingtheit des jeweiligen antisozialen Verhaltens symbolisiert, so liegt zwischen beiden eine Zone, in der wohl Außeneinflüsse von entscheidender Bedeutung sind, andererseits aber auch spezifische Anlagen eine erhebliche Rolle spielen. Trägt man auf dieser Strecke die beiden Vergleichsgruppen der Schwerkriminellen und der Leichtkriminellen auf, so erhält man 2 Kurven; die eine läßt erkennen, daß die Bedeutung, die der Anlage für das asoziale Verhalten zukommt, bei der Mehrzahl der Schwerkriminellen (R.) allein ausschlaggebend ist. Die andere Kurve hingegen (E.) zeigt, daß die Leichtkriminellen zum überwiegenden Teil in der Zwischenzone zu suchen sind, ziemlich stark in die erste Zone, aber nur mit einem schmalen Ausläufer in die dritte Zone hineinreichend. (Siehe Abb. 5 auf S. 239.) Ein Einmaligbestrafter beispielsweise, der in jungen Jahren gemäß der Sitte seines Landes am Kammerfenster einer Bauerstochter mit anderen Burschen handgemein wird und dabei einen seiner Gegner schwer verletzt, fällt in die Zone 1, wenn man 15 Jahre später feststellen kann, daß er ein solider und tüchtiger Bauer geworden ist, der allgemeine Achtung genießt, er fällt jedoch in die Zone 2, wenn er uns als reizbarer Raufbold entgegentritt, der es immerhin verstanden hat, sich 15 Jahre lang straffrei zu halten.

Das Beispiel soll zeigen, daß Umwelteinflüsse in jedem Einzelfall berücksichtigt wurden. Daß es dennoch berechtigt und sogar notwendig ist auch die Anlagefaktoren zu untersuchen, könnte leicht an Hand einer ausführlichen Literaturübersicht bewiesen werden. Allein es wäre vergeblich damit einen einseitigen Anhänger weltbeglückender Milieutheorien bekehren zu wollen, wir begnügen uns deshalb mit zwei Hinweisen. GREGOR kam auf Grund sehr eingehender Untersuchungen zu dem Ergebnis, daß am Zustandekommen kindlicher Verwahrlosung nur in wenigen Fällen äußere Faktoren wesentlich beteiligt sind und daß in noch weniger Fällen die Verwahrlosung ausschließlich auf äußere Ursachen zurückzuführen ist. Und neuerdings hat SCHORSCH gezeigt, daß sich unter 215 Kindern und Jugendlichen, die wegen erzieherischer Schwierigkeiten oder Charakterauffälligkeiten beobachtet wurden, kein einziger Fall nachweisen ließ, bei dem der Kern der Persönlichkeit, Artung und Grundhaltung des Charakters, durch Umweltverhältnisse wesensmäßig umgestaltet worden wäre, und daß nur in 7% der Fälle die Entwicklungsstörung überwiegend durch ungünstige Umwelteinflüsse hervorgerufen worden war.

Zweiter Teil.
Verbrechen und Geisteskrankheit.
A. Vorbemerkungen.
1. Kriminalität und Krankheit.

Es lagen bisher keine Untersuchungen vor, die sich auf Grund persönlicher Nachforschungen in den Sippen von Kriminellen mit einer exakten Auszählung der Geisteskrankheiten nach verschiedenen Verwandtschaftsgraden befassen. Und doch sind solche Untersuchungen unumgänglich notwendig um die Frage zu entscheiden, was für Erbanlagen am Zustandekommen des Verbrechens mitwirken. Seitdem man zwischen echten Psychosen und abnormen Haftreaktionen schärfer zu unterscheiden gelernt hat, hat die Anstaltserfahrung immer wieder gezeigt, daß echte Psychosen bei Verbrechern im allgemeinen nicht häufiger auftreten, als es der Durchschnittserwartung entspricht, dennoch hat sich seit LOMBROSO die Meinung erhalten, wonach die Ursprünge des Verbrechens und der Geistesstörung in ihren Wurzeln auf einen gemeinsamen Ursprung zurückgehen. Die heute noch stark verbreitete Anschauung, die in den Verbrechern vorwiegend schizoide Psychopathen erblickt, ist letzten Endes nichts anderes als der LOMBROSOsche Gedanke noch einmal, aber in starker Verdünnung.

Ob und inwiefern Beziehungen zwischen Kriminalität und Geisteskrankheit bestehen, kann auf zweierlei Weise entschieden werden. Einmal dadurch, daß man untersucht, ob in den Strafanstalten echte Geisteskrankheiten häufiger auftreten als bei nichtkriminellen Personen, ferner dadurch, daß man familienbiologische Untersuchungen vornimmt. Diese können entweder darauf gerichtet sein festzustellen, ob unter den gesunden Verwandten von Geisteskranken Kriminalität häufiger ist, als es bei der Durchschnittserwartung entspricht, oder darauf zu prüfen, ob unter den Verwandten von Kriminellen Geisteskrankheiten gehäuft sind.

An dem vorliegenden Material wurde die familienbiologische Methode angewendet unter überwiegender Berücksichtigung der zuletzt genannten Möglichkeit. Wir gingen dabei von folgender Überlegung aus. Wenn zwischen Kriminalität und Geisteskrankheit wesensmäßige Beziehungen bestehen, so müssen sich diese bei einer Gruppe, die nach besonderer Schwere der Kriminalität ausgelesen ist, auch erbbiologisch nachweisen lassen. So gewiß ich nämlich von Beziehungen zwischen Psychopathie und Kriminalität nur dann sprechen kann, wenn ich im Verwandtenkreis von Kriminellen eine Häufung von Psychopathen und umgekehrt im Verwandtenkreis von Psychopathen eine Häufung von Kriminellen nachweisen kann, so kann ich von Beziehungen zwischen Kriminalität und Geisteskrankheit auch nur dann sprechen, wenn ich beide Nachweise erbracht habe. Diese Forderung ist deshalb berechtigt, weil sowohl die abnorme Charakterbeschaffenheit als die hier vorwiegend in Betracht kommende Geisteskrankheit, die Schizophrenie, zu einem erheblichen Teil erblich bedingt sind. Was die Geisteskrankheit betrifft, so genügt der Nachweis, daß Geisteskranke häufiger kriminell werden als Geistesgesunde, keinesfalls um solche wesensmäßige Beziehungen als gegeben zu erachten. Denn nicht nur der Schizophrene, sondern auch der Paralytiker oder der von einer symptomatischen Psychose Befallene gerät in Gefahr, mit den Gesetzen der sozialen Ordnung in Konflikt zu geraten, ganz einfach aus dem Grunde, weil er durch einen Krankheitsprozeß seiner Urteilskraft beraubt ist. Diese selbstverständliche Tatsache hat man jedoch nicht gemeint, wenn man von Beziehungen zwischen Geisteskrankheit und Kriminalität sprach. Schon daraus, daß es niemandem einfallen würde zu untersuchen, ob im Verwandtenkreis von Paralytikern eine erhöhte Kriminalitätsziffer besteht, erkennt man, daß Beziehungen gemeint waren, die über diese selbstverständliche Tatsache hinausgehen.

In der Tat wurde vielfach davon gesprochen, daß Schwerkriminelle überwiegend aus schizoiden Persönlichkeiten bestehen, und man wollte damit zum Ausdruck bringen, daß sie in einem erbbiologischen Zusammenhang mit der Schizophrenie stehen. Wenn diese Vorstellung richtig ist, so müßte bei den Verwandten nach der Schwere der Begehungsform ausgelesener Rückfallsverbrecher eine Erhöhung der Psychoseziffern, vor allem der Schizophrenieziffern, nachweisbar sein, selbst dann, wenn die Ausgangsfälle eine Auslese nach Fällen darstellen, die selbst nicht an Schizophrenie erkrankt bzw. überhaupt nicht geisteskrank geworden sind. Denn diese Fälle müßten ja, je schwerer ihre Kriminalität ist, desto häufiger Sippen entstammen, die zum schizophrenen Erbkreis gehören oder sonstige Belastung mit Geisteskrankheiten aufweisen. Anders als an einem Ausgangsmaterial, das eine gewisse Auslese nach nicht schizophren gewordenen bzw. selbst nicht geisteskrank gewordenen Fällen darstellt, läßt sich die Frage überhaupt nicht entscheiden. Dazu kommt, daß das vorliegende Material einer Vergleichsgruppe gegenübergestellt wird, die noch eine viel schärfere Auslese nach geistesgesunden Fällen darstellt und dennoch im Verwandtenkreis Psychoseziffern aufweist, die der Durchschnittserwartung vollends entsprechen. Wenn demnach zwischen Kriminalität und Psychose wesensmäßige, d. h. in der Erblage verankerte Zusammenhänge bestehen, so müßte sich im Verwandtenkreis der Rückfallsverbrecher, unter deren Ausgangsfällen echte Psychosen aller Art sogar häufiger sind als unter den Ausgangsfällen der Einmaligen, eine Erhöhung der Psychoseziffern nachweisen lassen.

Was die Beziehungen zwischen Kriminalität und Krankheit überhaupt betrifft, so gilt eher, daß jede körperliche Erkrankung und somit auch die Geistesstörungen, denen körperliche Erkrankungen zugrunde liegen, das von ihr befallene Individuum davor schützen, kriminell zu werden, weil sich die Gemeinschaft seiner in fürsorgender Weise annimmt. Das hindert allerdings nicht, daß Krankheiten bzw. Krankheitsprozesse, wie etwa die Tuberkulose, indirekt auch das Zustandekommen von kriminellen Handlungen mitbedingen können, indem sie dazu führen, daß der Krankheitsträger sozial absinkt. Ein derartiges soziales Absinken kann beispielsweise bei der Tuberkulose begünstigt werden durch die häufig mit ihr verbundene Stimmungslabilität und Reizbarkeit, ferner durch den Umstand, daß der Kranke immer wieder den Zusammenhang mit seiner Arbeit verliert.

Die in der kriminalbiologischen Literatur häufigen Hinweise auf die kriminologische Bedeutung der Tuberkulose darf indessen nicht darüber hinwegtäuschen, daß nicht die Tuberkulose als solche oder etwa die Lokalisation des tuberkulösen Prozesses, sondern vielmehr der Charakteraufbau des von ihm Betroffenen ausschlaggebend ist. Dasselbe, was im allgemeinen von schweren Krankheitsprozessen gilt, kann man auch von den meisten Konstitutionskrankheiten sagen. Je schwerer ein derartig körperliches Leiden, desto mehr schützt es in der Regel ein Individuum vor der Gefahr kriminell zu werden.

Während man schwere Krankheiten, einschließlich Konstitutionskrankheiten, in den Sippen von Rückfallsverbrechern eher seltener findet als in den Sippen von Einmaligen, muß man sagen, daß Hirnschädigungen bei Rückfallsverbrechern häufiger vorkommen (8 unter 195 Fällen) als bei Einmaligen (1 unter 166 Fällen). Nachdem Folgezustände nach früheren Defektprozessen wie Infektionskrankheiten und Gehirnverletzungen nicht immer von angeborenen seelischen Abnormitäten im Sinne der Psychopathie unterschieden werden können, kommt diesem Befund eine gewisse Bedeutung zu. Ähnlich wie die Charakterveränderungen nach Encephalitis können wohl auch Hirnschädigungen dazu führen, daß Charakterdefekte entstehen, die ein kriminelles Verhalten herbeiführen. Besonders überzeugend ist in dieser Hinsicht der Fall R. 138, unter dessen Verwandten keine Kriminalität festgestellt werden konnte, während er selbst 18 Vorstrafen aufweist, unter denen von Bettel und Hausfriedensbruch bis zu Notzucht und Raub so ziemlich alle Deliktskategorien vertreten sind. Der Ausgangsfall selbst machte im Alter von 7 Jahren eine Diphtherie durch, an die anschließend eine Embolie und ein aphasisches Syndrom auftraten, und war seit dieser Zeit charakterologisch stark verändert. Allerdings scheinen auch solche Charakterveränderungen an gewisse Voraussetzungen erbbiologischer Art geknüpft zu sein: unter den Verwandten dieses Falles finden sich nämlich einige Schwachbegabte und einige Trinker. Dennoch fällt bei einer Zusammenstellung derjenigen Rückfallsverbrecher, bei denen Hirnschädigungen mit einer gewissen Wahrscheinlichkeit eine Rolle spielen, folgendes auf. Die Kriminalität im Verwandtenkreis solcher Fälle ist vergleichsweise deutlich geringer und charakterologische Beziehungen zwischen dem Ausgangsfall und den Verwandten sind zwar auch nachweisbar, doch fallen die Unterschiede gegenüber den Gemeinsamkeiten stärker ins Gewicht, als das in den übrigen Sippen der Fall ist.

In diesem Zusammenhang ist auch auf einen von LANGE beschriebenen Fall von eineiigen Zwillingen hinzuweisen, nämlich auf das Brüderpaar Hirsekorn. Beide Zwillinge, deren Eineiigkeit nicht zu bezweifeln ist, trugen die Zeichen einer frühkindlichen Schädigung an sich, der heterosexuelle an einer Schulter, der homosexuelle einen Halbseitenschaden, der nach LANGE mit großer Wahrscheinlichkeit auf tiefe Hirnteile zurückweist. „Aus der perversen sexuellen Einstellung heraus und im Zusammenhang mit der leichtsinnigeren Artung kommt es bei dem einen Bruder zu strafbarem Handeln, während der heterosexuelle Bruder mit dem Strafgesetz nicht in Konflikt gerät" [LANGE (2)].

Auch die Beziehungen zwischen Kriminalität und körperlicher Verkrüppelung gehören hierher. A. v. FEUERBACH hat einen solchen Fall eingehend beschrieben, ferner sind hier zu nennen zwei Fälle von asozialen Handlungen bei Krüppeln, über die W. v. BAEYER berichtet hat. Unter unseren Rückfallsverbrechern befindet sich nur ein Krüppel. Seine schwere Kriminalität hängt mit der Tatsache seiner Rückgratverkrümmung zweifellos insofern zusammen, als dadurch sein Charakter stark beeinflußt wurde. Das gilt insbesondere im Hinblick auf seine Neigung zu Gewalttätigkeiten und Sittlichkeitsverbrechen. Der Umstand, daß Krüppel oft nicht in der Lage sind, auf normalem Wege einen Geschlechtspartner zu finden, läßt es begreiflich erscheinen, daß eine gewisse Neigung zu Sittlichkeitsverbrechen besteht. Insofern ist charakteristisch, daß die einzigen beiden Krüppel unter den Einmaligen (E. 26 und E. 130) wegen Sittlichkeitsverbrechen vorbestraft sind.

Gegenüber diesen Beziehungen zwischen Kriminalität und Krankheit überhaupt, die hier nur flüchtig angedeutet werden konnten — auch die Beziehungen zwischen Kriminalität und Charakterveränderung nach Encephalitis würden hierher gehören — gilt für die Beziehung zwischen Kriminalität und Geisteskrankheit im besonderen, daß, abgesehen von etwaigen erbbiologischen Momenten, die bisher nicht nachgewiesen sind, ein soziales Abgleiten ausschließlich davon abhängt, welcher sozialen Schicht der Kranke entstammt. Der hebephrene Sohn eines Reichen würde genau so dem Landstreichertum verfallen wie der hebephrene Sohn eines Scherenschleifers, würde man ihn nicht rechtzeitig in ein Sanatorium bringen. Neben diesen sozialen Momenten spielt somit allenfalls noch die Erkrankungsform eine Rolle, aber auch sie nur so weit, als sie die rechtzeitige Erkennung stärker oder weniger stark erschwert.

Was die erbbiologischen Momente betrifft, so wäre ihre etwaige Wirksamkeit folgendermaßen denkbar. Es könnte sein, daß mit Schizophrenie (oder Geisteskrankheit überhaupt) belastete, jedoch selbst geistesgesunde Personen, und zwar solche, die hinsichtlich ihrer Disposition zu schizophrener Erkrankung als heterozygot aufzufassen sind, infolge dieser Disposition (und nicht etwa infolge ihrer sonstigen charakterologischen Beschaffenheit), stärker zu kriminellen Handlungen hinneigen. *Nur diese Möglichkeit soll von uns näher untersucht werden.* Der Nachweis, daß dieser Zusammenhang in der Wirklichkeit besteht, kann natürlich nur dann erbracht werden, wenn sichergestellt ist, daß diese Personen selbst von Schizophrenie frei sind. Denn würde es sich um unerkannte Schizophrene handeln oder um ausgesprochen Schizophrenieverdächtige, so wäre ja die Kriminalität hinreichend erklärt durch die zerstörende Wirkung des Krankheitsprozesses auf das Gehirn.

Obwohl es sich uns nur um die Klärung dieser Grundfrage handelt, sei hier doch hingewiesen auf weitere Fragen, die sich hier anreihen. So auf die Möglichkeit, daß ein unerkannter oder beginnender schizophrener Prozeß dort, wo Charakteranlagen (oder eine Anlagenkonstellation) gegeben sind, die das Zustandekommen krimineller Handlungen begünstigen, jedoch aus besonderen Gründen nicht stark genug sind, es unter den gegebenen Umweltverhältnissen tatsächlich herbeizuführen, daß dort der beginnende Prozeß dazu führen kann, eine früher latente, rein charakterologisch bedingte, kriminelle Tendenz nun auf einmal hervorbrechen zu lassen. Dasselbe könnte der Fall sein, wo nur eine Disposition zu schizophrener Erkrankung vorliegt, ohne daß jemals ein Prozeß stattfindet.

In beiden Fällen hätten indessen Prozeß oder Disposition eine rein auslösende Wirkung, so wie etwa eine ausbrechende Schizophrenie brachliegende Begabungen zu künstlerischen Höchstleistungen aufpeitschem kann. Diese Art des Zusammenhanges berechtigt nicht zwischen schizophrenem Prozeßgeschehen oder der entsprechenden Krankheitsdisposition als solchen und Kriminalität als solcher Zusammenhänge zu behaupten. Andernfalls müßte man dasselbe hinsichtlich schöpferischer Begabung und Schizophrenie auch zugeben und würde unversehens wieder neben LOMBROSO zu stehen kommen, der ,,Genie", Irrsinn und Verbrechen zu einer einzigen Masse zusammenzubrauen versuchte. Wir legen auf die zuletzt genannten Denkmöglichkeiten keinen besonderen Wert, sie sollten nur zeigen, daß die nicht hinreichend begründete Behauptung wesensmäßiger Zusammenhänge zwischen Schizophrenie und Kriminalität notwendig dazu führen würde solche wesensmäßigen Zusammenhänge auch zwischen Schizophrenie und schöpferischer Begabung zuzugeben.

2. Kriminalität und Schizophrenie.

Es gibt in der psychiatrischen Literatur eine Reihe von Untersuchungen, welche die Wechselbeziehungen zwischen Schizophrenie und Kriminalität zum Gegenstand haben. Die Mehrzahl dieser Untersuchungen erstreckt sich allerdings auf eine verhältnismäßig geringe Zahl von Individuen und berechtigt somit nicht zu allgemeinen Schlußfolgerungen. Andere Untersuchungen wieder erstrecken sich zwar auf ein hinreichend großes Material, erlauben jedoch nur eine rein soziologische Deutung. Es gilt deshalb die Frage zu entscheiden, ob sich Beweise dafür erbringen lassen, daß erbbedingte Dispositionen, die das Auftreten schizophrener Prozesse ermöglichen oder bedingen, in sich gleichzeitig eine Disposition zu kriminellem Verhalten darstellen, oder ob ein solches Verhalten nur vorgetäuscht wird durch den Umstand, daß schwer erkennbare Verlaufsformen der Schizophrenie ihren Träger sozial gefährden.

Eine der wichtigsten Untersuchungen zu diesem Problemkreis ist die von WILMANNS (1) an Landstreichern. WILMANNS fand unter Landstreichern einen auffallend hohen Anteil von Schizophrenen, insbesondere gewisse Formen von Hebephrenie, und wies darauf hin, daß bei geisteskranken Vagabunden infolge der Eigenart des Krankheitsverlaufes die Geisteskrankheit in der Regel verkannt wird. Schon früher hatte KAHLBAUM eine Gruppe beschrieben mit ,,Abweichungen von der Sittlichkeit" und verbrecherischen Neigungen, Fälle, die zwar im Gegensatz zu Hebephrenen nicht in Verwirrung und Schwachsinn verfielen, ihnen aber doch nahe stehen sollen und als besondere klinische Form des moralischen Schwachsinns aufzufassen seien. Seither wurde das Vorkommen solcher den Hebephrenen nahestehenden Kriminellen immer wieder bestätigt, unter anderen von HESS und von RINDERKNECHT. Sie sind ausgezeichnet durch einen frühen Beginn der Störungen, die später an den typischen Schüben deutlich als schizophren zu erkennen sind. Mitunter werden solche Schübe später bei der Begutachtung als simuliert hingestellt. Die Zahl der Fälle, auf die sich diese Untersuchungen beziehen, ist gering. So hat RINDERKNECHT 8 Fälle beschrieben, von denen zwei (Fall 5 und 8) wohl als Psychopathen aufzufassen sind. Der Autor nimmt allerdings im Fall 8 eine ,,dieser Art von Psychopathie zugrundeliegende Schizophrenie" an, eine Annahme, der offenbar das Einbekenntnis zugrunde liegt, daß hier eine sichere Diagnose nicht möglich war.

Zu nennen sind hier ferner die Untersuchungen von MEGGENDORFER. Im Gegensatz zu den vorhin genannten handelt es sich hier um genealogische Untersuchungen und zwar an 11 Fällen, von denen der Autor 6 zur Affektepilepsie rechnete und 5 zur Parathymie, worunter er eine besondere Form von Schizophrenie versteht. Unter diesen 5 Fällen befanden sich 4, in deren Verwandtschaft Schizophrenie nachgewiesen werden konnte.

Aus diesen Untersuchungen glaubte man nun vielfach Schlußfolgerungen ableiten zu dürfen, welche den tatsächlichen Ergebnissen und den von den Autoren selbst vertretenen Deutungen keineswegs entsprechen. Diese Schlußfolgerungen laufen alle letzten Endes darauf hinaus, daß man sagt, es bestünden nachgewiesene Zusammenhänge zwischen Schizophrenie und Kriminalität und sich dabei auf die oben genannten Arbeiten beruft. Vielfach beruft man sich dabei noch auf andere Untersuchungen über das Vorkommen sog. schizoider Persönlichkeiten unter Kriminellen.

Wenn man sich ernstlich die Frage vorlegt, was aus den oben genannten Untersuchungen geschlossen werden darf, so kommt man zu ganz anderen Ergebnissen. Zuzugeben ist, daß unter den passiv-asozialen Bettlern und Landstreichern eine auffallende Häufung von Schizophrenen besteht, zugegeben ist ferner, daß es hebephrene und parathyme Kriminelle gibt, an deren Zugehörigkeit zum schizophrenen Formenkreis nicht zu zweifeln ist. Eine andere Frage aber ist es, ob man berechtigt ist von einer passiv-unsozialen als einer typisch schizophrenen Entgleisungstendenz zu sprechen obwohl nichts der Annahme im Wege steht, daß die Häufung von Schizophrenen unter den Bettlern und Landstreichern damit zu erklären ist, daß es sich hier um Fälle handelt, deren Krankheitsverlauf verhältnismäßig schwer diagnostizierbar ist und deren soziales Ursprungsmilieu verhältnismäßig tiefsteht. Diese beiden Umstände zusammengenommen, deren wirkliche Gegebenheit erwiesen ist, genügen vollständig zur Erklärung der von WILMANNS erstmals erhobenen Befunde. Der Nachweis dagegen, daß darüber hinausgehende erbbiologische Beziehungen bestehen, daß es sich um eine besondere Krankheitsform handelt, die der gleichen Anlagegruppe oder der gleichen Disposition entspringt, wie die Kriminalität, wurde bisher nicht erbracht. Es ist deshalb naheliegend anzunehmen, daß sich solche Fälle nur charakterologisch oder hinsichtlich des Krankheitsverlaufes von anderen Schizophrenen unterscheiden und daß dieser Unterschied ihr Kriminellwerden bedingt, nicht aber die Disposition zu schizophrenen Krankheitsprozessen als solche. Wäre doch ein (wenn auch nicht allzu häufiges) Vorkommen von schizophreniebelasteten Verbrechern auch dann zu erwarten, wenn die Disposition zur schizophrenen Erkrankung an sich völlig unabhängig ist von den Dispositionen zu kriminellem Verhalten.

Was die von KAHLBAUM, HESS, RINDERKNECHT und MEGGENDORFER beschriebenen Fälle betrifft, so erlauben sie schon deshalb keine Verallgemeinerung, weil ihre Zahl sehr gering ist. Man darf nicht vergessen, daß diese Autoren von einem rein klinisch ausgelesenen Material ausgegangen sind, das in der Regel eine größere Belastung mit Geisteskranken erwarten läßt, als ein anders ausgelesenes Material. Was insbesondere die Untersuchungen von MEGGENDORFER betrifft, so handelt es sich dabei um eine möglichst scharfe Abgrenzung klinisch einheitlicher Gruppen und lag gar nicht in der Absicht des Autors die Moral insanity als Ganzes auf die Parathymie zurückzuführen und damit dem schizophrenen Formenkreis anzugliedern; geht doch aus seinen Ausführungen deutlich hervor, daß er aus einem Ausgangsmaterial von 100 Fällen nur zwei wichtige Gruppen herausgreift, deren eine, die Parathymie, 5 Fälle umfaßt. Nachdem in 4 Fällen dieser Gruppe Schizophrenie nachgewiesen wurde, besagt dies, daß in einem klinisch ausgelesenen Material der Anteil derjenigen Fälle, die zum schizophrenen Formenkreis gehören, 4% beträgt. Das ist sicherlich nicht viel und es ist deshalb falsch, wenn man sich immer wieder auf diese Ergebnisse beruft, um allgemeine Beziehungen zwischen Schizophrenie und Kriminalität behaupten zu können.

Der große Wert dieser Untersuchungen beruht vor allem darauf, daß sie gezeigt haben, wie notwendig es ist in jedem einzelnen Fall genau auf die Möglichkeit des Vorliegens einer unerkannten Schizophrenie zu achten. Daß sie darüber hinaus wiederholt dazu anregten daran zu denken, daß der Anteil der durch eine besondere Verlaufsform ausgezeichneten Schizophrenien unter Verbrechern größer sein könnte, als man bisher angenommen hatte und daß viele unverbesserliche Rückfallsverbrecher, wenn nicht selbst schizophren, so doch schizophreniebelastet sein könnten, lag nicht an ihren Ergebnissen und den von den Autoren an sie geknüpften Deutungen, sondern an dem stark verbreiteten Brauch dem sog. Schizoiden die verschiedensten sozial bedenklichen Wesenszüge zuzuschreiben. Nur so ist es zu erklären, daß der schizoide Verbrecher zu einem Hauptvertreter des Verbrechertums überhaupt abgestempelt und besonders zum Repräsentanten des Bummler- und Landstreichertums sowie des Gewohnheits- und Schwerverbrechertums gemacht wurde. Man hätte mit dem gleichen Recht den Maniacus, den Paralytiker oder den Arteriosklerotiker an die Stelle des Schizophrenen setzen können um dann von paralytoiden und ähnlichen Typen zu sprechen. Der Unterschied wäre kein grundsätzlicher gewesen.

Gegenüber allen jenen Deutungen, die versuchen bisherige Ergebnisse dahin auszulegen, daß zwischen Schizophrenie und Kriminalität wesensmäßige Zusammenhänge bestehen, halten wir daran fest, daß solche Zusammenhänge bisher nicht erwiesen sind und erst dann erbracht wären, wenn sich zeigen würde, daß unter solchen Verwandten von Schizophrenen, die selbst nicht von einem Prozeß erfaßt werden, die Neigung zu kriminellen Handlungen größer ist als unter den Verwandten sozial gleichartiger Geistesgesunder. Eine solche Untersuchung liegt jedoch bisher nicht vor.

Dagegen wurde der umgekehrte Weg bereits beschritten. Er besteht darin nachzusehen, ob unter den Verwandten von Kriminellen eine Häufung von Schizophrenie nachweisbar ist. So wie der erstgenannte, zum gleichen Ziel führende Weg nur von Schizophrenen ausgehen kann und nicht eine einseitige Auslese krimineller Schizophrener darstellen darf, so kann dieser Weg nur von Kriminellen ausgehen, deren Urteilskraft zur Zeit der Tat durch eine Prozeßkrankheit weder eingeschränkt noch aufgehoben war. Diese zuletzt genannte Voraussetzung wurde erfüllt durch die Untersuchungen von REISS (2) über erbliche Belastung bei Schwerverbrechern. Diese Arbeit betrifft 112 Sippen von Ludwigsburger Zuchthausgefangenen. Obwohl es sich überwiegend um Rückfallsverbrecher handelte von denen 56% bis zum Ende des 17., über 75%

vor Beginn des 20. Lebensjahres kriminell geworden waren, fanden sich Fälle von geistiger Erkrankung in der näheren und weiteren Verwandtschaft nur ganz vereinzelt. Eine wesentlich stärkere Belastung mit Psychosen als bei der übrigen Bevölkerung liegt jedenfalls nicht vor.

REISS hatte, wie wir gesehen haben zu Unrecht, mit Bezug auf die Untersuchungen von MEGGENDORFER, RINDERKNECHT, JÖRGER[1] und anderen die Verknüpfung der Verbrecheranlage mit bestimmten Formen klinisch festumschriebener Krankheitstypen für so handgreiflich gehalten, daß er bei Schwerverbrechern in weitem Umfang eine Belastung mit Psychosen erwartete. Hinsichtlich der Schizophrenie ergab sich jedoch, daß nur 3 von 104 Fällen eine schizophrene Belastung zeigten. Dennoch hält der Autor daran fest, daß Zusammenhänge zwischen schwerer Rückfallkriminalität und Schizophrenie ,,ja sicherlich" bestehen, immerhin mit der Einschränkung, daß sie nur für eine verhältnismäßig kleine Gruppe ernsthafte Bedeutung zu besitzen scheinen[2]. In der Hauptsache werde die kriminelle Lebensentgleisung offenbar durch Charaktereigentümlichkeiten herbeigeführt, die ,,heute noch" mit keiner unserer großen klinischen Krankheitsgruppen in engere Verbindung gebracht werden könne. Man ersieht hieraus, daß auch REISS nicht die naheliegende Konsequenz aus seinen Ergebnissen zu ziehen wagt, wonach Charaktereigentümlichkeiten, die zu kriminellem Verhalten disponieren, etwas grundsätzlich Anderes sind als Krankheiten und Krankheitsdispositionen und daß beide unmittelbar nichts miteinander gemein haben. Die Annahme, daß eine verhältnismäßig kleine Gruppe von Schizophrenien doch in einem Wesenszusammenhang mit der Schwerkriminalität stehen soll, hängt nämlich vollkommen in der Luft solange man solche Zusammenhänge nicht für eine bestimmte Teilgruppe, die von der Gesamtgruppe abgrenzbar ist, nachweisen kann. Gibt es doch keine Erscheinung, von der man nicht mit demselben Recht annehmen könnte, daß sicherlich eine verhältnismäßig kleine Gruppe in enger Beziehung zur Schwerkriminalität stehe, denn ob es sich um Menschen handelt, die an multipler Sklerose leiden, um Tuberkulosekranke oder um Personen, die mit Rhinophyma behaftet sind, immer wird man einige unter ihnen herausfinden können, die tatsächlich kriminelle Neigungen zeigen.

Vergleicht man die Ergebnisse, zu denen REISS gekommen ist, mit den Ergebnissen von WILMANNS, KAHLBAUM, RINDERKNECHT und MEGGENDORFER, so kommt man nur bei einer oberflächlichen Betrachtung zu der Ansicht, daß hier Widersprüche bestehen. Man könnte höchstens sagen, daß eine Reihe von Einzelbeobachtungen an Zusammenhänge *denken* ließen, deren wirkliches Bestehen bisher nicht bewiesen ist. Dagegen wären alle bisherigen Untersuchungen mit der Tatsache eines Nichtbestehens solcher Zusammenhänge durchaus in Einklang zu bringen. Man muß sich deshalb die Frage vorlegen, ob ein solches Nichtbestehen von Zusammenhängen zwischen Schizophrenie und Verbrechen[2] durch die Untersuchungen von REISS schon als erwiesen zu erachten ist.

Dazu ist zu bemerken, daß die Ergebnisse von REISS zwar stark dafür sprechen, daß ganz vorwiegend Charakteranlagen, die von einer Disposition zu schizophrener Erkrankung unabhängig sind, eine habituelle Neigung zu kriminellen Handlungen bedingen, daß sie aber andererseits eine endgültige

---

[1] Siehe hierzu den Abschnitt über die durchschnittliche Kinderzahl.
[2] In dem S. 46 genau umschriebenen Sinn.

Klärung dieser Frage deshalb nicht herbeiführen konnten, weil die einzelnen Verwandtschaftsgrade nicht getrennt ausgezählt wurden und die Berechnung von korrigierten Prozentziffern somit nicht möglich ist. Vielmehr wurde die Zahl der Psychosen nur auf die Zahl der untersuchten Sippen bezogen. Zwar kann ein solches Vorgehen einen groben Überblick geben, doch berechtigt es nicht von endgültigen Ergebnissen zu sprechen. Zu bedenken ist nämlich, daß es jeweils auf die Zahl der im Alter zwischen 15 und 40 bzw. über 40 Jahren erfaßten Individuen ankommt und auf die Zahl der in je einem bestimmten Verwandtschaftsgrad gefundenen Psychosen. Eine solche Auszählung könnte immerhin noch eine merkliche Verschiebung der grob gewonnenen Ergebnisse herbeiführen.

Aus allen diesen Erwägungen ergibt sich, daß die Zusammenhänge [1] zwischen Schizophrenie und Kriminalität noch nicht eindeutig genug erfaßt sind, daß nicht einmal das Bestehen solcher Zusammenhänge erwiesen ist und daß im Interesse der Erforschung der am Zustandekommen des Verbrechens mitwirkenden Erbanlagen insbesondere eine exakte Auszählung der Schizophrenen in den Sippen von Rückfallsverbrechern noch nachzuholen ist. Obgleich neuere Untersuchungen, darunter solche von M. BLEULER und B. SCHULZ, dafür sprechen, daß die Schizophrenie erbbiologisch keine Einheit darstellt, so wurde die Gruppe in Ermangelung einer befriedigenden Teilungsmöglichkeit in Untergruppen dennoch als Ganzes der Betrachtung unterzogen.

B. Eigene Untersuchungen.
3. Psychosenhäufigkeit im allgemeinen.

Wir versuchen zunächst uns ein Bild darüber zu machen, wie häufig das Vorkommen von Psychosen überhaupt ist. Auf Tabelle 14 sind unter Beschränkung auf die Geschwister und die Vettern und Basen die Fälle von Geisteskrankheiten und sonstigen psychiatrischen Abnormitäten aufgeführt. Gleichzeitig enthält diese Tabelle einen Hinweis darauf, welchen Sippen diese Fälle entstammen.

Zählt man alle psychiatrisch Auffälligen unter den Geschwistern, so erhält man für die Gruppe der Rückfälligen 14 unter 578 Fällen, das sind 2,42%, für die Gruppe der Einmaligen 15 unter 578 Fällen, das sind 2,59%. Die Zahl der psychiatrisch grob Auffälligen ist also in den Geschwisterschaften beider Gruppen etwa gleich groß.

Hinsichtlich der Art der psychiatrischen Auffälligkeit ergeben sich allerdings gewisse Unterschiede. Unter den 14 auffälligen Geschwistern der Rückfallsverbrecher befinden sich 5 internierte Psychopathen, darunter 1 Frau, die mit der Diagnose Hysterie zweimal in einer psychiatrischen Klinik war (R. 68); ferner 2 Fälle von Schwachsinn (R. 122, 122), 2 Fälle von manisch-depressivem Irresein (R. 56, 98), 3 Epilepsien (R. 9, 82, 187), wovon die letzte mit vollständiger Verblödung endete, eine Alkoholpsychose (alkoholische Demenz, korsakowähnliches Bild, R. 130).

Unter den 15 auffälligen Geschwistern der Einmaligen befinden sich 2 internierte Psychopathen, 2 Fälle von Schwachsinn (E. 33, 147), von denen der letztere zwar nicht interniert, aber dauernd pflegebedürftig war, 5 Schizophrenien (E. 41, 100, 148, 150), 2 Depressionen (E. 35, 41), 1 nicht in Verblödung

---
[1] Gemeint ist hier nur die auf S. 46 besonders hervorgehobene Art von Zusammenhängen, die als Grundfrage den Gegenstand der vorliegenden Untersuchungen bildet.

Tabelle 14. Psychosen und psychiatrisch Auffällige unter den Geschwistern und unter den Vettern und Basen.

	Über 20jährige Fälle überhaupt	Psychosen								Psychiatrisch Auffällige					
		1. Schizophrenie	2. manisch-depressives Irresein	3. Depressionen	4. Progressive Paralyse	5. Schreckpsychosen, psychogene Stuporen	6. senile Demenz	7. unklare Psychosen	8. Alkoholpsychosen	9. (Schizophrenieverdacht)	10. Lues cerebri	11. Epilepsie	12. internierte Psychopathen	13. Taubstumme in Blödenanstalt	14. internierte Schwachsinnige
I. Geschwister der Rückfälligen	578	—	2	—	—	—	—	1	1	—	—	3	5	—	2
II. Geschwister der Einmaligen	578	5	—	2	—	—	—	—	2	—	1	1	2	—	2
III. Vettern und Basen der Rückfälligen	964	5	—	2	2	—	—	—	1	(2)	—	4	1	—	1
IV. Vettern und Basen der Einmaligen	1366	8	3	2	1	2	1	2	—	(2)	—	4	1	2	—

I. 2) 56, 98, 7, 22
   8) 130
  11) 9, 82, 187
  12) 122, 122
  13) 147, 147, 68, 26, 167

II. 1) 41, 100, 148, 150, 100
   3) 35, 41
   8) 135, 161
  10) 77
  11) 145
  12) 33, 145
  13) 37, 19

III. 1) 25, 98, 107, 107, 148
    3) 52, 195
    4) 10, 97
    8) 107
  11) 89, 114, 120, 188
  13) 65

IV. 1) 5, 23, 24, 69, 75, 153, 155, 155
   2) 135, 135, 135
   3) 95, 118
   4) 83
   5) 23, 29
   6) 151
   7) 135, 155
  11) 42, 38, 90, 151
  13) 70
  14) 32, 62

ausgehende Epilepsie, wenn man einen fraglichen Fall (E. 130) nicht mitzählt, 2 Alkoholpsychosen (E. 135, 161), darunter 1 Delirium tremens, endlich eine Lues cerebri (E. 77).

Besonders auffallend ist, daß unter den Geschwistern der Rückfälligen kein einziger Fall von Schizophrenie vorkommt. Vorwiegend darauf ist es zurückzuführen, daß eine Zusammenzählung aller genannten Abnormitäten unter Ausschluß der Psychopathen und der nichtverblödeten Epileptiker, jedoch einschließlich der schweren Schwachsinnszustände, für die Geschwister der Einmaligen eine höhere Prozentziffer ergibt, nämlich 1,56% als für die Geschwister der Rückfällige (0,69%). Andererseits ergibt sich eine höhere Epilepsieziffer für die Geschwister der Rückfälligen.

Überblickt man das Vorkommen von Psychosen unter den Vettern und Basen, so ergibt die Zusammenstellung 16 psychiatrisch Auffällige (1,66%) bei der Rückfälligengruppe und 26 psychiatrisch Auffällige (1,9%) bei der Einmaligengruppe. Die Ziffern beziehen sich auf 964 bzw. auf 1366 über 20 Jahre alte Personen. Die 16 psychiatrisch auffälligen Vettern und Basen der Rückfälligen verteilen sich auf einen internierten Psychopathen, 4 Epileptiker (R. 89, 114, 120, 188), von denen keiner verblödete, 2 Depressionen (R. 52, 195), von denen letztere sicher endogen ist, 2 progressive Paralysen (R. 10, 97), eine Alkoholpsychose (R. 107) und einen Schwachsinn bei akromegalem Riesenwuchs (R. 39).

Die 26 psychiatrisch Auffälligen unter den Vettern und Basen Einmaliger verteilen sich auf einen internierten Psychopathen, 4 Epileptiker (E. 38, 42, 90, 151), von denen die beiden letzteren allmählich vollständig verblödeten, 3 Melancholien (E. 135, 135, 135)[1], 2 exogene Depressionen (E. 95, 118), 1 progressive Paralyse (E. 83), 2 unklare Psychosen (E. 135, 155), 1 senile Demenz (E. 151), 1 psychogenen Stupor (E. 23), 1 Schreckpsychose (E. 29), 8 Schizophrenien (E. 5, 23, 24, 69, 75, 153, 155, 155) und 2 taubstumme Idioten (E. 32, 62).

Es ergibt sich hieraus, daß auch bei den Vettern und Basen von Rückfallsverbrechern Psychosen jedenfalls nicht häufiger sind, als unter den Vettern und Basen von Einmaligen. Ja es fällt, wenn man die Ergebnisse überblickt, auf, daß eine gewisse Tendenz bemerkbar ist, derzufolge Psychosen in den Sippen der Einmaligen sogar eher häufiger zu sein scheinen, als in den Sippen der Rückfälligen.

Man könnte hier die Anschauung vertreten, daß auch bei tatsächlich gleicher Psychosenhäufigkeit in den Rückfälligen- und Einmaligensippen doch eine Herabsetzung in den ersteren gegenüber den letzteren vorgetäuscht werden kann, und zwar aus folgenden Gründen. In den Sippen von Rückfallsverbrechern findet man im allgemeinen aktivere, derbere, gemütskältere Persönlichkeiten, die zu kriminellen Handlungen aber auch zu anderen ihre eigene Sicherheit sowie die ihrer Umgebung gefährdenden Verhaltungsweisen stärker hinneigen, als die asthenischeren Typen in den Sippen der Einmaligen. Die Wahrscheinlichkeit, daß ein irgendwie krankes oder schwächliches Kind infolge Indolenz seiner Eltern durch einen Unglücksfall zugrunde geht, ist dementsprechend in den Rückfälligensippen größer als in den Einmaligensippen, zumal sich die Eltern der beiden Gruppen im gleichen Sinn voneinander unterscheiden, wie die Probanden selbst.

Dieser Einwand ist deshalb unzutreffend, weil die später an Schizophrenie oder an einer anderen Geistesstörung erkrankenden Kinder ja körperlich durchaus nicht schwächer sein müssen als die übrigen. Zwar ist die Kindersterblichkeit in den Sippen der Rückfälligen, wie Tabelle 15 zeigt, größer als in den Sippen der Einmaligen. Von den Geschwistern der Rückfälligen sterben vor

Tabelle 15. Kindersterblichkeit bei den Kindern der Ausgangsfälle und Kindersterblichkeit bei den Geschwistern.

	Überhaupt	Darunter klein verstorben	
		absolut	in %
Kinder der Rückfälligen	413	97	23,5
Kinder der Einmaligen	514	88	17,1
Geschwister der Rückfälligen	1041	415	39,86
Geschwister der Einmaligen	923	315	34,13

(Anteil der klein Verstorbenen, das ist der vor Abschluß des 5. Lebensjahres Verstorbenen.)

Es fällt auf, daß die Kindersterblichkeit bei den Kindern der Ausgangsfälle geringer ist als bei den Geschwistern der Ausgangsfälle. Es hängt dies damit zusammen, daß das Geschwistermaterial eine Generation früher gelebt hat und ein nach verhältnismäßig großer Geschwisterzahl ausgelesenes Material darstellt, dazu kommt, daß in den Geschwisterschaften die Kinderreihe durchwegs abgeschlossen war, was bei den Kindern der Ausgangsfälle nicht zutrifft. Diese Faktoren wirken darauf hin die Sterblichkeitsziffer bei den Kindern der Ausgangsfälle herabzusetzen und bei den Geschwistern der Ausgangsfälle zu erhöhen.

---

[1] Echte Zyklothymien im Sinne von K. SCHNEIDER.

Vollendung des 5. Lebensjahres 40%, von den Geschwistern der Einmaligen nur 34%. Ferner zeigt Tabelle 16, daß auch unter den über 20 Jahre alten Geschwistern der Anteil der tot aus der Beobachtung geschiedenen (vor Abschluß

Tabelle 16. **Die klein Verstorbenen (0—5 Jahre) unter den Geschwistern der Rückfälligen und den Geschwistern der Einmaligen.**

	Geschwister überhaupt	Darunter Gestorbene absolut	in %	Durchschnittsalter der jüngsten Geschwister
Geschwister der Rückfälligen . .	1041	576	55,33	
Geschwister der Einmaligen . .	923	441	47,78	
		darunter klein Verstorbene		
Geschwister der Rückfälligen . .	1041	415	39,86	Rückfällige 41,5
Geschwister der Einmaligen . .	923	315	34,13	Einmalige 42,2
	Geschwister über 20 Jahre	davon tot		
Geschwister der Rückfälligen . .	578	114	19,72	
Geschwister der Einmaligen . .	578	97	16,78	

Die Tabelle zeigt, daß unter den Geschwistern der Rückfälligen eine größere Sterblichkeit bestand als unter den Geschwistern der Einmaligen.

der Untersuchung gestorbenen) größer ist als unter den Geschwistern der Einmaligen. Immerhin sind die Unterschiede in der Sterblichkeit verhältnismäßig gering. Zu berücksichtigen ist außerdem, daß nach den Erfahrungen

Tabelle 17. **Psychosenhäufigkeit (einschließlich Schwachsinn und Epilepsie).**

	Individuen über 20 Jahre	Darunter Psychosen absolut	in %
Geschwister der Rückfälligen	578	7	1,21 ± 0,46
Geschwister der Einmaligen	578	11	1,90 ± 0,57
Vettern und Basen der Rückfälligen	964	12	1,24 ± 0,36
Vettern und Basen der Einmaligen .	1366	23	1,39 ± 0,35

Tabelle 18. **Psychosenhäufigkeit (ohne Schwachsinn und ohne Epilepsie).**

	Individuen über 20 Jahre	Darunter Psychosen absolut	in %
Geschwister der Rückfälligen	578	4	0,69 ± 0,34
Geschwister der Einmaligen	578	9	1,56 ± 0,51
Vettern und Basen der Rückfälligen	964	10	1,04 ± 0,33
Vettern und Basen der Einmaligen . .	1366	19	1,39 ± 0,32

der Schizophrenieforschung (LUXENBURGER, SCHULZ) keineswegs gerade solche Kinder, die später schizophren werden, durch eine Gegenauslese schwächlicher Kinder betroffen werden. Dasselbe gilt für die übrigen Geisteskrankheiten.

Die bisherigen Ergebnisse sind auf Tabelle 17 und 18 zusammengefaßt. Eine endgültige Beurteilung ist auf Grund der dort zusammengestellten Ziffern jedoch deshalb nicht möglich, weil ja für die verschiedenen Erkrankungen entsprechend den wechselnden Grenzen des Manifestationstermins verschiedene Bezugsziffern in Rechnung zu setzen sind. Das ist jedoch nur bei Sonderuntersuchungen an den verschiedenen Krankheitstypen möglich.

Vergleicht man die Häufigkeit des Vorkommens von Psychosen bei den Eltern der Ausgangsfälle, so ergeben sich zwischen den beiden Vergleichsgruppen deutliche Unterschiede. Auf 169 Väter von Rückfallsverbrechern entfallen 10 Psychosen (5,9%), und zwar 5 senile Psychosen (senile und arteriosklerotische Demenz, R. 44, 29, 88, 120, 154), eine Schizophrenie mit manisch-depressiven Phasen (R. 112), eine symptomatische Psychose bei organischer Hirnerkrankung (R. 85) und eine symptomatische Psychose bei Epilepsie (R. 82), endlich eine progressive Paralyse (R. 100) und ein unklarer Fall, bei dem es nicht mehr möglich war aus der sehr alten Krankengeschichte eine Differentialdiagnose zu stellen zwischen progressiver Paralyse und seniler Psychose (R. 148). Ein Bruder dieses Falles war wegen arteriosklerotischer Demenz in einer Irrenanstalt.

Dagegen entfallen auf 149 Väter von Einmaligen nur 5 Psychosen (3,4%), und zwar 3 Fälle von seniler bzw. arteriosklerotischer Demenz (E. 1, 102, 129), ein manisch-depressives Irresein (E. 28), dazu noch ein Verdacht auf manisch-depressives Irresein (E. 17). Neurologische Erkrankungen, Hemiplegien und Apoplexien sind in diesen Ziffern nicht inbegriffen.

Man erkennt, daß Psychosen bei den Vätern von Rückfallsverbrechern etwas häufiger sind als bei den Vätern von Einmaligen. Dabei ist jedoch zu berücksichtigen, daß bei den ersteren nicht in allen Fällen Krankengeschichten vorliegen und daß die Angaben der Verwandten nicht streng verifizierbar sind (hohes Alter!). Nachdem zur Zeit, als diese Erhebungen durchgeführt wurden, das Bestreben sich und seine Familien als möglichst belastet hinzustellen bei Rückfallsverbrechern ziemlich stark verbreitet war, während ein solches Streben in den Sippen von Einmaligen nicht bestand, ist es möglich, daß einige Fälle auf solchen unwahren oder übertriebenen Angaben beruhen. Damit wäre der Häufigkeitsunterschied jedoch bereits hinreichend erklärt.

Aber selbst dann, wenn eine genaue Nachprüfung die Richtigkeit sämtlicher Angaben ergeben sollte, würde der Befund, daß Psychosen bei den Vätern von Rückfallsverbrechern etwas häufiger sind als bei den Vätern von Einmaligen nicht in einem notwendigen Widerspruch stehen zu den übrigen Ergebnissen. Es wäre nämlich daran zu denken, daß einige Fälle — 2 oder 3 würden genügen — unter den Rückfallsverbrechern als durch einen geisteskranken Elternteil stark milieugeschädigt aufzufassen sind. Im Sinne dieser Auffassung wäre geltend zu machen, daß unsere Untersuchungen an den Sittlichkeitsverbrechern eine größere Häufigkeit geisteskranker Eltern ergeben haben (8,6%) als bei den Eltern der übrigen Fälle [1].

Im ganzen ergibt somit der Vergleich zwischen den Sippen einmaliger und rückfälliger Rechtsbrecher, daß Psychosen in den letzteren nicht häufiger vorkommen.

4. Schizophrenie.

Wir legen uns vorerst die Frage vor: Wie müßte ein Material beschaffen sein, um an ihm die Frage zu studieren, ob zwischen Schizophrenie und

---

[1] Wir gehen hier auf die Ergebnisse, die an den Sittlichkeitsverbrechern gewonnen wurden, nicht ein, weil dadurch der Umfang der Arbeit zu stark vergrößert würde.

Kriminalität Zusammenhänge bestehen? Auf Grund eingehender Erwägungen hat sich ergeben, daß solche Zusammenhänge dann als erwiesen zu betrachten wären, wenn mit Schizophrenie belastete, dabei selbst geistesgesunde Personen, und zwar solche, die hinsichtlich ihrer Disposition zu schizophrener Erkrankung als heterozygot aufzufassen sind, infolge dieser Disposition (und nicht etwa ihrer sonstigen charakterologischen Beschaffenheit) stärker zu kriminellen Handlungen hinneigen würden als andere, die von dieser Disposition frei sind. Der Nachweis solcher Zusammenhänge wäre in dem Augenblick erbracht, wo sich zeigen läßt, daß schizophrene Psychosen unter den Verwandten von Rückfallsverbrechern, die selbst nicht schizophren sind, häufiger vorkommen als unter den Verwandten von Einmaligen, die selbst nicht schizophren sind.

Daraus geht hervor, daß das Ausgangsmaterial folgendermaßen beschaffen sein muß. Es ist notwendig, von zwei Gruppen von Probanden auszugehen, deren eine nach größtmöglicher Schwere der Kriminalität ausgelesen ist, während die andere nur zum Vergleich dient und aus Fällen zusammengesetzt sein muß, die entweder gar nicht oder nur geringfügig und ein einziges Mal vorbestraft sind. Ferner ist zu fordern, daß der Altersaufbau der Ausgangsfälle bei beiden Vergleichsgruppen derselbe ist. Endlich ist es notwendig, daß das Ausgangsmaterial selbst frei ist von Schizophrenen.

Die beiden ersten Forderungen sind durch das vorliegende Vergleichsmaterial restlos erfüllt. Hinsichtlich der dritten Forderung ist ergänzend zu bemerken, daß man von einem untauglichen Material sprechen müßte, sofern etwa eine Gruppe von Rückfallsverbrechern, die einen nennenswerten Prozentsatz, z. B. 15%, von Schizophrenen aufweist, verglichen würde mit einer Gruppe Einmaliger, die keinen einzigen Schizophrenen in ihren Reihen hat. In diesem Fall würde nämlich eine vergleichsweise Erhöhung der Schizophrenieziffer im Verwandtenkreis der Rückfälligen nur etwas zeigen, was man schon weiß, daß nämlich Schizophrene im Verwandtenkreis von Schizophrenen gehäuft vorkommen. Man hätte auf der einen Seite ein nach Schizophrenie ausgelesenes Material vor sich, auf der anderen, nämlich auf der Seite der Einmaligen, ein nach Freisein von Schizophrenie ausgelesenes Material. Um diese ihrer Art nach stets unbekannten Auslesefaktoren auszuschalten ist es notwendig beide Vergleichsgruppen in gleicher Weise auszulesen, nämlich nach dem Freisein von Schizophrenie. Es werden dann zwei Gruppen so miteinander verglichen, daß sich ergebende Unterschiede der Schizophreniehäufigkeit bei den Verwandten in eindeutiger Weise mit der Neigung zu kriminellem Verhalten in Zusammenhang gebracht werden müssen. Mit einem Wort: Findet man Unterschiede, dann bestehen Beziehungen zwischen Neigung zu kriminellem Verhalten und Disposition zu schizophrener Erkrankung; findet man keine, dann ist es nicht berechtigt von solchen Beziehungen zu sprechen.

Wenn man sich das vorliegende Ausgangsmaterial ansieht, so ergibt sich, daß auch die dritte oben erwähnte Forderung im wesentlichen erfüllt ist. Denn unter den 195 Rückfallsverbrechern befinden sich zwar 3 Schizophrene, doch entspricht das einem so geringen prozentuellen Anteil, daß eine Beeinflussung der an den Verwandten gewonnenen Ergebnissen nicht möglich ist. Insbesondere würde der Befund, daß man unter den Verwandten von Rückfallsverbrechern keine Erhöhung der Schizophrenieziffer findet, durch diesen Umstand an Wert nur noch gewinnen. Unter den 166 Ausgangsfällen der Einmaligen befindet sich kein einziger Schizophrener. Wir hätten nun streng genommen die drei Schizophrenen unter den Rückfallsverbrechern ausscheiden müssen, verzichteten jedoch darauf, weil das Ergebnis dadurch in keiner Weise verändert würde [1]. Im Altersaufbau stimmen die beiden Vergleichsgruppen vollkommen miteinander überein. Sämtliche Ausgangsfälle standen zur Zeit der Untersuchung im Alter zwischen 40 und 60 Jahren und verteilen sich in durchaus ähnlicher Weise auf diesen Zeitraum [2].

Von den 3 Schizophrenen unter den Rückfallsverbrechern (R. 78, 134, 175) gehören zwei zur Gruppe der Bettler und Landstreicher. Diese Gruppe läßt sich gegenüber der Gesamtgruppe nicht scharf abgrenzen. Würde man jeden Fall als Bettler bezeichnen, der wenigstens dreimal eine Bettelstrafe erhalten hat, so bekäme man unter den Ausgangsfällen der Rückfälligen 36 Bettler. 2 Schizophrene unter 36 Fällen würde einer Prozentziffer von 5,5 entsprechen.

Tabelle 19. Schizophrenie bei den Geschwistern.

	Einmalige	Rückfällige	Durchschnitt	Psychopathen (Berlit)
Bezugsziffer.	493,5	474,5	—	422,5
Korrigierte Prozentziffer	1,01%	—	0,8%	2,0%
Korrigierte Prozentziffer einschließlich der Probanden	0,75%	0,45%	—	—

(5 Schizophrene unter 589 Geschwistern der E. und kein Schizophrener unter 503 Geschwistern der R. Dagegen 3 Schizophrene unter 195 Probanden der R. und kein Schizophrener unter 166 Probanden der E.) (15—40 Jahre halb gerechnet.)

Gegenüber der Gesamtgruppe mit 3 Schizophrenen unter 195 Fällen bedeutet das eine Erhöhung der Schizophrenieziffer von 1,5% auf 5,5%. Noch stärker kommt diese Erhöhung der Schizophrenieziffer zum Ausdruck, wenn man den Begriff der Bettler und Landstreicher enger faßt, so daß nur überwiegend wegen Bettel und Landstreichen Bestrafte darunter verstanden werden. Diese engere Gruppe besteht hier noch aus 18 Ausgangsfällen unter denen man die beiden schizophrenen Bettler und Landstreicher wieder findet. Wollte man auch hier eine Prozentziffer berechnen, so erhielte man 11,1% Schizophrene. Dieser Befund ist deshalb bemerkenswert, weil er zeigt, daß sich an dem verhältnismäßig kleinen Material die Ergebnisse, zu denen WILMANNS gekommen ist, voll bestätigen lassen.

Das *Vorkommen von Schizophrenie unter den Geschwistern* der Ausgangsfälle ist auf Tabelle 19 zusammengestellt. Sie zeigt, daß die Schizophreniehäufigkeit entsprechend einer korrigierten Prozentziffer [3] von 1,0% in der Einmaligengruppe gegenüber der Durchschnittsbevölkerung keinen Unterschied aufweist. Die Einmaligengruppe kann somit als ein in jeder Beziehung gleichwertiges Vergleichsmaterial gelten, das im Hinblick auf die Schizophreniehäufigkeit eine Durchschnittsbevölkerung darstellt. Die absoluten Ziffern lauten 5 Schizophrene unter 589 Geschwistern.

---

[1] Unter den Verwandten dieser 3 Schizophrenen wurde kein Fall von Schizophrenie festgestellt.
[2] S. Abb. 7, S. 254 im Abschnitt über die durchschnittliche Kinderzahl der Ausgangsfälle.
[3] Fälle im Alter zwischen 15 und 40 Jahren sind halb gerechnet, über 40jährige Personen ganz.

Unter den Geschwistern der Rückfallsverbrecher (503 Fälle) befindet sich kein einziger Fall von Schizophrenie. Diese Gruppe ist so genau durchforscht, daß es vollkommen ausgeschlossen ist, daß hier auch nur ein einziger Fall übersehen wurde. Durch diesen Befund ist eigentlich die ganze Frage bereits entschieden: Denn wenn man unter den Geschwistern von Verbrechern, die nach der Schwere der Begehungsform ausgelesen sind, nicht nur keine Erhöhung der Schizophrenieziffer findet, sondern sogar eher eine Erniedrigung, und das gegenüber einem Vergleichsmaterial, welches in allen wesentlichen Belangen nach gleichen Gesichtspunkten ausgelesen ist und nur den einen Unterschied aufweist, daß an Stelle der besonderen Schwere der Begehungsform eine besondere Geringfügigkeit der Begehungsform getreten ist, dann ist damit die Annahme eines Zusammenhanges zwischen Kriminalität und Schizophrenie eindeutig widerlegt.

Tabelle 20. Vettern und Basen.

	Altersaufbau		Darunter Schizophrenie	
	15—40 Jahre	über 40 Jahre	absolut	in %
Einmalige . . .	573	836	8	0,57
Rückfällige . .	551	468	5	0,49

Diese Befunde haben sich an verschiedenen Verwandtschaftsgraden bestätigt. So findet sich unter den Vätern der Rückfallsverbrecher [1] kein einziger Fall von Schizophrenie, unter den Müttern dieser Gruppe [2] nur einen Fall, und auch da handelt es sich nur um Schizophrenie*verdacht* (R. 69, eine symptomatische Puerperalpsychose mit eigenartiger Persönlichkeitsveränderung). Unter den Vätern der Einmaligen [3] kommt keine Schizophrenie vor, unter den Müttern dieser Gruppe [4] ein Schizophrenieverdacht (E. 155).

Tabelle 21.

	Bezugsziffer	Korrigierte Prozentziffer
Einmalige: Schizophrenie und Schizophrenieverdacht . .	1122,5	0,71
		0,18
		S. 0,89
Rückfällige: Schizophrenie und Schizophrenieverdacht . .	743,5	0,67
		0,27
		S. 0,94

Dasselbe ergibt ein Vergleich der Vettern und Basen beider Gruppen. Diese Ergebnisse sind in den Tabellen 20 und 21 zusammengestellt. Die korrigierten Prozentziffern lauten hier für die Einmaligengruppe 0,71, für die Rückfälligengruppe 0,67. Zählt man Fälle von Schizophrenieverdacht mit, so erhöhen sich die Ziffern auf 0,89 bei der Einmaligengruppe, auf 0,94 bei der Rückfälligengruppe. Und zwar entfallen auf die Vettern und Basen der Einmaligen (Bezugsziffer 573) 8 Fälle von Schizophrenie [5], darunter 1 Pfropfschizophrenie und zwei Fälle von Schizophrenieverdacht [6]. Auf die Vettern und Basen der Rückfallsverbrecher (Bezugsziffer 551) entfallen 5 Schizophrenien [7] und 2 Fälle von Schizophrenieverdacht [8] (ein Suicid und eine durch Alkohol ausgelöste Psychose).

Die Untersuchungen haben somit ergeben, daß Schizophrenie in den Sippen von Rückfallsverbrechern nicht häufiger ist als in den Sippen von Einmaligen.

---

[1] Bezugsziffer 169. [2] Bezugsziffer 181. [3] Bezugsziffer 149. [4] Bezugsziffer 150.
[5] E. 5, 23, 24, 69, 75, 155, 155, 153.   [6] E. 115, 155.   [7] R. 25, 98, 107, 107, 148.
[8] R. 26, 107.

Hieraus folgt, daß es nicht berechtigt ist von einem schizophrenen Verbrechertyp zu sprechen. Wollte man dennoch von einem passiv-unsozialen schizophrenen Typ sprechen, so ist dagegen so lange nichts einzuwenden als man sich dessen bewußt bleibt, daß damit letzten Endes nicht mehr zum Ausdruck kommt als die Tatsache der Unfähigkeit eines geisteskranken Menschen sich sozial vollkommen reibungslos einzufügen. In unseren Befunden kann man eine Bestätigung der von BIRNBAUM und auch von WETZEL vertretenen Anschauung erblicken, daß es einen besonderen schizophrenen aktiv kriminellen Typus nicht gibt.

BIRNBAUM traf im wesentlichen das Richtige, wenn er die vielfach verbreitete Annahme eines aktiv schizophrenen Verbrechertyps oder wenigstens eines habituellen Schwerverbrechertums schizophrenen Ursprungs zum Teil auf eine recht weite Fassung des Schizophreniebegriffes zurückzuführen versuchte. WETZEL hat solche Kranke in den Mittelpunkt seiner Darstellung gerückt, die aus sozialen Schichten stammen, „deren Angehörige schon gesund und leistungsfähig dem Existenzminimum nahe sind und in denen keine nennenswerten Reserven zum Ausgleich einer durch die Krankheit gesetzten Beeinträchtigung der Leistungsfähigkeit vorhanden sind", und hat ferner darauf hingewiesen, wie häufig gerade die schizophrene Erkrankung, im Gegensatz zu Krankheiten überhaupt und anderen Geisteskrankheiten im besonderen, für die soziale Gemeinschaft *indifferent* sein kann, weil ihr Träger seine Funktionen gegenüber der Gemeinschaft in genügendem Maß erfüllen kann. Endlich wurde von WETZEL hervorgehoben, daß es auch Fälle einer sozialen Stabilisierung gibt, bei einer vorher labilen, die Schutzbereitschaft der sozialen Gemeinschaft erfordernden Existenz *durch* die schizophrene Erkrankung.

Zuletzt ist noch darauf hinzuweisen, daß unsere Auszählungen eine Bestätigung bringen, der von REISS (2) erhobenen Familienuntersuchungen an 112 Schwerkriminellen. Auch REISS hat gefunden, daß Schizophrenie in den Sippen von Schwerkriminellen auffallend selten ist [1].

5. Zur Frage des Schizoids.

Es wird in einem späteren Abschnitt, der sich mit den Beziehungen zwischen Psychopathie und Kriminalität befaßt [2], im Rahmen familiencharakterologischer Untersuchungen über die angeborene Gefühlsarmut gezeigt werden, daß auch in den Sippen gemütloser Psychopathen keine Erhöhung der Schizophrenieziffer nachzuweisen ist, ja daß schizophreniebelastete Sippen ceteris paribus wahrscheinlich sogar geringere Kriminalitätsziffern aufweisen als andere.

Angesichts dieser hier vorgreifend erwähnten Befunde und angesichts der Ergebnisse, über die soeben ausführlich berichtet wurde, muß man sich die Frage vorlegen ob es berechtigt ist davon zu sprechen, daß Verbrecher vorwiegend aus schizoiden Psychopathen bestehen. Denn wenn die gemütlosen Psychopathen, deren gesamte Wesensart in ihrer charakterologischen Struktur eine Ähnlichkeit mit Schizophrenen aufweisen soll, nicht öfter in einem schizophrenen Erbkreis stehen als andere Persönlichkeiten, dann kann es sich nur

---

[1] Es ist auffallend, wie oft man in den Sippen von Schwerkriminellen findet, daß Angaben über geisteskranke Verwandte gar nicht der Wahrheit entsprechen. Diese von den Kriminellen selbst stammenden Angaben entsprangen offenbar dem Bedürfnis sich durch den Hinweis auf derartige Belastung zu exkulpieren.

[2] 3. Abschnitt.

um eine oberflächliche Ähnlichkeit handeln, die nicht die Wesensmerkmale selbst betrifft sondern nur gewisse, rein äußerliche Verhaltungsweisen. Die Häufung gemütloser Psychopathen in den Sippen von Rückfallsverbrechern [1] mit dem Überwiegen schizoider Persönlichkeiten in Zusammenhang zu bringen wäre dann unzulässig, sofern man die Bezeichnung „schizoid" in einem biologischen, letzten Endes das Erbbild meinenden, Sinn gebraucht. Wollte man aber das Wort schizoid in einem anderen, letztlich nicht auf Erbbiologisches abzielenden, Sinn anwenden, dann wäre es überhaupt entbehrlich und würde besser durch ein anderes ersetzt, das keine unbewiesenen Wesenszusammenhänge vortäuscht.

Die Fragestellung, mit der wir uns hier zu befassen haben, lautet somit folgendermaßen: Ist die Annahme bewiesen, daß den mannigfaltigen Typen schizoider Persönlichkeiten etwas charakterologisch und erbbiologisch Gemeinsames zugrunde liegt? Und wenn ja, wie läßt sich die Richtigkeit dieser Annahme aufrecht erhalten gegenüber den oben erwähnten Befunden, wonach gemütlose Psychopathen, die nach dem übereinstimmenden Urteil verschiedener Beobachter als schizoid im Sinne von KRETSCHMER aufzufassen sind, nicht stärker mit schizophrenen Verwandten belastet sind als normale Persönlichkeiten, wonach ferner Rückfallsverbrecher, die ganz überwiegend aus gemütlosen und gleichzeitig „schizoiden" Psychopathen zusammengesetzt sind, keine stärkere Belastung mit Schizophrenie aufweisen als Einmalige, unter denen nur ganz vereinzelt gemütlose Psychopathen vorkommen.

Die endgültige Beantwortung dieser Frage erfolgt erst in einem Abschnitt, der den gemütlosen Psychopathen gewidmet ist. Hier handelt es sich nur darum zu entscheiden, ob überhaupt die Möglichkeit besteht, Sonderlinge, die in einem schizophrenen Erbkreis stehen, allein auf Grund ihres Erscheinungsbildes, das ist ohne ein Wissen um die Beschaffenheit ihrer Verwandten, zu unterscheiden von Sonderlingen (Psychopathen), bei denen ein erbbiologischer Zusammenhang mit der Schizophrenie mit Sicherheit verneint werden kann.

Wir haben uns bemüht vollkommen unvoreingenommen an die Untersuchung dieser Möglichkeiten heranzugehen und während der Dauer unserer Erhebungen mit dem Schizoidbegriff zu arbeiten. Dabei kamen wir zu Ergebnissen, die im folgenden an acht eingehend untersuchten Sippen mit schizophrener Belastung erläutert werden sollen. Die Beispiele betreffen, ohne andersartige Auswahl, sämtliche hierhergehörigen Fälle unter den Einmaligen mit einigen Ausnahmen, Fälle, die deshalb weggelassen wurden, weil die charakterologische Beschaffenheit der Verwandten nicht hinreichend genau bekannt ist.

E. 27. Sohn eines Landwirtes und Mühlenbesitzers, 42 Jahre alt, ledig, arbeitete in der Landwirtschaft seines Vaters. Im Alter von 24 Jahren bestraft wegen Körperverletzung und verbotenen Waffentragens (anläßlich einer Rauferei). Macht persönlich einen scheuen, affektlahmen Eindruck, schleicht still umher, schüchtern, in sich zurückgezogen, läßt sich kaum ein einfaches „ja" entlocken. Er trinkt gern, doch fehlt ihm das nötige Geld. Samstag und Sonntag sitzt er im Wirtshaus still in einer Ecke und raucht seine Zigarre. Als stiller wortkarger Sonderling im Dorf bekannt. Vom Feld her eine Verwundung des rechten Armes. *Ein Bruder* von ihm ist selbständiger Landwirt, einfach, natürlich, wirtschaftlich tüchtig, der hellste von seinen Geschwistern. Er und eine verheiratete Schwester sind die einzigen unter den Geschwistern, die sich auch frei unter anderen Menschen bewegen können. (Es sind auch die beiden einzigen Geschwister, die verheiratet sind.) Er ist gern bei Raufereien,

---
[1] 3. Abschnitt, S. 185.

trinkt gerne, ist jedoch nur bei Viehmärkten und ähnlichen Anlässen etwas angeheitert. Sein Benehmen ist natürlich und einfach. Die *älteste Schwester*, 37 Jahre alt, ledig, arbeitet immer am Feld, spricht nicht gerne mit Menschen. Wenn sie in die Kirche geht, richtet sie es so ein, daß sie allein gehen kann. ,,Die ist direkt ein Sonderling". Es war leider nicht möglich, sie zu Gesicht zu bekommen. Die *zweitälteste Schwester* ist ledig, 34 Jahre alt, unermüdlich mit Weißnäharbeiten beschäftigt, lebt sehr zurückgezogen, geht nie aus. Die jüngste schon erwähnte Schwester ist verheiratet und unauffällig. Ein zweiter *Bruder* arbeitet bei seinem Vater, macht einen stumpfen, schwachbegabten Eindruck. Schon in der Schule galt er als minderbegabt. Fährt immer mit den Rossen und knallt stark mit der Peitsche, wenn er beim Nachbar vorbeifährt mit dem er verfeindet ist. Er geht auch unter die Burschen und gilt als unterhaltlich (29 Jahre alt). Ein *Bruder* (unauffällig) ist im Alter von 17 Jahren im Feld gefallen. Der jüngste *Bruder* (21 Jahre alt) ist stumpf und läppisch.

Der persönliche Eindruck von vier unter diesen Geschwistern und die charakteristischen Schilderungen der übrigen Geschwister erweckten sofort den Eindruck, daß es sich um ,,schizoide" abnorme Persönlichkeiten handelt, wenigstens beim Probanden selbst und bei der ältesten Schwester. Es wäre nicht verwunderlich, wenn wenigstens eines von ihnen in der nächsten Zeit schizophren erkrankt. Außerdem war zu erwarten, daß unter den näheren Verwandten der eine oder der andere Fall von Schizophrenie nachweisbar ist. Diese Erwartung wurde durch die späteren Untersuchungen bestätigt. Die Untersuchung der Geschwisterreihe des Vaters, von der noch zwei männliche Individuen am Leben waren und persönlich besucht wurden, ergab folgendes: Der Vater selbst fällt bei der Unterredung dadurch auf, daß er um jeden Preis widersprechen und dabei rechthaben möchte. Tut man ihm den Gefallen, so ist er sehr freundlich und gibt jede Auskunft, um die man ihn bittet. Aus seinen persönlichen Angaben und den Angaben eines Lehrers seit 30 Jahren ortsansässigen Lehrers ergibt sich, daß er mit zunehmendem Alter mehr und mehr rechthaberisch wurde. Er strengte zahllose Prozesse an, unter anderem mit einem Nachbarn, weil dieser einmal das Vieh durch seinen Mühlbach getrieben hatte. Seine fanatische Rechthaberei äußerte sich besonders stark in der Zeit, als er Bürgermeister war und viel mit anderen Menschen zu tun hatte. Damals gab es in jeder Gemeindesitzung Streitigkeiten. Jetzt verkehrt er nur noch im engsten Freundeskreis und führt nur ab und zu einen Prozeß. Ein *Bruder* und eine *Schwester* von ihm waren immer gesund. Der noch am Leben befindliche *Bruder*, ein alter Hagestolz, hat eine einsam gelegene Mühle. Er leidet an Angstzuständen, besonders dann, wenn er sich über etwas aufregt, fühlt sich dann sehr miserabel, es ist ihm ängstlich zumute. Diese Zustände dauern oft tagelang. Besonders wenn er irgend etwas durchsetzen oder unternehmen soll, bleibe ihm direkt der Verstand stehen. Er ist ein ruhiger und stiller Mensch und erinnert stark an gewisse asthenische Psychopathen. Der einzige Freund, mit dem er regelmäßig zusammenkommt und der bei der Unterredung zufällig zugegen ist, ist der Mann seiner verstorbenen Schwester, die im Alter von 30 Jahren an einer unklaren Psychose erkrankte. Auch er leidet an Angstzuständen, die plötzlich über ihn kommen und dann ebenso plötzlich wieder vorübergehen. Solange dieser Zustand anhält, lebt er ständig in der Angst, es könne ihm etwas passieren. Wenn er vorüber ist, hat er wieder ein ganz anderes Leben. Während es sich bei ersterem um Antriebsstörungen, vielleicht auch um Denkstörungen handelt, die bei psychischer Belastung auftreten, scheinen bei letzterem mehr endogene, depressive Stimmungsschwankungen vorzuliegen. Zwei andere *Brüder des Vaters waren schizophren*. Der eine hat in der Schule gut gelernt, war aber schon damals still und zurückgezogen, blieb ledig. Er zeigte große Anlagen zu technischen Arbeiten. Im Alter von 22 Jahren wurde er in eine Wirtshausrauferei verwickelt und verletzte einen Mann mit dem Messer. Vom Militärbezirksgericht erhielt er 27 Tage Gefängnis. Er kostete damals seinem Vater sehr viel Geld. In seinem Wesen trat zur selben Zeit eine Veränderung ein; er war auffallend ruhelos, um dem Vater das Geld wieder zurückzuerstatten spielte er in der Lotterie, verlor jedoch sein und seiner Geschwister Geld und wurde angeblich dadurch immer tiefsinniger. Mit 27 Jahren wanderte er nach Amerika aus, kam aber nach kurzer Zeit auf Wunsch seiner Mutter wieder zurück. Er grübelte viel, galt als tiefsinnig, war beinahe stets schlaflos, sprach sehr wenig, arbeitete nicht mehr so wie früher, stierte oft lange vor sich ins Leere. Gegen Mutter und Angehörige war er gereizt, lag tagelang im Bett, aß kaum mehr und begann endlich ungereimtes Zeug zu schwätzen. Im Alter von 32 Jahren zündete er im Stadel des elterlichen Hauses Stroh an und wurde deshalb in eine Irrenanstalt eingeliefert. Dort stand er meist teilnahmslos herum, bat affektlahm um

Verzeihung ohne angeben zu können warum, und war zuletzt vollständig mutazistisch. Mitunter kam es vor, daß er einem Kranken ohne besondere Veranlassung Schläge versetzte, ihn dabei sogar verwundete, um bald darauf wieder in seine stumpfe und starre Haltung zu verfallen. Er starb vollständig verblödet im Alter von 63 Jahren an einer Herzentzündung (Schizophrenie).

Ein zweiter *Bruder* des Vaters war lediger Kaufmann. Er erkrankte im Alter von 35 Jahren an Schizophrenie. Er glaubte Stimmen zu hören, hypnotisiert zu sein, verfolgt zu werden, äußerte Größenideen, rechnete oft stundenlang ganz sinnlos mit Zahlen. In der Irrenanstalt hatte er meist ein Lächeln im Gesicht, ging allein herum und flüsterte dabei vor sich hin. Mitunter fühlte er sich von Meuchelmördern verfolgt, hörte die Schritte der Mörder, dann wieder kamen Zeiten, wo er tagelang dasaß ohne seine Haltung zu ändern. Mitunter drohte er mit Beil und Hammer gegen Mitpatienten vorzugehen. Aufschreibung von 1931: Meine körperliche Beschaffenheit ist eine künstliche, an meinen Seiten ist zu erkennen, daß Rippen fehlen, an meinen Hüften, daß sie durchhauen waren. Ich bin Seziermensch, der immer geöffnet und durch Seitenöffnung gegossenes entnommen wird .... Unterschrift: Der königliche Prinz Georg F.

Noch ein *Bruder* des Vaters soll geistesgestört gewesen sein. Andere Angaben lauten dahin, er sei etwas blöd und absonderlich gewesen, habe die Gesellschaft gemieden und sei eines Tages ertrunken im Fluß gelegen. Man habe an Selbstmord gedacht.

Eine *Schwester* des Vaters erkrankte im Alter von etwa 29 Jahren, angeblich im Anschluß an einen Schlaganfall, an einer Psychose, die nicht geklärt werden konnte. Nach Angabe des Bruders soll die Erkrankung mit Eifersuchtsideen begonnen haben. Die Krankengeschichte enthält nur spärliche Angaben, aus denen hervorgeht, daß sie vollständig verblödet war, keine Antworten zu geben vermochte, bei Berührungen ängstliche Abwehr zeigte und gefüttert werden mußte.

Der *Großvater* väterlicherseits soll ein tüchtiger und sparsamer Mann gewesen sein, jedoch ein Sonderling, der an Angstzuständen litt und wiederholt die Idee äußerte, es würde ihm der Kopf abgeschnitten werden. Einer seiner Brüder war Trinker.

Der *Urgroßvater* väterlicherseits war Trinker und hat ein großes Anwesen vergeudet.

Die *Mutter* des Probanden ist unauffällig. Unter ihren Halbbrüdern 3 Trinker.

Unter den *Vettern* und *Basen* väterlicherseits ein Bettler und 2 abnorme Persönlichkeiten, darunter ein Kriegzitterer.

E. 41. Sohn eines Bauern, Zimmermann, ledig, 47 Jahre alt. Lebt in einem armseligen Vorstadtmilieu, einer Industriegegend, ist scheu, mürrisch, mißmutig, verstimmt und verschlossen, man gewinnt keinen näheren Kontakt mit ihm. Eine Nachbarin gab an, er habe nie so eine rechte Lebensfreude. „Macht schizoiden Eindruck." Er wurde von uns als mißmutig-depressive, abnorme Persönlichkeit aufgefaßt. Andere Auskünfte schienen diesen Eindruck zu bestätigen; er gilt zwar als „nervös", wurde jedoch als guter Charakter, als freundlicher Mensch geschildert. Allerdings fehlt es an verläßlichen Auskunftspersonen. Die Nachforschungen bei den Verwandten ergaben: Eine *Schwester* macht persönlich gleichfalls einen eigenartigen „schizoiden" Eindruck, sie ist ebenso hager wie ihr Bruder, humorlos, kalt, in ihren Bewegungen steif und lahm, dabei äußerst menschenscheu. Nähere Erkundigungen bei ihren Nachbarn ergaben, daß sie einmal im Distriktskrankenhaus zur Beobachtung eingeliefert worden ist, weil sie schon wiederholt nachts in halbbekleidetem Zustand fortgelaufen war. Aus der kurzen Krankengeschichte war nicht mehr zu entnehmen, als die Diagnose: „hypochondrisch gefärbter Depressionszustand". Zwei *andere Schwestern* sollen gesund sein. Die *älteste Schwester* ist ledig und wurde zum ersten Male im Alter von 33 Jahren in eine psychiatrische Klinik eingeliefert. Sie war damals Dienstmädchen. Nach Angabe des Pfarrers soll sie immer schon eine gewisse Anlage zu geistiger Erkrankung gezeigt haben. Bei ihrer ersten Erkrankung war sie niedergeschlagen, glaubte ihren Beruf nie richtig erfüllt zu haben und fühlte sich deshalb unglücklich. Diesen Gedanken empfand sie als quälend und als etwas Fremdes. Sie beteiligte sich mit Eifer an häuslichen Arbeiten und konnte nach 7 Wochen wieder entlassen werden. Mit 36 Jahren wurde sie zum zweiten Male eingeliefert. Sie weinte viel, konnte nicht arbeiten und wurde von Gedanken geplagt, die von ihr als etwas Fremdes empfunden wurden und in ihr das Gefühl hervorriefen, als klopfe ihr jemand mit einem leichten Hammer über den Rücken. Zuletzt arbeitete sie fleißig, sprach nicht mehr viel von diesen Gedanken und konnte nach 6 Monaten wieder entlassen werden.

Die dritte Aufnahme erfolgte im Alter von 47 Jahren. Sie war immer noch Dienstmädchen. Bei der Aufnahme depressiv, weinte viel, erzählte ausführlich von der Ungerechtigkeit ihrer bisherigen Herrschaft. Arbeitete fleißig auf der Station. Auffallend war ihre Affektlabilität, besonders die leichte Erregbarkeit. Sie wurde in angeblich gebessertem Zustand nach etwa 14tägigem Klinikaufenthalt entlassen, jedoch schon 14 Tage später in eine Pflegeanstalt eingeliefert. Dort jammerte sie halblaut vor sich hin, gab an sie sei mutlos, könne nicht mehr arbeiten, klagte über ihren Vermögenszustand und über einen schlechten Schlaf. Verarmungs- und Versündigungsideen wurden dauernd vorgebracht. Zeitweise starrte sie vor sich hin. Nach etwa 14 Tagen war die Depression gewichen, sie begann zu nörgeln, schimpfte auf ihren Schwager, er habe sie belogen und bestohlen. Von da ab war ihre Stimmung mißmutig, ängstlich, immer unzufrieden, einsichtslos, sie blieb dabei, daß ihr Schwager sie bestehlen wolle. Zeitweise war die Stimmung ausgeglichener, dann wieder weinerlich und ängstlich. Ein Jahr später wurde sie zu ihrem Schwager entlassen. Sie begab sich jedoch zu ihren Kindern, schimpfte dort den ganzen Tag, schwätzte konfus, redete unsittliche Sachen vor ihren Kindern, machte nachts Spektakel und mußte wieder in die Anstalt zurückgebracht werden. Dort sehr erregt, drohte mit Selbstmord, verlangte Gift, weinte und zitterte. Es ergab sich, daß sie schon bei ihrem letzten Aufenthalt einige Kranke gegen die Ärzte aufgehetzt hatte. Zeitweise freundlich, meist mürrisch gedrückt, gegen die Ärzte gereizt und abweisend. Behauptete das Küchenpersonal schikaniere und bedrücke sie, sie werde vom Küchenpersonal verspottet. Auch gegenüber den Kranken äußerte sie unbegründete Beeinträchtigungsideen. Damals hatte sie eine Zeitlang jeden Tag Zank und Streit. Nach 10 monatlichem Aufenthalt in der Klinik abermals entlassen.

Die *Mutter* des Probanden galt als eigentümlich, als Sonderling. Ihre Stimmung war stets niedergedrückt, melancholisch. Der Vater des Probanden war unauffällig, hatte 3 gesunde Schwestern, die alle verheiratet waren und eine kranke Schwester, die dauernd ledig geblieben ist, schon in der Schule schlecht gelernt hatte und im Alter stark beschränkt wurde. Ein Bruder des Vaters war zuletzt 10 Jahre lang krank, konnte sich nichts mehr merken und verlor zuletzt die Fähigkeit, sich in seiner Umgebung zurechtzufinden. Ein Arzt stellte damals die Diagnose: Presbyophrenie. Diese beiden Geschwister sind schon vor 40 bzw. 11 Jahren gestorben und waren nie in einer Irrenanstalt. Eine Diagnose ist deshalb nicht mehr möglich.

Die meisten *Vettern und Basen mütterlicher-* und *väterlicherseits* sind unauffällig. Unter den Vettern und Basen väterlicherseits einige nörglerische, aufgeregte abnorme Persönlichkeiten.

Bei der *Schwester* des Probanden, die wiederholt in Irrenanstalten eingeliefert wurde, handelte es sich wohl um schizophrene Depressionen.

E. 155. Sohn eines Wagnermeisters, 52 Jahre alt, zweimal verheiratet. Schreiner. Im Alter von 24 Jahren wegen eines Verbrechens der Privaturkundenfälschung und Betrug bestraft. Er ließ sich damals von einem Mann, den er als Kassier anstellen wollte, 300.— RM. in Pfandbriefen als Kaution in einer Bank hinterlegen, hob dieses Geld ab um es für sich zu verwenden und fälschte dabei eine Unterschrift. Ernsthafte, eher humorlose, feinfühlige Persönlichkeit, mit der man leicht einen oberflächlichen Kontakt gewinnt. Durch sein kühles, strenges Wesen macht er ausgesprochen schizothymen Eindruck. Frau und Kinder unauffällig. Ein *Bruder* ist gleichfalls Schreiner. Bei der Unterredung etwas mißmutig, grantig, gibt ungern Auskunft.

Die übrigen Geschwister (2 *Schwestern* und 1 *Bruder*) sind unauffällig, mit Ausnahme eines 3. *Bruders* (von Beruf Wagnermeister), der als Luftikus und Lustikus galt. Dieser war mit der Arbeit zerkriegt, führte eine Art Zigeunerleben, pumpte andere Leute um Geld an. Alle übrigen Geschwister sind mehr ernst, zurückhaltend und humorlos.

Die Nachforschungen in der Familie ergaben: Der *Vater* des Probanden war sehr vielseitig, hat neben seiner Wagnerei auch Holzschnitzereien gemacht, Uhren angefertigt usw. Nach Angabe des Pfarramtes soll er viel getrunken haben. Die *Mutter* war immer etwas sonderbar, galt allgemein als „so bissel extra", zeigte im Alter von 35 Jahren, kurz vor der Geburt des Probanden, eine geistige Störung, redete auf den Pfarrer ein, wobei sie wirr durcheinander allerlei Unsinn vorbrachte, lief einmal ohne Grund mitten in der Nacht mit einer Laterne fort, wurde jedoch nie in eine Anstalt eingeliefert. Derartige Geistesstörungen traten mehrfach auf und zwar stets während einer Schwangerschaft oder bald nach der Geburt eines Kindes. In späterem Alter (sie starb mit 70 Jahren) war sie dauernd

„geistig getrübt". Näheres über die Symptomatologie dieser Störungen konnte nicht in Erfahrung gebracht werden.

Eine *Schwester der Mutter* war stets einsam, ging nie auf Unterhaltungen, soll sonderbare Ideen geäußert haben. Einem anderen Bericht zur Folge soll sie auch an geistigen Störungen gelitten haben. Ein *Bruder der Mutter* hat sein Anwesen vertrunken und starb in Armut. Ein anderer *Bruder* soll in den letzten Jahren nicht mehr zurechnungsfähig gewesen sein. Er war jedoch früher ein sehr tüchtiger Mann, Landwirt und 18 Jahre lang Bürgermeister. Die übrigen *Geschwister der Mutter* waren unauffällig, durchwegs mehr ernste, stille Persönlichkeiten (zwei Brüder und eine Schwester). Von einem dieser Brüder heißt es, er sei den ganzen Tag als leidenschaftlicher Jäger allein im Wald umhergestreift. Alle Geschwister der Mutter und diese selbst sind schon vor 10—20 Jahren gestorben, so daß näheres nicht mehr zu erfahren war.

Unter den *Kindern eines Bruders* des Probanden ein psychopathisches Kind und ein Fall von Schizophrenie bei einem 27 Jahre alten Mädchen. Im Alter von 23 Jahren wurde dieses zum ersten Male in eine psychiatrische Klinik eingeliefert, weil sie schon seit 14 Tagen erregt war, viel durcheinander lachte und weinte und viel betete. Bei der Einlieferung begann sie mit lauter Stimme zu singen, unterbrach ihren Gesang nicht, wenn sie gefragt wurde oder antwortete in singendem Ton. Gab vor von der Hölle und vom Himmelreich Stimmen zu hören. Ist in den Bewegungen und in der Sprache maniriert und geziert, klatscht unvermittelt in die Hände, ruft wiederholt bravo oder juhu und ist dauernd unruhig. Es wurde die Diagnose Schizophrenie gestellt. Nach einigen Tagen wurde sie in eine Pflegeanstalt überführt. Nach einigen Monaten konnte sie wieder als gebessert nach Hause entlassen werden. Sie berichtete zuletzt, teilweise einsichtig, über allerlei wahnhafte Erlebnisse, Eingebungen der Engel und der Teufel und andere merkwürdige Dinge, ohne sich von diesen Erlebnissen vollständig freigemacht zu haben.

Unter 28 *Vettern* und *Basen* (mütterlicherseits), die über 20 Jahre alt geworden sind, konnten 3 weitere Psychosen und 1 Sonderling festgestellt werden. In einem Fall handelt es sich um ein Mädchen, das im Alter von 30 Jahren an Schizophrenie erkrankte. Sie wurde in eine psychiatrische Klinik eingeliefert. Dort berichtete sie, daß sie zuletzt bei einer Dame als Köchin im Dienst war, bei der sie schlecht behandelt wurde. Sie glaubte immerfort beten zu müssen, damit es besser wird und bemerkte, daß sie durch das Beten erfuhr was diese Dame dachte. Sie hörte damals die Stimme der Mutter Gottes. In der Kirche erschienen ihr Gestalten, deren Bewegungen eine besondere Bedeutung hatten. Manchmal hängte sich ein Geist an ihre betenden Hände, so daß sie sie tagelang nicht mehr auseinander tun konnte. Die Geister zwangen sie manchmal stundenlang am Boden zu knien, dabei durfte sie einmal erkennen, daß ihr die Geburt eines Sohnes bevorstehe, der König von Bayern sein werde. Der Sohn sollte vom Geist und von ihr kommen. Sie wurde dann ungebessert nach Hause entlassen um schon bald darauf wieder wegen Erregungszuständen eingeliefert zu werden. Sie sang ganz unsinnige Texte, mußte künstlich genährt werden und starb bald darauf an einer Pneumonie.

In einem *zweiten* Fall handelt es sich um einen 54 Jahre alten Mann, der im Alter von 37 Jahren an Schizophrenie erkrankte. Er gab plötzlich an nachts Schüsse zu hören, glaubte sich von allen Menschen gehaßt, ging gegen seine Angehörigen tätlich vor. Seit der Zeit befindet er sich mit einer kurzen Unterbrechung dauernd in Irrenanstalten. Das Zustandsbild ist im ganzen genommen das gleiche. Er glaubt für andere Menschen gekreuzigt worden zu sein usw. Ist im Verlauf der Jahre vollständig verblödet.

In einem *dritten* Fall handelt es sich um eine 40jährige verheiratete Frau, die im Alter von 41 Jahren (nach Abschluß der Untersuchungen) in eine Irrenanstalt eingewiesen wurde. 4 Jahre zuvor hatte sie einmal auf der Kellertreppe 8,50 RM. gefunden und zu sich genommen. Sie mußte seither immer darüber nachdenken und beichtete es auch. 1 Jahr vor ihrer Einlieferung kam im Geschäft, wo sie arbeitete, ein seidenes Kleid weg; sie verarbeitete dieses Erlebnis wieder in ähnlicher Weise, bezog die Reden der Leute auf sich, wurde mißtrauisch gegen ihren Mann. Dabei ist sie persönlich natürlich und hilfsbereit, auch im Krankenhaus nah, warm und natürlich. An ihren Wahnideen hält sie jedoch fest. Eine geringfügige Hypertonie, an der sie leidet, wird wahnhaft umgedeutet. Sie fühlt sich von allen möglichen Leuten hypnotisiert, auch von ihrem Mann, der, wie sie meint, mit der Stationsärztin unter einer Decke ist und gegen sie arbeitet. Die Diagnose lautete: Paraphrenes Zustandsbild.

Im *vierten* Fall handelt es sich um eine 41jährige ledige Dienstmagd, die angeblich seit ihrem 17. Lebensjahr an Anfällen leidet. Die Anfälle treten nur dann auf, wenn sie ihre periodischen Blutungen hat. Dabei schreit sie, schlägt um sich, will davonlaufen. In den freien Zwischenzeiten ist sie still und für sich, gilt als Sonderling.

E. 148. Sohn eines Zeugschmiedes, 54 Jahre alt, lediger Schlosser, im Alter von 35 Jahren wegen Diebstahl bestraft. Er hat damals über einen langen Zeitraum hinweg in der Wohnung eines Gastwirtes, bei dem er das Türschloß und das Schloß eines Schrankes auftragsgemäß abgeändert hatte, eingebrochen und je 100, 20, 20, 20, 20 RM. aus einer Kassette gestohlen. Gibt sehr zuvorkommend und intelligent Auskunft, besitzt eine auffallende Einfühlungsfähigkeit, ist auffallend empfindsam und „nervös". Von sich selbst sagt er, er gehe nicht gern in Gesellschaft, sei immer sehr ernst, gehe am liebsten allein im Wald spazieren. Er lebt zusammen mit einer Schwester und mit einem kranken Bruder. Die *Schwester* ist verschroben, gilt unter den Nachbarn als hysterisches, spinnendes Frauenzimmer. Persönlich macht sie einen intelligenten Eindruck. Ihre Bewegungen sind auffallend eckig, spitzig, sie spricht unaufhaltsam, wie ein Wasserfall ohne sich durch Zwischenfragen beeinflussen zu lassen, dabei ist ihr Gedankengang abspringend. Sie ist viel allein für sich. Sie verbreitet rings um sich eine kühle, ja kalte Atmosphäre, es ist nicht möglich einen eigentlichen seelischen Kontakt mit ihr zu bekommen. Dabei ist sie vollständig zurechnungsfähig, führt den Haushalt ihres Bruders. Der *kranke Bruder* war bis zu seinem 9. Lebensjahr gesund. Ein auffallend ruhiges Kind. Damals stürzte er beim Eislaufen auf den Kopf. Angeblich war die Gehirnschale gesprungen. Bis zum 14. Lebensjahr keine Störungen, er besuchte die Schule mit gutem Erfolg. Mit 14 Jahren wurde er plötzlich sonderbar, mied jede Gesellschaft, sprach nie mit Mädchen, wurde leicht erregt, übermäßig empfindlich. Manchmal sprach er wirr durcheinander, hörte anscheinend Stimmen und sah Gestalten. So sagte er oft: „Siehst Du, der da draußen, das ist er". Es war aber niemand draußen. Mitunter redete er so, als ob er ein katholischer Pfarrer wäre. Seine Mutter erkannte er nicht, sondern sagte, „das ist eine Frau aus G. (Geburtsort der Mutter), das ist meine Mutter nicht". Oft verharrte er stundenlang ohne sich zu bewegen. In der Schule machte er stets das Gegenteil von dem, was der Lehrer verlangte. In den nächsten Jahren war er auch mitunter sehr erregt, bekam Tobsuchtsanfälle. Erst nach $3^{1}/_{2}$ Jahren wurde er ruhiger, blieb aber stumpf. Mit 28 Jahren traten Anfälle auf. Er stieß plötzlich einen Schrei aus, stürzte bewußtlos nieder und blieb wie im Starrkrampf liegen. Einmal verbrannte er sich bei einem solchen Anfall das Gesicht. Die Anfälle traten in Abständen von 4—5 Wochen auf, nur einmal hatte er 6 Tage hindurch täglich 4—5 Anfälle. Er wird von seinem Bruder, dem Probanden, mit großer Liebe gepflegt und war bis heute nie in einer Irrenanstalt. Auf Befragen gibt er keine Antwort oder brummt unverständlich vor sich hin.

Ein anderer *Bruder* endete im Alter von 21 Jahren während seiner Militärzeit durch Selbstmord. Ein dritter *Bruder* lebt verheiratet als Schlosser, ist viel herumgezogen, auch in Amerika, ein leicht erregbarer und wegen seiner Wichtigtuerei von seiner Umgebung insgeheim belächelter Mensch. Der jüngste *Bruder* ist unauffällig.

Die *Mutter* des Probanden war unauffällig, eine *Schwester* von ihr auffallend affektlahm und stumpf, hat sich nie über etwas erregt, nahm alles hin, wie es kam.

Der *Vater* lebte nur seiner Arbeit, seine Geschwister sollen unauffällig gewesen sein.

Unter den *Vettern* und *Basen väterlicherseits* einige auffällige Persönlichkeiten mit psychopathischen Zügen, und zwar eine 57jährige, ledige Geschäftsinhaberin, die nur ihrem Geschäft lebt, wegen Preistreiberei und Vergehen gegen die Sonntagsruhe im Handelsgewerbe mehrfach geringfügig bestraft wurde und nach verschiedenen Schilderungen als Sonderling betrachtet werden kann. Ferner die Frau eines Bäckers, die selbst das Geschäft führt, sozusagen ein schizoider Leistungstypus, nur ihrer Arbeit lebend, ein kalter Pflichtmensch, ohne jeden Sinn für Humor. Mit ihren Kunden ist sie mürrisch, ihre Meinungen vertritt sie mit fanatischer Rechthaberei und gerät deshalb leicht in heftige Wortwechsel.

E. 23. Sohn eines Zimmermeisters, 48 Jahre alt, verheirateter Baumeister; im Alter von 27 Jahren wegen fahrlässiger Tötung bestraft. Flotte und natürliche, vielgeschäftige Persönlichkeit, lebendig und anregbar, beinahe hypomanisch. Sagt von sich selbst: „Immer ein Leben, zuviel ist in mir, wir Geschwister sind alle so, humormäßig ist keines auf den Mund gefallen." Auch seine Kinder sind lebhaft und vielbeweglich. Ein Bruder ist Inhaber eines Baugeschäftes. Ebenso flott und geschäftig wie sein Bruder, dabei behaglich, ausgesprochen praktisch, auch nicht ohne konsequente Energie. Im Baufach ist er noch begabter als sein Bruder, hat auch vielfach bei Kirchenbauten nach eigenen Entwürfen gearbeitet. 2 Schwestern sind natürliche Frauen, beide verheiratet und nicht unbegabt.

Der *Vater* des Probanden war durch und durch Geschäftsmann, 30 Jahre lang hatte er die Stelle eines Magistratsrates inne, erhielt viele Auszeichnungen für seine vielseitige Betätigung, insbesondere auch vom Kriegerverein. Ein *Bruder des Vaters* hatte ein großes Baugeschäft, war sehr tüchtig und konnte sein Geschäft stets vergrößern, trotzdem er ein starker Trinker war. Ein anderer *Bruder des Vaters* war Schreiner und soll im Möbelschnitzen sehr begabt gewesen sein. Ein dritter *Bruder* ist mit 25 Jahren an Tuberkulose gestorben. Die einzige *Schwester des Vaters* blieb ledig. Sie erkrankte etwa im Alter von 50 Jahren an einer Schizophrenie. Sie wurde jahrelang von ihren Brüdern gepflegt, mußte aber mit 58 Jahren in eine Pflegeanstalt aufgenommen werden. Es mußten ,,Türen gesprengt" werden um zu ihr zu gelangen. Bei der Einlieferung gab sie an: ,,In der Ehrenrettungsperiode haben sich die Leute verfehlt, unterirdisch haben sie sich an meinem Körper verfehlt, sie haben unter dem Boden Messer und Instrumente angebracht und haben mir alle Tortur angetan. Spiegel haben sie angebracht, daß sie alles haben sehen können. Mit anderen Leuten haben sie sich gegen mich verbündet." Die Vorgeschichte ergab, daß sie ungefähr im Alter von 52 Jahren sich im Jugendbund, dessen Vorstandsdame sie war, zurückgesetzt zu fühlen begann. Später verklagte sie einen Geistlichen, weil er gesagt habe sie sei keine Jungfrau mehr, und behauptete die anderen Vorstandsdamen hätten ihr durch ihre Verleumdungen die Ehre geraubt. Sie litt damals auch an Gehörstäuschungen, drangsalierte ihre Hausleute auf allerlei Art, schüttete einer Nachbarin einen Hafen Wasser über den Kopf usw. Ihr Zustand blieb im wesentlichen gleich. Sie klagte über sexuelle Verfolgungen, sprach von ihrer ,,verröteten" Ehre, von unverschämter Huresiererei, ging gewalttätig vor gegen ihre vermeintlichen Peiniger, Mitkranke, die sie für Geistliche und Klosterschwestern hielt. Im Alter von 65 Jahren starb sie in der Anstalt infolge Marasmus.

Der *Großvater väterlicherseits* hatte ein großes Baugeschäft. Viele Häuser in der Gegend, die jetzt von seinen Enkeln und Urenkeln bewohnt werden, sind von ihm gebaut worden. Der Sohn einer Schwester von ihm ist in einer Irrenanstalt gestorben.

Die *Mutter* des Probanden ist eine sehr tüchtige Geschäftsfrau. Sie hat ein Flaschenbiergeschäft, das sie allein führt. Ein *Bruder* der Mutter ist Konditor und bekannt für die kunstvollen Figuren, Schlösser usw., die er aus Zucker und Marzipan modelliert. Er hat schon wiederholt den ersten Preis von der Konditorinnung einer namhaften Stadt erhalten. Konnte mit dem Messer schöne Figuren aus Teig schneiden, goß sich auch aus Liebhaberei Zinn in Gipsformen, modellierte Holz, Gips und andere Stoffe. Nebenher hatte er einen großen Holzhandel, beschäftigte viele Arbeiter und war stets organisatorisch tätig. Er gründete unter anderem eine Dampfziegelei, pachtete eine Handziegelei usw. Die übrigen Geschwister der Mutter, 2 Schwestern und 1 Bruder, sollen immer gesund und unauffällig gewesen sein. Der Vater der Mutter war Großbauer, hat eine Pferdezucht und hat immer gerne gebaut. Der Großvater der Mutter hat den napoleonischen Krieg in Rußland mitgemacht und gründete nach seiner Rückkehr ein großes Holzgeschäft.

Unter den *Vettern* und *Basen* väterlicherseits keine auffälligen Persönlichkeiten. Die Nachforschungen in der Sippe der Mutter ergaben folgendes: Die *Kinder* einer Schwester der Mutter, die an Diabetes mellitus gestorben war, sind durchwegs klein gestorben (4) bzw. in jungen Jahren an Tuberkulose gestorben (1 Sohn und 3 Töchter). Nur eine Tochter ist noch am Leben. Von den Kindern des Bruders der Mutter (des begabten Konditors) wurde zunächst eine Tochter besucht, die eine eigene Konditorei besitzt und nicht verheiratet ist. Sie zeichnet schöne Tortenfiguren, ist persönlich unauffällig, dem Körperbau nach eine fette Dysplastikerin. Da ihre Angaben recht unvollständig waren, wurde noch ein *Bruder* dieser Frau besucht. Dieser lebt in einem Glashaus, das als Atelier eingerichtet ist. Er ist von Beruf akademischer Bildhauer und bezeichnet sich als ,,freischaffender Künstler". Bei einfachen Leuten gilt er als Sonderling. Er macht zum Teil wirklich gute, ausgesprochen an die mittelalterliche Gotik erinnernde Plastiken, aus Ton und aus Stein, die meist christliche Motive behandeln. Er gibt an, als Kind habe er bei seiner Mutter immer aus der Bibel vorgelesen. Tatsächlich kann er die Bibel fast auswendig. Wenn er an seinen Werken arbeite, so schaffe er ganz aus seinem Innern, gleichsam aus seinem Kindheitserleben heraus. Seine Werke sind oft meisterhaft in der Bewegung, welche die Figuren ausdrücken, und fallen auf durch die zarte Innigkeit des Empfindens. Er wurde oft durch eine namhafte Stadt mit Aufträgen beehrt, lebt aber jetzt trotzdem in größter Armut. Mehrfach wurde er mit Preisen ausgezeichnet. Seine Sonderlingsnatur kommt nicht so sehr im persönlichen Gespräch zum Ausdruck, wo er viel Verständnis für Kunst zeigt und keineswegs kalt wirkt, sondern mehr in seiner gesamten Lebenshaltung. Sein Atelier ist zwar geschmackvoll eingerichtet, aber ärmlich und verlassen und er lebt darin ganz allein mit einer großen schwarzen Katze. Trotzdem es leicht ist, mit ihm in Kontakt zu kommen, weil er feinfühlig und empfindsam ist, erinnert er durch seine Ausdrucksbewegungen in unmittelbar überzeugender Weise an einen Schizophrenen. Erst später ergab sich, daß eine *Schwester* von ihm in einer Irrenanstalt gestorben ist. Aus der Krankengeschichte ergab sich, daß diese Schwester im Alter von 28 Jahren in eine Heilanstalt eingeliefert wurde. 14 Tage zuvor war ein Verstimmungszustand aufgetreten, sie glaubte das Haus sei eingefallen es gehöre nicht mehr ihren Eltern, sie selbst habe alles kaput gemacht und werde verrückt werden. Auf Fragen antwortet sie nur mit abgerissenen Sätzen, die ohne Zusammenhang hervorgestoßen werden. Sie hielt Stuhl und Urin zurück, glaubte ein Kind zu haben und verharrte stunden- ja tagelang in der gleichen Stellung. Jeder passiven Bewegung wird starker aktiver Widerstand entgegengesetzt, der ganze Körper zeigt einen steten feinwelligen Tremor. Die ärztliche Diagnose lautete: Manisch-depressives Irresein, doch geht aus der Krankengeschichte eindeutig hervor, daß es sich um eine schizophrene Psychose handelt. Eine andere verheiratete *Schwester* ist gleichfalls in einer Heilanstalt gewesen, konnte jedoch wieder entlassen werden und gilt seither schon seit Jahren als „gesund". Allerdings ist sie seit ihrer Erkrankung merkwürdig, grüßt nicht, fällt auf durch eine eigentümlich starre Haltung. Die Erkrankung war im Alter von 25 Jahren im Anschluß an ein Wochenbett aufgetreten. Sie ist damals seit dem Tode einer Schwester immer stiller geworden. Nach der Geburt ihres Kindes war sie ängstlich, fürchtete sich vor Einbrechern, jammerte, der liebe Gott könne ihr nicht mehr verzeihen, denn sie habe ihren Mann unglücklich gemacht, indem sie ihn als den Teufel bezeichnete. Sie verweigerte Nahrungsaufnahme, glaubte sich im Gefängnis, saß in gezwungener Haltung auf ihrem Bett, setzte jeder Berührung stärksten Widerstand entgegen, mußte katheterisiert und mit der Sonde gefüttert werden. Auffallend war ihre Affektstumpfheit als sich ihr Zustand wieder besserte und sie wieder vollkommen orientiert war. Von ärztlicher Seite wurde eine psychogene Erkrankung diagnostiziert, obwohl man natürlich an Schizophrenie dachte. Wahrscheinlich handelte es sich um einen schizophrenen Schub.

E. 150. Sohn eines Winzers, 46 Jahre alt, verheirateter Arbeiter. Im Alter von 25 Jahren wegen Körperverletzung bestraft. Es handelte sich um einen Familienstreit, bei dem Nachbarn beruhigend eingreifen mußten. Proband warf mit Gegenständen herum, hatte auch einen Revolver bei sich. Als die Nachbarn versuchten ihn in die Stadt zu führen, begann er abermals zu raufen und stach ihn mit dem Messer. Im persönlichen Gespräch unauffällig, macht gesunden Eindruck, spricht äußerst lebhaft und viel und verrät dabei in seinem ganzen Gehaben ein hyperthymisches Temperament. Vielbeweglich und unternehmungslustig, natürlich aber ohne eigentliche Wärme. Er ist der Älteste unter 10 Geschwistern. Nach ihm kommt ein *Bruder*, Winzer, eine stille, zur Einsamkeit neigende Persönlichkeit, immer mehr für sich lebend, gern allein im Feld spazieren gehend, nie viel sprechend. Auch wenn ihn seine Frau auf seinem Spaziergang begleitet, spricht er fast gar nichts. Er ist sehr fleißig und arbeitsam, war schon als Kind eigenartig still. Es kommt dann eine *Schwester*, von der es heißt sie sei auch so sonderbar, mehr still, für sich. In der Schule war sie immer etwas zurück. In ihren Bewegungen und ihrem ganzen Gehaben ist sie eckig und unnatürlich. Der nächste unter den *Brüdern* gilt als eigentümlicher, scheuer Mensch. Er ist gleichfalls Winzer, ist persönlich im Verlauf eines Gespräches allerdings unauffällig, mehr ernsthaft, ganz von seiner Arbeit eingenommen, ohne Sinn für Humor. Der *jüngste Bruder* ist lebhaft, betriebsam, ausgesprochen hyperthymisch, von Beruf Küfer. Die *zweitälteste Schwester* ist verheiratet, unauffällig. Es folgt noch eine gleichfalls verheiratete, unauffällige *Schwester* und dann 2 sehr unähnliche *Zwillingsschwestern*. Die eine, verheiratet, war in der Schule schon immer auffallend ruhig, hat in der Schule gut gelernt, ist sonst im allgemeinen unauffällig. Die andere war als Kind gleichfalls sehr still, ist in der Schule mehrfach sitzen geblieben, lebt auffallend zurückgezogen, hat noch nie etwas mit einem Mann gehabt, arbeitet immer am Feld und fällt besonders in der letzten Zeit dadurch auf, daß sie immer mehr vereinsamt ist, gegen früher sonderbar verändert, „so komisch". Die jüngste *Schwester* (27 Jahre alt) fiel zum ersten Male auf im Alter von 19 Jahren. Sie war damals fort in Stellung, sprach, als sie heimkam 5 Wochen lang nichts, lag im Bett, nachts oft unruhig, aß nichts als Eis, ließ oft unter sich. Dann trat allmählich eine Besserung ein. Nach 1 Jahr nahm sie wieder eine Stellung ein, kam aber nach 2 Monaten schon wieder zurück, fürchtete sich vor vergifteten Speisen, arbeitete nichts, lief oft tagelang fort. Mitunter ging sie gewalttätig gegen ihre Verwandten vor, schlug Fenster ein usw. Im Alter von 22 Jahren wurde sie in eine Irrenanstalt eingeliefert, wo sie meist still vor sich hinbrütete, ohne an ihrer Umgebung Anteil zu nehmen. Zu keiner Arbeit zu bewegen obwohl im allgemeinen zugänglich. Ein Besuch in der Irrenanstalt ergibt, daß es sich um eine verblödete Schizophrene handelt.

Die *Mutter* des Probanden gilt als auffallend still. Sie sei immer schon so gewesen, habe ihren Kindern nie etwas erzählt. Andere Leute wieder schildern sie als zerfahren. Im persönlichen Gespräch erweist sie sich als stumpf, wortkarg, autistisch, abweisend, in ihrem Verhalten unnatürlich und läppisch.

Der *Vater* des Probanden soll immer lustig und guter Dinge gewesen sein, plauderte gern mit den Leuten und galt allgemein als gesund und unauffällig. Er und seine Geschwister sind nicht mehr am Leben. Ein *Bruder* des Vaters war gleichfalls immer gesund, sehr lustig, betätigte sich viel im Sängerbund, war noch in seinen alten Tagen zu allem zu haben. Über einen anderen *Bruder* des Vaters war nichts näheres zu erfahren. Die einzige *Schwester* des Vaters zeigte in den Wechseljahren Anzeichen von Geistesstörung. Sie lief daheim weg, war zuletzt zeitweise verwirrt, verweigerte schließlich jede Nahrungsaufnahme und starb. Sie war auch früher immer seelisch gedrückt, hat viel gesprochen, zitterte, wenn etwas im Geschäft nicht klappte, galt als tiefsinnig und etwas beschränkt, als eine Frau, die so still für sich lebte. Man führte es jedoch auf die unglücklichen Familienverhältnisse zurück (Schizophrenieverdacht). Unter 15 über 20 Jahre alten *Vettern* und *Basen väterlicherseits* einige ausgesprochen ernste, schizothyme, jedoch nicht ausgesprochen abnorme Persönlichkeiten, auch einige gesellige Hyperthymiker und andere unauffällige. Einer von den Vettern macht einen auffallend lahmen, einsilbigen Eindruck. Als er noch ein Kind war, hatte ihn seine Mutter nach dem Tode ihres Mannes mit dem Rasiermesser angegriffen und schwer verletzt und daraufhin Suicid begangen. 2 Vettern sind auffallend durch ihre große Unrast, die sie schon in der ganzen Welt, bis nach Australien, umhergetrieben hat. Eine Base macht persönlich einen einfachen und natürlichen Eindruck, klagt jedoch darüber, daß sie so ernst sei, nicht recht mitmachen könne, immer mit den Nerven zu tun habe, gleich aufgeregt sei usw. Wenn sie in Gesellschaft geht und sich dort mit Menschen unterhält, bekommt sie rote Flecken auf Hals und Schulter. Aus ihren Klagen ergibt sich eine große Empfindsamkeit und Selbstunsicherheit. Eine *Schwester*, in Amerika verheiratet, ist gleichfalls leicht aufgeregt und soll es auch in den Nerven haben. Sie ist eine Tochter der in den Wechseljahren geisteskrank gewordenen Schwester des Vaters des Probanden. Ihr Vater war ein erregbarer Psychopath mit asthenischen Zügen.

E. 100. Sohn eines Kirchendieners, 55 Jahre alt, zum zweiten Male verheiratet, früher Maurer, jetzt Mesner und Küfer. Im Alter von 36 Jahren wegen Diebstahl bestraft. Er hatte einen $1^1/_2$ m hohen Zaun überstiegen und hatte 4 Zaunstangen von je 8 m Länge entwendet. Damals war er bekannt als rabiater und streitsüchtiger Bursche, der schon öfters mit Gewalt aus der Wirtschaft entfernt werden mußte. Sonst ist er im allgemeinen ruhig, nur durch Biergenuß wird er äußerst reizbar. Freunden gegenüber ist er gleichgültig, gegen Vorgesetzte unterwürfig und erweckt durch seine Äußerungen oft den Eindruck äußerster Gefühlsrohheit, ohne daß diese in seinen Taten in gleicher Weise zum Ausdruck kommt. Der älteste *Bruder* des Probanden ist Geistlicher, hat die Schule mit normalem Erfolg besucht, gilt als guter Charakter und als unauffällig. Ein anderer *Bruder* scheint zunächst äußerlich ganz geordnet und unauffällig, es fällt jedoch auf, daß er alles, was er vorbringt, gleichsam ableiert, dabei vollständig affektlahm ist, niemals einen inneren Anteil an den Dingen verrät. Mitunter reiht er ganz sinnlose Worte aneinander, trotzdem ist es immer sofort möglich wieder einen Kontakt mit ihm herzustellen und ihn zum eigentlichen Thema zurückzubringen. Er erweckt den Eindruck eines still ausgebrannten Schizophrenen. Die Nachforschungen ergaben, daß er vor 30 Jahren in einer Irrenanstalt untergebracht war. Er hatte sich damals schon jahrelang mit dem Mesnerberuf befaßt, Orgel gespielt, Messen gesungen und zuletzt auch lateinische Messen einstudiert. Auch hätte er damals das Gütchen seines Vaters übernehmen sollen und dachte deshalb sehr ans Heiraten. In beiden Beziehungen stieß er jedoch auf starken Widerspruch und war vielfach Hänseleien von seiten der Kollegen ausgesetzt. Im Anschluß an eine solche Hänselei zertrümmerte er plötzlich alles, was er erreichen konnte, lief, obwohl es schon spät in der Nacht war, zum Pfarrer, klopfte ihn heraus, lärmte dann auf dem Friedhof und begann schließlich, um seine

Sünden abzubüßen, nachdem er Schuhe und Strümpfe weggeworfen hatte, den 3 km langen Weg auf den Knieen heimzurutschen. Er wurde in eine Irrenanstalt eingeliefert, wo man feststellen konnte, daß er sich schwere Wunden zugezogen hatte. Die Wundränder waren gangränös, der Knochen stellenweise vom Periost entblößt. Dort berichtete er von verworrenen Erlebnissen, war stundenlang erregt, halluzinierte, verkannte die Personen seiner Umgebung, schmierte mit Kot und verfiel erst nach etwa 5 Monaten in einen mehr stuporösen Zustand. Weinte und betete mitunter noch, lag jedoch meist ruhig bzw. grimassierend im Bett. Der Zustand wechselte dann noch mehrfach, nach 13 Monaten wurde er jedoch freier und konnte zur Arbeit verwendet werden und wurde schließlich nach Hause entlassen. Er ist verheiratet, hat 2 Kinder (!) und besitzt ein kleines Anwesen.

Eine *jüngere Schwester* des Probanden fällt sofort durch ihr aufgeregtes, exaltiertes Wesen auf, ist sehr erregbar, eine zweifellos abnorme Persönlichkeit. Sie lebt zusammen mit dem vorhin genannten schizophrenen Bruder. Beide fallen in der Gemeinde auf durch ihr sonderbares Benehmen und gelten als Sonderlinge. Er verrichtet den Kirchendienst als Mesner und ist auch Hochzeitslader. Sie war im Alter von 34 Jahren auch einmal in einer Irrenanstalt. Schon seit längerer Zeit auffällig, äußerte sie damals plötzlich den Glauben und die Gnade Gottes verloren zu haben, stürzte blindlings fort, schlug nachts Lärm und mußte in eine Irrenanstalt gebracht werden. Dort war sie zwar orientiert, gab aber an, sie habe die Stimme Gottes gehört und müsse eines furchtbaren Todes sterben, sei ewig verdammt. Wiederholt glaubte sie der böse Feind stecke in ihr drinnen, niemand könne ihr helfen, ihretwegen müßten alle ihre Angehörigen leiden, zeitweise von starker Angst und Unruhe geplagt, dauernd ängstlich und verzagt, muß wiederholt künstlich ernährt werden. Als sie nach einem halben Jahr heimgeholt wurde, war ihr Zustand im Ganzen genommen noch unverändert. Sie gab an schon gestorben zu sein, sie sei nur noch ein scheinbarer Geist. Es handelte sich wohl auch hier um einen schizophrenen Schub.

Die *Mutter* des Probanden soll eine sehr stille und zurückgezogene Frau gewesen sein. Der *Vater* war friedfertig, zugänglich, religiös sehr eifrig. Beide Eltern sind schon vor vielen Jahren gestorben.

Faßt man zusammen, was sich aus den Beobachtungen an diesen Sippen für unsere Frage ergibt, so ist folgendes zu sagen: Proband E. 27, ebenso 2 Schwestern und die beiden jüngeren Brüder, sind eigenartige Sonderlinge: Zurückgezogene Menschen ohne Kontakt mit der Umwelt, zum Teil mehr scheu, durchaus affektlahm, zum Teil stumpf und läppisch. Dieser Eindruck wird durch das Vorkommen schizophrener Erkrankungen bei den Onkeln und Tanten väterlicherseits bestätigt, oder besser: ergänzt.

E. 41, selbst eine mürrisch-depressive, autistische, abnorme Persönlichkeit, die auf den Beobachter einen ausgesprochen schizoiden Eindruck macht, hat eine gleichfalls abnorme, und zwar menschenscheue und affektlahme Schwester, sowie eine zweite Schwester, die schizophren ist. Diese ging zwar regelmäßig unter der Diagnose „Zwangsgedanken", sie wurde von psychiatrischer Seite auch als manisch-depressives Irresein diagnostiziert, doch geht aus Krankengeschichten und anderen Beschreibungen deutlich hervor, daß die Depressionen nicht von einer vitalen Traurigkeit getragen waren, daß der Zeiger der Schuld (K. Schneider) nicht auf den Kranken selbst zeigt, sondern auf die Außenwelt und daß endlich eine Reihe von Anzeichen, so die Beeinträchtigungs- und Verfolgungsideen, das mürrische und nörglerische Wesen, das mehr blecherne Weinen, eindeutig für Schizophrenie sprechen.

Der Ausgangsfall E. 155 ist eine ausgesprochen schizothyme, jedoch durchaus normale Persönlichkeit. Ebenso sein mürrischer Bruder. Ein anderer Bruder führt einen unsteten Lebenswandel. Die Mutter hat mehrfach puerperale Psychosen durchgemacht. Es besteht starker Verdacht, daß es sich um schizophrene Schübe gehandelt hat. Unter den Vettern und Basen begegnet man 2 Fällen von Schizophrenie, 1 Schizophrenieverdacht und 1 Sonderling mit menstruellen Geistesstörungen. Auch unter den Kindern eines Bruders ein Fall von Schizophrenie.

E. 148 ist eine sensible Persönlichkeit, empfindsam und nervös in einer Weise, daß man wohl von psychopathischen Zügen sprechen kann. Eine Schwester von ihm ist verschroben, in ihrem Benehmen gespreizt und exzentrisch. Ein Bruder ist schizophren.

Proband E. 23 ist eine natürliche, lebendige und anregbare, ausgesprochen hyperthymische Persönlichkeit, durchaus unpsychopathisch. Ebenso seine Brüder und Schwestern. Eine Schwester des Vaters erkrankte im Alter von 50 Jahren an Schizophrenie. Unter den Kindern eines besonders begabten Bruders der Mutter, der mit einer gleichfalls sehr begabten Frau verheiratet war, 2 Fälle von Schizophrenie und 1 schizoider Sonderling. Die Eltern waren vollkommen geistesgesund. Der erwähnte schizoide Sonderling, der als „freischaffender Künstler" eine Reihe bemerkenswerter Kunstwerke geschaffen hat, ist wohl als eine nicht ganz manifest gewordene, sozial in keiner Weise störende Schizophrenie aufzufassen.

E. 150 entstammt einer Sippe von Hyperthymikern, die im Gegensatz zu den Geschwistern des vorhin genannten Falles dem gehetzten, unausgeglichenen Typus angehören. Unter den Geschwistern eine Schizophrenie und 1 Fall von Schizophrenieverdacht. Schizophrenieverdacht besteht auch bei einer Schwester des Vaters und bei der Mutter des Ausgangsfalles.

E. 100 betrifft einen Psychopathen, der auffällt durch Reizbarkeit, Gefühlsrohheit und Streitsucht. Bemerkenswert ist, daß er durch seine Worte zwar oft den Eindruck großer Gefühlsrohheit erweckt, ohne daß dies in seinen Taten in gleicher Weise zum Ausdruck kommt.

Hinsichtlich der Möglichkeit schizoide Sonderlinge allein auf Grund ihres Erscheinungsbildes zu erkennen, ergibt eine Analyse dieser Fälle, daß es wohl so etwas gibt, was mit Recht als schizoid zu bezeichnen wäre, daß jedoch andererseits die Fälle außergewöhnlich selten sind, wo man ohne jegliche Kenntnis der Verwandten diese Bezeichnung anwenden kann und dabei sicher geht recht zu behalten. Spricht man mit einigen von den Geschwistern des Ausgangsfalles E. 27 und hat man Gelegenheit den Ausdruck ihrer Sprache und ihrer Bewegungen zu beobachten sowie über ihre Verhaltungsweisen lebensnahe Schilderungen zu sammeln, so gewinnt man unmittelbar eine Witterung davon, daß in der engeren Verwandtschaft eine Schizophrenie zu finden sein muß. Es ließen sich noch mehr solcher Beispiele anführen. Vergleicht man indessen derartige Beobachtungen untereinander und mit den viel häufigeren andersartigen Befunden, die zeigen, daß man oft nichts darüber zu sagen vermöchte, ob ein Psychopath oder Sonderling als schizoid aufzufassen sei oder nicht[1], oder aber in der Mehrzahl der Fälle unrecht behält, vergleicht man sie ferner mit Befunden die dartun, daß viele Psychopathen in unmittelbarer Nachbarschaft von Schizophrenen durchaus unschizoid aussehen, so erkennt man, daß mit solchen Beispielen nicht viel anzufangen ist. Sie zeigen nur, daß es möglich ist aus dem Sippschaftscharakter, d. h. aus einer Summe von an mehreren Verwandten gewonnenen Eindrücken schizophrenieähnliche Züge zu erkennen. Der Vergleich mit den andersartigen Befunden aber zeigt, daß das Erscheinungsbild eines Individuums für sich betrachtet nur dann mit Sicherheit als schizoid

---

[1] So z. B. bei Probanden E. 148 und seiner Schwester.

bezeichnet werden kann, wenn einer jener seltenen Fälle vorliegt, die man besser als latente oder nur schwach sich manifestierende Schizophrenien auffassen sollte.

Ein charakteristisches Beispiel einer solchen latenten Schizophrenie ist der Vetter von E. 23, der als „freischaffender Künstler" gekennzeichnet wurde. In allen Fällen, die nicht so liegen, daß man ausgesprochen schizophrenieähnliche Erscheinungen beobachten kann, ist es heute wenigstens unmöglich mit rein charakterologischen Methoden zu erkennen, ob ein Psychopath in einem biologischen, letzten Endes das Erbbild meinenden, Sinn als schizoid zu bezeichnen ist oder nicht. Man kann sogar noch weiter gehen und sagen, daß die Zahl der Fälle, die schizoid aussehen, ohne es in dem eben genannten Sinn zu sein, die weitaus größere ist. Denn es wurde ja schon erwähnt, daß die Mehrzahl der gemütlosen Psychopathen in den Sippen der Rückfallsverbrecher im landläufigen Sinn als schizoid zu bezeichnen wären, ohne daß sich aus der erbbiologischen Untersuchung ihrer Familien eine Berechtigung dafür herleiten ließ.

Die Möglichkeit, Sonderlinge, die in einem schizophrenen Erbkreis stehen, allein auf Grund ihres Erscheinungsbildes zu unterscheiden von Sonderlingen, bei denen ein erbbiologischer Zusammenhang mit Sicherheit verneint werden kann, ist somit als nicht bestehend zu erachten. Hieraus folgt aber, daß die Annahme, wonach den mannigfaltigen Typen sog. schizoider Psychopathen etwas charakterologisch und erbbiologisch Gemeinsames zugrunde liegt, bisher unbewiesen ist. Worauf es uns hier ankommt ist zu zeigen, daß es nur ein schroffes Entweder-Oder gibt. Entweder man engt den Begriff des Schizoids so stark ein, daß er nur mehr auf manifestationsschwache Schizophrenien zutrifft, oder man engt ihn nicht so stark ein, dann aber gibt es überhaupt keine scharfen Grenzen mehr. Außerdem wird die Richtigkeit der Annahme einer erbbiologischen Zuzusammengehörigkeit der gemeinhin als schizoid bezeichneten Psychopathen stark in Zweifel gestellt durch unsere Ergebnisse an den Rückfallsverbrechern und insbesondere an den Sippen gemütloser Psychopathen, die zeigen, daß keine stärkere Belastung mit Schizophrenie nachzuweisen ist.

Wenn wir auf Grund dieser Untersuchungen dazu kommen Wesenszusammenhänge zwischen Kriminalität und schizophrenem Formenkreis abzulehnen, so wird damit nur eine notwendige Konsequenz gezogen, der man bisher aus dem Wege gegangen ist, obwohl die Ergebnisse in der gleichen Richtung lagen.

Die Untersuchung der Frage der Abgrenzbarkeit spezifisch schizoider Sonderlingseigenschaften hat gezeigt, daß der Phänotypus „schizoid" als solcher nichts aussagt über die genotypische Beschaffenheit im Sinne einer erbbiologischen Zugehörigkeit zur Schizophrenie. Es gibt allerdings Fälle, die tatsächlich in einem schizophrenen Erbkreis stehen und von denen man dann auch nachträglich den Eindruck gewinnt, daß ihre psychologische Struktur bedingt oder wenigstens mitbedingt ist durch Anlagen, die als Disposition zu schizophrener Erkrankung aufzufassen sind. Das wesentliche ist aber, daß man solche Fälle psychologisch nicht von der großen Zahl der übrigen unterscheiden kann.

Wenn man bei Fällen, die allgemein als schizoide Psychopathen gelten, alle Merkmale herausnimmt, die auch bei anderen abnormen Persönlichkeiten vorkommen, wie Gemütlosigkeit, Unstetigkeit, Fanatismus, Reizbarkeit, Menschenscheue, Mißtrauen, Affektlahmheit, mangelhafte Willenssteuerung, so bleiben nur sehr wenige Fälle übrig, denen tatsächlich etwas Spezifisches anhaftet.

Aber selbst dort, wo dies der Fall ist, wirkt dieses spezifisch Schizoide nur eindrucksmäßig unmittelbar überzeugend. Es ist naheliegend anzunehmen, daß eine Abgrenzung spezifisch schizoider Sonderlingseigenschaften nur an der Unvollständigkeit scheitert, mit denen eine Erfassung der Persönlichkeitsstruktur stets verbunden ist. Dem widerspricht jedoch die Erfahrung, die zeigt, daß mit einer Vertiefung der Kenntnis einer Persönlichkeit in der Regel eine Verschiebung des Urteils auf eines der beiden Extreme hin zustande kommt. Entweder die Überzeugung, daß ein latenter Fall von Schizophrenie vorliegt, gewinnt mehr und mehr an Wahrscheinlichkeit. Diese Fälle sind die weitaus selteneren. Oder man kommt immer mehr zu der Anschauung, daß etwas spezifisch Schizoides nicht faßbar sei. Daß doch etwas spezifisch zum schizophrenen Erbkreis Gehöriges vorliegt, ergibt sich in der Regel allein aus dem Sippschaftscharakter, der uns aus dem Gesamtbild einer Verwandtenreihe entgegentritt. Jedenfalls ist mit den heute uns zur Verfügung stehenden Methoden eine Unterscheidung zwischen schizoiden und nichtschizoiden Psychopathen nicht möglich, gleichgültig ob man den Begriff im erbbiologischen Sinn anwendet und nur dort von schizoiden Persönlichkeiten spricht, wo im Verwandtenkreis Schizophrene in überdurchschnittlicher Häufigkeit nachzuweisen sind, oder ob man ihn rein psychologisch faßt.

Die hier an 8 Sippen erläuterten Ergebnisse, an einem Material, das bei Heranziehung der Sippen rückfälliger Verbrecher noch wesentlich vergrößert werden könnte, stehen mit den Befunden, die KAHN an 9 von ihm eingehend beschriebenen Sippen gewonnen hat, grundsätzlich in Übereinstimmung, wenngleich KAHN vielfach zu anderen Deutungen gekommen ist. KAHN hat in weitem Maße das Erbbild mit zur Erfassung seiner Typen herangezogen und damit von vornherein zugegeben, daß eine Erkennung auf Grund des Erscheinungsbildes allein nicht möglich ist [1]. So bestehen beispielsweise bei der Probandin der dritten von KAHN beschriebenen Familie keinerlei Anhaltspunkte dafür sie als schizoide Psychopathin zu bezeichnen. KAHN [2] selbst gibt zu, daß man ohne Kenntnis der Erkrankung des Vaters sich mit der Feststellung einer psychopathischen Haltlosigkeit begnügen würde. Hervorzuheben ist ferner, daß es sich bei diesen Untersuchungen um ein Material handelt, das in sozialer Beziehung eine Auslese im Sinne einer Häufung von Kriminalität darstellt [3], während die mit Schizophrenie belasteten Sippen einmaliger Rechtsbrecher, abgesehen von der Schizophreniebelastung, einer Durchschnittsbevölkerung entsprechen.

Der Hinweis von KAHN, daß wohl zwischen den moral insanes und der schizoid-schizophrenen Gruppe Zusammenhänge bestehen, erscheint aus dieser einseitigen Auslese heraus verständlich.

Unsere Ergebnisse sind ferner eine Bestätigung der klinischen Erfahrung durch eine familienbiologische Art der Betrachtungsweise. Es sei hier nur erwähnt, daß LANGE[4] darauf hingewiesen hat, daß sich nicht nur die „schizoiden",

---
[1] Man vergleiche hierzu die Feststellung (l. c. S. 80), daß nicht jeder später schizophren Erkrankende *nachweislich* schizoid geartet sein müsse.

[2] l. c. S. 28.

[3] Es handelt sich um eine Auslese konjugaler Psychosen, also von Schizophrenen, die verhältnismäßig lange nicht mehr interniert waren und somit sozial besonders gefährdet sind sowie auch für ihre Kinder ein Moment großer sozialer Gefährdung darstellen.

[4] Zit. nach C. SCHNEIDER.

sondern alle möglichen Persönlichkeiten, insbesondere auch die Cycloiden im Sinne von KRETSCHMER, unter das Gegensatzpaar reizbar-stumpf einordnen lassen und daß K. SCHNEIDER hervorgehoben hat, daß die schizoiden Persönlichkeiten im Sinne von KRETSCHMER den ganzen Formenreichtum verschiedener abnormer Persönlichkeiten in sich schließen. Endlich hat C. SCHNEIDER gezeigt, daß der Versuch zur Vereinheitlichung der Sonderlingsarten zum Schizoiden von vornherein gescheitert war. Zu berücksichtigen sind hier vor allem die Gesichtspunkte, die BERZE besonders hervorgehoben hat. Wir meinen den Hinweis, daß einer psychotischen Grundstörung kein durchgängiges Symptom entsprechen muß und daß andererseits die Primärsymptome einer Psychose noch so zahlreich sein können, auch wenn sie auf einer einzigen Grundstörung beruhen. Man darf also wohl auch gar nicht erwarten, daß es eine gemeinsame Eigenschaft gibt oder geben muß, die allen abnormen Persönlichkeiten gemeinsam ist, denen man im Erbkreis Schizophrener begegnet. Vor allem aber ist zu verweisen auf die grundlegenden Untersuchungen von RÜDIN (3), die gezeigt haben, daß in den Dementia praecox-Familien auch nichtschizoide Psychopathen vorkommen, denen schizophrene Züge nicht anhaften, es sei denn, daß man den Begriff des schizophrenen geistigen Verhaltens so sehr erweitere, daß schließlich kein Mensch mehr davon frei genannt werden kann.

Um die Aufgabe zu lösen, die gesunden Träger von Dispositionen zu schizophrener Erkrankung (Heterozygoten) zu erkennen und zu unterscheiden von normalen oder psychopathischen Persönlichkeiten, die nicht Träger derartiger Dispositionen sind, wäre es somit notwendig zu wissen, wie *bestimmte* Charakterarten, zu denen eine solche Disposition hinzutritt, das Charaktergefüge beeinflussen. Die Fragestellung hätte etwa zu lauten: Wodurch unterscheidet sich ein nachweislich schizoider gefühlskalter Hyperthymiker von einem nichtschizoiden gefühlskalten Hyperthymiker, wodurch ein schizoider Geltungssüchtiger von einem nichtschizoiden usw. Ferner wäre es notwendig, konstitutionsbiologische Merkmale mit in die Betrachtung hereinzuziehen und hier wieder in der gleichen Weise vorzugehen. Eine Erkennung von Anlageträgern, die selbst nichtschizophren sind, wäre jedenfalls nur möglich durch Untersuchung charakterologischer *und* konstitutionsbiologischer Merkmale bzw. durch eingehende Untersuchungen über das gegenseitige Wechselverhältnis solcher Merkmale. Denn es ist zu erwarten, daß sich die Anlage ,,Disposition zu schizophrener Erkrankung" je nach Persönlichkeitsstruktur und körperlicher Konstitution in verschiedener Weise auswirkt, daß es somit nicht allein auf dieses Merkmal an sich ankommt, sondern ebenso auf die charakterologisch-konstitutionelle Grundbeschaffenheit, in der es gefunden wird. Es muß erst bekannt sein, wie sich die Dispositionen zu schizophrener Erkrankung auswirken, wenn sie auf bestimmte Grundcharaktere treffen.

Diese Forderung ist herzuleiten aus dem Ergebnis unserer erbbiologischen Untersuchung an den Sippen Schizophrener, wonach es unzulässig ist, auf Grund von Charaktermerkmalen als solchen von schizoiden Persönlichkeiten zu sprechen, wenn man den Begriff schizoid in einem biologischen, letzten Endes das Erbbild meinenden Sinn anwendet, d. h. um einen Zusammenhang mit dem schizophrenen Erbkreis zu behaupten. Der LOMBROSOsche Gedanke, daß die Ursprünge des Verbrechens und der Geistesstörung auf einen gemeinsamen Ursprung zurückgehen, entspricht nicht den Tatsachen, sofern man die Schizophrenie ins Auge faßt und, wie in den folgenden Untersuchungen gezeigt werden wird, auch dann nicht, wenn man eine beliebige andere Geisteskrankheit in Betracht zieht. Auch die Anschauung, die in den Verbrechern vorwiegend schizoide Psychopathen erblickt, ist nicht haltbar. Diese Anschauung ist vielmehr eine Folge von Übertreibung und Entstellung der Lehre von KRETSCHMER. Der Wert beider Anschauungen liegt somit nicht in ihrem Gehalt an Wahrheit, sondern allein in ihrem Bestreben, das Augenmerk der Forschung hinzulenken auf die biologischen Grundlagen aller Äußerungsformen menschlichen Wesens.

6. Manisch-depressives Irresein.

Es gibt einen Versuch von TILLING die Moral insanity auf ein exzessivsanguinisches Temperament zurückzuführen. Wohl hat sich diese Anschauung niemals besonders stark ausgebreitet, nachdem jedoch die Verbreitung einer Meinung nichts über ihre Wichtigkeit auszusagen vermag, verdient diese ebenso beachtet zu werden wie jene andere, derzufolge Verbrecher vorwiegend aus schizoiden Psychopathen zusammengesetzt sind.

Wenn es richtig ist, daß ein exzessiv-sanguinisches Temperament zu kriminellem Verhalten disponiert, so wäre es naheliegend zu erwarten, daß manisch-depressives Irresein in den Sippen von Rückfallsverbrechern häufiger vorkommt, als in den Sippen von Einmaligen. Das würde allerdings in Widerspruch stehen mit der heute ziemlich allgemein vertretenen Auffassung, wonach kriminelles Verhalten bei Manisch-Depressiven nur selten zu beobachten sein soll. Auf die hiermit in Zusammenhang stehenden Fragen wird im Abschnitt über Psychopathie und Kriminalität bei Besprechung der hyperthymischen Psychopathen näher eingegangen. Hier soll nur untersucht werden, ob manisch-depressives Irresein in den Sippen von Rückfallsverbrechern eine andere Häufigkeit des Vorkommens zeigt, als es der Durchschnittserwartung entspricht.

Bei der Abgrenzung dessen, was als manisch-depressives Irresein aufzufassen ist, haben wir uns, so wie LUXENBURGER (4), an die Kriterien gehalten, die K. SCHNEIDER (4) herausgestellt hat.

Um zu zeigen, wie dabei vorgegangen wurde, wird im folgenden die Beschreibung eines Falles wiedergegeben, der hierher gehört. Die Abgrenzung gegenüber schizophrenen Depressionen ergibt sich deutlich aus einem Vergleich dieses Falles mit der ältesten Schwester von E. 41 (beschrieben S. 62, dazu die erläuternden Bemerkungen, S. 69). Die Abgrenzung gegenüber Depressionszuständen bei Psychopathen bzw. gegenüber reaktiven Depressionen, gegenüber endogenen Depressionen (bei Epileptikern usw.), erfolgte entsprechend den in der Psychiatrie allgemein geltenden Gesichtspunkten und bereitete keine Schwierigkeiten.

Justine S., geboren 26. 9. 80, Gastwirtsfrau (Ehefrau eines Vetters väterlicherseits von E. 141). In der Familie des Vaters einige Fälle von Geisteskrankheiten. Sie selbst war als Mädchen angeblich etwas nervös, hatte in der Schule gut gelernt und war immer gesund. Im Alter von 34 Jahren erste Erkrankung. Ihr Mann war damals (1914) im Feld, sie wurde schwermütig und stürzte sich mit ihrem 3jährigen Kind in einen Fluß. Sie selbst wurde gerettet, das Kind ertrank. Es ergab sich, daß sie schon vor Kriegsbeginn einige Wochen lang melancholisch war. Sie glaubte verhungern zu müssen und überfütterte ihr Kind so stark, daß es oft erbrach. Nach der Mobilmachung war sie vollkommen teilnahmslos, klagte, sie könne nicht mehr beten, sei zerstreut, müsse verhungern. Ende September 1914 wurde sie zum ersten Male in eine Klinik gebracht. Dort abermals Selbstmordversuch durch Erdrosseln und Nahrungsverweigerung. Die ersten 3 Wochen bot sie das Bild eines melancholischen Stupors. Dann traten Erregungszustände auf, große Unruhe, unbestimmtes Angstgefühl. Es folgte eine Zeit, in der sie sich Vorwürfe machte und leise vor sich hinjammerte. Dabei zeigte ihr Gesichtsausdruck tiefe Traurigkeit, ihr Verhalten verriet eine innere Unruhe. Doch ehe der Zustand ganz abgeklungen war wurde sie nach Hause abgeholt. Die zweite Einlieferung in die Klinik erfolgte 1921. Sie war heiter, sprach unablässig, zeigte dabei einen abspringenden Gedankengang, Personenverkennung und höchste motorische Unruhe. An diesen Zustand schloß sich neuerdings eine Phase trauriger Niedergeschlagenheit an. 1922 wurde sie zum dritten Male eingeliefert, diesesmal wegen eines Erregungszustandes. Nach ihrer Entlassung war sie abwechselnd heiter und niedergeschlagen, zeitweise äußerst lebhaft. 1924 heiterer Erregungszustand, der neuerdings eine Internierung notwendig machte. Noch im gleichen Jahr 5. Internierung. In der Zwischenzeit 6 Wochen lang Zustand vitaler Traurigkeit, bis dann plötzlich eine allgemeine Gehobenheit der Lebensgefühle auftrat. Weitere Internierungen erfolgten in den Jahren 1925 und 1926, 1929, 1930 und 1931. Insgesamt war Patientin 11mal interniert.

Das Bild, das sie bot, war immer wieder dasselbe. Eine tiefe vitale Traurigkeit, mitunter Verarmungsideen und Selbstvorwürfe, das Gefühl einer unbestimmten Angst, dann wieder eine Ablösung der Depression durch eine manische Phase. Der Übergang von der einen zur anderen Phase erfolgte in der Regel ganz plötzlich von heute auf morgen, ja fast von einer Minute zur anderen. Das einzige Vorzeichen, das das Schwinden einer Depression anzeigte, war eine gewisse Zunahme ihrer Anteilnahme an der Umgebung. Die Depression schlug dann meist unvermittelt in eine manische Erregung um. In diesem Zustand sang und redete sie den ganzen Tag, bis ihre Stimme heiser und ihre Lippen borkig wurden. In sozialer Beziehung fiel sie wiederholt störend auf. Sie beleidigte und bedrohte Menschen, die ruhig ihres Weges gingen, stiftete durch üble Nachreden Feindschaft in der Gemeinde, gefährdete durch ihre häßlichen Ausfälle jeden, der an ihrem Hause vorbeiging, schritt auch vielfach zu Gewalttaten.

Der Fall bedarf keiner weiteren Erläuterung, es handelt sich um ein typisches Beispiel von manisch-depressivem Irresein. Bemerkenswert ist das ausgesprochen antisoziale Verhalten. Beobachtungen über antisoziales Verhalten Manisch-Depressiver sind in den Sippen von Schwerkriminellen und von Leichtkriminellen — der hier beschriebene Fall entstammt der Sippe eines Einmaligbestraften — keine Seltenheit.

Untersucht man die Sippen der beiden Vergleichsgruppen einmaliger und rückfälliger Rechtsbrecher auf das Vorkommen einwandfreier Fälle von manisch-depressivem Irresein, so ergibt sich, daß die Ausgangsfälle eine Auslese nach geistesgesunden Individuen darstellen. Nur unter den Rückfallsverbrechern befindet sich ein Fall, der als chronische Hypomanie aufzufassen ist und einer Sippe entstammt, in der mehrere Fälle von manisch-depressivem Irresein zu beobachten sind [1].

Unter den *Geschwistern* der Rückfallsverbrecher findet sich ein sicherer Fall von manisch-depressivem Irresein (R. 98), dazu kommen 2 Fälle, bei denen begründeter Verdacht auf manisch-depressives Irresein besteht. Dagegen begegnet man unter den Geschwistern der Einmaligen keinem einzigen Fall von manisch-depressivem Irresein. Es ist also gerade umgekehrt, wie man vielleicht erwartet hat: unter den Geschwistern von Rückfallsverbrechern befinden sich keine Schizophrenen, wohl aber Manisch-Depressive, unter den Geschwistern von Einmaligen keine Manisch-Depressiven, wohl aber eine Reihe von Schizophrenen.

Errechnet man die korrigierten Prozentziffern, indem man die im Alter zwischen 20 und 50 Jahren stehenden Fälle nur halb, die über 50jährigen ganz zählt, so ergibt sich 0,81% bzw. 0,27% für die Geschwister der

---

[1] Die Sippe (R. 98) ist beschrieben im Abschnitt über Psychopathie und Kriminalität, Seite 163.

Rückfälligen 0%, für die Geschwister der Einmaligen (s. Tabelle 22) [1]. Zu berücksichtigen ist, daß der einzige sichere Fall von manisch-depressivem Irresein

Tabelle 22. Manisch-depressives Irresein unter den Geschwistern.

	Bezugsziffer	Korrigierte Prozentziffer		
		sichere Fälle	einschließlich fragliche Fälle	einschließlich Halbgeschwister
Einmalige	393,5	0	0,25	0,47
Rückfällige	398	0,27	0,81	0,81
Durchschnitt	—	0,41	0,41	—
Psychopathen (Berlit)	—	1,2	1,2	—

unter den Rückfallsverbrechern der Sippe R. 98 angehört, deren Ausgangsfall als chronische Hypomanie aufzufassen ist. Man kann sagen, daß manisch-depressives Irresein unter den Geschwistern von Rückfallsverbrechern jedenfalls nicht seltener ist, als unter den Geschwistern von Einmaligen. Auch gegenüber der Durchschnittserwartung (0,41%) bestehen keine nennenswerten Unterschiede.

Zu demselben Ergebnis kommt man bei den Vettern und Basen. Die korrigierten Prozentziffern lauten hier 0,22 bei den Einmaligen, 0,35 bei den Rückfälligen. Sie erhöhen sich auf 0,33 bzw. 0,53, wenn man die fraglichen Fälle einschließt (s. Tabelle 23 und 24) [2]. Die Zahl der Fälle von manisch-depressivem Irresein ist demnach unter den Vettern und Basen der Rückfälligen eher größer, als unter den Vettern und Basen der Einmaligen.

Tabelle 23. Vettern und Basen.

	Altersaufbau		Darunter Manisch-Depressive	
	20—50 Jahre	über 50 Jahre	absolut	in %
Einmalige	934	432	2	0,15
Rückfällige	778	186	2	0,21

Tabelle 24.

		Bezugsziffer	Korrigierte Prozentziffer
Einmalige	Manisch-depressive	899	0,22
	Manisch-depressiver Verdacht	899	0,11
	Summe	899	0,33
Rückfällige	Manisch-depressive	575	0,35
	Manisch-depressiver Verdacht	575	0,18
	Summe	575	0,53

Die Befunde zeigen eindeutig, daß manisch-depressives Irresein in den Sippen einmaliger und rückfälliger Rechtsbrecher gegenüber dem Durchschnitt weder häufiger noch seltener vorkommt. Daran könnten auch Erhebungen, die an einem viel größeren Material vorgenommen werden, nichts Wesentliches ändern.

Bemerkenswert ist es, daß nach diesen Ergebnissen manisch-depressives Irresein in den Sippen aus sozial tiefstehenden Schichten nicht seltener ist, als in den Sippen aus sozial gehobenen Schichten. Denn die Sippen einmaliger und rückfälliger Rechtsbrecher stellen gegenüber jeder Durchschnittsbevölkerung

---

[1] Die Bezugsziffern lauten: 393,5 bzw. 368.   [2] Bezugsziffern 899 bzw. 575.

eine Auswahl nach sozialem Tiefstand dar. Wenn es aber richtig wäre, daß gerade in cyclothymen Familien, die erbbiologisch mit dem manisch-depressiven Irresein im Zusammenhang stehen, besondere Begabungen gehäuft vorkommen [LUXENBURGER (5)[1]], so wäre zu erwarten gewesen, daß derartige Psychosen in den Sippen beider Vergleichsgruppen seltener sind als es der Durchschnittserwartung entspricht. Bemerkenswert ist ferner, daß manisch-depressives Irresein in den Sippen der Schwerkriminellen nicht seltener ist als in den Sippen der Leichtkriminellen, wie es doch zu erwarten wäre, wenn es wahr ist, daß Persönlichkeiten aus dem manisch-depressiven Formenkreis weniger zu kriminellen Handlungen neigen als andere. Nachdem Begabungen in den Sippen der Leichtkriminellen häufiger sind als in den Sippen der Schwerkriminellen und in beiden Vergleichsgruppen seltener als in einer beliebigen Durchschnittsbevölkerung, sprechen diese Ergebnisse gegen die Richtigkeit der Annahme, daß manisch-depressives Irresein in den höheren sozialen Schichten wirklich häufiger ist als in den tieferen und vielleicht eine Teilanlage zu höheren Begabungen darstellt.

Die Vermutung, daß solche Zusammenhänge bestehen, ist zwar schon mehrfach ausgesprochen worden, bewiesen sind sie jedoch bisher nicht. Es sind nämlich mehrere Fehlerquellen zu berücksichtigen, die das Bestehen solcher Zusammenhänge vortäuschen können. Zunächst ist zu berücksichtigen, daß cyclothyme Depressionen meist nur vom praktischen Arzt gesehen werden und, worauf K. SCHNEIDER (6) besonders hingewiesen hat, in den allermeisten Fällen nicht als solche erkannt werden. Es ist nun zweifellos berechtigt anzunehmen, daß solche depressiven Phasen, die einwandfrei zum manisch-depressiven Irresein gehören, vielleicht sogar leichtere manische Phasen, die nicht zu einer sozialen Gefährdung ihres Trägers oder seiner Umgebung führen, in den Familien sozial gehobener Schichten häufiger diagnostiziert werden. Denn einerseits ist hier das Streben einen Arzt aufzusuchen im allgemeinen größer, andererseits werden es öfter Fachärzte, also Psychiater und Nervenärzte sein, die von Angehörigen dieser Schichten zu Rate gezogen werden. Demgegenüber sind die sozial tieferen Schichten im allgemeinen weniger geneigt einen Arzt aufzusuchen, auch steht ihnen ein Facharzt nur selten zur Verfügung. Der praktische Arzt stellt jedoch die Diagnose endogene Depression deshalb nicht oder nur äußerst selten, weil sein Augenmerk ganz den wohl gerade bei Schwachbegabten häufig im Vordergrund stehenden körperlichen Klagen zugewendet ist.

Noch ein weiterer Hinweis deutet in gleicher Richtung. Die Neigung eigene Stimmungsschwankungen zu beachten ist zweifellos in den sozial höheren Schichten eine viel größere als in den niedrigeren. Für den, der fließende Übergänge annimmt zwischen ausgeprägtem manisch-depressiven Irresein und normaler Charakterveranlagung, übersehend, daß er Dinge damit zusammenwirft, die auf ganz verschiedenen Ebenen liegen, besteht hier die Gefahr, die jedem Menschen eigenen rhythmischen Schwankungen der Grundstimmung auch dort zum manisch-depressiven Formenkreis in Beziehung zu setzen, wo eine solche Beziehung gar nicht besteht. Denn die Grundstimmung ist wohl habituell, sie weist eine große Beständigkeit auf und begleitet den Menschen von der Kindheit bis ins höchste Alter, doch fehlen gewisse periodische

---

[1] LUXENBURGER hat versucht die Häufigkeit von Geisteskrankheiten in soziologisch verschiedenen Gruppen zu rekonstruieren. Er fand für manisch-depressives Irresein eine Prozentziffer von 1,6 für akademische Berufe, von 0,4 für Durchschnittsbevölkerung.

Schwankungen niemals. Solche periodische in der Anlage selbst begründete Schwankungen sind wohl bei bedeutenderen Menschen, deren Sprachgewalt ihnen vielleicht sogar dichterischen Ausdruck zu verleihen mag, leichter zu bemerken als bei unbedeutenden Menschen. Allein damit ist nicht gesagt, daß die tatsächliche Schwankungsbreite der Grundstimmung bei ihnen größer sei. Denn diese Schwankungsbreite darf keinesfalls gleichgesetzt werden mit dem *Erleben* der Stimmungsschwankung. Ein *Goethe* wird die gleiche Schwankung der Grundstimmung viel tiefer und gewaltiger *erleben* als ein kleiner Dutzendbürger. Es wäre jedoch falsch hieraus zu schließen, daß eine Beziehung zum manisch-depressiven Formenkreis vorliegt. Denn es unterliegt keinem Zweifel, daß die normalen Stimmungsschwankungen, selbst dann, wenn sie tiefer erlebt werden als es im Durchschnitt der Fall ist, und die Stimmungsschwankungen Manisch-Depressiver ihrer ganzen Struktur nach voneinander grundverschieden sind und auch mit gewissen abnormen Stimmungsschwankungen bei Psychopathen nicht gleichgesetzt werden dürfen. Wir glauben, daß die Annahme von Beziehungen zwischen schöpferischer Begabung und Anlage zum manisch-depressiven Irresein zum Teil darauf beruht, daß diese Strukturunterschiede, auf die erst kürzlich K. SCHNEIDER (6) hingewiesen hat, leicht übersehen werden. Dazu kommt, daß periodische Stimmungsschwankungen zwischen heiter und traurig bei der Mehrzahl aller Menschen nachweisbar sind, worauf BUMKE wiederholt aufmerksam gemacht hat.

Endlich ist darauf hinzuweisen, daß statistische Ergebnisse nicht als beweisend gelten können, sofern die gewonnenen Prozentziffern sehr klein sind, indem sie (so wie die gewonnenen Unterschiede) etwa um 1 oder 2 herumschwanken. Es wird ausführlich gezeigt werden (in dem Abschnitt über Psychopathie und Psychose), daß Schlußfolgerungen, die sich auf Unterschiede zwischen so kleinen Prozentziffern stützen, nicht stichhaltig sein können, weil wenige Fälle geeignet sind eine Verdopplung vorzutäuschen, wo in Wahrheit nur zufällige Schwankungen vorliegen.

Unter Berücksichtigung der Gesichtspunkte, deren wichtigste hier angeführt wurden, kann es für Zusammenhänge zwischen hoher Begabung und Anlage zu manisch-depressivem Irresein nicht als beweisend gelten, wenn man in sozial gehobenen Schichten etwa eine Cyclothymieziffer von 2% finden würde, gegenüber einer entsprechenden Ziffer von 0,5% bei der Durchschnittsbevölkerung. Die Ziffern sind zu klein, als daß die Unterschiede gegenüber den Fehlerquellen genügend ins Gewicht fallen könnten [1]. Es handelt sich hier um natürliche Grenzen, die der Statistik, wie jeder Methode, gezogen sind. Wir glauben deshalb, daß die Befunde von LUXENBURGER (5), wonach echte Cyclothymien in sozial gehobenen Schichten in überdurchschnittlicher Häufigkeit vorkommen sollen, unter Berücksichtigung der hier dargelegten Gesichtspunkte nachgeprüft werden müssen und weisen darauf hin, daß der Autor selbst eine Nachprüfung gefordert hat, indem er die sehr grobe Beschaffenheit seiner Rekonstruktion hervorhob.

Die Anschauung, daß die Veranlagung zum manisch-depressiven Irresein in den Familien von Schwerkriminellen besonders selten ist, ist durch die hier vorgelegten Ergebnisse eindeutig widerlegt. Manisch-depressives Irresein ist in den Sippen von Schwerkriminellen eher etwas häufiger, jedenfalls nicht seltener vertreten als in den Sippen von Leichtkriminellen. In beiden Gruppen

---

[1] Man vergleiche hierzu das im Abschnitt Psychopathie und Psychose Gesagte.

ist die Anlage nicht seltener als es der Durchschnittserwartung entspricht. In demselben Sinn spricht die eingangs erwähnte Erfahrung, wonach antisoziales Verhalten bei Manisch-Depressiven durchaus keine Seltenheit ist. Die kriminellen Neigungen des hier beschriebenen Falles (E. 141) stehen durchaus nicht vereinzelt da.

Gegenüber dem Schlagwort von einem Wesenszusammenhang zwischen „Genie und Irrsinn" ist darauf hinzuweisen, daß ähnliche Zusammenhänge auch zwischen Kriminalität und Geisteskrankheit vielfach behauptet worden sind und doch, wie sich im folgenden zeigen wird, einer ernsten Nachprüfung nicht standhalten können. Beide Behauptungen sind Versuche einer Grenzverwischung, deren Ursprünge sich bis auf gewisse Bedürfnisse des Zeitgeistes zurückverfolgen lassen, nicht zuletzt auf jene Gleichheitslehre, deren Einstellung gegenüber schöpferischer Gestaltungskraft stets mit dem Ressentiment des vor der Natur Schlechtweggekommen behaftet ist.

7. Kriminalität und Epilepsie.

Beziehungen zwischen Kriminalität und Epilepsie sind oft behauptet worden. Bekanntlich hat LOMBROSO den Verbrecher und den genialen Menschen letzten Endes als Varianten der Epilepsie betrachtet. Eine derartig weite Fassung des Epilepsiebegriffes, die nicht nur auf dem Gebiet der somatischen Symptomatologie, sondern auch im Bereich des Psychologischen alle Grenzen niederreißt, führt allerdings zwangsläufig dazu, daß keine Eigenschaft übrigbleibt, angefangen vom höchsten Genie bis zum tiefsten Blödsinn, die nicht dem Epileptiker zugeschrieben wird.

Auch hier gilt wieder das im allgemeinen über Kriminalität und Krankheit Gesagte (S. 46 f.). Es wäre nur dann berechtigt, von wesensmäßigen Beziehungen zwischen Epilepsie und Kriminalität zu sprechen, wenn es gelingt, den Nachweis zu erbringen, daß mit genuiner Epilepsie belastete, jedoch selbst gesunde Personen, infolge ihrer Disposition stärker zu kriminellen Handlungen hinneigen als andere Menschen. Dieser Nachweis ist bisher nicht erbracht. Es ist auch nicht bewiesen, daß Epileptiker, sofern sie keine nennenswerte Demenz aufweisen, stärker zu kriminellen Handlungen neigen. Es ist nur natürlich, wenn der Tatbestand, daß ein Krimineller an Epilepsie leidet, viel stärker auffällt als der gegenteilige, daß ein Krimineller frei ist von Epilepsie. Hieraus entspringt für den Beobachter die Möglichkeit gewisser Selbsttäuschungen.

Nach dem heutigen Stand der Epilepsieforschung [KRAEPELIN (2), KRISCH (1), GRUHLE (4), MINKOWSKI] muß man im genuin-epileptischen Prozeß eine anlagebedingte, konstitutionelle allgemeine Störung erblicken, die im Gehirn zu verschiedenartigen chronischen Veränderungen führen kann, ohne daß auch nur eine von ihnen als notwendige Ursache in Betracht kommt. Die Gesamterscheinung dessen, was man unter dem Begriff Epilepsie zusammenfaßt, ist nicht weniger zusammengesetzt und uneinheitlich als die Gesamterscheinung „schwere Kriminalität". Eine Behauptung von Beziehungen zwischen zwei derartig zusammengesetzten Erscheinungsreihen ist in ihrer Allgemeinheit eigentlich sinnlos. Denn nur wenn man einen erbbiologisch einheitlichen Kriminalitätsfaktor und einen erbbiologisch einheitlichen Epilepsiefaktor oder, was auf dasselbe hinausläuft, eine jeweils zusammengehörige Faktorengruppe annehmen wollte, wäre es möglich dieser Behauptung einen besonderen Sinn beizulegen, etwa den, daß eine Anzahl von Teilfaktoren, welche Epilepsie bedingen, gleichzeitig auch Kriminalität mitbedingen.

Allein wir wissen, daß voneinander durchaus wesensverschiedene Gesamtpersönlichkeiten und somit auch voneinander wesensverschiedene Teilanlagen eine habituelle Neigung zum Verbrechen aufweisen bzw. bedingen können und daß andererseits voneinander verschiedene körperliche Teilkonstitutionen und Gesamtkonstitutionen als Grundvoraussetzung der genuinen Epilepsie in Betracht kommen. Nachdem von der Mehrzahl der uns in der Wirklichkeit begegnenden Kriminellen und ebenso von der Mehrzahl der Epileptiker die Ursachen ihrer Abartigkeit unbekannt sind, wären es somit nichts als leere Worte hier von Beziehungen zu sprechen. Gerade wegen dieser Schwierigkeiten ist es notwendig darüber ins klare zu kommen, inwiefern Wesenszusammenhänge zwischen Epilepsie und Kriminalität überhaupt denkbar sind. Offenbar so, daß entweder solche Epilepsieformen, bei denen die erbkonstitutionellen Momente entscheidend sind, in einem erbbiologischen Zusammenhang stehen mit solchen Kriminalitätsformen, bei denen gleichfalls erbkonstitutionelle Momente den Ausschlag geben. Oder der Zusammenhang wäre so zu denken, daß verschiedene äußere Schädlichkeiten gerade bei Schwerverbrechern häufig dazu führen, daß epileptische Anfälle auftreten, nachdem ja der epileptische Anfall als „elementare physio-pathologische Reaktion" in jedem Gehirn potentiell angelegt ist „und unter besonderen Bedingungen bei jedem zum Durchbruch kommen kann" (MINKOWSKI).

Beide Möglichkeiten — auf letztere hat insbesondere BIRNBAUM hingewiesen — würden ihre Bestätigung zunächst darin finden, daß man bei Schwerkriminellen gegenüber Leichtkriminellen eine Häufung von Epilepsie findet, ferner darin, daß auch im Verwandtenkreis von Schwerkriminellen eine merkbare Häufung von Epileptikern nachweisbar ist. Muß doch selbst bei den vorwiegend durch äußere Schädlichkeiten hervorgerufenen epileptischen Anfällen auch ein konstitutionelles Moment angenommen werden um zu erklären, daß gleiche äußere Schädlichkeiten nur in wenigen Fällen gleiche Wirkungen (nämliche Anfälle) nach sich ziehen. Eine solche Häufung von Epileptikern im Verwandtenkreis von Schwerkriminellen müßte selbst dann nachweisbar sein, wenn diese selbst, was ja wohl bis zu einem gewissen Grad unvermeidlich ist, eine Auslese nach Personen darstellen, die selbst nicht an epileptischen Anfällen leiden. Denn nur wenn es sich um erbbiologische Zusammenhänge handelt, wäre man berechtigt von Zusammenhängen in unserem Sinne zu sprechen. Wo solche nicht erwiesen sind, mündet die ganze Fragestellung wieder in das allgemeine Problem Kriminalität und Krankheit ein.

Hinsichtlich der Voraussetzungen, die das Ausgangsmaterial erfüllen muß um die Frage nach wesensmäßigen Beziehungen zwischen Epilepsie und Kriminalität zu entscheiden, dient demnach mutatis mutandis dasselbe, was hinsichtlich der Schizophrenie gesagt worden ist[1]. Es wäre grundsätzlich falsch von Kriminellen auszugehen, die selbst zu einem verhältnismäßig großen Teil aus Epileptikern bestehen. An einem derartig einseitig ausgelesenen Material würde der Nachweis einer Häufung von Epilepsie unter den Verwandten das Bestehen solcher Zusammenhänge keineswegs beweisen, denn man könnte ihm jederzeit ein anders ausgelesenes Material gegenüberstellen, welches vorwiegend hypersoziale Epileptiker umfaßt. Es besteht nämlich die Möglichkeit, daß es nicht auf die Epilepsie als solche ankommt, sondern auf die Charakter-

---

[1] Vgl. S. 55.

beschaffenheit des Menschen, der mit einer solchen Reaktionsbereitschaft behaftet ist.

Die Frage kann somit nur an einem Material entschieden werden, das aus 2 Vergleichsgruppen besteht, deren Ausgangsfälle von Epilepsie frei sind. Würden nämlich zwischen Epilepsie und Kriminalität wesensmäßige Zusammenhänge bestehen, dann müßte es ja gelingen, im Verwandtenkreis von Kriminellen, die nach besonderer Schwere der Begehungsform ausgelesen sind, eine Häufung von epileptischen Reaktionen nachzuweisen gegenüber einem Vergleichsmaterial, das nach Freisein von Kriminalität ausgelesen ist. Dieses Vergleichsmaterial wird im vorliegenden Fall durch die Einmaligengruppe vertreten.

Schon die Tatsache, daß es neben der Neigung gewisser Epileptiker zu Affektreaktionen und damit in Zusammenhang stehenden kriminellen Handlungen auch ein hypersoziales Syndrom gibt, das gerade für Epileptiker charakteristisch ist, spricht gegen die Auffassung, daß wesensmäßige Beziehungen zwischen Kriminalität und Epilepsie bestehen. Es wäre nicht berechtigt hier zu entgegnen, daß ja auch manische Erregung und Depression etwas verschiedenes sind und doch biologisch zusammengehören können, wie beim manischdepressiven Irresein. Denn bei diesem Beispiel handelt es sich um Schwankungen der Grundstimmung, um ein Darniederliegen bzw. Gehobensein der Lebensgefühle, somit um eine Störung, die eine ganz bestimmte Zone der Gefühlssphäre betrifft, während hypersoziales und antisoziales Verhalten naturgemäß niemals als etwas im biologischen Sinn polar Zusammengehöriges aufgefaßt werden können, weder im allgemeinen noch im besonderen beim Epileptiker. Im allgemeinen deshalb nicht, weil das Zustandekommen von Kriminalität auf eine Fülle von verschiedenen Charakteranlagen und in Zusammenhang damit stehenden Umwelteinflüssen zurückzuführen ist, Anlagen die untereinander sehr verschieden sein können, im besonderen deshalb nicht, weil es bisher nicht gelungen ist nachzuweisen, daß es einen epileptischen Charakter oder eine charakterologisch faßbare epileptische „Wesensart" gibt [1].

Die Möglichkeit, daß zwischen Epilepsie und sozialem Verhalten mittelbar Zusammenhänge bestehen *können*, ist deshalb noch nicht ausgeschlossen. Im Gegenteil. Die jeweils anlagemäßig gegebene Grundhaltung des Charakters weist bei jedem Menschen eine Reihe von Besonderheiten auf, die zum Teil vorwiegend sozial positiv, zum Teil vorwiegend sozial negativ in Erscheinung zu treten geneigt sind. Das Eintreten einer Störung im Sinne einer epileptischen Charakterveränderung oder im Sinne einer besonderen, konstitutionell abartigen Entwicklung, etwa einer Hypoplasie oder Dysplasie, die nach KEHRER und KRETSCHMER bei Epileptikern häufig sind, kann sehr wohl eine Gleichgewichtsstörung im Zusammenspiel der Charakteranlagen hervorrufen, die sich ihrerseits auch im Bereich sozialer Verhaltungsweisen auswirken kann. Wenn diese Auffassung richtig ist, dann ist zu erwarten, daß sich je nach der ursprünglichen Charaktereigenart des Anlageträgers ein hypersoziales, ein in sozialer Beziehung neutrales oder ein antisoziales Verhalten als Folge dieser Gleichgewichtsstörung zeigen wird. Nun gibt es tatsächlich neben dem pedantisch-hypersozialen und neben dem reizbar-antisozialen Syndrom auch eine Anzahl von Epileptikern, die in sozialer Beziehung durchaus neutral sind. Es ist

---

[1] Siehe den folgenden Abschnitt zur Frage des epileptischen Charakters.

naheliegend hieraus zu folgern, daß die ursprüngliche Charakterbeschaffenheit und nicht die Epilepsie über das soziale Verhalten entscheidet.

So hat denn auch KRAEPELIN die Anschauung vertreten, daß der geborene Verbrecher mit der eigentlichen genuinen Epilepsie, mit Ausnahme der Affektepilepsie, keinerlei Berührungspunkte aufweise. Für die Richtigkeit dieser Anschauung sprechen auch die Befunde von REISS (3), der über 112 Sippschaftstafeln von Ludwigsburger Zuchthausinsassen verfügt, und nur eine geringe Gesamtbelastung mit Epilepsie unter den Verwandten feststellen konnte. Ebenso hat GERUM darauf hingewiesen, daß Kriminelle im epileptischen Erbkreis nicht sonderlich hervortreten. Er fand Kriminalitätsziffern von 2,7% bis 4,8%. Die Untersuchungen von GERUM sind allerdings deshalb nicht beweisend, weil sie eine vollständige Erfassung der Kriminalität nicht gewährleisten. Andererseits sprechen neuere Forscher doch von der Häufigkeit epileptischer Erscheinungen bei Verbrechern. Über die Ursachen dieser Häufigkeit gehen die Meinungen auseinander. So versucht BIRNBAUM den Einfluß äußerer Schädlichkeiten, wie Alkohol, Schädeltraumen und Lues zur Erklärung heranzuziehen, denen Kriminelle besonders häufig ausgesetzt seien, ferner die (vermeintliche) Tatsache, daß Epilepsie häufig mit Imbezillität, Psychopathie und überhaupt mit psychischer Minderwertigkeit verbunden ist.

Im allgemeinen kann man sagen, daß bei den Arbeiten, die eine scharfe Abgrenzung genuiner Epileptiker vornehmen, die Gewähr dafür fehlt, daß die Kriminalität mit der erforderlichen Genauigkeit erhoben wurde und daß die einzige Arbeit, die von der Seite der Kriminalität aus zur Lösung dieser Frage etwas beigetragen hat, nämlich die von REISS, nur verhältnismäßig spärliche Angaben enthält. Es wird nur vermerkt, daß sich unter den neun bei den Verwandten gefundenen Fällen mindestens zwei finden, bei denen wohl Encephalitisfolgen vorliegen.

Es wird nun zunächst über die Häufigkeit des Vorkommens von Epilepsie unter den Ausgangsfällen selbst und unter den Verwandten der Ausgangsfälle berichtet (Tabellen 25, 26, 27). Dabei wurde der Begriff Epilepsie möglichst eng gefaßt. Nur Fälle mit Krampfanfällen wurden in Betracht gezogen. Aber auch unter diesen wurden nur solche berücksichtigt, bei denen nicht eine schwere äußere Ursache bekannt war. Bei diesen Verwandten wurde der Begriff allerdings etwas weiter gefaßt. Hier wurden alle Fälle als Epilepsie gezählt, bei denen organische Krampfanfälle mit Bewußtseinstrübung nachzuweisen waren.

Zählt man die einwandfrei feststehenden Fälle von Epilepsie unter den *Ausgangsfällen*, so findet man einen Fall unter 165 Einmaligen (0,6%) und 2 Fälle unter 195 Rückfälligen (1,0%) (s. Tabelle 25).

Epilektiker unter den Einmaligen ist der Fall E. 90. Bemerkenswert ist, daß die epileptischen Anfälle bei ihm geradezu eine Verschiebung nach der Seite sozialen Verhaltens bewirken. Er ist seit dem Bestehen der Anfälle nicht mehr so reizbar wie früher, „weil er sich im Zaum halten muß". Die epileptische Charakterveränderung, falls man überhaupt von einer solchen reden darf, führt also hier dazu, daß eine gewisse Reizbarkeit und Explosibilität verschwindet und einer pedantischen Gewissenhaftigkeit Platz macht. Der Sohn dieses Ausgangsfalles leidet an Migräneanfällen mit Flimmerskotom, ein Vetter litt an epileptischen Anfällen und ist zuletzt vollständig verblödet. An der Erbbedingtheit des Leidens besteht in diesem Fall wohl kein Zweifel.

Sichere Epileptiker unter den Rückfälligen sind nur die Ausgangsfälle R. 48 und R. 170. Bei R. 48 ist zwar die Ursache der Anfälle unbekannt, es findet sich jedoch unter den näheren und unter den entfernteren Verwandten nichts, was auf das Vorhandensein spezifischer Erbfaktoren hinweisen würde. Die Reizbarkeit und der Alkoholismus bei einigen Brüdern sind durchaus unspezifisch. Die Anfälle traten erst nach dem 35. Lebensjahr auf, nachdem die kriminelle Laufbahn bereits nahezu beendet war, auch hat die Kriminalität des Falles nichts für Epileptiker charakteristisches, so daß ein kausaler Zusammenhang zwischen Epilepsie und Kriminalität nicht ernstlich in Betracht kommt. Anders im Fall R. 170. Hier ist es wahrscheinlich, daß bereits zur Zeit der ersten Tat als Folge von Anfällen eine Charakterveränderung bestand.

Tabelle 25. Probanden.

	Zahl der Epileptiker			
	sichere Fälle		einschließlich fraglicher Fälle	
	absolut	in %	absolut	in %
165 Einmalige	1	0,6 ± 0,6	1	0,6 ± 0,6
195 Rückfällige	2	1,03 ± 0,7	7	3,6 ± 1,3

Es würde die Ergebnisse in eine ganz schiefe Beleuchtung rücken, wollte man sagen Epilepsie sei unter den Rückfallsverbrechern doppelt so häufig als unter den Einmaligen, denn der Unterschied von einem einzigen Fall fällt praktisch überhaupt nicht ins Gewicht. Man muß vielmehr sagen, daß einwandfreie Fälle von Epilepsie unter Rückfallsverbrechern nicht nachweisbar häufiger sind als unter Einmaligen. Der Vergleich fällt immerhin anders aus, wenn man die fraglichen Fälle mit in Betracht zieht. Unter den Rück-

Tabelle 26. Geschwister.

	Bezugs-ziffer	Zahl der Epileptiker	
		absolut	in % [1]
Einmalige	593	2	0,34 ± 0,14
Rückfällige	602	3	0,5 ± 0,25

Anmerkung: 5—20jährige halb, über 20jährige ganz gerechnet.

fälligen findet sich eine ganze Reihe derartiger Fälle (R. 76, 82, 144, 187), bei den Einmaligen hingegen kein einziger. Sollte es sich bei allen diesen Fällen wirklich um epileptische Anfälle gehandelt haben, was sehr unwahrscheinlich ist, so würde die Epilepsieziffer der Rückfälligen dadurch eine Erhöhung auf 3,6% erfahren (± 1,3). Bei R. 76 wird von verschiedenen Seiten übereinstimmend angegeben, daß er von seinem 15. bis zu seinem 20. Jahr an Anfällen von Bewußtlosigkeit gelitten habe. Bei einigen Fällen heißt

Tabelle 27. Vettern und Basen.

	Bezugs-ziffer	Zahl der Epileptiker	
		absolut	in % [1]
Einmalige	1413	4	0,28 ± 0,04
Rückfällige	1014,5	4	0,39 ± 0,02

es nur ganz unbestimmt, „soll in der Jugend an epileptischen Anfällen gelitten haben" (R. 82, 144, 187). Allerdings konnte im Fall R. 82 bei einer Schwester, einem Halbbruder und beim Vater Epilepsie nachgewiesen werden. Dazu kommt dann noch ein weiterer Fall (R. 146) mit Ohnmachtsanfällen in der Kindheit, über deren Zugehörigkeit zur Epilepsie nichts sicheres ausgesagt werden kann.

Nachdem das Vorkommen von Epilepsie in der Durchschnittsbevölkerung nur 0,28% beträgt, kann man wohl von einer Erhöhung der Epilepsieziffer

---

[1] Korrigierte Prozentziffer.

unter Rückfallsverbrechern sprechen, doch muß man sich dabei dessen bewußt sein, daß diese Erhöhung verhältnismäßig gering und, soweit man aus dem vorliegenden Material auf sie schließen kann, gegen den Fehler der kleinen Zahl nicht gesichert ist.

Es soll nun untersucht werden, ob Epilepsie unter den Verwandten von Rückfallsverbrechern häufiger ist als es der Durchschnittserwartung entspricht. Ein solcher Befund wäre geeignet die Auffassung zu stützen, daß der schwere Rückfallsverbrecher mit dem Epileptiker sozusagen biologisch verwandt ist. Vergleicht man die Zahlen der Epileptiker unter den *Geschwistern*, so zeigt sich, daß der Prozentsatz bei den Rückfälligen tatsächlich etwas erhöht ist (0,5% gegen 0,34%). Es finden sich nämlich bei einer Bezugsziffer von 593 bei den Geschwistern der Einmaligen 2 Epileptiker, bei einer Bezugsziffer von 602 bei den Geschwistern der Rückfälligen 3 Epileptiker (vgl. Tabelle 26). Allein der Unterschied ist so gering, daß ein einziger Fall genügen würde ihn aufzuheben. Andererseits ist das Geschwistermaterial groß genug um erhebliche Unterschiede, falls solche vorhanden wären, erkennen zu lassen. Wenn trotzdem die Erhöhung der Epilepsieziffer unter den Geschwistern der Rückfälligen gegenüber dem Vergleichsmaterial praktisch bedeutungslos ist, so besagt dies, daß eine erhebliche Belastung mit Epilepsie als solche für das Zustandekommen von Rückfallskriminalität im allgemeinen belanglos ist. Auch die Erhöhung der Epilepsieziffer gegenüber der Durchschnittsbevölkerung (0,5% gegenüber 0,28%) ist praktisch belanglos, selbst wenn sie durch Nachprüfung an einem viel größerem Material gegen den Fehler der kleinen Zahl gesichert wäre, denn die Fehlerquelle, die dadurch gegeben ist, daß verschiedene Untersucher niemals mit der gleichen Genauigkeit vorgehen, ist größer, als dieser geringfügige Unterschied.

Epilepsie findet sich unter den Geschwistern von R. 9, R. 82 (je ein sicherer Fall) und wird angegeben bei je einem Geschwister von R. 92 und R. 187. Diese beiden Geschwister sind jedoch schon vor vielen Jahren gestorben. Außer den beiden sicheren Fällen wurde auch der Bruder von R. 92 berücksichtigt, weil die Angaben sehr bestimmt lauteten und von verschiedenen Seiten her bestätigt wurden. Dagegen wurde die Schwester von R. 187 nicht als Epileptikerin gezählt, weil die Angaben zu unsicher waren. 2 Fälle, die mir persönlich bekannt sind, werden im folgenden kurz beschrieben.

Geschwister von R. 9 und R. 82.

R. 9, Laura. Intelligente Person, charakterologisch unauffällig. Leidet schon seit ihrer Kindheit an Anfällen. Beginn etwa im 5. Lebensjahr. Die Anfälle beginnen mit Flimmern vor den Augen, Schmerzen in der linken Kopfhälfte, taubem Gefühl in der rechten Hand und Kribbeln, das den Arm hochkriecht; Wange und Zunge sind „wie dick", sie kann nicht sprechen, dann tritt Übelkeit auf und Bewußtlosigkeit. Im Umfallen hat sie sich oft stark angeschlagen. Kein Zungenbiß, kein Harnverlust, kein Erbrechen. Die Anfälle traten früher alle 4 Wochen auf, seit dem 10. Jahr seltener, bis vor einigen Jahren noch zweimal jährlich. Seit Luminalbehandlung fast keine Anfälle mehr. Nach den Anfällen soll oft Erbrechen und Schüttelfrost eingetreten sein. Eine Schwester hatte als Kind eine Hemichorea.

R. 82, Anna. Leidet seit ihrem 9. Lebensjahr an Anfällen. Bewußtlosigkeit, Krämpfe und Zuckungen in den Armen, wie ihr die Leute berichten, häufig Zungenbiß. Beim Hinstürzen hat sie sich schon öfters schwer verletzt. Einmal stürzte sie über die Treppe hinunter. Mitunter treten die Anfälle auch nach Aufregungen auf, zumeist aber ohne äußere Anlässe. Seit den Wechseljahren leidet sie außerdem noch an Gallenkrämpfen. Die Angaben stammen, im wesentlichen übereinstimmend, unabhängig voneinander, von ihrer Schwester und von ihr selbst. Der ärztliche Bericht, der eingeholt wurde, enthält nichts über die Anfälle, sondern nur Angaben über die bestehende Cholelithiasis, über eine durchgemachte Thrombophlebitis usw. Der Vater und der Ausgangsfall litten gleichfalls an epileptiformen Krampfanfällen, angeblich auch ein Halbbruder.

Unter den *Geschwistern* der Einmaligen findet sich Epilepsie in 2 Fällen (E. 130, E. 145). In beiden Fällen ist der Proband Sittlichkeitsverbrecher. Eine Schwester des Falles E. 130 litt an Anfällen; ob es sich um echte epileptische Anfälle gehandelt hat, ist aus der Anamnese nicht mit Sicherheit zu sagen, aber sehr wahrscheinlich. Die Frau macht persönlich einen durchaus unpsychopathischen, unhysterischen Eindruck, sie und ihre Geschwister fallen auf durch ihre „Gebundenheit" (DELBRÜCK), Schwerfälligkeit und andere Merkmale, die man den sog. Epileptoiden zuzuschreiben pflegt. Reizbar sind sie allerdings nicht. Ein Vetter leidet an Schwindelanfällen, ist auffallend reizbar und hat eine epileptische Tochter, deren Krankheit, weil sie im heiratsfähigen Alter stand, von der Mutter so geschickt verborgen gehalten wurde, daß niemand im Dorf etwas von ihr wußte. Gerade bei diesem Fall kann man mit Recht von einem epileptischen Erbkreis sprechen. Unter Berücksichtigung aller Einzelheiten wurde die Schwester als Epilepsie gezählt. Ferner wurde ein Bruder von E. 145 als Epileptiker gezählt. Die Häufung von Krampfanfällen und Ohnmachten in der ganzen Sippe berechtigt wohl auch hier von einem epileptischen Erbkreis zu sprechen. Die Schwester des gleichen Falles wurde nicht gezählt, weil die Beschreibung der zeitlich schon weit zurückliegenden Anfälle zu unsicher schien.

Mit Rücksicht darauf, daß diese Fälle und E. 90 in der Gruppe der Einmaligen die einzigen sind, die mit Sicherheit einem epileptischen Erbkreis angehören, schließen wir die Beschreibung der Sippen hier unmittelbar an. Auch der aus den oben angeführten Gründen nicht mitgezählte E. 98 würde hierher gehören.

E. 130, Valentin Sch., lediger Buchhalter. Geboren am 27. 4. 84. Im Alter von 27 Jahren bestraft wegen Sittlichkeitsverbrechen. *Zur Sache:* Geständig, in der Wohnung seines Vermieters, in Abwesenheit der Eltern, dem im Bett liegenden 6jährigen Töchterchen an den Geschlechtsteil gegriffen und versucht zu haben, sein Glied dem Kinde einzuführen. War vom Kinde gerufen worden, ein bißchen hereinzukommen. Bei einem späteren Versuch von der Mutter überrascht. *Urteil:* 6 Monate Gefängnis. Mildernde Umstände wegen seines verkrüppelten Zustandes, seiner Unbescholtenheit sowie deswegen erhalten, weil keine sittliche Schädigung des Kindes eintrat. *Somatisch:* Krüppel. Kyphoskoliose. War von Kindheit an verkrüppelt. In der Schule sehr gut gelernt, wurde von seinen Lehrern stets gelobt. Später Buchhalter. Eine Zeitlang bei dem Bürgermeister als Schreiber angestellt, von dem er sehr gelobt wird. Lebte zuletzt mit seiner Familie. Galt als gutartig. 1927 nach einer Erkältung an Blutsturz gestorben.

Geschwister. Eine Schwester litt in der Kriegszeit mehrere Jahre hindurch an Anfällen. Sie selbst führt diese Anfälle auf die Aufregungen und die viele Not zurück. Die Anfälle traten meist nachts im Bett auf. Vollständige Bewußtlosigkeit. Nach den Anfällen starker Schweißausbruch. Nach der Beschreibung handelte es sich wahrscheinlich um epileptische Krampfanfälle. Jedoch ist die Schilderung der Anfälle sehr unvollkommen, die Frau weiß sich nicht daran zu erinnern, ob sie sich manchmal in die Zunge gebissen hat usw. Die Anfälle sind seither vollständig verschwunden, doch ist sie seit der Zeit schreckhaft und leicht aufgeregt. Groß gewachsene Frau, ausgesprochen athletische Züge, eigenartig unfrei, dumpf, gebunden, zäh. Ein Sohn von ihr ist in einem Krüppelheim (Kinderlähmung ?). Ein Bruder stark schwerhörig, leptosom mit athletischen Zügen, macht dumpfen, erdgebundenen Eindruck; Fuhrwerker. Ein anderer Bruder stumpf, mürrisch und verschlossen, reagiert nur wenig auf Fragen, macht sehr gebundenen, unfreien und schwerfälligen Eindruck. Alle Geschwister sind sehr fleißig, gelten als ruhige brave Leute.

Eltern. Vater ist schon vor 40 Jahren gestorben. Soll leicht aufgeregt gewesen sein, außerordentlich fleißig, ,,hat Tag und Nacht geschafft", hat sich ,,zu Tode geschafft". *Mutter* unauffällig.

Vettern und Basen väterlicherseits. Ein Vetter gilt als sehr aufgeregt, ,,gleich in der Höh", leidet viel an Kopfschwindel. Eine Tochter von ihm leidet an Epilepsie. Zur Zeit der Untersuchung ausgesprochene Bromakne. Die Anfälle treten alle 8—10 Wochen einmal auf. Ohne Aura tritt plötzlich Bewußtlosigkeit ein, es folgen Zuckungen und Krämpfe, Augenrollen, Zungenbiß. Die Anfälle sind unabhängig von Aufregungen. Erhält Brom und Luminal. Gesicht auffallend schwammig, verwaschen. Ihre Mutter hält die Anfälle geheim, weil sich das Mädchen im heiratsfähigen Alter befindet. Die übrigen Vettern sind unauffällige, ruhige Männer. Im persönlichen Verkehr natürlich und von durchschnittlicher Intelligenz.

E. 90, Adolf L. Nicht mehr berufstätig (Dienstknecht). Geboren am 27. 11. 74. Im Alter von 36 Jahren bestraft wegen Körperverletzung. *Urteil:* L. erhielt 6 Monate Gefängnis. *Klinisch:* Epilepsie (war nie in einem Krankenhaus). Er war in seiner Jugend reizbar und ungemein jähzornig. Litt viel an Kopfschmerzen. Im Jahre 1915 erlebte er einen Fliegerbombenangriff. Er selbst wurde dabei gar nicht verletzt, jedoch wurde eine Passantin in seiner Nähe getötet. Unmittelbar danach hatte er einen Anfall und leidet seither nun schon 15 Jahre lang an Anfällen. Diese Anfälle treten mitunter im Anschluß an Aufregungen auf, meistens aber ohne äußere Veranlassung. Oft treten sie im Schlaf auf, dann weiß er selbst gar nichts davon. Sie beginnen mit Schwindelgefühl, gefolgt von Bewußtlosigkeit, Augenrollen, Krämpfen in Armen und Beinen, Zungenbiß, Secessus urinae. Wenn er das Schwindelgefühl bekommt, weiß er schon, daß ein Anfall zu erwarten ist und bringt sich in Sicherheit, so daß er noch nie schwere Verletzungen durch Zusammenstürzen erlitten hat. Die Anfälle treten mitunter zweimal täglich auf, meistens in Abständen von ein bis mehreren Wochen. Seit er an Anfällen leidet trinkt er nicht mehr, was er früher gerne getan hat, ist auch nicht mehr so aufgeregt und reizbar. Er selbst führt die Anfälle auf den Schrecken zurück, den er bei dem Fliegerbombenangriff erlitten hat. Daß er seit Bestehen dieser Krankheit nicht mehr so jähzornig ist, führt er darauf zurück, daß er sich immer im Zaum halten müsse. Persönlich unauffällig. Seit Bestehen der Anfälle gewissenhaft und pedantisch.

Kinder. Ein Sohn leidet an Migräneanfällen. Diese beginnen mit heftigem Flimmern vor den Augen, bald rechts, bald links. Je nachdem auf welcher Seite das Flimmern auftritt, ist dann die rechte bzw. die linke Gesichtshälfte vollständig ausgeschaltet. Dieser Zustand dauert angeblich 10—20 Minuten, dann, sobald er wieder auf beiden Seiten etwas sieht, treten heftige Kopfschmerzen auf, und zwar auf der dem Flimmern entgegengesetzten Seite. Die Kopfschmerzen dauern mitunter 4—5 Tage an und sind streng halbseitig vom Auge aus über die Schläfe bis zur Mitte der Stirn lokalisiert. Persönlich unauffällig, berichtet von sich selbst, er sei sehr jähzornig, könne auf eine ganz kleine Sache hin so hitzig werden, daß er alles zerschlägt. Gibt ruhig Auskunft, ist persönlich unauffällig. Eine Tochter ist mit Basedow behaftet (Protrusio bulborum, feuchte Haut, feinwelliger Tremor der Hände). Wurde einmal operiert. 3 andere Kinder unauffällig.

Geschwister. Ein Bruder ist einmal wegen Körperverletzung bestraft worden. Er ist mit der Sense auf jemand losgegangen. Mitunter leicht erregbar und jähzornig. Im allgemeinen jedoch ruhig und still. Unter seinen Kindern leidet eines an Absencen: Anfallsweise auftretende Bewußtseinsveränderungen, wobei es plötzlich vor sich hinstarrt, entweder gar nichts oder durcheinander spricht, nach einigen Minuten ist wieder alles vorbei. Es hat keine Erinnerung an diese Zustände. Deutlicher Hydrocephalus, die Absencen angeblich seit Kopfverletzung. — Ein anderer Bruder dumpf, ,,gebunden", still, ruhig, ein Arbeitstier, angeblich auch reizbar. Eines seiner Kinder ist idiotisch (gänzlich bildungsunfähig), die übrigen vier, alle sitzengeblieben, wahrscheinlich debil.

Onkeln und Tanten. Ein Bruder des Vaters war Trinker, soll an seiner Trunksucht zugrunde gegangen sein. Eine Schwester des Vaters war schwachsinnig.

Vettern und Basen. Eine Base mütterlicherseits ist sehr erregbar, bekommt leicht Angstzustände, von theatralischem Gepräge. Bei der Unterredung beginnt sie stark zu schnaufen und am ganzen Körper zu zittern. Sie litt vor etwa 20 Jahren mehrere Monate lang an Krampfanfällen. Bei diesen Anfällen stürzte sie bewußtlos zusammen; der erste war unmittelbar nach einer Verschüttung aufgetreten; sie wurde, damals gerade im 5. Monat schwanger, durch einen Hauseinsturz verschüttet und erst nach 2 Stunden ausgegraben. Die Krampfanfälle sind jetzt verschwunden; wenn sie bestimmte Gerüche, z. B. Ölfarbengerüche, wahrnimmt, so bekommt sie seit dieser Zeit ein Brennen auf der Zunge und beginnt zu zittern (psychogene Anfälle, Reflexhysterie). Sie hatte 5 Totgeburten; 4 Kinder leben, eine Tochter soll gleichfalls „hysterisch" sein. Ein Sohn litt als kleines Kind an Krämpfen, ist taubstumm. — Unter den Vettern und Basen väterlicherseits ein *Epileptiker*, der zuletzt vollständig verblödete. Die Anfälle traten anfangs alle 4 Wochen auf, „so wie der Mond kam", häuften sich später stark und führten zu vollständiger Verblödung. Zu Beginn des Anfalles schrie er oft den Namen seines Lehrers, von dem er in der Schule viel geschlagen worden war. Die Kinder der schwachsinnigen Tante sind debil, die eine von den beiden ist auffallend klein. Unter den Kindern dieser Base ein Sohn mit einer auffallenden Mißbildung des linken Ohres. An Stelle der äußeren Ohrmuschel befindet sich ein glatter Wulst, der von kranial und dorsal nach ventral und caudal verläuft und bei der äußeren Ohröffnung endet. Sein oberes Ende ist durch eine kleine pyramidenförmige Spitze gekennzeichnet. Das Gesicht ist hochgradig asymmetrisch, die linke Hälfte, stark zurückgeblieben und konkav, wird von der rechten umgriffen. Eine Schwester dieses Falles zeigt ein auffallend stark verkümmertes Unterkiefer. Unter den Vettern und Basen und deren Kindern eine Reihe von Schwachsinnigen, darunter eines das stark stottert und nahezu bildungsunfähig ist (imbezill). Einige unter den Vettern und Basen (väterlicherseits) sind auffallend kleinwüchsig. Alle Verwandten sind im allgemeinen stille und ruhige Menschen. Die Familie des Ausgangsfalles stammt aus einem kleinen Dorf, das wegen der vielen Diebe und Zigeuner, die es beherbergt, verrufen ist. Tatsächlich handelt es sich um ein armselig unsauberes Dorf, das einen fremdartigen Eindruck macht. Die kleinen Häuser liegen durchwegs entlang der Straße und kleben an einer baumlosen Anhöhe. Alle Verwandten leben in sehr ärmlichen Verhältnissen, sind zum Teil in Lumpen gekleidet. Die Wohnungen sind nur bei einigen, so z. B. beim Ausgangsfall und bei seinem Sohn, verhältnismäßig sauber. Die meisten sind schmutzig, einige vollständig verwahrlost.

E. 145, Karl Vo., lediger Schürer. Geboren am 16. 2. 79. Im Alter von 30 Jahren bestraft wegen einem Verbrechen wieder die Sittlichkeit und Verbrechen des Versuches zu einem solchen. *Zur Sache:* Lockte 7jährige Mädchen an sich, betastete, entblößte sie, stieß auch an einem Kind mit seinem Gliede bis zum Samenerguß herum. Gestand. Das Kind schrie nicht. Die Mädchen hatten vorher von Vo. Bier bekommen. *Urteil:* 6 Monate Gefängnis. Mildernd: Geistige Beschränktheit und Einfluß des Alkohols, ferner weil kein sittlicher Nachteil für die Kinder erwuchs.

Aus dem Brief der Mutter des Vo. an den Staatsanwalt. Bittet um Untersuchung des Sohnes auf den Geisteszustand. Der Sohn sei stets unter seinen Geschwistern als geistig sehr beschränkt aufgefallen. Auffassungsvermögen habe ihm gänzlich gefehlt. Er saß allein am Sonntag in einer Zimmerecke und stierte vor sich hin, gab keine oder unpassende Antworten. Auch später wurde Vo. von den Arbeiterkollegen in A. als eigentümlich und scheu befunden. Mutter meint, der Sohn sei sich seiner Tat nicht bewußt gewesen. — Ortsbürgermeister bestätigt die Richtigkeit dieser Angaben.

Macht persönlich einen eigenartig stumpfen, verschlossenen Eindruck. Geht im Gespräch nicht aus sich heraus. Hockt den ganzen Tag vor sich hinbrütend in seiner Stube. Eine eigentliche Intelligenzprüfung ist wegen seiner Verschlossenheit und äußerst mißtrauischen Einstellung nicht möglich. Doch ist seine Intelligenz jedenfalls sehr gering. Einfache Fragen werden im allgemeinen zutreffend beantwortet. Hat früher in einer Glasfabrik als Glasmacher gearbeitet.

Geschwister. Eine Schwester soll früher an Anfällen gelitten haben. Es war jedoch nicht möglich, einwandfreie Auskünfte über die damalige Zeit zu erlangen. Die Angaben waren nicht nur unvollkommen, sondern auch widerspruchsvoll. Sie soll als Kind einmal aus dem Fenster gestürzt sein und bald nachher den ersten Anfall gehabt haben. In der Schule mehrfach sitzengeblieben. Auch persönlich ist von ihr nichts näheres zu erfahren, weil sie hochgradig schwachsinnig ist (imbezill). Sie ist nicht einmal als Fabrikarbeiterin brauchbar, kann sich selbst nichts machen (nähen u. dgl.), wird von ihrer Schwester ernährt. Auffallend ist ihre Reizbarkeit und Erregbarkeit, derentwegen sie von Kindern gerne geneckt und verspottet wird (epileptische Demenz? Angeborener bzw. im Kindesalter erworbener Schwachsinn?). Ein Bruder leidet seit seinem 17. Lebensjahr an Anfällen. Diese beginnen mit einem Gefühl von Übelkeit, Blässe und Schweißausbruch im Gesicht, dann erfolgt

Bewußtseinsverlust und nach dem Bericht von Augenzeugen Verdrehen der Augen, Zusammenbeißen und Knirschen mit den Zähnen, oft auch Harnverlust. Die Anfälle treten meist abends auf. Angeblich meistens dann, wenn er wenig gegessen, Bier getrunken und eine Zigarre geraucht hat (was er allerdings jeden Abend zu tun pflegt). Die Bewußtlosigkeit dauert etwa eine Viertelstunde, nachher ist er stundenlang sehr matt. Die Anfälle treten niemals nach Aufregungen auf (Epilepsieverdacht). — Ein anderer Bruder leidet auch mitunter an Anfällen und plötzlichem Bewußtseinsverlust. Unlängst stürzte er infolge einer derartigen ,,Ohnmacht" vom Fahrrad. — Ein anderer Bruder erlitt im Alter von 60 Jahren einen Schlaganfall, war vorübergehend vollkommen gelähmt. — Ein Sohn dieses Bruders hat als Kind an Krampfanfällen gelitten und soll damals auffallend reizbar gewesen sein. Die Anfälle sind jedoch ungefähr zur Zeit der Pubertät verschwunden, sie gingen einher mit vollständiger Bewußtlosigkeit (nähere Angaben waren nicht zu erhalten). — Eine Tochter dieses Bruders ist taubstumm.

Vettern und Basen. Eine Base väterlicherseits leidet an Ohnmachtsanfällen, die seit den Wechseljahren insbesondere nach Anstrengungen auftreten. — Eine andere Base leidet seit den Wechseljahren an anfallsweise auftretenden heftigen (nicht halbseitigen) Kopfschmerzen. — Einer von ihren Söhnen leidet gleichfalls an heftigen Kopfschmerzen, die anfallsweise auftreten, er ist schwach begabt, das Sprechen fällt ihm schwer, obwohl er schon 25 Jahre alt ist (,,schwere Zunge"). — Ein anderer unter ihren Söhnen leidet gleichfalls an anfallsweise auftretenden Kopfschmerzen, nach Alkoholgenuß, auch in geringen Mengen, treten diese sofort auf.

Der Vergleich der Geschwister Einmaliger und Rückfälliger hat hinsichtlich der Epilepsiehäufigkeit keine irgendwie nennenswerten Unterschiede ergeben. Zählt man die Epilepsie unter den *Eltern* aus, so ergibt sich ein Fall (R. 82) unter 178 Vätern von Rückfälligen (0,56%) und ein Fall (E. 51) unter 156 Vätern von Einmaligen (0,64%). Unter 162 Müttern von Rückfälligen eine angebliche Epilepsie (R. 80), unter den (150) Müttern der Einmaligen kein einziger Fall.

Berechnet man hieraus den Prozentsatz der epileptischen Eltern, so erhält man für die Rückfälligen 0,55%, für die Einmaligen 0,32%. Läßt man den fraglichen Fall (R. 80) unberücksichtigt, so würde sich die Epilepsieziffer bei den Eltern der Rückfälligen auf 0,29% erniedrigen. Das Ergebnis läßt sich dahin zusammenfassen, daß unter den Eltern der Rückfallsverbrecher Epilepsie nicht häufiger ist als unter den Eltern der Einmaligen, wenn man nur die einwandfreien Fälle zählt. Die Prozentziffer entspricht dann ziemlich genau der von LUXENBURGER für die Durchschnittsbevölkerung errechneten Zahl (0,28%). Die Einbeziehung des einen fraglichen Falles würde eine geringfügige Erhöhung der Epilepsieziffern bei den Eltern der Rückfallsverbrecher ergeben, die ziemlich genau der Erhöhung dieser Ziffer bei den Geschwistern der gleichen Gruppe entspricht.

Es bleibt nun noch die Epilepsiehäufigkeit bei den *Vettern und Basen*. In dieser Verwandtschaftsgruppe finden sich sowohl bei den Rückfälligen als bei den Einmaligen je 4 Epilepsien (s. Tabelle 27 S. 83). Da jedoch die Bezugsziffer bei den Einmaligen größer ist (1413) als bei den Rückfälligen (1014,5), ergibt sich für die Einmaligen eine geringere Prozentziffer (0,28) als für die Rückfälligen (0,39). Epilepsie fand sich bei einem Vetter von R. 58, bei je einer Base von R. 114 und R. 120 und bei einem Vetter von R. 188. Nicht gezählt wurde ein Vetter von R. 89. Bei diesem Fall besteht Schizophrenieverdacht. Doch konnte weder die Schizophrenie noch die epileptische Natur der Anfälle gesichert werden, weil es sich um ein bisher nie interniertes Individuum handelt, das derzeit nur wenig Auffälliges bietet.

Unter den Vettern und Basen befinden sich 2 Fälle, bei denen es sich zweifellos um traumatische Epilepsien handelt (R. 188, E. 38). In zwei weiteren Fällen könnte man von Affektepilepsie sprechen (E. 48, E. 88).

R. 188, Vetter. Sohn eines schweren Trinkers, in der Kindheit normale Entwicklung, in den späteren Schulklassen ausgesprochen schwer erziehbar. Seit Kopfschußverletzung leidet er an Anfällen von Bewußtlosigkeit, die etwa alle 4 Wochen auftreten und durch eine Aura in Form von Schmerzen in Armen und Beinen eingeleitet werden. Es folgen dann Krämpfe an den Armen und Beinen, Verdrehen der Augen, mitunter auch Zungenbiß und Harnverlust. In der Stirnmitte erbsengroße Schußnarbe mit Knochendefekt, nicht wesentlich druckempfindlich. Seit er an den Anfällen leidet ist er außerordentlich reizbar, weiß oft nicht, was er spricht, verliert den Zusammenhang, ist unfähig, sich neue Eindrücke zu merken und gilt bei den einfachen Leuten seines Heimatdorfes als geistesgestört. Ist schon seit Jahren in einer Irrenanstalt, weist schwere Charakterveränderungen auf, ist jedoch nicht vollständig verblödet.

R. 58, 114 und 120 siehe Kasuistik.

E. 58, Vetter. Traumatische Epilepsie seit Kopfschuß. Er verunglückte vor vielen Jahren dadurch, daß er beim Holzsammeln bei einem Anfall mit dem Gesicht auf den Boden stürzte und erstickte.

E. 48, Vetter. Äußerst erregbare, explosive Persönlichkeit. Die Anfälle treten meist nach Aufregungen oder nach Alkoholgenuß auf, mitunter auch dann, wenn er in der Früh geweckt wird. Mitunter stürzt er auch, mitten in einer Unterhaltung begriffen, ganz lautlos rücklings zu Boden, ist sofort bewußtlos, bekommt Krämpfe und Schaum vor dem Mund, ohne daß irgendein Anlaß zu finden wäre. Nach 10 Minuten ist alles wieder vorüber, das Bewußtsein bleibt jedoch noch längere Zeit hindurch getrübt.

E. 88, Vetter. Der erste Anfall trat auf, als er in der Kindheit seinen Vater nach langer Zeit zum ersten Male wieder sah. Er freute sich damals übermäßig und litt seither während der Kindheit an Anfällen, die stets im Anschluß an übergroße Freude auftraten. Die Abstände zwischen den Anfällen betragen etwa ein halbes Jahr, erst in den letzten Jahren treten die Anfälle nur nachts auf, während Patient im Bett liegt. Sie sind von vollständiger Bewußtlosigkeit und meist auch von Secessus urinae begleitet.

Epilepsie fand sich ferner bei je einem Vetter von E. 90 und 151.

Hinsichtlich der Häufigkeit des Vorkommens von Epilepsie bei den Vettern und Basen ist zu sagen, daß wieder eine geringfügige Erhöhung auf der Seite der Rückfälligen nachweisbar ist, die Unterschiede sind jedoch äußerst gering (vgl. Tabelle 12).

Zusammenfassend ist zu sagen, daß Epilepsie unter Rückfallsverbrechern selbst sowie in ihrem Verwandtenkreis etwas häufiger vorzukommen scheint als unter Einmalbestraften und in ihren Sippen. Bei Geschwistern und bei Vettern und Basen besteht eine geringfügige Erhöhung der Epilepsieziffer, bei den Eltern könnte man gleichfalls von einer Erhöhung sprechen, wenn man einen fraglichen Fall mitzählt. Wesensmäßige erbbiologisch verankerte Wechselbeziehungen zwischen Neigung zu kriminellem Verhalten und Disposition zu epileptischen Anfällen sind in Anbetracht der Geringfügigkeit der Unterschiede und unter Berücksichtigung des Umstandes, daß Unterschiede bei den Eltern gar nicht nachweisbar sind, im allgemeinen mit Sicherheit abzulehnen.

8. Epilepsie und Tätlichkeitsverbrechen.

Man wird gegen die soeben dargelegte Schlußfolgerung vielleicht einwenden, es sei zwar zuzugeben, daß die Unterschiede hinsichtlich der Epilepsiehäufigkeit zwischen den Sippen Einmaliger und Rückfälliger nur sehr gering sind, daß es aber auf der anderen Seite doch auffallend ist an allen Verwandtschaftsgraden in übereinstimmender Weise eher eine Erhöhung der Ziffern auf Seite der Rückfälligen gegenüber den Einmaligen zu finden, eine Erhöhung, die mit zunehmender Entfernung vom Ausgangsfall abnimmt.

Dieser Einwand ist insofern berechtigt, als es sich hier tatsächlich um eine auffallende Erscheinung handelt. Um die Ursachen dieser Erscheinung zu ergründen wurden die verschiedenen Deliktskategorien miteinander verglichen und dabei ergab sich, daß sich eine Häufung von Epilepsie ganz vorwiegend in den Sippen der Tätlichkeitsverbrecher nachweisen läßt.

Daraufhin wurde die Gruppe der Rückfallsverbrecher nach rein soziologischen Gesichtspunkten in mehrere Untergruppen geteilt, wobei Schwere und Häufigkeit der Tätlichkeitsverbrechen als Maßstab angelegt wurden. Als Tätlichkeitsverbrechen galten Beleidigung, Hausfriedensbruch, Aufruhr, Körperverletzung, Totschlag usw. Sittlichkeitsverbrechen wurden nicht berücksichtigt. Nicht berücksichtigt wurden ferner alle Fälle, denen irgendeine derartige Strafe nur einmal auferlegt wurde. Vielmehr wurden nach einem Punktsystem nur solche Fälle herausgegriffen, die eine Mehrzahl derartiger Strafen aufzuweisen hatten, von denen mindestens eine die Dauer von 2 Monaten nicht unterschreiten durfte. Diesen Anforderungen entsprach ein gutes Drittel der Ausgangsfälle (75 Fälle).

Diese große Gruppe von Tätlichkeitsverbrechern wurde wieder nach einem Punktsystem in 2 Untergruppen geteilt, nämlich in die Gruppe der polytropen Tätlichkeitsverbrecher (50 Fälle [1]) und in die Gruppe der vorwiegenden Tätlichkeitsverbrecher (25 Fälle [2]). In der ersten Untergruppe halten sich Tätlichkeitsdelikte und Eigentumsdelikte so ziemlich die Waage, bei den vorwiegenden Tätlichkeitsverbrechern überwiegen die Tätlichkeitsdelikte zahlenmäßig stark gegenüber den Eigentumsdelikten. Endlich wurde noch eine 3. Untergruppe gebildet (16 Fälle [3]), welche nur die sog. reinen Tätlichkeitsverbrecher umfaßt, d. h. solche, die entweder ausschließlich bzw. nahezu ausschließlich wegen Tätlichkeitsdelikten bestraft sind, oder sich durch eine besondere Schwere der Deliktsart (Mord, Totschlag usw.) auszeichneten bei starkem Überwiegen der Tätlichkeitsdelikte gegenüber andersartigen Delikten. Die Gruppe der reinen Tätlichkeitsverbrecher ist entnommen den Polytropen und den vorwiegenden Tätlichkeitsverbrechern, und zwar wieder auf Grund eines Punktsystems. Bei den reinen Tätlichkeitsverbrechern handelt es sich durchwegs um sog. Affektverbrechen, niemals um kühl überlegte Taten.

Man ersieht aus diesen Angaben, daß ein einmalig wegen Totschlag sonst aber niemals wegen irgendeines Tätlichkeitsverbrechens Bestrafter, dessen Strafliste jedoch 32 Betrugsstrafen aufweist, überhaupt nicht als Tätlichkeitsverbrecher gezählt wurde, daß andererseits ein Fall, der z. B. einmal wegen Totschlag, zweimal wegen Körperverletzung, einigemale wegen Beleidigung und 15mal wegen Rückfallsdiebstahl vorbestraft ist, nicht zu den reinen Tätlichkeitsverbrechern gezählt wurde.

Untersucht man die Verteilung der Epileptiker einschließlich der fraglichen Fälle, so ergibt sich, daß ihre Zahl am höchsten ist in der Gruppe der vorwiegenden

---

[1] R. 3, 4, 5, 9, 15, 17, 18, 22, 28, 30, 33, 34, 35, 39, 42, 44, 49, 53, 61, 64, 66, 67, 70, 77, 87, 92, 94, 101, 107, 117, 125, 126, 127, 131, 135, 139, 145, 146, 150, 152, 156, 159, 165, 169, 171, 173, 175, 179, 189, 191 (50 Fälle).

[2] R. 1, 23, 29, 32, 36, 56, 72, 76, 89, 99, 104, 105, 114, 119, 120, 122, 151, 155, 161, 170, 172, 174, 177, 181, 193 (25 Fälle).

[3] Betrifft die schwersten Fälle, unter denen der beiden vorhergehenden Gruppen. a) R. 29, 36, 72, 120, 122, 170, 172, 173, 174. b) R. 9, 67, 99, 105, 114, 126, 193 (zusammen 16 Fälle).

Tätlichkeitsverbrecher. Hier finden sich 2 Fälle unter 25, das sind 8,0%. Wesentlich geringer ist sie in der Gruppe der Nichttätlichkeitsverbrecher (4 Fälle unter 120, ist gleich 3,3%) und am geringsten in der Gruppe der Polytropen (kein einziger Fall unter 50 Fällen).

Betrachtet man dagegen das Vorkommen von Epileptikern unter den reinen bzw. schwersten Tätlichkeitsverbrechern, so erhält man einen Epileptiker unter 16, d. h. 6,25%.

Bemerkenswert ist jedenfalls die Häufung von Epileptikern unter den vorwiegenden Tätlichkeitsverbrechern und unter den reinen Tätlichkeitsverbrechern. Auffallend ist dagegen und wohl unerwartet, daß Epileptiker in der Gruppe der Polytropen vollkommen fehlen und somit seltener sind als unter den Nichttätlichkeitsverbrechern. Dieser Befund findet seine Erklärung darin, daß die Polytropen in ihrer überwiegenden Mehrzahl aus Hyperthymikern und willenlosen Psychopathen zusammengesetzt sind, somit aus Persönlichkeiten, bei denen die Tätlichkeitsdelikte grundsätzlich anders zu werten sind, als bei explosiblen Psychopathen und anderen Persönlichkeiten, deren Entgleisungen eine bestimmte Richtung auf das Tätlichkeitsdelikt hin aufweisen. Bei der Gruppe der polytropen Tätlichkeitsverbrecher, d. h. der nach allen Richtungen hin wahllos Entgleisenden, ist insbesondere die Zahl der triebhaft Reagierenden und die Zahl der Hemmungslosen besonders erhöht. So sind die Hyperthymiker[1] in der Gruppe der Polytropen besonders stark vertreten (19 Fälle unter 50 = 38,0% gegenüber 29,3% bei der Gesamtgruppe der Rückfälligen), während sie in der Gruppe der vorwiegenden Tätlichkeitsverbrecher bereits unterdurchschnittlich vertreten (24,0% bzw. 6 unter 25 Fällen) und in der Gruppe der reinen Tätlichkeitsverbrecher ausgesprochen selten sind (2 unter 16 Fällen, gleich 12,7%). Die gleichen Unterschiede ergeben sich hinsichtlich der willenlosen Psychopathen.

Nun verhält es sich aber so, daß Polytrope, d. h. nach allen Richtungen hin gleichsam wahllos entgleisende Rückfallsverbrecher viel häufiger sind als solche, die stets nach einer bestimmten Richtung hin entgleisen. Das konnte WARSTADT durch seine Untersuchungen an Gefangenen zeigen und wurde von LANGE (2) bestätigt. Auch am vorliegenden Material hat sich an dem besonderen Beispiel der Tätlichkeitsverbrecher ergeben, daß Polytrope etwa doppelt so häufig sind, als vorwiegende Tätlichkeitsverbrecher und daß Tätlichkeitsverbrecher, die nahezu ausschließlich wegen Gewalttätigkeiten bestraft wurden, auffallend selten sind (7 unter 75 Fällen).

Psychopathologisch entsprechen die polytropen Tätlichkeitsverbrecher im großen und ganzen den willenlosen, den gemütlosen und insbesondere den hyperthymischen Psychopathen, die zusammengenommen, wie im Abschnitt über Psychopathie und Verbrechen gezeigt werden wird, eine große Gruppe bilden. Die reinen Tätlichkeitsverbrecher hingegen stellen eine Auslese von Fällen dar, welche, wie Tabelle 28 zeigt, durch allerlei heterogene psychische und konstitutionelle Abnormitäten ausgezeichnet sind.

Wenn man somit überhaupt von einem Zusammenhang zwischen Epilepsie und Kriminalität sprechen will, so wäre das nur hinsichtlich gewisser Affektverbrecher zutreffend und auch da nur mit einer zweifachen Einschränkung: daß nämlich solche Beziehungen nur für ausschließlich oder ganz vorwiegend

---

[1] Über die Abgrenzung dieses Typs, s. S. 138.

Tabelle 28. Gegenüberstellung der reinen Tätlichkeitsverbrecher (T) und der restlichen Fälle (NT) der Rückfälligen.

	T (16 Fälle)			NT (179 Fälle)		
	absolut	in %	und zwar R	absolut	in %	und zwar R
Epilepsie	1	6,3 ± 6,1	170	1	0,5 ± 0,5	48
Migräne	1	6,3 ± 6,1	72	3	1,7 ± 0,9	25, 44, 136
Cephalea	1	6,3 ± 6,1	29	2	1,1 ± 0,8	68, 131
Bettnässen....	2	12,5 ± 8,3	9, 193	5	2,8 ± 1,2	54, 58, 76, 130, 162
Sprachstörung ..	2	12,5 ± 8,3	67, 99	4	2,2 ± 1,1	23, 58, 110, 191
Belastung durch Epilepsie bei den Verwandten ..	3	18,8 ± 9,8	9, 114, 120	5	2,8 ± 1,2	58, 82, 82, 92, 187, 188
Im obigen Sinne abnorme oder belastete Ausgangsfälle überhaupt .	9	56,3 ± 12,4		18	10,1 ± 2,3	

zu Gewalttätigkeiten neigende Persönlichkeiten gelten und daß selbst bei dieser kleinen Gruppe zwar die Epilepsie als solche vergleichsweise häufiger vorkommt, aber an Häufigkeit des Vorkommens noch weit übertroffen wird von allerlei Abnormitäten [1], deren erbbiologischer Zusammenhang mit der Epilepsie keineswegs erwiesen ist.

Man könnte von dieser kleinen Gruppe der reinen Tätlichkeitsverbrecher sagen, daß es sich hier um pathologische Fälle handelt, um Fälle mit groben organischen Defekten, während es sich bei den polytropen Tätlichkeitsverbrechern einfach um Charakterabnormitäten handelt, die angeboren sind und sich auf Störungen bestimmter Charakterzonen zurückführen lassen. Und man kann diesen Gegensatz vergleichen mit einer Unterscheidung zwischen normalen und pathologischen Tätlichkeitsverbrechern unter den Einmaligen, über die hier noch anschließend berichtet wird.

Unter den einmaligen Rechtsbrechern nehmen ja die wegen Tätlichkeitsverbrechen Bestraften zahlenmäßig eine hervorragende Stellung ein. Insgesamt wurden 72 unter 166 Einmaligen wegen Tätlichkeitsverbrechen bestraft, und zwar 66 wegen Körperverletzung und Raufhandel, je einer wegen Beleidigung und Brandstiftung, 2 wegen Erpressung und Nötigung und 3 Fälle wegen Tötung auf Verlangen bzw. fahrlässiger Tötung.

Sieht man sich diese (einmalig bestraften) Tätlichkeitsverbrecher näher an, so ergibt sich, daß sie in 2 Gruppen zerfallen [2]. Die eine, weitaus größere, besteht aus 47 Fällen, die zwischen dem 18. und 27. Jahr bestraft wurden. Der überwiegenden Mehrzahl nach handelt es sich um normale Persönlichkeiten, nur 8 Fälle zeigen psychopathische Züge. Die zweite Gruppe besteht aus 12 Fällen, die erst im Alter zwischen 32 und 39 Jahren bestraft wurde. Unter diesen 5 Psychopathen, ferner eine Lues cerebri und eine Epilepsie. Diese Gegenüberstellung zeigt deutlich, daß in der erst im späteren Lebensalter straffällig gewordenen Gruppe von Tätlichkeitsverbrechern der Anteil psychopathologisch auffälligen oder cerebral geschädigten Persönlichkeiten wesentlich größer ist, als in der im jugendlichen Alter bestraften Gruppe (Abb. 2 u. 3).

---

[1] Migräne, Sprachstörungen, Cephalea, Bettnässen. [2] Siehe Abb. 2 und 3.

Vergleicht man diesen an den Einmaligen erhobenen Befund mit dem an den Rückfälligen erhobenen Befund hinsichtlich der reinen Tätlichkeitsverbrecher, so kann man sagen, daß ganz allgemein spätes Auftreten von Tätlichkeitsverbrechern und Rückfall ausschließlich in das gleiche Delikt (bzw. ganz vorwiegend in das gleiche Delikt bei besonders schwerer Begehungsart) mit viel größerer Wahrscheinlichkeit für das Vorliegen schwerer Charakterabnormitäten und Konstitutionsanomalien oder von Hirnschädigungen sprechen, als das Auftreten von Tätlichkeitsverbrechen im jugendlichen Alter oder der Rückfall, der verhältnismäßig richtungslos erfolgt. Setzt man für Rückfall Schwerkriminalität, für Einmaligkeit Leichtkriminalität, wozu man durchaus berechtigt ist, so ergibt sich der allgemeine Satz: In der Leichtkriminalität kann die Eigenart der Rasse (oder des Volkes) unmittelbar zum Ausdruck kommen, denn die leichten Begehungsformen sind abhängig von der normalcharakterologischen Struktur und von dem bodenständigen Brauchtum der Täter, dagegen kann die Eigenart der Rasse in der Schwerkriminalität nicht unmittelbar zum Ausdruck kommen, weil die schweren Begehungsformen auf Charakterabnormitäten beruhen, die nicht als Zuspitzungen oder Verstärkungen von Rasseneigentümlichkeiten gelten können, sondern nur dadurch zu erklären sind, daß sich den Rasseneigentümlichkeiten (erbliche) Charakterabnormitäten zugesellen, die mit der Rasse unmittelbar nichts zu tun haben [F. STUMPFL (4)].

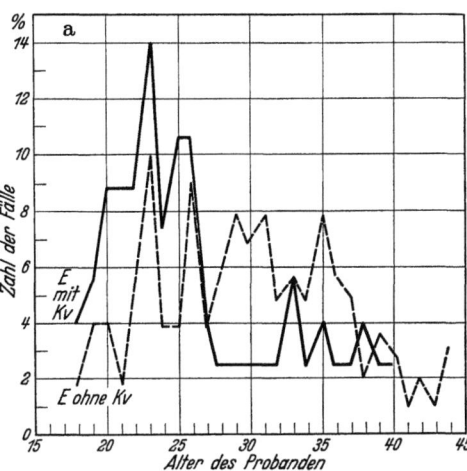

Abb. 2. Einmalige, zeigt an, daß die Kriminalitätskurve der wegen Kv-Bestraften 2 Gipfel aufweist. Der erste ist ganz vorwiegend Ausdruck der normalen jugendlichen Rauflust, der zweite Ausdruck verschiedener Abnormitäten.

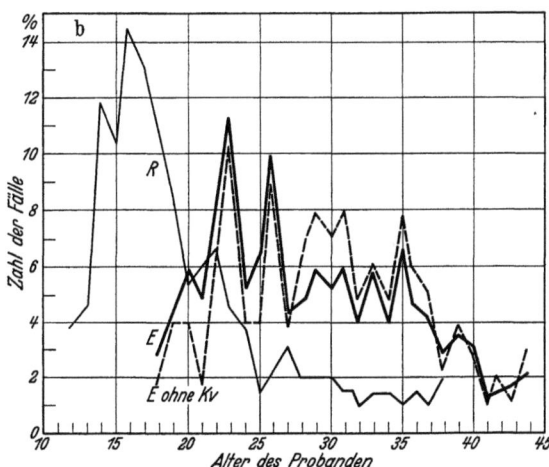

Abb. 3. Einmalige und Rückfällige, zeigt, daß die Erstbestrafung der Rückfälligen einen einzigen Steilgipfel aufweist, der schon mit dem 17. Lebensjahr rasch abfällt und bereits mit dem 25. Lebensjahr einen Tiefpunkt erreicht, während die Kurve der Einmaligen stark abgeflacht ist und erst um das 40. Lebensjahr herum abfällt.

Abb. 2 u. 3. E = Einmalige; R = Rückfällige; Kv = wegen Körperverletzung Bestrafte. Die Zahlen unter den Kurven bedeuten das Alter des Probanden zur Zeit der 1. Bestrafung. Die Höhe der Kurven gibt die Zahl der Fälle in der Prozentzahl an.

An dem besonderen Beispiel des Tätlichkeitsdeliktes bewährt sich dieser Satz beinahe mit mathematischer Genauigkeit: Die Leichtkriminellen Einmaligen sind zum überwiegenden Teil normal (44 unter 59 Fällen), die Schwerkriminellen hingegen sind durchwegs abnorm, insbesondere die Fälle mit wiederholtem

Rückfall in das gleiche Delikt. Aber auch bei anderen Begehungsarten ließe sich die Gültigkeit dieses allgemeinen Satzes aufweisen. Sie erfährt ihre natürliche Grenze dort, wo die Dunkelziffer, das ist der Anteil der nichtbestraften unter den überhaupt begangenen Straftaten, besonders groß ist, wie etwa bei Bettel und Sittlichkeitsverbrechen.

Es wurde schon darauf hingewiesen, daß in der Gruppe der reinen Tätlichkeitsverbrecher der Rückfälligen außer der Epilepsie eine Reihe von Abnormitäten konstitutioneller Art gehäuft vorkommen, unter denen besonders Migräne, Cephalea, Bettnässen und Sprachstörungen hervorzuheben sind. Unter den reinen Tätlichkeitsverbrechern sind 43,9% (Bezugsziffer 16) mit einer dieser Abnormitäten oder mit Epilepsie behaftet, unter den übrigen Rückfallsverbrechern nur 8,3%. Nimmt man auch noch die Fälle hinzu, in deren engerer Verwandtschaft Epilepsie nachgewiesen ist, so gehören mehr als die Hälfte der reinen Tätlichkeitsverbrecher hierher (56,3 $\pm$ 12,4%), dagegen nur ein Zehntel unter den übrigen Rückfallsverbrechern (10,1 $\pm$ 2,3%, vgl. Tabelle 13). Diese verschiedenartigen Abnormitäten stellen jedoch nichts Einheitliches dar, vielmehr kann jede von ihnen auf eine ganze Reihe verschiedener Ursachen zurückgeführt werden. Insbesondere sind die hierhergehörenden Fälle auch charakterologisch vollkommen uneinheitlich. Erwähnt sei nur, daß außer den hier aufgezählten körperkonstitutionellen Abnormitäten auch sog. Entartungszeichen gerade bei dieser Gruppe gehäuft vorzukommen scheinen, während mir sonst bei Rückfallsverbrechern im allgemeinen eine solche Häufung nicht aufgefallen ist. Gemeint sind hier Abnormitäten der Ohrmuschel, des Gebisses, Gaumenspalten, Mikroophthalmie, abnorme Körperbehaarung, schwere Gesichtsasymmetrien und ähnliches mehr. Allein der Nachweis einer solchen Häufung von Entartungszeichen ausschließlich bei der hier genannten kleinen Gruppe kann deshalb nicht erbracht werden, weil systematische körperliche Untersuchungen fehlen.

Aus allen diesen Befunden ist zu schließen, daß Epilepsie gelegentlich auch eine Charakterveränderung hervorrufen kann, die eine Neigung zu Gewalttätigkeiten mit sich bringt, so wie sie gelegentlich auch ein hypersoziales Syndrom oder eine in sozialer Hinsicht neutrale Charakterveränderung hervorrufen kann. Zahlenmäßig fallen diese vereinzelten Fälle indessen überhaupt nicht ins Gewicht. Was die Gruppe der reinen Tätlichkeitsverbrecher, d. h. der vorwiegend oder ausschließlich in einer bestimmten Richtung Entgleisenden betrifft, so handelt es sich auch bei ihnen nicht um eine durchgehende wesensmäßige Beziehung zur Epilepsie, sondern um eine Anhäufung verschiedener körperkonstitutioneller und psychopathologischer Abnormitäten, die untereinander in einer nur oberflächlichen Wesensbeziehung stehen, vergleichbar den Verunreinigungen, die durch einen Rechen in einem Fluß aufgefangen werden. Wo es sich um schwere Tätlichkeitsverbrechen, besonders um Körperverletzungen handelt, dort deutet der wiederholte Rückfall in das gleiche Delikt auf schwere Abnormitäten. Nachdem Rückfallskriminalität schon für sich allein, wie im dritten Abschnitt nachgewiesen werden soll, Ausdruck starker anlagebedingter Charakterabnormitäten ist, lagern sich hier bei den reinen Tätlichkeitsverbrechern 2 Gipfel übereinander, indem zu den Fällen mit schweren Charakterabnormitäten noch konstitutionelle Abartigkeiten verschiedenen Ursprungs hinzutreten. So ist die Häufung von Abnormitäten aufzufassen, die, soweit sie die Körperkonstitution betreffen, in Tabelle 13 zusammengefaßt sind. Allein es verdient hier nochmals hervorgehoben zu werden, daß eine biologische Zusammengehörigkeit der einzelnen in dieser Gruppe gehäuft vorkommenden Abnormitäten [1] damit noch nicht bewiesen ist.

Die auffallende Erscheinung einer wenn auch geringfügigen so doch regelmäßig nachweisbaren Erhöhung der Epilepsieziffer auf Seite der Sippen von Schwerkriminellen findet sonach ihre Erklärung darin, daß zwischen Tätlichkeitsverbrechen, die ausgezeichnet sind durch Rückfall in das gleiche Delikt, und zwischen Epilepsie in der Tat Beziehungen bestehen. Unter Rückfallsverbrechern, die man als reine bzw. überwiegende Tätlichkeitsverbrecher im obigen Sinn bezeichnen kann, finden sich Konstitutionsanomalien verschiedener Art gehäuft, darunter auch Epilepsie.

Für die Beurteilung von Tätlichkeitsverbrechen ergibt sich hieraus, daß Rückfall in das gleiche Delikt bei schwererer Begehungsform sowie Auftreten der Tat im späteren Lebensalter bei Einmaligkeit stark dafür sprechen, daß schwere Abnormitäten charakterlicher und auch körperkonstitutioneller Art vorliegen. Einmaligkeit des Delikts im Alter zwischen 17 und 27 Jahren kommt oft bei völlig normalen Persönlichkeiten vor, Tätlichkeitsverbrechen bei Polytropen (nach verschiedenen Richtungen Entgleisenden) spricht nur so, wie die Tatsache des Rückfalls überhaupt, für das Vorliegen von Charakterabnormitäten (vgl. 3. Teil).

9. Zur Frage des epileptoiden Charakters.

Wenn man unvoreingenommen daran geht an den Sippen genuiner Epileptiker Charaktermerkmale festzustellen, die in den Sippen von Nichtepileptikern fehlen, so ist es zunächst notwendig ein geeignetes Vergleichsmaterial zu haben, das nach den gleichen Methoden untersucht wird. Diese Bedingung ist in den bisher zu diesem Thema beigebrachten Untersuchungen, in denen die Existenz eines epileptoiden Charakters behauptet wurde, nicht erbracht worden. Wir legen uns deshalb die Frage vor, ob auf Grund von bisherigen Forschungen schon der Nachweis erbracht worden ist, daß es berechtigt ist, von epileptoiden Charaktereigenschaften zu sprechen.

Ein solcher Nachweis ist offenbar noch nicht erbracht, wenn es gelingt zu zeigen, daß Epileptiker selbst gewisse Eigenschaften aufweisen, die zwar auch bei Nichtepileptikern vorkommen, jedoch vergleichsweise nicht so häufig sind. Denn Reizbarkeit, Süßlichkeit und Klebrigkeit lassen ebensowenig auf eine bestimmte Charakterartung schließen, wie die bei Epileptikern oft zu beobachtende Neigung zu religiösen Gedankengängen. Vielmehr beginnt hier erst die eigentliche Problemstellung mit der Frage, ob nicht die besondere Art von Erlebnissen, die dem Epileptiker zum Unterschied von anderen Menschen zu Teil werden, geeignet sind den Erlebnisträger religiösen Gedankengängen besonders zugänglich zu machen. In charakterologischer Beziehung wäre jedoch selbst eine erhöhte Empfänglichkeit gegenüber solchen Gedankengängen, die schon vor den hier gemeinten Erlebnissen bestanden hätte, nichts eindeutiges, sondern vielmehr so vieldeutig, wie irgendeine beliebige Verhaltungsweise. Zudem ist eine solche erhöhte Empfänglichkeit keineswegs bewiesen. Dasselbe gilt von der epileptischen Reizbarkeit, Süßlichkeit und Klebrigkeit. Hier hätte erst eine charakterologische Analyse einzusetzen, um zu zeigen was für Charakter-

---

[1] Etwa im Sinne einer Korrelation bestimmter Erbanlagen.

eigenschaften dem reizbaren, süßlichen und klebrigen Verhalten eines Epileptikers zugrunde liegen können.

Hinzuweisen wäre hier auf die Tatsache, daß ganz allgemein pathologischanatomisch genau bekannte und gut lokalisierbare Gehirnprozesse wohl in der Regel eine eindeutige Entsprechung im Bereich des Physiologischen finden, niemals aber eine eindeutige Entsprechung im Bereich des Psychischen. Natürlich darf man nicht sinnes*physiologische* Vorgänge mit psychischen verwechseln. Das Sehen beispielsweise ist ein rein physiologischer Vorgang, dessen psychische Begleiterscheinungen keineswegs eindeutig bestimmt sind. So kann irgendein unerwarteter Anblick bei verschiedenen Menschen durchaus verschiedene seelische Vorgänge auslösen. Ganz allgemein kann ein und derselbe körperliche Vorgang je nach Persönlichkeit, Charakterbeschaffenheit und sonstigen Vorgängen, mit denen er gerade zusammentrifft, ganz verschiedene psychische Zustände hervorrufen. Die große Mannigfaltigkeit psychischer Bilder, die man bei progressiver Paralyse beobachten kann, zeigt, daß die Erscheinungen, welche als Folge des Persönlichkeitsabbaues zu einer paralytischen Demenz führen, charakterologisch nicht faßbar sind, und daß demzufolge bei Außerachtlassung der Pupillenstörung und anderer körperlicher Symptome die Paralyse gegenüber anderen Krankheiten charakterologisch nicht abgegrenzt werden könnte. Mit anderen Worten, eine Einteilung der Demenzen auf Grund psychopathologischer Gesichtspunkte ist bisher nicht gelungen.

Wenn hier darauf hingewiesen wurde, daß ganz allgemein pathologischanatomisch genau bekannte und gut lokalisierbare Gehirnprozesse keine eindeutige Entsprechung im Bereich des Psychischen finden, so bedeutet dies nicht etwa eine Stellungnahme gegenüber dem Leib-Seeleproblem. So gewiß bestimmte seelische und bestimmte körperliche Vorgänge einander nicht nur entsprechen, sondern durchaus dasselbe sind, nämlich Seiten eines und desselben Lebensvorganges, so gewiß sind die Zusammenhänge nur einer wissenschaftlich ausgebauten Forschungsmethode zugänglich, nämlich der Ausdrucksforschung, insonderheit der von KLAGES begründeten Graphologie, keineswegs jedoch irgendwelchen physiologischen Methoden. Wenngleich ein beschleunigter Puls und beschleunigte Magenbewegungen regelmäßige Begleiterscheinungen von Freude sind, so wäre es dennoch falsch und auch unmöglich umgekehrt aus diesen physiologischen Vorgängen auf freudige Bewegtheit ihres Trägers zu schließen. Ebenso unmöglich ist es aus abnormen Lebensvorgängen, die einer grob-organischen Störung entspringen, auf die zu erwartenden seelischen Vorgänge zu schließen, nicht weil hier die leiblich-seelische Einheit durchbrochen ist, sondern weil es keine Wissenschaft gibt, die imstande wäre den verschlungenen Weg zu verfolgen, der durch das große Gebiet individueller körperlicher und charakterologischer Merkmale und damit ebenso vieler unbekannter Größen hindurchführt.

Über die organischen Grundlagen der Epilepsie sind wir jedoch nicht annähernd so gut unterrichtet, wie über die der progressiven Paralyse. Man kennt zwar eine Reihe von Veränderungen im nervösen Parenchym, in der Neuroglia und den Plexus chorioidei und in den Meningen, doch ist keine von diesen genügend konstant und genügend charakteristisch oder spezifisch für Epilepsie, um als notwendige und hinreichende Ursache gelten zu können (M. MINKOWSKI).

Nachdem die verschiedenartigsten pathologischen Prozesse zu epileptischen Paroxysmen führen können und nachdem unter besonderen Bedingungen in jedem Gehirn solche Paroxysmen auftreten können, geht man wohl nicht fehl, wenn man den großen Kreis der Epilepsie zunächst einmal gleichsetzt dem großen Kreis jener verschiedenartigen Erscheinungen, die der Begriff Kriminalität umfaßt. Es gibt körperkonstitutionelle und charakterologische Anlagen, die zu kriminellem Verhalten disponieren — wir versuchen diese Anlagen in einem besonderen Abschnitt über Psychopathie und Kriminalität zu analysieren und auf ihre Erblichkeit zu untersuchen — und es gibt zweifellos auch Anlagen, die zu epileptischen Paroxysmen disponieren[1]. Es wäre jedoch falsch, schlechthin von einem kriminaloiden Charakter zu sprechen, denn eine solche Ausdrucksweise wäre nichts als eine Umschreibung der Tatsache, daß Anlagen postuliert werden müssen, die eine Neigung zu kriminellem Verhalten bedingen. Die Erfahrung sowie unsere eigenen Untersuchungen zeigen, daß eine ganze Reihe untereinander verschiedenartiger Anlagen kriminelles Verhalten bedingen können. Ebenso ist es unberechtigt von einem epileptoiden Charakter zu sprechen, nachdem wir wissen, daß ganz verschiedenartige konstitutionelle Eigenschaften und Vorgänge das Auftreten epileptischer Paroxysmen bedingen können. Insofern einerseits eine allgemein menschliche Neigung sich gegen Vorschriften aufzulehnen und somit kriminell zu werden angenommen werden darf, ebenso wie eine elementare Reaktionsbereitschaft zu epileptischen Paroxysmen, dürfen Kriminalität und Epilepsie im weitesten Sinn als Reaktionsbereitschaften miteinander verglichen und in gewisser Beziehung, nämlich als äußerst übergeordnete Begriffe, sogar einander gleichgesetzt werden. Ein wesentlicher Unterschied besteht jedoch darin, daß die Ursachen der Kriminalität, wie im Abschnitt über Psychopathie und Kriminalität gezeigt werden wird, ganz vorwiegend in der angeborenen Charakterbeschaffenheit ihres Trägers zu suchen sind, und daß somit eine Behauptung kriminaloider Charaktereigenschaften immerhin noch einen gewissen Sinn hätte. Die Behauptung epileptoider Charaktereigenschaften dagegen hängt von vornherein vollkommen in der Luft, nachdem das, was der Epilepsie zugrunde liegt, eine Summe untereinander zum Teil sehr verschiedener konstitutioneller Faktoren ist, deren Zusammenhang mit bestimmten Charaktereigenschaften weder erwiesen noch wahrscheinlich genannt werden kann.

Der Nachweis, daß es berechtigt ist von epileptoiden Charaktereigenschaften zu sprechen, wäre erst dann erbracht, wenn es gelingt zu zeigen, daß bestimmte charakterologisch faßbare Merkmale bei den gesunden Verwandten von Epileptikern häufiger nachweisbar sind als in Sippen, die von Epilepsie vollkommen frei sind. DELBRÜCK hat versucht zu zeigen, daß in den Sippen von Epileptikern eine schwerfällige Gebundenheit, Zähigkeit und Klebrigkeit vererbt wird, der auf der anderen Seite eine besondere Form von Reizbarkeit entspricht und kam zu dem Schluß, daß entsprechend den zusammengehörigen Reihen, schizoid-schizophren und zykloid-zirkulär auch hier eine Zusammengehörigkeit zwischen bestimmten abnormen („epileptoiden") und bestimmten normalen Charaktereigenschaften bestehen soll.

Auch MAUZ hat einmal zur Frage des epileptoiden Charakters Stellung genommen. Ein Nachweis von charakterologisch als epileptoid zu bezeichnenden

---

[1] Nach Abschluß der Arbeit bekam ich die eben erschienenen Zwillingsuntersuchungen von CONRAD in die Hand. Der Beweis für das Vorhandensein solcher Anlagen ist in dieser Arbeit endgültig erbracht.

Merkmalen an nichtepileptischen Verwandten von genuinen Epileptikern kann allerdings nach seinen Ausführungen nicht als erbracht gelten, nachdem sich die diesbezüglichen Befunde nur auf 3 Sippschaften stützen. Da die Frage des epileptoiden Charakters zu den umstrittensten in der Psychiatrie gehört, wurde versucht auf Grund familienbiologischer Untersuchungen zu einem eigenen Urteil zu gelangen.

Auf Grund der Beobachtungen an den unter den einmaligen und rückfälligen Rechtsbrechern vorkommenden Epileptikersippen und nach einer jahrelangen Bemühung, epileptoide Charaktere von anderen zu unterscheiden, kam ich zu folgenden Ergebnissen. Zwar findet man in manchen Familien einige ausgesprochen explosible abnorme Persönlichkeiten, aber derartige Fälle finden sich nicht stärker gehäuft als in anderen Sippen. So z. B. ist einer von den Brüdern von R. 48 vielfach wegen Körperverletzung vorbestraft und charakterologisch eine explosible abnorme Persönlichkeit. Der an epileptischen Anfällen gestorbene Ausgangsfall (R. 48) hat jedoch niemals explosible Züge gezeigt und ist auch niemals wegen Körperverletzung bestraft. Umgekehrt gibt es eine Reihe von Fällen, wo Explosibilität familiär gehäuft auftritt, ohne daß Epilepsie nachweisbar wäre. Auch in der Sippe R. 48 ist die überwiegende Mehrzahl der Verwandten als ruhig und unauffällig und in keiner Weise explosibel zu bezeichnen.

Züge von Explosibilität fehlen ferner auch in den Sippen R. 92, 114, 187, desgleichen in den Sippen E. 38, 51, 130, 145, 151. In der Sippe R. 170 sind mehrere Mitglieder durch eine habituelle Reizbarkeit ausgezeichnet. Die Reizbarkeit und Rauflust des Probanden und seines Bruders geht weit über das hinaus, was von den bodenständigen Nachbarn noch als Zeichen von Gesundheit und Kraft gewertet zu werden pflegt. Dennoch ergibt eine Berücksichtigung sämtlicher hierhergehörigen, das heißt mit Epilepsie behafteten oder belasteten Fälle, daß ausgesprochen explosible Charaktere in Epileptikersippen nicht häufiger vorkommen als in anderen.

Etwas anderes ist es, daß Explosibilität bei Epileptikern selbst als Folge cerebraler Vorgänge tatsächlich häufig beobachtet wird. Diese Explosibilität ist jedoch Folge eines Krankheitsvorganges und als solche etwas grundsätzlich anderes, als die Explosibilität eines Gesunden, was auch daraus hervorgeht, daß unter den gesunden Verwandten von Epileptikern keine Häufung dieser Charaktereigenschaften beobachtet wird.

Wenn man die Sippen von Epileptikern auf das Vorkommen von Pedanterie, schwerfälliger Gebundenheit, Klebrigkeit und Beharrlichkeit durchsieht, so ergibt sich, daß solche Merkmale in den Sippen von Epileptikern tatsächlich vorkommen, daß man ihnen jedoch auch in anderen Sippen wenigstens ebenso häufig begegnet. Es kommt allerdings vor, daß man in einer Sippe von der Schwerfälligkeit und pedantischen Wesensart ihrer Mitglieder den Eindruck gewinnt, daß es sich hier um epileptoide Persönlichkeiten handeln müsse. Ein Beispiel für einen solchen Fall ist die Familie E. 130. Analysiert man jedoch genauer, woraus man eigentlich den Eindruck gewonnen habe, daß hier etwas Epileptoides vorliegt, noch bevor es gelungen ist, tatsächlich einen Fall von Epilepsie nachzuweisen, so muß man sagen, daß es nicht die Erkenntnis bestimmter Charaktereigenschaften war, sondern eine bestimmte konstitutionelle Körperbeschaffenheit oder der Nachweis von Absenzen und ähnlichen

Erscheinungen, mit einem Wort die konstitutionelle Beschaffenheit der einzelnen Angehörigen der Sippe.

Nach diesen Ergebnissen müssen wir es ablehnen von einem epileptoiden Charakter zu sprechen. Wenn man versucht, auch in den Sippen, die frei sind von Epilepsie, mit der gleichen Gewissenhaftigkeit nach Gebundenheit, Schwerfälligkeit, Explosibilität und anderen Charaktereigenschaften zu fahnden, so ist man nach unserem Dafürhalten nicht in der Lage, Unterschiede zwischen Epileptikersippen und Sippen normaler Persönlichkeiten nachzuweisen. Wenn bisher trotzdem solche Beziehungen wiederholt behauptet wurden, so ist darauf hinzuweisen, daß die Feststellung einer Epilepsie in der Regel genügt, um den Untersucher zu veranlassen auch im Verwandtenkreis nach Zügen von Explosibilität, Pedanterie und Gebundenheit zu suchen, und daß es nicht verwunderlich ist, daß man diese Züge, bei der großen Verbreitung, die ihnen zukommt, dann auch tatsächlich findet. Versucht man dagegen genau die gleiche Wesensart auch in den anderen Sippen wiederzufinden, so ergibt sich, daß sie dort ebenso stark verbreitet ist. Wenn man trotzdem mit Recht behaupten kann, daß es möglich ist Epileptikersippen zu erkennen, noch bevor man etwas von dem Vorhandensein einer Epilepsie weiß, so beruht das auf der Feststellung einer Reihe somatischer Zeichen, z. B. von Absenzen, Migräne, Körperkonstitution u. dgl. und nicht auf der Feststellung charakterologischer Merkmale. Sofern diese Folge der genannten Abnormitäten sind, wird man sie allerdings auch gehäuft vorfinden. Für die epileptoiden Persönlichkeiten bzw. Psychopathen gilt somit dasselbe wie für die schizoiden Psychopathen. Wohl findet man in den Sippen von Epileptikern Explosibilität auf der einen, Pedanterie und Schwerfälligkeit auf der anderen Seite, aber man findet auch ganz andere Charakterarten, zudem handelt es sich bei den eben Genannten um so stark verbreitete Merkmale, daß ohne eingehende charakterologische Analyse, die bisher noch nicht geleistet wurde, weder behauptet werden kann, daß sie in gesunden Sippen seltener vorkommen, noch daß es möglich sei die gleichen Merkmale voneinander zu unterscheiden, wenn sie einmal in der Sippe eines Epileptikers und ein andermal in einer epilepsiefreien Sippe auftreten. Letzten Endes handelt es sich hier wieder um das Problem der Unterscheidung von Verhaltungsweisen und echten Charaktereigenschaften. Pedanterie, Schwerfälligkeit und Explosibilität sind *Verhaltungsweisen, von denen sich zeigen läßt, daß sie auf verschiedene Charaktereigenschaften zurückgeführt werden können, daß sie aber auch als Folge von Krankheitsvorgängen auftreten.* Man könnte somit, sofern man sich nicht mit dem Begriff einer epileptoiden Konstitution begnügen kann, bestenfalls von epileptoiden Verhaltungsweisen sprechen, keinesfalls aber von einem epileptoiden Charakter.

Wenn DELBRÜCK charakterologische Unterschiede etwa folgendermaßen festzustellen versucht, indem er sagt, der Explosiv-Hysterische spiele mit seinen Affekten, während es die Affekte seien, die mit den Epileptoiden spielen, so wäre dazu zu sagen, daß diese Unterscheidung nicht das Richtige trifft. Denn der Hysterische *kann* wohl mit seinen Affekten spielen, wie es ja zu seinem Wesen gehört, daß er alle Gefühle und Erlebnisse vortäuschen kann (hysterischer Charakter). Dann ist er aber eben nicht explosibel, sondern täuscht diesen Affekt nur vor. Es gibt aber auch hysterische Charaktere, die wirklich explosibel sind, und da versagt die Unterscheidung von DELBRÜCK. Was hier für die

Explosibilität des Epileptikers beansprucht wird, gehört eben zum Wesen der Explosibilität selbst, das ist eine allgemein menschliche Erscheinung, die keineswegs nur den Epileptikern vorbehalten ist, sondern beispielsweise auch den Hysterikern zukommen kann. Wenn man dennoch versucht, die Explosibilität für den Epileptiker oder für den Epileptoiden bereitzuhalten, andere Persönlichkeiten aber davon auszuschließen, so muß man mit den Tatsachen in Widerspruch geraten. Dasselbe gilt von der Gebundenheit, Schwerfälligkeit und Pedanterie. Vor allem ist festzuhalten, daß diese Merkmale nicht als echte Charaktereigenschaften aufzufassen sind, sondern als Verhaltungsweisen, die je auf verschiedene Charaktereigenschaften zurückgehen können. Wollte man dennoch von einem epileptoiden Charakter sprechen, so könnte man mit demselben Recht auch einen paralytoiden Charakter beanspruchen und auf diese Weise die klinische Psychiatrie zu bereichern versuchen.

Wir kommen hier hinsichtlich der Frage nach dem Bestehen eines epileptoiden Charakters auf erbbiologischem Weg zu demselben Ergebnis wie jene Kliniker, die den Begriff des Charakters rein charakterologisch fassen, ohne ihn mit Gedanken zu vermengen, die der Konstitutionsforschung entlehnt sind. So lehnen K. Schneider und P. Schröder den Begriff eines epileptoiden Charakters ab und auch U. Fleck kommt neuerdings zu einem Ergebnis, welches in charakterologischer Beziehung als durchaus negativ zu bezeichnen ist. Nach unseren eigenen Ergebnissen gibt es keinen epileptoiden Charakter im Sinne einer rein charakterologisch faßbaren Gruppe von Merkmalen, die für Epileptiker oder für die allernächsten Verwandten von Epileptikern kennzeichnend sind. Bei der Aufstellung dieses Begriffes handelt es sich zum Teil um ein Kunstprodukt, das dadurch zustande kommt, daß allgemein stark verbreiteten Verhaltungsweisen, die bei Epileptikern eine Steigerung erfahren können, auch bei ihren Verwandten stärkere Beachtung geschenkt wird als in anderen Gruppen, zum Teil um die Folgen begrifflicher Unschärfen, die ein Ineinanderfließen von Vorstellungen, die einmal charakterologischer, einmal körperkonstitutioneller Erfahrung entnommen sind, zur Folge haben. Nachdem die epileptoiden Psychopathen, die es als klinischen Tatbestand ohne Zweifel gibt (K. Schneider), wegen ihrer verhältnismäßig großen Seltenheit im folgenden Abschnitt keine besondere Behandlung mehr erfahren, ist hier noch darauf hinzuweisen, daß der Nachweis derartiger Psychopathen im Verwandtenkreis von Epileptikern nicht häufiger gelingt, als in epilepsiefreien Vergleichssippen. Ein erbbiologischer Zusammenhang zwischen genuiner Epilepsie und epileptoiden Psychopathen besteht demnach nach den Erfahrungen, die ich am vorliegenden Material sammeln konnte, nicht. Ein solcher Zusammenhang wurde auch bisher noch nicht einwandfrei nachgewiesen[1]. Ja, er ist sogar grundsätzlich unwahrscheinlich, denn es ist jedenfalls bedenklich eine polyätiologische Krankheitsgruppe

---

[1] So kam Krisch (Epilepsie und manisch-depressives Irresein, Berlin 1922) zu dem Ergebnis, daß nicht einmal an Epileptikern selbst in ihrem interparoxysmalen Habitualzustand Abartigkeiten im Sinne eines epileptoiden Charakters nachweisbar sind. Die Aktivität bietet nichts Auffälliges, nur ein Drittel der Fälle ist langsam und schwerfällig nur die relativ nicht besonders häufige Demenz bietet gegenüber der paralytischen etwa spezifische Züge. Es bleibt somit nichts übrig als die Zeichen beginnender Demenz und die Reizbarkeit, die Folge von Verstimmungen ist. Aber selbst eine rein psychopathologische Einteilung der Demenzen oder der verschiedenen Arten von Reizbarkeit ist bisher nicht gelungen.

auf eine einheitliche Charakterdisposition zurückzuführen. Darauf hat schon KRISCH (2) ausführlich hingewiesen. Wer es dennoch versucht, muß sich dessen bewußt sein, daß er mit demselben Recht die vieldeutige Verhaltungsweise „Kriminalität" auf eine einheitliche Disposition zurückführen könnte.

Trotz diesen Bestreitungen ist zu hoffen, daß unser Ergebnis dazu beitragen wird, weitere Nachforschungen anzuregen. Es wäre nur zu wünschen, daß die von KRETSCHMER (1) in die Psychiatrie unter neuen Gesichtspunkten hineingetragene Körperkonstitutionsforschung samt den auf diesem Spezialgebiet von MAUZ u. a. gewonnenen Ergebnissen sich eines Tages mit der charakterologischen Methode zu gemeinsamer Arbeit vereinigt.

10. Kriminalität und Schwachsinn.

Eine Untersuchung über das Vorkommen von Schwachsinnszuständen gehört dann, wenn es sich wie im vorliegenden Fall überwiegend um mittlere bzw. leichtere Schwachsinnsformen handelt, streng genommen schon zum psychopathologischen Teil: denn im allgemeinen sind diese Schwachsinnsformen ganz überwiegend erblich bedingt, im Gegensatz zu den schwersten Formen von Imbezillität und Idiotie, die meistens auf Hirnschädigungen zurückzuführen sind. Im folgenden werden deshalb überwiegend Eigenschaften erfaßt, welche einem Mangel an angeborenen bzw. ererbten Begabungen gleichkommen und somit den Stoff des Charakters betreffen. Da man jedoch im allgemeinen in der Psychiatrie die Verstandesanlagen, wie logische Denkfähigkeit, Gedächtnisanlagen und Talente aus dem Persönlichkeitsbegriff ausscheidet, erfolgt die Besprechung der Schwachsinnszustände schon an dieser Stelle.

RÜDIN hat darauf hingewiesen, daß wir noch nichts zuverlässiges darüber wissen, ob auch bei einem unausgelesenen Kollektiv von Strafanstaltsinsassen erbliche Schwachsinnszustände eine Rolle spielen. Leider war es nicht möglich, die mittleren und leichteren Schwachsinnsgrade so vollständig zu erfassen, wie es wünschenswert wäre, um diese Frage an dem hierzu eigentlich sehr geeigneten Ausgangsmaterial weitgehend zu fördern. Es liegt dies daran, daß eine Erfassung von Defekten der Verstandesanlagen einerseits deshalb schwieriger ist, weil es hier im Gegensatz zu den eigentlichen Charakterabnormitäten im engeren Sinn gerade auf die leichteren Grade ankommt, andererseits deshalb, weil das Bestreben Defektzustände des Verstandes zu verbergen beinahe ebenso verbreitet ist, wie die Unfähigkeit selbst gutbegabter Auskunftspersonen derartige Defekte zu erkennen.

Auch ist der angeborene Schwachsinn zu wenig einheitlich, so daß man ihn nur in verhältnismäßig allgemeine Begriffe fassen kann, indem man ihn etwa mit KRAEPELIN als mehr oder weniger erhebliche Störung der allgemeinen seelischen Entwicklung bezeichnet. Es fehlt hier noch an den unentbehrlichen Vorarbeiten über die Klinik und über die Psychologie angeborener Schwachsinnszustände, die etwa dem entsprechen würden, was die klinische Psychiatrie auf psychopathologischem Gebiet schon erarbeitet hat. Wir wissen noch nichts darüber, ob die bei Schwachsinnigen meist nachweisbaren Störungen auf verschiedenen anderen Gebieten des Seelenlebens so zu deuten sind, daß man in jedem Fall einen bestimmt umschriebenen Defekt als Kerndefekt betrachten kann, nach dem man verschiedene Schwachsinnsarten unterscheiden könnte, oder ob es eine oder wenige gemeinsame Grundstörungen gibt, die nur durch die

Verschiedenartigkeit des Persönlichkeitsaufbaues erscheinungsbildlich voneinander verschieden sind. Sicher ist, daß die charakterologisch faßbaren Begabungsdefekte sehr verschiedenen Ursprungs sein können. Ein Schwachsinn, der auf einem nahezu vollständigen Mangel, richtiger auf einer sehr starken Herabsetzung, der Eindrucksempfänglichkeit beruht verbunden mit äußerster Flachheit des Eindrucksvermögens, wobei letztere die Anpassungsleichtigkeit gegenüber unerwarteten Anforderungen sogar bedeutend erhöhen kann, wäre etwas grundverschiedenes gegenüber einem Schwachsinn beruhend auf einer Herabsetzung des Erinnerungsvermögens. Der Schwachsinnige der ersteren Art kann durch ein relativ gutes Kombinationsvermögen und durch eine gewandte Anpassungsfähigkeit überraschen und dabei jene sinnliche Frische seiner Anschauungsbilder vermissen lassen, indessen der Schwachsinnige der letzteren Art über gar kein Kombinationsvermögen verfügt, auch nicht gegenüber einfachen Situationen des Lebens, dafür aber über eine große sinnliche Frische seiner Anschauungsbilder, bei denen er beschaulich verharrt ohne sie zum Anlaß des Denkens und Abstrahierens zu nehmen. Dieser wird beispielsweise stets nur eine Sache gleichzeitig verrichten können, dann allerdings vielleicht sogar mit großer Gründlichkeit und Gewissenhaftigkeit und er wird logische Zusammenhänge, auch wenn sie geradezu auf der Hand liegen, nicht erfassen. Dagegen wird jener, ohne jemals ganz bei einer Sache zu sein, doch mit einem gewissen Geschick mehreres gleichzeitig, wenn auch oberflächlich, zu einem gewissen Ende bringen[1]. Die hier angedeuteten Schwierigkeiten könnte man jedoch ohne weiteres vernachlässigen, wenn es möglich wäre derartige Fälle in einer durchschnittlich nicht besonders begabten Bevölkerung zu erkennen. Daß das auf Grund von Auskünften nicht möglich ist, wurde schon erwähnt, es ist aber auch auf Grund einer eingehenden Exploration nicht möglich, weil man aus gewissen Rücksichten nicht in jedem Fall eine ausgesprochene Intelligenzprüfung vornehmen kann ohne zu verletzen, und selbst wo es möglich ist, nicht unterscheiden kann, was auf Rechnung eines Intelligenzdefektes zu setzen ist und was auf Kosten eines stuporähnlichen Zustandes gegenüber einer ungewohnten Situation.

Trotzdem versuchen wir über die Verbreitung von Schwachsinnszuständen in den Sippen einmaliger und rückfälliger Rechtsbrecher so gut es geht zu berichten.

Bei den Probanden selbst war es auf Grund eines Überblicks über größere Abschnitte des Lebenslaufes verhältnismäßig noch gut möglich, sich über die Verstandesanlagen ein Urteil zu bilden. Ohne sich auf eigentliche Intelligenzprüfungen zu stützen gelangt man dabei zu folgenden Ziffern: unter *195 Rückfallsverbrechern* sind 45 als *debil* zu betrachten, das sind 23,1 ± 3,0%[2]. Unter *166 Einmaligen* sind 11 Debile, das sind 6,6 ± 1,9%[3]. Diese Ziffern würden

---

[1] Dieses Beispiel zeigt die Notwendigkeit, hier mit klinischen Untersuchungen einzusetzen, worauf schon wiederholt hingewiesen wurde. So betonte J. STERTZ, daß nicht nur ein quantitativer Maßstab nötig sei, sondern angesichts der außerordentlichen Vielgestaltigkeit intellektueller Erscheinungsformen das Bedürfnis vorliege, auch zu qualitativen Normen zu gelangen: Zu Typen der Intelligenz.

[2] 3, 4, 5, 6, 7, 11, 29, 31, 33, 37, 38, 42, 47, 48, 51, 53, 60, 67, 69, 71, 76, 84, 86, 92, 96, 100, 104, 114, 121, 123, 127, 129, 130, 131, 133, 141, 142, 149, 150, 151, 165, 173, 182, 187, 188.

[3] 12, 43, 65, 89, 95, 120, 123, 131, 144, 145, 149.

dafür sprechen, daß die Verstandesanlagen unter Rückfallsverbrechern im allgemeinen geringer sind als bei Einmaligen. Obwohl diese Ziffern nicht als Beweis dafür angesehen werden können, so ist es doch sehr wahrscheinlich, daß es sich tatsächlich so verhält, stellen doch Rückfallsverbrecher in demselben Maße eine Auslese nach schwacher Begabung dar, als sie ihre Probandeneigenschaft einer möglichst großen Vorstrafenzahl verdanken[1]. Als Beweis können die Ziffern jedoch deshalb nicht angesehen werden, weil Lebenslauf und Bildungsgang bei den beiden Gruppen von Ausgangsfällen immerhin sehr verschieden sind.

Unter den 195 Rückfallsverbrechern befinden sich ferner 7 Imbezille, das sind $3{,}59 \pm 1{,}3\%$, unter 166 Einmaligen 3 Imbezille, das sind $1{,}81 \pm 1{,}02\%$. Ob der größere Anteil an schweren Schwachsinnsgraden unter den Rückfälligen im Sinne einer größeren Häufigkeit von Umweltschädigungen zu deuten ist, läßt sich nicht entscheiden.

Die intellektuelle Begabung unter den Verwandten der Einmaligen ist meist gering. Sie läßt sich am besten in den Worten zusammenfassen, mit denen eine Auskunftsperson einmal die Sippe E. 7 zu kennzeichnen versuchte; ,,Das sind so Leute, wie man sie am Land braucht. Das Schießpulver haben sie nicht erfunden, aber es sind sehr brauchbare Menschen." Oder in einem ähnlichen Urteil über die Sippe E. 12: ,,Als Arbeiter mit Pickel und Schaufel, da sind sie verwendbar. Aber rechnerisch, zum Buchführen usw. nicht. Es sind ruhige Leute." Intelligenzunterschiede zwischen den Sippen einmaliger und rückfälliger Rechtsbrecher lassen sich, wenn man nicht die Ausgangsfälle, sondern die Verwandten berücksichtigt, nicht feststellen. Die Verwandten der Rückfälligen sind meistens nicht so arbeitsam, nicht so ,,verwendbar", dafür aber infolge größerer Spontaneität rühriger und betriebsamer. Die eigentliche Verstandesbegabung ist auch in ihren Reihen auffallend gering. Spezialbegabungen oder Interessen besonderer Art sind zwar auch in den Sippen der Einmaligen verhältnismäßig selten, in den Sippen der Rückfälligen dagegen begegnet man solchen Begabungen mit Ausnahme einzelner Typen, z. B. der geltungssüchtigen Betrüger, nahezu gar nicht.

Die Befunde von BRUGGER (3), betreffend eine größere Beteiligung des männlichen Geschlechtes am Schwachsinn, konnten wir auch in den Sippen der Einmaligen und der Rückfälligen bestätigen. Auch JUDA (1) fand eine stärkere Beteiligung des männlichen Geschlechts am Schwachsinn bei allen Verwandtschaftsgraden von schwachsinnigen Schülern. Wir würden jedoch hieraus nicht auf das Vorhandensein recessiv geschlechtsgebundener Erbanlagen schließen, weil die Frauen durch ihre sozial geschütztere Stellung und durch gewisse Eigenarten der weiblichen Psyche (die bewirken, daß der reinen Verstandestätigkeit lange nicht die beherrschende Stellung zukommt, wie beim Mann), selbst wenn sie schwachsinnig sind, viel schwerer als solche erkannt werden können. JUDA hat gefunden, daß bei der getrennten Auszählung der Kinder von männlichen und weiblichen Repetentenprobanden hauptsächlich bei den letzteren die Zahl der schwachsinnigen Söhne erhöht sei. Auch das

---

[1] Man würde bei den Rückfälligen zu erheblich höheren Schwachsinnsziffern gelangen, wenn man die im Sinne von BLEULER ,,Verhältnisblödsinnigen" mitzählen wollte. Das sind jene Betriebsamen, die ihrer Intelligenz zu hohe Anforderungen stellen.

scheint uns nicht für recessiv geschlechtsgebundenen Erbgang zu sprechen, nachdem ohne Zweifel eine schwachbegabte oder gar schwachsinnige Mutter für das Kind einen viel größeren Umweltschaden bedeutet, als ein schwachbegabter oder auch schwachsinniger Vater. Solche Erziehungsschäden sind

Tabelle 29. Schwachsinn unter den Geschwistern.

	Über 20 Jahre alte Geschwister	Davon imbezill absolut	Davon debil absolut	Davon debil in %	Davon imbezill und debil in %
Einmalige	578	4	12	2,1	2,08
Rückfällige	578	4	18	3,1	3,11
Durchschnitt (KATTENTIDT)	—	—	—	—	1,2
Psychopathen (BERLIT)	—	—	—	—	0,89 ohne debile

aber zweifellos geeignet einen viel höheren Schwachsinnsgrad als den in Wirklichkeit vorliegenden (und damit Schwachsinn überhaupt) vorzutäuschen.

Tabelle 30. Vettern und Basen der einmaligen Rechtsbrecher.

Bezugsziffer	Schwachsinn davon	absolut	in %
1366	debil	14	1,02
1366	imbezill	10	0,73
1366	idiotisch	2	0,15
1366	schwachsinnig überhaupt	26	1,9
1366	schwach begabt	9	0,66
1366	Summe	35	2,56

Es sei hier darauf hingewiesen, daß die Kriminalitätsziffern bei männlichen Individuen die Kriminalitätsziffern bei weiblichen Individuen noch viel stärker übertreffen, als dies bei den Schwachsinnsziffern der Fall ist, und daß es dennoch nicht angeht, hieraus auf einen geschlechtsgebundenen Erbgang der der Kriminalität zugrunde liegenden Charakteranlagen zu sprechen.

Ein Versuch die Fälle von Schwachsinn unter den Geschwistern und unter den Vettern und Basen auszuzählen ergibt, daß leichtere Schwachsinnsgrade unter den Geschwistern der Rückfälligen etwas häufiger sind, als unter den Geschwistern (s. Tabelle 29). Gegenüber der Durchschnittsbevölkerung sind die Ziffern beider Gruppen erhöht. Gleichsinnige Unterschiede ergeben sich auch bei den Vettern und Basen. Die Unterschiede sind jedoch hier sehr gering (vgl. Tabelle 30, 31) und es läßt sich nicht entscheiden, wie groß die Ausmaße der Fehlerquellen sind, die durch die Unmöglichkeit einer vollständigen Erfassung gerade der leichteren Schwachsinnsgrade bedingt sind.

Tabelle 31. Vettern und Basen der rückfälligen Rechtsbrecher.

Bezugsziffer	Schwachsinn davon	absolut	in %
964	debil	12	1,24
964	imbezill	10	1,04
964	idiotisch	—	—
964	schwachsinnig überhaupt	22	2,3
964	schwach begabt	22	2,3
964	Summe	44	4,6

Es hat sich somit ergeben, daß leichte Schwachsinnsgrade ungemein stark verbreitet sind, besonders stark in den Sippen von Rückfallsverbrechern. Obwohl es oft sehr schwer ist die Verstandesanlagen nicht nur theoretisch, sondern auch praktisch ganz unabhängig von etwa bestehenden Abnormitäten der Gefühlssphäre und der Willenssphäre zu betrachten, etwa einen Hyperthymiker und einen selbstunsicheren Psychopathen ausschließlich und allein auf die Verstandesbegabung hin miteinander zu vergleichen, so kann man doch sagen, daß leichtere Schwachsinnsgrade, die auch der Umgebung als solche auffallen, bei Rückfallsverbrechern und in ihrem Verwandtenkreis etwas häufiger sind als bei Einmaligen. Wenn sie dennoch von der eigenen Umgebung nur selten als solche erkannt werden, wie etwa bei einem unter den Rückfallsverbrechern, bei dem sich die Dorfbewohner gestohlene Sachen einfach wieder abholten, so ist das darauf zurückzuführen, daß es bei Rückfallsverbrechern und in ihren Sippen häufiger vorkommt als bei Einmaligen, daß der Schwachsinn durch irgendwelche Charakterabnormitäten, z. B. durch Anlagen im Sinne des hysterischen Charakters (KLAGES), so getarnt ist, daß er auch vom Geübten erst nach wochenlanger, ja monatelanger Beobachtung erkannt werden kann. Bei solchen Persönlichkeiten werden die fehlenden Verstandesanlagen gleichsam ersetzt durch geschickt angewendete Fähigkeiten, die gar nicht zur Verstandesbegabung gehören, z. B. durch einen geschickt angewendeten Darstellungsdrang.

11. Der Schwachsinn im Erbgang.

So gewiß es notwendig ist zwischen Verstandesanlagen (Intelligenz) und Charakteranlagen (Charakter im engeren Sinn) scharf zu unterscheiden, so sicher ist es andererseits, daß beide Gruppen von Eigenschaften zueinander im Verhältnis völliger wechselseitiger Durchdringung stehen. Es wird sich im weiteren Verlauf der Untersuchungen zeigen, daß zwischen den beiden Vergleichsgruppen charakterologische Unterschiede bestehen, die weit hineinreichen oder tief verankert sind in konstitutionsbiologisch bedingten Bereichen der Lebensvorgänge selbst. Diese artliche Verschiedenheit ist je mit besonderen Arten der Intelligenz irgendwie verknüpft, so zwar, daß einer bestimmten Charakterartung und einem bestimmten Charaktergefüge im Sinne von KLAGES auch ein besonderer Typus der Intelligenz entspricht. Man könnte in diesem Sinne von Intelligenztypen des Hyperthymikers im Gegensatz zu Intelligenztypen des Asthenikers sprechen, um damit zum Ausdruck zu bringen, daß die Verstandesbegabung und ebenso ihre Defekte (Schwachsinn) bei ausgesprochenen Hyperthymikern aus den einzelnen Teilanlagen in charakteristischer Weise anders aufgebaut sind als beim typischen Astheniker. Es eröffnet sich hier der unübersehbare Fragenbereich nach dem Zusammenvorkommen von Charaktereigenschaften, nach den Zusammenhängen zwischen Eigenschaften der Begabung (Stoff des Charakters) mit Gefühlsanlagen und Interessen (Artung) einerseits und mit Temperamentsanlagen (Gefüge des Charakters) andererseits.

Was die Verstandesbegabungen als solche betrifft, so brachten unsere Untersuchungen eine Bestätigung der heute ziemlich allgemein vertretenen Anschauung, daß diese Begabungen ebensowenig davor schützen, daß ihr Träger einer kriminellen Neigung verfällt, als umgekehrt Schwachsinn an sich nicht als Ursache echter Kriminalität gelten kann. Man findet vielmehr gerade bei Betrügern zum Teil sogar überdurchschnittliche Verstandesbegabung, trotz schwerster Rückfallskriminalität. Ein *mittelbarer Zusammenhang zwischen Schwachsinn und Kriminalität* besteht nur in der Weise, daß solche Charakterabnormitäten, die schwere Kriminalität bedingen, in der Regel bei wenig oder ausgesprochen schwach Begabten zu beobachten sind. Allein dieser Zusammenhang erschöpft sich nicht darin, daß Schwachbegabte innerhalb einer bestimmten, charakterologisch abgrenzbaren Gruppe wegen ihrer Verstandesschwäche leichter kriminell werden oder bei ihrer kriminellen Betätigung leichter erfaßt werden, wenngleich diesen Momenten auch eine gewisse Bedeutung zukommt. Wesentlich ist vielmehr, daß die für solche abnormen Persönlichkeiten charakteristische Interessenrichtung bei Höherbegabten überhaupt sehr selten vorkommt. Das gilt besonders von gewissen antisozialen Typen unter den Willenlosen und den Gemütlosen.

Daß es sich bei den vorliegenden Vergleichsgruppen ganz überwiegend um erbliche Schwachsinnsformen handelt, geht aus den Erhebungen eindeutig hervor. Es fanden sich nämlich in der Regel bei einer Mehrzahl von Verwandten ähnliche oder dieselben Schwachsinnsgrade, ohne daß sich Anhaltspunkte für eine umweltbedingte Entstehung hätten nachweisen lassen. Bemerkenswert dabei ist der Umstand, daß der *Schwachsinnsgrad,* ganz abgesehen von charakterologischen Ähnlichkeiten der Familienmitglieder, in jeder Sippe in der Regel ein bestimmtes, das ist innerhalb bestimmter Grenzen festlegbares Ausmaß aufweist. Soweit meine Beobachtungen reichen, gilt dies insbesondere für die leichteren und mittleren Schwachsinnsgrade. Die erbbiologische Untersuchung von Sippen, in denen Schwachsinn vorkommt, ergibt, daß im Verwandtenkreis im leichten Grade Schwachsinniger leichte Schwachsinnsgrade gehäuft auftreten, im Verwandtenkreis hochgradig Schwachsinniger (Imbeziller) schwerere Schwachsinnsgrade (Imbezillität), und daß andererseits auch zwischen den vergleichsweise unauffälligen Verwandten Unterschiede in dem Sinne bestehen, daß sie im Verwandtenkreis in leichtem Grade Schwachsinniger vorwiegend normal bzw. schwach begabt sind, im Verwandtenkreis hochgradig Schwachsinniger hingegen vorwiegend schwachbegabt bzw. schwachsinnig in leichterem Grad.

Diese Beobachtung ist wohl so zu deuten, daß nicht ganz allgemein eine Disposition zum Schwachsinn vererbt wird, die sich je nach bestimmten Umwelteinwirkungen mehr oder weniger stark ausprägen kann, sondern daß je und je ein mehr oder weniger scharf bestimmbarer Schwachsinnsgrad vererbt wird, der nur innerhalb vergleichsweise engerer Grenzen schwankt. Für den, der mit der Charakterforschung einigermaßen vertraut ist, bringt dieses Ergebnis nichts Unerwartetes oder gar Außergewöhnliches. Handelt es sich doch von der hohen Verstandesbegabung an bis herab zu den mittleren Schwachsinnsgraden offenbar um eine Reihe fließender Übergänge, in der jedem Einzelwesen je nach dem Ausmaß seiner angeborenen Fähigkeiten ein bestimmter Platz zukommt. Auch ohne Zuhilfenahme der Familienforschung ergibt sich aus der charakterologischen Beobachtung und Erfahrung, daß der Mangel an Fähigkeiten der Verstandesbegabung die Erwerbung entsprechender Fertigkeiten ausschließt, daß, in die Sprache der Erbforscher übersetzt, der Genotypus „Schwachsinn" sich im Phänotypus restlos durchsetzt. Ebenso ergibt sich aus dem Wesen der dem Stoff des Charakters angehörenden Fähigkeiten, daß sie, als „Mengeneigenschaften" (KLAGES), wenn überhaupt, so als bestimmte Menge, als Intelligenzgrad, vererbt werden. Und wenn man im Schwachsinn im wesentlichen einen *Mangel* an Fähigkeiten, an Anlagen schlechthin erblickt, Anlagen, deren Art (Qualität) und Menge (Intensität) jeweils eine bestimmte Begabung gewährleistet, so gewinnt die Beobachtung einer Vererbung bestimmter Schwachsinnsgrade die Stellung eines beinahe selbstverständlichen Seitenstückes zu der bekannten Erfahrungstatsache, derzufolge auch der Grad bestimmter Begabungen als solcher erblich bedingt ist. Bei dieser Auffassung, die nichts mit der Vorstellung einer gleichsam im luftleeren Raum schwebenden Anlage zum Schwachsinn zu tun hat, ist es ohne weiteres erklärlich, daß auch unter den Nachkommen von Imbezillen leicht Schwachsinnige auftreten können, sowie auch umgekehrt, unter denen leicht Schwachsinniger imbezille Kinder zu erwarten sind. Bei der großen Zahl verschiedenartiger Anlagen (Faktoren), die am Zustandekommen des Erscheinungsbildes, das wir Intelligenz nennen, beteiligt sind, läßt sich wohl nur das eine mit Bestimmtheit erwarten, daß nämlich Höchstbegabte nur aus Sippen Hochbegabter hervorgehen können, ausgesprochen Schwachsinnige dagegen, sofern nicht eine Hirnschädigung vorliegt, nur aus den Sippen Schwachbegabter (oder in leichtem Grade Schwachsinniger).

Die Beobachtung einer Reihe von Verbrechersippen, in denen Schwachsinn nachweisbar ist, hat gezeigt, daß ganz abgesehen von den charakterologischen Ähnlichkeiten der Familienmitglieder in jeder Sippe in der Regel ein bestimmtes, innerhalb gewisser Grenzen festlegbares Ausmaß an Begabungsdefekten vorliegt. Dieser Befund ist eine Bestätigung von Ergebnissen, die wir JUDA (1) verdanken. JUDA hat in sehr eingehenden Untersuchungen an den Sippen schwachsinniger und normaler Schüler gezeigt, daß die Imbezillen in ihrer Nachkommenschaft und unter ihren Eltern und Geschwistern wiederum mehr Imbezille aufweisen, die Debilen und Schwachbegabten dagegen mehr Debile. Nachdem sich bei unseren eigenen Untersuchungen fernerhin gezeigt hat, daß nicht nur ein bestimmtes Ausmaß an Intelligenz, sondern jeweils auch ein bestimmter Intelligenztypus, bzw. ein bestimmter Schwachsinnstypus sippenweise gehäuft vorkommt, und das in engerem Zusammenhang mit dem Verhalten von Charaktereigenschaften, kann der Nachweis der Vererbung jeweils unterschiedlicher Schwachsinnsgrade als eindeutig erbracht gelten. Ein Zufallsbefund ist hier mit Sicherheit auszuschließen.

Dieser Nachweis führt zu einer Auffassung über den Erbgang des Schwachsinns, die sich von den bisherigen Auffassungen zum Teil nicht unwesentlich unterscheidet. Zunächst zwingt er uns zu einer Entscheidung zwischen zwei grundsätzlichen Grundanschauungen. Entweder man betrachtet den Schwachsinn als ein verhältnismäßig einheitliches und auch genotypisch einheitlich bedingtes Merkmal, das die überwiegende Mehrzahl aller endogenen Schwachsinnsfälle umfaßt. Diese Anschauung könnte sich auf die klinische Beobachtung berufen, indem sie darauf hinweist, daß alle schweren Schwachsinnsfälle untereinander gewisse Ähnlichkeiten aufweisen. Einer anderen Grundanschauung zufolge wäre das Merkmal Schwachsinn kein genotypisch einheitlich bedingtes Merkmal und auch in seiner erscheinungsmäßigen Ausprägung nichts Einheitliches. Diese zweite Anschauung geht aus von der Beobachtung leichterer Schwachsinnsformen, die lehrt, daß ganz verschiedene Teilanlagen, wie Auffassungsgabe, Gedächtnis, Kombinationsvermögen, verhältnismäßig stark gestört sein können und doch zu dem allgemein mit der Bezeichnung Schwachsinn gemeinten Endergebnis führen. Wenn diese zweite Auffassung richtig ist, so ist es notwendig anzunehmen, daß verschiedene Anlagen und verschiedene Anlagekombinationen imstande sind, ihren Träger zu einem Schwachsinnigen zu stempeln.

Es ist nun leicht einzusehen, daß nur eine dieser beiden Grundauffassungen die richtige sein kann. Wollte man nämlich annehmen, daß beide gleichzeitig zu Recht bestehen können, so würde das dazu führen, zwei voneinander unabhängige Schwachsinnsarten anzunehmen, zwischen denen auch allerentfernteste Beziehungen unmöglich sind, nämlich eine Anlage zum Schwachsinn, die von den intellektuellen Fähigkeiten, die dem Anlageträger erblich zukommen, unabhängig ist, indem ihr bloßes Vorhandensein die anderen Anlagen gleichsam ausschaltet und außerdem eine Anzahl von anderen Anlagen zum Schwachsinn, die mit dem Mangel an einzelnen Fähigkeiten identisch sind. Sobald man nämlich beide Auffassungen nebeneinander bestehen läßt, sinkt die Annahme einer von den angeborenen Fähigkeiten, also vom Charakter unabhängigen, gleichsam im luftleeren Raum schwebenden Schwachsinnsart zu einer rein willkürlichen, ja überflüssigen Annahme herab, nachdem ja die zweite Auffassung allein schon genügen würde, den Erscheinungen gerecht zu werden.

Sobald man jedoch erkannt hat, daß eine Entscheidung zwischen einer der beiden Grundauffassungen notwendig ist, fällt diese Entscheidung nicht schwer. Jene Grundanschauung, die im Schwachsinn ein verhältnismäßig einheitliches und auch genotypisch einheitlich bedingtes Merkmal erblickt, zwingt nämlich seinen Anhänger zu der Annahme einer vollständigen Unabhängigkeit des Merkmals von der Begabung (Fähigkeiten) und von den Charakteranlagen überhaupt. Sie gerät dadurch in einen unlösbaren logischen Selbstwiderspruch, denn man müßte ja dann Schwachsinn in hochbegabten Familien ebenso häufig finden als in Schwachbegabten und es wäre auch unbegreiflich, wie die zahllosen Abstufungen verschiedener Schwachsinnsgrade ganz unabhängig von den angeborenen Fähigkeiten (Charakteranlagen) möglich sein sollen. Eine solche Annahme stünde mit der Erfahrung in so offenkundigem Widerspruch, daß wohl niemand Willens sein wird, sich diese Auffassung zu eigen zu machen. Damit ist aber zugegeben, daß zwischen der Anlage zum Schwachsinn und den angeborenen Fähigkeiten, also dem Charakter, doch Beziehungen bestehen müssen. Wie immer man sich diese Zusammenhänge vorstellen mag, sei es als ein Fehlen verschiedener Fähigkeiten (Anlagen) des Charakters, wobei dann das Fehlen (der Mangel) eben selbst den Schwachsinn bedeuten würde, sei es als Ergebnis eines geheimnisvollen „Faktors", der je nach den vorhandenen Anlagen imstande ist einen mehr oder weniger hohen Schwachsinnsgrad zu „erzeugen", auf jeden Fall ist damit zugegeben, daß es eben letzten Endes auf die Vererbung von Charakteranlagen ankommt. Sobald ich nämlich zugebe, daß zwischen Anlage zum Schwachsinn und den anlagebedingten Fähigkeiten der Verstandesbegabung Zusammenhänge bestehen, so folgt daraus unmittelbar, daß ich, um über den Erbgang des Schwachsinns etwas aussagen zu können, erst über die einzelnen Fähigkeiten, deren Mangel ihn bedingt, etwas wissen muß.

Es bleibt somit nur eine *charakterologische Auffassung vom Wesen des Schwachsinns* und sie ist es auch, die den Tatsachen am besten gerecht wird. Es ist nun nicht so, daß diese Auffassung die Einheit dessen, was unter den Begriff Schwachsinn zusammengefaßt wird, völlig auseinanderreißen soll. Im Gegenteil, die charakterologische Betrachtungsweise ist gerade darauf gerichtet, die Vereinigung von Teileigenschaften zu einem höheren Ganzen in den Vordergrund der Betrachtung zu rücken, nachdem ja Charaktereigenschaften vom

Ganzen des Organismus noch viel abhängiger, von seinen einzelnen Teilen viel unabhängiger sind als körperliche Merkmale. Wenn wir hier von einer charakterologischen Auffassung sprechen, so ist somit nicht gemeint, daß der Schwachsinn in lauter Teileigenschaften zerspalten werden soll, die völlig beziehungslos nebeneinander liegen, sondern es soll damit eine erbbiologische Betrachtungsweise angebahnt werden, die nicht nach dem Erbgang „des" Schwachsinns fragt, sondern nach dem Erbgang von Teileigenschaften, aus denen sich der Schwachsinn aufbaut. Die notwendigen Vorarbeiten auf Grund einer ausschließlich auf das Ganze gerichteten Fragestellung liegen ja bereits vor. Eine Erweiterung unserer Erkenntnis ist jetzt nur mehr von einer auf Teileigenschaften gerichteten Untersuchungsweise zu erwarten. Gewiß steht in jedem Organismus jede Anlage mit jeder anderen mittelbar irgendwie in Zusammenhang, dennoch würde es einem Verzicht auf jedes wissenschaftliche Denken gleichkommen, wollte man deshalb die relative Unabhängigkeit der einzelnen Teileigenschaften aufgeben. Gerade das biologische Denken erfordert auch beim Schwachsinn, daß man einzelnen Teileigenschaften ein besonderes Augenmerk zuwendet.

Die charakterologische Auffassung vom Wesen des Schwachsinns führt zu verschiedenen Abweichungen in der Deutung bisheriger Beobachtungen. Zunächst erklärt sie das Vorkommen leichter Schwachsinnsformen unter den Verwandten hochgradig Schwachsinniger ebenso leicht wie den Umstand, daß unter den Verwandten leichtgradig Schwachsinniger dennoch leichtere Schwachsinnsformen häufiger sind, als unter den Verwandten hochgradig Schwachsinniger. Letzteres wäre auf Grund einer nichtcharakterologischen Auffassung, die im Schwachsinn ein einheitliches Merkmal erblickt, dessen Mendelproportion sich errechnen läßt, einfach unerklärlich. Man müßte wieder auf ein Nebeneinander der beiden oben angeführten, einander grundsätzlich widersprechenden Grundauffassungen vom Wesen des Schwachsinns zurückgreifen, dessen Unmöglichkeit wir aufzuweisen versuchten. Die leichteren und die schweren Formen erblichen Schwachsinns stehen nämlich offenbar miteinander in einem erbbiologischen Zusammenhang. Mit Recht hat BRUGGER (2) aus dem Befund, demzufolge unter den Geschwistern von imbezillen Ausgangsfällen die Debilen und die Idioten und unter den Geschwistern der Idioten die Debilen und Imbezillen auch recht häufig sind, darauf geschlossen, daß die Untergruppen wenigstens irgendwie erbbiologisch miteinander verwandt sein müssen. Man kann wohl sagen, daß die Notwendigkeit eines solchen Zusammenhanges unmittelbar auf der Hand liegt und eine charakterologische Auffassung des Schwachsinns geradezu fordert. Ist doch ein erbbiologischer Zusammenhang auch dort unmittelbar einleuchtend, wo man unter den Verwandten großer Denker und Dichter hochbegabten Menschen begegnet. Auch ist die Erfahrung, die dennoch beträchtliche Begabungsunterschiede erkennen läßt, nicht geeignet die Wahrheit des Bestehens erbbiologischer Zusammenhänge zu verdunkeln, sondern vielmehr auch die benachbarten Wahrheiten zu erhellen. Denn es wird offenbar nicht eine abstrakte Hochbegabung als solche vererbt, vererbt werden vielmehr verschiedene einzelne Fähigkeiten, die auf eine uns meist unbekannte Weise miteinander verknüpft sind und erst in ihrer Verknüpfung das ergeben, was man schöpferische Begabung nennen könnte. Dasselbe gilt grundsätzlich auch für den Schwachsinn, nur sind die Vorzeichen entsprechend abzuändern.

Man könnte hier einwenden, es sei doch für den Schwachsinn bereits eine recessive Form des Erbgangs nachgewiesen worden. Nun läßt sich aber leicht zeigen, daß der Umstand eines erbbiologischen Zusammenhangs zwischen leichten und schweren Schwachsinnsformen geeignet ist, eine recessive Form der Vererbung vorzutäuschen. Indem man nämlich in der Regel von schweren Schwachsinnsgraden ausgeht und über die Verwandten vergleichsweise nicht so vollkommene Auskünfte erhält (besonders dann, wenn es sich, wie bei den Eltern, bereits um ältere oder verstorbene Personen handelt), entsteht die unvermeidliche Gefahr, leichtere Schwachsinnsgrade, die doch bei den Verwandten gleichfalls berücksichtigt werden müssen, zu übersehen und ihre Träger als vollsinnig zu zählen. Nachdem jedoch die Unmöglichkeit einen leichteren Schwachsinnsgrad auf Grund einer Untersuchung und bei mangelnden aktenmäßigen Unterlagen festzustellen, noch nicht dazu berechtigt auf Vollsinnigkeit zu schließen, so vernachlässigt ein solches Vorgehen die Grundtatsache der erbbiologischen Zusammengehörigkeit leichterer und schwerer Schwachsinnsformen sowie den Erfahrungssatz von der außergewöhnlich schweren Erkennbarkeit der ersteren. Man kann deshalb sagen, daß die Annahme einer recessiven Form der Vererbung des Schwachsinns noch nicht einwandfrei erwiesen ist. Eine genaue Untersuchung der Eltern von Schwachsinnigen könnte ergeben, daß der Anteil der leichteren Schwachsinnsgrade wesentlich größer ist, als man bisher angenommen hat. Unter der Voraussetzung, daß die charakterologische Auffassung vom Wesen des erblichen Schwachsinns die richtige ist, wäre sogar zu erwarten, daß unter den Eltern schwerer Schwachsinnsgrade ausgesprochen schwere Schwachsinnsformen seltener sind als leichtere Schwachsinnsformen. Unsere Auffassung läßt sich an folgendem Vergleich verdeutlichen. Die Beobachtung, daß die Eltern großer Denker und Dichter selbst selten große Denker und Dichter waren, wird wohl niemand zu der Annahme eines recessiven Erbgangs der entsprechenden Anlagen veranlassen, nachdem es offenkundig ist, daß nicht eine Einzelanlage, sondern das Zusammenwirken einer Vielzahl von Anlagen das Entscheidende ist. Die charakterologische Auffassung vom Wesen des erblichen Schwachsinns rechnet gleichfalls mit einer Vielzahl von Teilanlagen, von denen mehrere zusammenwirken müssen, damit das ausgeprägte Bild eines Schwachsinns höheren Grades zustande kommt. Von der Annahme einer recessiven Form der Vererbung gilt somit hier grundsätzlich dasselbe.

Es bleibt noch übrig, diese Auffassung gegen die zu erwartenden Einwände zu verteidigen. Besonders naheliegend ist der Einwand, es handle sich hier um eine äußerst theoretische Auffassung, die der klinischen Erfahrung widerspreche. Die schweren Schwachsinnsformen, die uns in der Klinik zu Gesicht kommen, seien doch etwas durchaus Einheitliches, von charakterologischen Feinheiten Unabhängiges, die hier vorgetragene Auffassung könne somit nur für die leichteren Schwachsinnsgrade gelten. Hierauf wäre zu erwidern, daß grobgenommen ähnliche, ja sogar gleiche Bilder sehr wohl auf verschiedene Teilanlagen zurückgehen können und daß gerade die Familienforschung immer wieder deutlich macht, daß im Erbkreis solcher Fälle auch leichte Schwachsinnsgrade gehäuft vorkommen, daß sich somit die Schwachsinnsanlagen aus Teilanlagen aufbauen, die als verschiedene Fähigkeiten charakterologisch faßbar sind. Zu bedenken ist ferner, daß Schwachsinnige, die der Kliniker zu sehen bekommt, wahrscheinlich eine Auslese nach solchen Fällen darstellen, die in ihrer unmittelbaren Verwandtschaft (insonderheit unter ihren Eltern) keine schweren Schwachsinnsfälle aufzuweisen haben. Dafür spricht die Beobachtung, daß man bei genealogischen Untersuchungen verhältnismäßig oft mittelschwere und schwere Schwachsinnsgrade in enger familiärer Häufung vorfindet, ohne daß einer von den Fällen jemals interniert war.

Naheliegend ist ferner der Einwand, die Erbforschung hätte doch bisher wesentlich andere Anschauungen vertreten und diese auch statistisch erhärtet. Dieser Einwand könnte sich vor allem auf die Untersuchungen von LUXENBURGER (3) stützen, die auf statistischem Weg die Hypothese von ROSANOFF zu bestätigen scheinen, nach welcher beim Schwachsinn Dimerie vorliegt mit einem recessiven Faktorenpaar in einem autosomalen Chromosom und einem anderen im X-Chromosom. Gegenüber diesem Einwand ist darauf hinzuweisen, daß dieser Übereinstimmung zwischen Erwartung und Erfahrung keine Beweiskraft zukommen kann, weil eine exakte Auszählung von Schwachsinnigen unter Einschluß mittlerer und leichterer Grade ebensowenig möglich ist, wie eine exakte Auszählung von Psychopathen. Nur dann, wenn „der" Schwachsinn etwas höchst Einfaches wäre, eine Abnormität, die nach Analogie eines körperlichen Erbmerkmals vererbt wird, könnte man einen Erbgang im Sinne der Hypothese von ROSANOFF erwarten. So aber greift diese Hypothese völlig fehl, nachdem es keinem Zweifel unterliegen kann, daß es Anlagen zum Schwachsinn gibt, die voneinander ganz unabhängig sind und nur das eine gemein haben, daß sie ähnliche Endergebnisse herbeiführen. Eine Erarbeitung qualitativer Normen der Intelligenz und qualitativer Typen des Schwachsinns sind somit eine Voraussetzung, auf der eine Theorie ihres Erbgangs und damit vom Erbgang des Schwachsinns überhaupt allererst aufgebaut werden kann.

Eine Bereicherung unserer Erkenntnis vom Wesen des Schwachsinns und eine Vertiefung und Erweiterung des Einblicks in die Art seines Erbgangs ist somit zu erwarten von charakterologischen und konstitutionsbiologischen Untersuchungen, denen die Aufgabe zufällt, einen tragfähigen Ausbau zu gewährleisten der grundlegenden Untersuchungen von LOKAY, BRUGGER, LUXENBURGER u. a.

Daß die hier vertretene charakterologische Betrachtungsweise geeignet ist Anregungen zu geben zu einer vorwiegend auf Einzelheiten und auf Wesentliches gerichteten Erforschung von Konstitutions- und Rassenmerkmalen, die sich nicht mit groben Typisierungen begnügt, ja daß sie anthropologische und konstitutionsbiologische Untersuchungen sogar dringend fordern muß, wird im psychopathologischen Teil durch entsprechende Hinweise besonders hervorzuheben sein. Daß sie nicht willens ist sofort mit einer Theorie des Erbgangs aufzuwarten, wird man angesichts des rein spekulativen Charakters, der solchen Theorien beim Menschen vielfach zukommt, begreiflich finden. Mit der naheliegenden Annahme einer multiplen Allelie (STERN) wäre für die Sache zunächst gar nichts gewonnen. Bleibt doch auch die bisher gebräuchliche Annahme eines polymeren Erbgangs des Schwachsinns, ebenso die Annahme von Polymeriefällen beim Menschen überhaupt, wie VERSCHUER neuerdings wieder betont hat, immer stark hypothetisch.

Viele, man kann sagen, die meisten Charaktereigenschaften und Begabungen lassen sich bei Männern viel öfter feststellen als bei Frauen, nicht weil sie bei Männern häufiger vorkommen, sondern weil sie sich bei ihnen leichter feststellen lassen. Das gilt an erster Stelle für Begabungen und Begabungsmängel insonderheit auf dem Gebiet der Verstandesanlagen und hängt zum Teil damit zusammen, daß Verstandesbegabungen beim männlichen Geschlecht schon von Kindheit an anders gewertet und beurteilt werden, als beim weiblichen Geschlecht. Unterschiede, die zwischen beiden Geschlechtern gefunden werden, dürfen deshalb niemals auf eine größere Häufigkeit von Begabungen oder von Schwachsinn bezogen werden, denn sie werden durch eine charakterologische Andersartigkeit, die mit der Menge und dem Mangel vorhandener Fähigkeiten nichts zu tun haben, sowie durch die Unterschiede der Wertung insbesondere der Verstandesanlagen, leicht vorgetäuscht. Man bedenke nur, daß die entscheidende Intelligenzprüfung für den Mann im Bereich seiner beruflichen Tätigkeit liegt und damit einer öffentlichen Beurteilung viel leichter zugänglich ist, als die entscheidende Intelligenzprobe für die Frau, die im Bereich ihrer auf den Familienkreis beschränkten Aufgaben als Mutter gelegen ist. Schon bei der Materialgewinnung spielen die zahlreichen hier nur angedeuteten Momente eine so große Rolle, daß man in Hinkunft bei Untersuchungen über den Schwachsinn rein charakterologische Fragestellungen und Gesichtspunkte nicht wird umgehen dürfen.

Wir fassen zusammen: Nach den Erfahrungen, die man bei familienbiologischen Untersuchungen sammeln kann, ist der Schwachsinn wohl nicht als etwas relativ Einfaches zu verstehen, etwa nach Analogie des medianen Oberkiefertremas, einer Anomalie der Zahnstellung, die nach neueren Untersuchungen von M. WENINGER wahrscheinlich durch ein dominantes autosomales Gen bedingt ist, sondern als etwas seinem Wesen nach unendlich Zusammengesetztes, etwa so, wie der Charakter überhaupt.

12. Das Vorkommen von Haftpsychosen und ihre Bedeutung.

Im psychiatrischen Abschnitt unserer Untersuchungen, vor allem in den Kapiteln über Schizophrenie und Epilepsie, war bisher mehrfach ein polemischer Grundton vorherrschend. Allein es wäre anders nicht möglich gewesen, das Gedankengerölle zu beseitigen, das sich um das Schlagwort „Verbrechen und Geisteskrankheit" angehäuft hatte und jedem Versuch, neue Erkenntnisse zu gewinnen, hemmend im Wege lag. Hier, bei der Behandlung der Haftpsychosen, betreten wir endlich eigenen Boden. Was zunächst den Begriff der Haftpsychose betrifft, so ist hervorzuheben, daß KIRN erstmals echte Psychosen, die in der Strafhaft auftreten, getrennt hat von verschiedenartigen Störungen, die mit der Haft als solcher in Zusammenhang stehen. In der Psychiatrie befaßte man sich lange Zeit mit der Frage, ob es eine spezifische Haftpsychose, eine Psychose sui generis gibt, die sich von andersartigen Psychosen streng abgrenzen läßt. RÜDIN (1) hat schon 1901 darauf hingewiesen, daß eine solche klinische Selbständigkeit für keine Haftpsychose als erwiesen gelten könnte. Heute unterscheidet man am besten zwischen echten Psychosen, die natürlich in der Haft ebenso auftreten können wie bei freilebenden Menschen, und zwischen eigentlichen „Haftpsychosen", d. h. Störungen, die als abnorme[1] seelische Reaktionen auf die Strafhaft aufzufassen sind. Wenn hier von Haftpsychosen die Rede ist, so ist nur diese zuletzt genannte Gruppe von Reaktionen gemeint, die mit echter Geisteskrankheit nichts zu tun hat und die Bezeichnung Haftpsychose eigentlich zu Unrecht führt. Um Mißverständnissen zu begegnen wäre es besser, diese Bezeichnung ganz fallen zu lassen und von psychogenen Haftstörungen oder von abnormen Haftreaktionen zu sprechen.

Es wurden demnach nur solche Fälle als Haftpsychosen gezählt, bei denen man nach Erwägung aller Einzelheiten zu dem Schluß kommen mußte, daß keine Schizophrenie oder sonstige echte Geisteskrankheit vorliegt, sondern eine Reaktion, deren Ursachen zu einem großen Teil in der Haft selbst zu suchen sind. Untersucht man unter diesem Gesichtspunkt die Häufigkeit ihres Vorkommens, so ergibt sich, daß sie bei Schwerkriminellen wesentlich häufiger zu beobachten sind als bei Leichtkriminellen. Unter 195 Rückfallsverbrechern fanden sich nämlich 20 (10,3%) hierhergehörige Fälle, unter 166 Einmaligen hingegen nur ein einziger (0,6%). Bei der Beurteilung dieses Häufigkeitsverhältnisses ist zu berücksichtigen, daß die Erfassung bei den Einmaligen zweifellos eine vollständige war, der kein einziger Fall entgehen konnte. Dagegen muß die Zahl der Rückfälligen, bei denen sich eine Haftpsychose nachweisen ließ, als Mindestziffer aufgefaßt werden. Nachdem hier Fälle mit 25—30 Strafen durchaus keine Seltenheit sind und etwa 8—15 Strafen dem Durchschnitt entsprechen, ist damit zu rechnen, daß eine Anzahl von Haftreaktionen der Erfassung entgangen ist. Denn es war aus begreiflichen Gründen nicht möglich, alle Akten lückenlos durchzusehen. Es läßt sich natürlich nicht mit Bestimmtheit sagen, wie hoch der Anteil der Fälle mit psychogenen Haftstörungen tatsächlich gewesen ist, doch darf man ihn wohl unter ausschließlicher Berücksichtigung ausgesprochen abnormer Haftreaktionen auf wenigstens 15, vielleicht sogar auf 20% veranschlagen.

Ihrer Art nach zerfallen die Haftpsychosen, die bei den Rückfälligen beobachtet wurden, in 2 Gruppen. Eine, die man mit WILMANNS (2) als pathologische Reaktionen und Entwicklungen auffassen muß, das ist als Reaktionen abnormer Persönlichkeiten im Sinne eines Sichhineinsteigerns in Gereiztheit, Erbitterung, Querulieren, paranoide oder hypochondrische Reaktionen u. ä. Hierher gehören 14 unter 20 Fällen (R. 3, 8, 25, 50, 57, 59, 81, 90, 115, 137, 144, 148, 161, 174, 180). In etwa der Hälfte dieser Fälle (R. 3, 8, 50, 137, 174, 180) handelt es sich um querulatorische Haftreaktionen, die jeweils das Gepräge der (psychopathischen) Charakterabartigkeit ihres Trägers erkennen lassen und in der Anfertigung endloser Schriftsätze und Eingaben oder wilder Schimpfereien zum Ausdruck kommen. In der anderen Hälfte dieser Gruppe kommen asthenisch-nervöse Reaktionen vor, ferner hysterische Reaktionen im Sinne abnormer seelischer Reaktionen im Körperlichen, hypochondrische Reaktionen und ein Fall von reaktiver Depression mit Neigung zu Selbstverstümmelung.

Die zweite Gruppe von Haftpsychosen ist zusammengesetzt aus Abwehrpsychosen gegen die Strafe im Sinne von WILMANNS. Sie stehen der bewußten Vortäuschung von geistiger Störung sehr nahe und sind ihr zum Teil durchaus

---

[1] Leichte psychisch-nervöse Erscheinungen sind so häufige Haftfolgen (vgl. K. BIRNBAUM, S. 243), daß sie hier außer Betracht bleiben.

gleichzusetzen (13, 58, 67, 99, 131 und 153). In dieser 6 Fälle umfassenden Gruppe befinden sich 2 Fälle von ganserartigen Haftreaktionen.

Es mag auffallen, daß wir keinen einzigen Fall von KIRNscher Einzelhaftpsychose unter unseren Probanden finden. Dazu ist zu sagen, daß derartige Fälle ihrem ganzen Wesen nach bei Schwerkriminellen gar nicht zu erwarten sind. Es ist kein Zufall, daß KIRN sie gerade bei leichter bestraften Fällen häufig beobachtet hat.

Die einzige Haftpsychose, die bei den Einmaligen beobachtet wurde, betrifft einen im Alter von 32 Jahren wegen Sittlichkeitsverbrechen zu 4 Jahren Gefängnis verurteilten Wasenmeister (E. 163). Im zweiten Jahr seiner Gefängniszeit trat ein Depressionszustand auf, er war ängstlich und gehemmt, verweigerte die Nahrungsaufnahme, dabei war der Zeiger der Schuld von Anfang an auf die Außenwelt gerichtet. Er fühlte eine Magnetnadel im eigenen Leib, glaubte sich verfolgt, vermutete Gift in den Speisen, hielt sich für verdammt und glaubte, er müsse bald sterben. Bemerkenswert ist das Umschlagen in einen Begnadigungswahn, wie er von RÜDIN (2) bei präsenilen lebenslänglich Verurteilten beschrieben wurde. Dieser Begnadigungswahn führte zu einer Art Selbstheilung, indem die Nahrungsaufnahme wieder prompt erfolgte. Nach einigen Wochen waren die Wahnideen bereits wieder abgeklungen. Eine endogene Psychose läßt sich mit Sicherheit ausschließen, der Mann ist persönlich durchaus unauffällig und seither bereits 30 Jahre von irgendwelchen psychopathischen Erscheinungen freigeblieben. Der Fall steht wohl den KIRNschen Einzelhaftpsychosen nahe, im Sinne von FOERSTERLING könnte man von einer Fluchtform einer psychogenen Abwehrreaktion sprechen. Es ist das der einzige unter sämtlichen Ausgangsfällen, bei dem eine echte psychogene Psychose, eine Situationspsychose (Degenerationspsychose) aufgetreten ist. Demgegenüber liegen bei allen übrigen Fällen abnorme Reaktionen und Entwicklungen oder Simulationsversuche vor.

Der Unterschied zwischen den abnormen Reaktionen und Entwicklungen und den der Simulation nahestehenden Abwehrpsychosen bei den Rückfälligen läßt sich an der Gegenüberstellung von 2 Beispielen zeigen. Es wurden absichtlich 2 ähnliche Persönlichkeitstypen gewählt um den Vergleichswert zu erhöhen.

R. 59, Johann H., legal, geboren 1879 in einer Großstadt, Fabrikarbeiter, später Kaufmann, ledig.

Sein Vater war Bahnangestellter. Er soll in seiner Jugend schlecht gelernt haben (zweimal sitzengeblieben). Ein Bruder des Probanden gibt an, er habe sehr oft Räusche gehabt, habe sich zu Tode getrunken. Er war im Dienst beliebt, mit seiner Frau aber hatte er viel Streit. Starb an Herzleiden mit 53 Jahren.

Seine Geschwister und Halbgeschwister sowie deren Nachkommen sind unauffällig. Der Vater hat sich um die Familie nicht gekümmert.

Die Mutter war vor ihrer Ehe Dienstmagd. Sie soll sehr tüchtig gewesen sein, aber äußerst schwächlich und kränklich. Mit 31 Jahren starb sie an Tuberkulose. Ihre einzige Schwester und deren Kinder waren niemals bestraft.

Geschwister. Ein Bruder des Probanden starb mit 32 Jahren an Tuberkulose. Er war Arbeiter, soll vieles angefangen aber nirgends ausgelernt haben; es heißt von ihm, er neige zu Schwermut und leide an Aufregungszuständen; angeblich hat er viel getrunken. In späteren Jahren war er Viehhändler. In der Schule soll er gut gelernt haben. Ein zweiter Bruder, der einen verläßlichen Eindruck macht, gibt an, er habe kleine Unterschlagungen gemacht, sei flatterhaft gewesen, habe später alles vertrunken. Strafregister liegt nicht vor, da er schon lange gestorben ist. Eine Schwester ist unauffällig.

Johann H. war bis zum 19. Jahr bei seinen Eltern. Seine Mutter starb, als er 2 Jahre alt war. Sein Vater und die Stiefmutter sollen sich vor den Kindern ständig über die Erziehungsfragen gestritten haben. Er selbst war als Kind skrophulös; in der Schule ist er einmal sitzengeblieben, weil er gleichgültig war und nicht lernen wollte. Seinen Eltern bereitete er viel Verdruß. Er hatte ein gutes Benehmen, war stets lustig und neigte ,,aus dummem Stolz" zur Verschwendung. Mit 19 Jahren hat er nicht mehr arbeiten wollen. Er hatte zuerst bei einem Schneider gelernt, später arbeitete er in Tabakfabriken. Auf keiner Dienststelle hielt er es lange aus. Nach Beendigung seiner Lehrzeit war er einige Jahre in Serbien, Mazedonien und Konstantinopel, erst als Tabakschneider, später als Kaufmann. Er selbst gibt an, er habe infolge Nicotinvergiftung seinen Beruf aufgeben müssen. Im Alter von 23 Jahren wurde er zum ersten Male bestraft (wegen Betrug 6 Wochen Gefängnis). Es heißt, er sei damals, um einem Mädchen, das er liebte, mit guten Verhältnissen zu imponieren, auf schlechte Wege gekommen. Er ist seither in weiteren 6 Fällen wegen Betrug bestraft und soll auch wegen Bettel vielfach bestraft sein. Mit 33 Jahren erhielt er 3 Jahre Zuchthaus wegen Betrug (letzte Strafe). Er unterhielt damals mit einer Näherin ein Liebesverhältnis und spiegelte ihr vor, er sei Inhaber eines Möbelgeschäftes. Er versprach ihr verschiedene Bestandteile aus seinem angeblichen Möbellager als Ersatz für die Ansprüche, die er an sie stellte. Im Laufe der Zeit lieferte ihm die Betrogene unter anderem goldene Ringe, eine Nähmaschine, einen Photoapparat und eine Marmorplatte aus und gab ihm die Erlaubnis, die Sachen zur Behebung ,,einer vorübergehenden Geldknappheit" zu verkaufen. In seinem Benehmen wechselten höfliche Überkorrektheit und erpresserische Unverschämtheit, widerliche Süßlichkeit und abstoßende Brutalität. Zu einer dauernden Stellung hat er es niemals gebracht. Im Strafvollzug war es schwer, seinen Redefluß zu bewältigen. Ein Eintrag im Strafakt aus dem Jahre 1923 lautet: Er ist äußerst raffiniert und gerissen, ,,er redet wie ein Buch und läuft ab wie ein aufgezogenes Grammophon". Er bat andauernd um Vergünstigungen, klagte über die verschiedensten Beschwerden, Schmerzen in der Wirbelsäule, Stechen, Flimmern vor den Augen usw. Mitunter brach er in den Knien zusammen. Teilweise litt er tatsächlich an körperlichen Beschwerden, doch wurden sie von ihm maßlos übertrieben. Er verlangte, daß man seinen Stuhlgang untersuchte, weil immer Fett darin sei, dann wieder, man müsse seine Hoden untersuchen, weil sie einen so scharfen Geruch absondern usw. Dauernd beklagte er sich über verdorbenen Magen. Alle seine Beschwerden brachte er mit großer Erregung vor und mußte immer wieder begutachtet werden. Einmal klagte er darüber, er habe nur Steine im Leib. Auf die letzte Medizin hin habe er Würmer bekommen. Wiederholt verlangte er Morphium. Unter anderem klagte er einmal darüber, daß er ein wellenartiges Geräusch in den Ohren höre und auf beiden Ohren nichts mehr hören könne. Auf alle Art erzwang er sich dauernd therapeutische Behandlung. Auch über hysterische Anfälle wird berichtet. Wegen Tobsuchtsanfällen mußte er mehrfach isoliert werden. Einige von seinen Beschwerden sind geradezu darauf hingerichtet, das Personal zu quälen. Leute, die ihn persönlich kennen, heben hervor sein gutes Benehmen, einige sagen: ,,Er hatte immer etwas von Größenwahn."

Zusammenfassung. Geltungssüchtige abnorme Persönlichkeit. Alles was Johann H. tut, ist auf den Wirkungseffekt abgestellt. Soweit sich sein Leben zurückverfolgen läßt, wollte er mehr scheinen als er ist. In der Haft neigt er zu pathologischen Reaktionen. Es bestehen Beziehungen zu den asthenischen Psychopathen. *Umwelt:* Schwere Erziehungsschädigungen im Kindesalter. Die Stiefmutter soll ihren Kindern immer die Stange gehalten haben; der Vater kümmerte sich nicht um sie. *Somatisch:* Tuberkulöse Drüsennarbe im Gesicht und am Hals. *Soziologisch:* Betrüger und Bettler.

R. 153, Rudolf Sp., legal, geboren 1883 auf dem Land, Fabrikarbeiter, verheiratet.

Sein Vater war Gemeindeschreiber, ein ruhiger, freundlicher Mensch, nicht vorbestraft, in seinem Beruf tüchtig. Er soll Trinker gewesen sein und wurde angeblich wegen Nervenleiden pensioniert. Er lebt und ist 74 Jahre alt. Sein Vater soll auch nervenleidend gewesen sein. Zwei Brüder und eine Schwester des Vaters waren gesund und unauffällig. Unter den Vettern und Basen väterlicherseits keine Auffälligkeiten.

Die Mutter, lebt, ist 70 Jahre alt. Sie war in der Schule schwach, hatte einen gleichmäßigen, heiteren Charakter, konnte nie sparen, hat früher stark getrunken. Während der Schwangerschaft vor der Geburt des Probanden soll sie einen Selbstmordversuch unternommen haben. Ein Bruder der Mutter ist Schneidermeister; persönlich unauffällig, angeblich nicht vorbestraft. Eine Schwester der Mutter unauffällig.

Geschwister. Eine Zwillingsschwester des Probanden ist nervös und aufgeregt, soll schon mehrfach ihrem Mann davongelaufen sein. Zwei Schwestern sind anscheinend unauffällig. Ein Bruder ist im Feld gefallen. Der jüngste Bruder hat auch eine Zwillingsschwester und wohnt noch bei seinen Eltern. Diese Zwillingsschwester ist in Amerika.

Rudolf Sp. Proband selbst ist der Älteste unter den überlebenden Geschwistern und Zwilling. Die Geburt soll schwer gewesen sein, so daß ärztliche Hilfe in Anspruch genommen werden mußte. Im Alter von 2 Jahren soll er durch Sprung aus dem Fenster eine Gehirnerschütterung erlitten haben. Die Schulerfolge waren angeblich gut, doch soll er schon in der Schule ein leichtsinniges Bürschchen gewesen sein (Lokalschulbehörde). Die häusliche Erziehung war nicht schlecht. Nach Beendigung seiner Schulzeit widmete er sich der Zigarrenbranche und war später als Reisender bei verschiedenen Firmen. Die erste Strafe bekam er mit 21 Jahren wegen 8 Vergehen des Betrugs und einem Vergehen der Unterschlagung (6 Monate Gefängnis). Er ist seither immer wieder wegen Betrug, Unterschlagung, Urkundenfälschung bzw. Kettenhandel bestraft worden. Das Strafregister weist insgesamt 30 Einträge auf. Sechsmal erhielt er Gefängnisstrafen von 1—$2^1/_2$ Jahren und zweimal Zuchthausstrafen. Die letzte Strafe erhielt er mit 44 Jahren wegen 6 fortgesetzten Vergehen des Betrugs, davon 3 in Tateinheit mit einem Verbrechen der Privaturkundenfälschung (2 Jahre 6 Monate Gefängnis). Er hatte bei relativ armen Leuten rund 1000 RM. herausgeschwindelt, unter der Vorspiegelung, sie würden Unterstützungen erhalten. Es handelt sich um einen gewerbsmäßigen Betrüger, der jeder Arbeit aus dem Wege geht und von dem Gewinn seiner Betrügereien lebt. Dreimal mußte Rudolf Sp. im Anschluß an eine Verhaftung in eine Irrenanstalt überführt werden. Das erstemal, als er 22 Jahre alt war. Er stellte sich bei seiner Aufnahme als Graf M. vor, gab an nicht zu wissen, wo er sei, als laufendes Jahr gab er 1903 statt 1905 an. Schon einige Tage später war er örtlich und zeitlich orientiert, doch machte er über sein Vorleben gänzlich falsche Angaben, unter anderem er sei als Sohn eines Schloßbesitzers nicht in die Schule gegangen, da er eine eigene Erzieherin gehabt habe, sei dann in eine Kadettenschule gekommen und habe eine sehr reiche Frau geheiratet usw. Soweit sich das aus den Krankengeschichten erschließen läßt, tragen seine Erzählungen einen ausgesprochen pseudologischen Charakter bzw. den Charakter des Unwahren, Unechten. Einmal sah er 2 Sterne, einen großen und einen kleinen und behauptete, wenn diese zusammenstießen, so würden sie auf die Erde fallen und es würde daraus „eine goldene Uhr als Geschenk für den Deutschen Kaiser". Im Krieg habe er einen Prinzen gefangen genommen und dafür ein Verdienstkreuz mit 2 Schwertern bekommen. Jeden Tag hat er eine andere derartige Geschichte, einmal äußerte er, er habe ein großes Hotel in München gekauft, wolle es demnächst eröffnen, dann wieder er habe in einer Stadt eine große Rede gehalten, die Leute hätten gesagt, er würde Landtagsabgeordneter werden. Einmal behauptete er den Geist König Ludwigs gesehen zu haben, ganz schwarz, mit einem weißen Liegekragen und einem weichen Hut. Sein Verhalten war mitunter sehr auffallend. Einmal ging er mit großen Schritten immer wieder im Garten geradlinig hin und her, blieb dazwischen an der Mauer stehen und bürstete sich mit affenartiger Lustigkeit sein Haar usw. Seine Erzählungen erwecken den Eindruck des Gemachten. Er verfertigte eine Anzahl von phantastischen Zeichnungen, die er unterschrieb „die Großherzogin von Modena, meine ehemalige Braut" oder „das Denkmal König Ludwigs den II. für den ich heute noch meinen letzten Tropfen Blutes hergeben würde". Nach einigen Monaten gab er seine Rolle allmählich auf. An den Grafen M. konnte er sich überhaupt nicht mehr erinnern. Er gab an, einzusehen, daß er geisteskrank gewesen sei, führte seine Krankheit auf den reichlichen Genuß von Alkohol zurück, benahm sich nun auch äußerlich geordneter. Schließlich benahm er sich vollständig geordnet und gab auch seine Betrügereien zu. Auf sein auffälliges Benehmen während der ersten Wochen seines Krankenhausaufenthaltes will er sich nicht mehr erinnern. An den Prinzregenten will er einen Brief schreiben und sich wegen seines Hierseins beschweren. In der Heilanstalt wurde ihm die Diagnose „hysterisches Irresein" gestellt. In der Gerichtsverhandlung, die bald darauf stattfand, benahm er sich vollständig klar, geordnet und verteidigte sich sehr geschickt. An alle Einzelheiten seiner Schwindeleien, für die er früher gar keine Erinnerung hatte, erinnerte er sich gar wohl. Mit 24 Jahren wieder im Anschluß an eine Strafe wegen Betrug kam er zum zweiten Male in eine Irrenanstalt. Er gab an, einmal im Dickicht eine männliche Stimme gehört zu haben, die ihm befahl, er solle die Pässe einsammeln. Er habe daraufhin angefangen, bei den Bauern die Pässe einzusammeln und sei mit dem Geld, das er bekommen habe, nach Berlin gefahren um mit dem Deutschen Kaiser zu reden usw.

Er habe 40 Pässe bei sich gehabt. Unter anderem gab er an, er habe unter die Quittungen deshalb einen falschen Namen geschrieben, weil er oft Wochen hindurch an gewissen Tagen einen roten Stern bemerkte und der bedeutet Blut. Wenn er seinen richtigen Namen hingeschrieben hätte, wäre er ermordet worden. Einige Tage später äußerte er, er sei ein Habsburger und wenn Kaiser Franz Josef sterbe, so würde er zum Präsidenten von Österreich gewählt werden. Österreich würde dann an Deutschland übergehen. Noch im gleichen Monat gab er an, Geisteskrankheit nur vorgetäuscht zu haben, da er glaubte, diesmal eine größere Strafe zu erhalten. Er wurde damals als Simulant betrachtet. Zum dritten Male wurde er mit 41 Jahren (direkt aus dem Untersuchungsgefängnis) in die Irrenanstalt eingeliefert. Gab an, wenn Hitler und Ludendorff in München eine Bewegung machen dürfen, so dürfe er es auch tun. Er wolle eine Sturmbewegung gründen, wenn er an einer Bewegung teilnehme, dann sei er Mussolini und handle im Sinne der geistigen Inflation. Die geistige Inflation sei Erhebung. Er habe sich seit Monaten in allen Briefen Mussolini unterschrieben und handle als zweiter Präsident des Reiches. Einmal faßte er eine Erklärung ab, in der er unter anderem behauptete: ,,Ich bin im Mai geboren im Zeichen des Mars und habe die harten Gefängnisstrafen erdulden müssen, als Jesus 33 Jahre litt und ich selbst durch die Mundalität Christus Sohn bin.... Ich war schon bei meiner Entlassung inkrudativ als Sekretär der Mussolinigarde in Form Hitler tätig und werde erst in 2 Jahren die Krone des Lebens erreichen. Es ist die frühere Magutation im Leben nur eine dienstbare Leistung des Staates, außer dem gewöhnlichen Leben verbunden und wird auch der Mensch im Banne der Sterne unter der Menschlichkeit leiden."

Es wurde damals der Verdacht auf Dementia praecox ausgesprochen, doch spricht Verschiedenes eindeutig dagegen. Unter anderem, daß er anderen Leuten gegenüber früher wiederholt geäußert hatte, er werde dafür sorgen, daß er nicht mehr eingesperrt werde, sondern ins Irrenhaus komme. Besonders aber, daß er sich bei seiner Verteidigung auch diesmal wieder äußerst und schlagfertig benahm und dabei vollkommen klar war. Auch wurde er in einem Gutachten nur als Psychopath bzw. als Hysteriker, nicht als Geisteskranker bezeichnet.

Eine Durchsicht der Strafakten ergibt nichts, das für Schizophrenie spricht. Der Lügenaufwand, der vielfach mit großer Weitschweifigkeit vorgebracht wird um das Opfer zu überreden, steht in keinem Verhältnis zu der meist geringfügigen Beute. Die Erfindungskunst des Probanden ist so groß, daß er immer wieder durch ganz neuartige Tricks überrascht. Je nach Umständen gab er sich als Hypothekenvermittler, als Händler, als Vertreter eines Tierarzneimittelgeschäftes usw. aus und bewies eine große Geschicklichkeit darin, die Leute zu überzeugen. Meist wußte er ganz vorher, daß er dem Kuh des Bauern A. am rechten Vorderfuß fehlt, oder daß die Bäuerin B. gichtleidend ist usw. Wie intensiv er sich betätigte kann man daraus ersehen, daß er einmal eine einzige Betrugsstrafe wegen 118 derartiger größtenteils geglückter Betrügereien erhielt. Man gewinnt den Eindruck, daß er an seine Lügengeschichten oft selbst glaubt. Die letzte Strafe erhielt er mit 44 Jahren, ohne im Zuchthaus haftpsychotische Erscheinungen zu bieten.

Zusammenfassung. Abnorme Persönlichkeit vom Typus der Geltungssüchtigen. Pseudologe. Außerordentliche Betriebsamkeit. *Umwelt:* Hirnschädigungen durch die schwere Geburt und durch eine mit 2 Jahren erlittene Gehirnerschütterung lassen sich nicht ausschließen. Die erzieherischen Einflüsse waren im allgemeinen günstig. Allein die Mutter hatte einen leichtsinnigen Charakter und soll auch getrunken haben. *Soziologisch:* Schwindler. *Klinisch:* War dreimal in einer Irrenanstalt, jedesmal wegen Haftpsychose.

Vergleicht man die Fälle R. 59 und R. 153 so ergibt sich als Gemeinsames, daß beide geltungssüchtige Psychopathen sind. Dennoch unterscheiden sich die Haftreaktionen nicht unwesentlich. Bei R. 59 ist es ein Sichhineinsteigern in hypochondrische Gedanken, die seiner Geltungssucht entgegenkommen. Im Gefängnis bleibt ihm sozusagen keine andere Möglichkeit, seine eigene Person in den Mittelpunkt des Geschehens zu rücken, als die, die allgemeine Aufmerksamkeit auf seinen Körper zu lenken. Bei R. 153 hingegen liegt offenkundig Simulation vor. Dafür spricht eindeutig, daß er sich stets gewandt zu verteidigen verstand, sobald es die Situation erforderte, und anderen Leuten gegenüber wiederholt geäußert hatte, er werde dafür sorgen ins Irrenhaus zu kommen und nicht mehr eingesperrt zu werden. Schizophrenie kann mit Sicherheit ausgeschlossen werden. In beiden Fällen tragt die Reaktion entsprechend dem Charakter geltungssüchtiger Psychopathen das Gepräge des Theatralischen, des Unwahren, und doch ist der Unterschied deutlich zwischen der sich in der Richtung der bestehenden Abnormität bewegenden hypochondrischen Entwicklung im ersteren Fall und der bewußt und unmittelbar auf den Zweck gerichteten Vortäuschung im letzteren Fall. Beiden steht gegenüber als ein gänzlich andersartiges Drittes die den Einzelhaftpyschosen im Sinne von KIRN und dem von RÜDIN beschriebenen Begnadigungswahn lebenslänglich Verurteilter nahestehende Haftpsychose des Einmaligen E. 163. Bei diesem Fall liegt gleichsam eine Flucht in die Psychose vor, die weder mit der auf einen bestimmten Zweck gerichteten Vortäuschung von Geisteskrankheit etwas zu tun hat, noch mit einer in der Richtung der bestehenden Abnormität sich bewegenden abnormen Entwicklung [1].

Man sieht sich hier zu der Frage veranlaßt, welche Bedeutung dem Vorkommen von Haftpsychosen beizumessen ist. Nicht gemeint ist das Dasein einer Psychose sui generis, die sich von andersartigen Psychosen scharf abgrenzen läßt. Dieses kann man auf Grund bisheriger Erfahrungen mit Recht verneinen, denn die seltenen psychogenen Psychosen, die es in Wirklichkeit gibt, treten nicht nur in der Haft auf, sondern auch in anderen ungewohnten Situationen. Vielmehr geht es um die Frage, was für Schlüsse man in erbbiologischer Hinsicht ableiten kann aus dem Befund, wonach Haftpsychosen bei Schwerkriminellen häufiger vorkommen, als bei Leichtkriminellen.

Man könnte geneigt sein, die Folgerung zu vertreten, daß eine Häufung von Haftpsychosen bei den Rückfälligen als Hinweise auf erbbiologische Zusammenhänge zwischen Neigung zu schwerer Kriminalität und Veranlagung zu Psychosen zu deuten seien. Und man könnte versuchen hieraus einen Widerspruch zu den bisherigen Ergebnissen zu konstruieren. Haben doch die bisherigen Untersuchungen immer wieder gezeigt, daß Veranlagung zu kriminellem Verhalten und Veranlagung zu Geisteskrankheit im allgemeinen nichts miteinander zu tun haben und nun wäre hier auf einmal ein Befund, der gerade das Gegenteil besagt.

Diesmal fällt es nicht schwer, den Einwand zu widerlegen. Schon eine einfache Überlegung führt zu der Einsicht, daß die Häufung von Haftpsychosen in dem hier umschriebenen Sinn nur so zu deuten ist, daß unter den Rückfallsverbrechern abnorme Charaktere (Psychopathen) öfter anzutreffen sind, als unter den Einmaligen. Denn es handelt sich ja bei den Haftpsychosen nicht etwa um echte Psychosen oder um etwas, das ihnen gleichzusetzen wäre, sondern um Reaktionen abnormer (psychopathischer) Persönlichkeiten. Die Befunde zwingen somit zu ganz andersartigen Schlußfolgerungen. Einerseits ist die Häufung von Haftpsychosen unter Rückfallsverbrechern ein Hinweis auf ein häufiges Vorkommen von Psychopathen unter Schwerkriminellen, andererseits ergibt sich hieraus im Verein mit den bisherigen Ergebnissen über die Seltenheit echter Psychosen in den Sippen der Schwerkriminellen und mit den Ergebnissen des folgenden psychopathologischen Abschnittes, betreffend die Häufung von

---

[1] Es handelt sich um einen gefühlsstumpfen und willenlosen Psychopathen und schweren Trinker.

Psychopathen in den Sippen von Schwerkriminellen, ziemlich eindeutig, daß zwischen Psychopathie und Psychose im allgemeinen[1] keine erbbiologischen Wesenszusammenhänge bestehen.

Wie man sieht mündet die Fragestellung hier ein in den allgemeinen Fragenbereich nach den Zusammenhängen zwischen Psychopathie und Psychose. Die erbbiologische Beziehung zwischen Haftpsychose und echter Psychose, die uns hier zunächst beschäftigt, ist nichts als ein Sonderfall dieser allgemeinen Frage.

Hier von erbbiologischen Zusammenhängen zu reden, wäre nur dann berechtigt, wenn der Beweis geliefert wird, daß in den Sippen von Rückfallsverbrechern, die mit Haftpsychosen reagierten, Geisteskrankheiten häufiger sind, als es der Erwartung entspricht. Läßt sich dieser Beweis nicht erbringen, dann ist aber das Gegenteil erwiesen, daß nämlich im allgemeinen keine derartigen Zusammenhänge bestehen.

Untersucht man die hierhergehörenden Sippen, so findet man die Erwartung eines häufigen Vorkommens von echten Psychosen im Verwandtenkreis nicht bestätigt. 2 von den 20 Sippen scheiden aus, weil die Verwandten nicht hinreichend erforscht sind. Unter den restlichen 18 Sippen befinden sich 14, in denen überhaupt keine Psychose nachgewiesen werden konnte. Nur in 4 Sippen gelang ein solcher Nachweis. Und zwar in der Sippe R. 8, wo bei einer Nichte Schizophrenie nachgewiesen wurde und auch mehrere Onkeln und Tanten nach zuverlässigen Angaben in Irrenanstalten untergebracht waren, allerdings ohne daß es möglich war von den längst Verstorbenen noch Krankengeschichten zu erhalten. Ferner in der Sippe R. 25 mit einer schizophrenen Base, bei R. 58 mit einem epileptischen Vetter und bei R. 148 mit einer schizophrenen Base, einem paralytischen Vater und einem senildementen Onkel. Ob in diesen Fällen Zusammenhänge zwischen dem Auftreten der Haftpsychose und der Belastung durch geisteskranke Verwandte tatsächlich bestehen, bleibt dahingestellt. Es ist vielleicht bemerkenswert, daß in sämtlichen Fällen mit schizophrener Belastung (R. 8, 25, 148) die Haftpsychose den Charakter asthenisch-nervöser Reaktionen trug, in einem Fall in Verbindung mit abnormen seelischen Reaktionen im Körperlichen. Es ist das deshalb auffallend, weil diese 3 Fälle gleichzeitig die einzigen sind, bei denen solche asthenische Reaktionen im Anschluß an die Haft auftraten, obwohl es sich um sonst durchaus unasthenische Persönlichkeiten handelte. Es erinnert das unwillkürlich an die bekannte Erfahrung, daß beginnende Psychosen häufig ein pseudoasthenisches Vorstadium durchlaufen und legt den Gedanken nahe, daß in der Haft auftretende asthenische Reaktionen bei sonst durchaus unasthenischen Persönlichkeiten einen Hinweis auf Belastung mit Psychosen darstellen können. Bemerkenswert ist ferner, daß eine Belastung mit Schizophrenie nur in der Gruppe der abnormen Entwicklungen nachweisbar ist, nicht aber in der Gruppe der Fälle, die in unmittelbarer Beziehung zur Simulation stehen. In dieser Gruppe befindet sich nur ein Fall mit einem epileptischen Vetter (R. 58).

---

[1] Genauer gesagt zwischen Psychopathie, sofern es sich um störende Formen handelt und Psychose, doch wird im folgenden Kapitel gezeigt werden, daß der Satz auch in obiger allgemeiner Form zu Recht besteht. Mit Psychose sind hier nur die beiden großen Formenkreise der Schizophrenie und der Cyclothymie gemeint.

Wie immer es sich hinsichtlich eines etwa bestehenden Zusammenhanges zwischen Haftpsychose und Belastung durch geisteskranke Verwandte in diesen 4 Sippen verhalten mag, ganz unberührt hiervon bleibt die Frage, ob Belastung mit Geisteskrankheiten in den Sippen von Fällen, die mit Haftpsychosen reagierten, häufiger ist als es der Erwartung entspricht. Ein sicherer Anhaltspunkt dafür, daß diese Frage zu bejahen ist, liegt nicht vor. Auch bei den übrigen Sippen entfallen durchschnittlich auf 14 psychosefreie etwa 4 psychosebelastete. Zählt man die über 20jährigen Vettern und Basen der Haftpsychotiker aus, so erhält man 146 Personen, darunter unter Ausschluß von Schwachsinn und Epilepsie 2 Psychosen, das entspricht einer Psychosenhäufigkeit von 1,4%. Unter 49 Geschwistern findet sich überhaupt keine Psychose. Die entsprechenden Ziffern für das Gesamtmaterial lauten: für die Geschwister der Rückfälligen 0,69%, für die Vettern und Basen der Rückfälligen 1,04%. Die geringfügigen Unterschiede liegen durchaus innerhalb der Fehlergrenzen und sind zudem nur durch einen einzigen Fall bedingt. Solche Unterschiede sind natürlich nicht verwertbar. *Auch eine Berechnung der Schizophrenieziffer unter den Verwandten der Haftpsychotiker ergibt keine Erhöhung gegenüber der Durchschnittsziffer.*

Überblickt man diese Ergebnisse, so erscheint die Bedeutung der Haftpsychosen klar und deutlich im Lichte von Reaktionen, die erbbiologisch ausschließlich mit Charakterabnormitäten (Psychopathie) in Zusammenhang stehen und mit endogenen Psychosen nichts gemein haben. Die Häufung von Haftpsychosen in den Sippen von Schwerkriminellen ist somit nicht zu werten als ein Hinweis auf das Bestehen erbbiologischer Zusammenhänge zwischen Neigung zu schwerer Kriminalität und Veranlagung zu Psychosen, sondern vielmehr als ein Hinweis auf die große Bedeutung, die Charakterabnormitäten als wesentlichen Ursachen der Schwerkriminalität zukommt.

Die Richtigkeit dieser Deutung stützt sich auf die an den Sippen der Haftpsychotiker selbst gewonnenen Befunde und wird bestätigt durch die Ergebnisse betreffend die geringfügige Belastung der Rückfallsverbrecher durch geisteskranke Verwandte und ihre beträchtliche Belastung durch psychopathische und kriminelle Verwandte.

Eine wichtige Stütze erfährt diese Deutung ferner in folgenden Ergebnissen, die wir WILMANNS (2) verdanken. Abgesehen von der Simulation von Epilepsie und von körperlicher Krankheit waren bis zur Mitte des vorigen Jahrhunderts in den psychiatrischen Werken, in den aktenmäßigen Darstellungen von Verbrechen und in der kriminalistischen Literatur zum Teil überhaupt keine, zum Teil auffallend wenige Berichte über Vortäuschungen von Geisteskrankheiten[1]. Erst von dem Zeitpunkt ab, als die Prüfung der Gefangenen auf ihren Geisteszustand allgemein geübt wurde und ihnen Gelegenheit gab, aus eingehenden Gutachten der ärztlichen Sachverständigen über zweifelhafte Zustände zu erkennen, was ihnen zum Vorteil gereichen konnte, nahmen Simulation und Simulationsversuche reißend zu. Selbst die Gaunersprache, deren Reichtum an Bezeichnungen für jeden Gaunerkniff sonst beträchtlich ist (F. KLUGE), kannte bis in die jüngste Zeit keinen Ausdruck für Simulation von Geisteskrankheit. Aber auch Hinweise auf pathologische Reaktionen oder hysterische Ausnahmszustände fehlen

---

[1] Nach einer Durchsicht, die BRESLER vorgenommen hat an dem Quellenwerk von H. LAEHR. (Die Literatur der Psychiatrie, Neurologie und Psychologie. Berlin 1900.)

gänzlich in den Schilderungen der Schicksale großer Räuberbanden, die noch im Anfang des 19. Jahrhunderts viele Gegenden Deutschlands unsicher machten. Was um so bemerkenswerter ist, als die Räuber in unheizbaren Verließen elend und oft jahrelang untergebracht waren und meist eine grausame Behandlung erfuhren.

Mit der Annahme einer starken Verbreitung der Simulation von Geisteskrankheit bei Schwerverbrechern trat WILMANNS dem psychiatrischen Dogma von der Seltenheit der Simulation entgegen. Die damals (1924) noch in der modernen Psychiatrie herrschenden Anschauungen, die dem gerade gegenüber Verbrechern besonders humanen Zeitgeist vergangener Jahrzehnte stark entgegenkamen, können auf Grund der von WILMANNS beigebrachten Belege als widerlegt gelten. Obwohl die vorliegenden Untersuchungen nur einen bescheidenen Beitrag zur Frage der Haftpsychosen liefern können, so zeigen sie doch auch das verhältnismäßig häufige Vorkommen von Simulation von Geisteskrankheit, nachdem ja unter 20 abnormen Haftreaktionen 6 hierher zuzählen sind.

13. Geisteskrankheit und Psychopathie.

Die Untersuchungen über das Vorkommen von Haftpsychosen haben gezeigt, daß pathologische Reaktionen und Entwicklungen sowohl als die der Vortäuschung von Geisteskrankheit nahestehenden Abwehrpsychosen nur bei Schwerkriminellen vorkommen. Unter Berufung auf die Ergebnisse, über die im psychopathologischen Abschnitt zu berichten ist, wurde das Überwiegen dieser Arten von Haftpsychosen auf Grund des familienbiologischen Befundes gedeutet als ein Hinweis auf die wichtige Stellung, die den abnormen Charakteranlagen unter den Ursachen der Schwerkriminalität zukommt. Im folgenden Abschnitt wird sich zeigen, daß Psychopathen in den Sippen von Schwerkriminellen ganz wesentlich häufiger vorkommen, als in den Sippen von Leichtkriminellen. Hält man dieses hier vorweggenommene Ergebnis gegen die bisherigen Befunde betreffend die Seltenheit echter Psychosen in den Sippen der Schwerkriminellen, so ist man unversehens mitten in dem Fragenbereich nach den Zusammenhängen zwischen Psychopathie und Psychose. Man sieht sich vor die Frage gestellt, ob 2 Ergebnisse zusammenstimmen können, von denen das eine besagt, daß zwischen Kriminalität und Psychose keine Zusammenhänge bestehen, während das andere von engen Wesenszusammenhängen zwischen Kriminalität und Psychopathie berichtet. Die Antwort hätte offenbar zu lauten, es sei dies nur möglich unter der Voraussetzung, daß zwischen Psychopathie und Psychose scharfe Unterschiede, jedenfalls keine fließenden Übergänge bestehen.

Es ist hier nicht eine eingehende Behandlung des großen Fragenbereiches Psychopathie und Psychose geplant, sondern nur ein kleiner Beitrag unter vorwiegend erbbiologischen Gesichtspunkten. Eine weitere Einschränkung erfährt der hier zu behandelnde Gegenstand dadurch, daß *nur Schizophrenie und manisch-depressives Irresein* in den Lichtkegel der Untersuchung gerückt werden sollen. Alle übrigen Psychosen bleiben außer Betracht. Daß das Problem nicht einfach umgangen werden konnte, ohne eine empfindliche Lücke im Ganzen unserer Untersuchung erkennen zu lassen, bedarf keiner näheren Begründung. Die Anschauungen der Kliniker stehen sich hier bekanntlich schroff gegenüber [1]. Auf der einen Seite steht die Lehre, daß zwischen bestimmten abnormen Persönlichkeiten und schizophrenen Prozessen bzw. zyklothymen Psychosen rein graduelle Unterschiede bestehen (KRETSCHMER), daß etwa die schizophrene Psychose eine Zuspitzung psychopathischer „Temperamente" sei, daß es zwischen Psychopathen und Geisteskranken keine scharfe Grenze gibt. Auf der anderen Seite steht die Anschauung, daß wohl zwischen bestimmten körperlich-seelischen Konstitutionen und der Veranlagung zu schizophrenen Erkrankungen Beziehungen bestehen, daß aber dennoch Psychopathie und Psychose [2] scharf voneinander zu trennen sind (K. SCHNEIDER).

Wenn die Lehre von den fließenden Übergängen zwischen Psychopathie und endogenen Psychosen (Schizophrenie, manisch-depressives Irresein) der Wirklichkeit entspricht, so wäre zu erwarten, daß in den Sippen von Psychopathen eine Häufung von solchen Psychosen nachweisbar ist. Das hier vorgelegte Ergebnis, wonach in den Sippen von Schwerkriminellen, die durchwegs Psychopathen sind und unter ihren Verwandten eine gewaltige Häufung abnormer (psychopathischer) Persönlichkeiten aufweisen, keine Erhöhung der Psychosenziffern nachweisbar ist, spricht gegen die Richtigkeit dieser Lehre. Es bliebe nur noch die Annahme, daß sich nichtkriminelle Psychopathen, das sind solche, die vorwiegend unter ihrer Abnormität *leiden*, anders verhalten als solche, die durch ihre Abnormität *stören*. Wir sehen hier davon ab, daß eine Annahme von vornherein mit dem Stempel der Willkür und damit der Unwahrscheinlichkeit behaftet ist, derzufolge es so grundsätzlich verschiedene Psychopathenarten geben soll, die sich zudem noch mit 2 Gruppen decken sollen, deren Unterscheidung rein äußerlicher, das Wesen der Psychopathie nicht berührender Art ist, nämlich der störenden und der unter ihrer Abnormität leidenden Psychopathen. Wir sehen ferner davon ab, daß wir weder das Wesen der Schizophrenie kennen, noch das Wesen der Psychopathie und daß die Annahme von Zusammenhängen leichter zu einer Verschleierung dieser weitaus wichtigeren Grundfragen führen kann, als daß sie zu ihrer Lösung etwas beiträgt. Es beschäftigt uns hier ausschließlich die Frage, was für erbbiologische Ergebnisse bereits vorliegen über die Häufigkeit von Psychosen in den Sippen nichtkrimineller Psychopathen.

Die einzige Arbeit, die sich mit einer Auszählung der Psychosen unter den Verwandten von Psychopathen befaßt und dabei eine einwandfreie Methode anwendet, ist die von BERLIT. Unter Berufung auf seine Untersuchungen sagt LANGE (3): „Er fand, *wie zu erwarten war* [3], bei Eltern und Geschwistern manisch-depressives Irresein und Schizophrenie wesentlich häufiger, als in der Durchschnittsbevölkerung, dagegen war die Epilepsie nicht häufiger, obgleich zahlreiche erregbare Menschen, auch explosible, unter den Ausgangsfällen waren." Wir erkennen aus diesem Urteil zweierlei. Zunächst, daß LANGE auf dem Boden der Lehre von den grenzenlosen Übergängen zwischen Psychopathie und Psychose zu stehen scheint, weil er ein solches Ergebnis erwartet hat. Ferner, daß wir auf Grund dieses Urteils annehmen müssen, daß durch die Arbeit von

---

[1] Die Fragestellungen sind von K. SCHNEIDER (9) erst kürzlich klar und übersichtlich herausgearbeitet worden.

[2] Auch hier sind nur Schizophrenie und manisch-depressives Irresein gemeint, denn daß es bei anderen Psychosen Übergänge tatsächlich gibt, wird von dieser Richtung nachdrücklich hervorgehoben.

[3] Von uns hervorgehoben.

BERLIT erbbiologische Zusammenhänge bereits erwiesen sind und für die Richtigkeit der Lehre von den grenzenlosen Übergängen in die Waagschale fallen. Und dennoch werden wir sehen, daß man auf Grund einer gewissenhaften Prüfung der zweifellos richtigen Ergebnisse von BERLIT zwangsläufig zu einem Urteil gelangt, das gerade entgegengesetzt lautet.

Um dies zu zeigen, ist es notwendig auf die Ergebnisse von BERLIT näher einzugehen. Seine Untersuchungen betrafen 225 Sippen. Die Ausgangsfälle waren Psychopathen, die in den Jahren von 1910—1922 in der Psychiatrischen Universitätsklinik von München aufgenommen wurden. Unter den *Geschwistern* dieser Fälle (Bezugsziffer 422) fanden sich 8 Schizophrene, das entspricht einer korrigierten Prozentziffer von 1,8. Ein fraglicher Fall, der die Ziffer auf 2,1 erhöhen würde, kann nicht mitgezählt werden, da die Annahme einer Hebephrenie nicht beweisbar ist. Der Suicid kann auch andere Ursachen gehabt haben. Der Autor vergleicht die Schizophrenieziffer von 1,8% mit der von LUXENBURGER (1) an einer Durchschnittsbevölkerung errechneten Ziffer von 0,85% und spricht von einer Verdoppelung gegenüber dem Durchschnitt. Solange dieses Urteil nur hic et nunc Geltung beansprucht, wäre dagegen nichts einzuwenden, eine Verallgemeinerung verbietet sich jedoch deshalb, weil 2 Einzelerfahrungen bereits genügen, eine solche „Verdoppelung" hervorzurufen. Ein Mehr oder Weniger von 2 Fällen liegt aber bei der Kleinheit des Materials noch durchaus innerhalb der Fehlergrenzen. Andererseits wirken Begriffe wie Verdoppelung irreführend wo es sich um so kleine, unter 3 liegende, Prozentziffern handelt, bei denen ein einziger Fall unter Umständen schon einer „Verdoppelung" gleichkommen kann. Im vorliegenden Fall entsprechen 8 Schizophrene einer korrigierten Prozentziffer von 1,8, 4 Schizophrene würden bereits einer Prozentziffer von 0,9 entsprechen, also der erwähnten Durchschnittsziffer (0,85%) gleichzusetzen sein.

Schon diese Überlegung zeigt, daß wir aus einer Schizophrenieziffer von 1,8 nicht auf eine Verdoppelung gegenüber der Durchschnittsziffer schließen dürfen, ja, daß es nicht einmal berechtigt ist, mit Sicherheit von einer Erhöhung der Schizophrenieziffer zu sprechen, nämlich von einer Erhöhung, die über die Fehlergrenzen hinausragt. Dazu kommt noch, daß wir indessen aus Untersuchungen von KLEMPERER wissen, daß die Schizophreniehäufigkeit, berechnet an einer Münchener Durchschnittsbevölkerung, eine korrigierte Prozentziffer von 1,4 ergibt (Bezugsziffer 351). Gegenüber 1,4% bedeutet jedoch 1,8% keinen nachweisbaren Unterschied, denn ein einziger Fall würde genügen, die „Erhöhung" in eine „Erniedrigung" zu verwandeln. Andererseits zeigt die Gegenüberstellung der Durchschnittsziffern von 0,85% und 1,4% nicht etwa, daß seit den letzten Untersuchungen in München annähernd eine Verdoppelung der Schizophreniehäufigkeit stattgefunden hat, sondern vielmehr, daß Unterschiede zwischen Prozentziffern, die unter 3 liegen, bei Bezugsziffern, die unter 1000 liegen oder wie die vorliegenden gar unter 500, überhaupt nicht verwertbar sind. Jedenfalls stellen Unterschiede zwischen einer Schizophrenieziffer für Psychopathengeschwister von 1,8% und einer für eine entsprechende Durchschnittsbevölkerung von 1,4% keine tragfähige Unterlage dar, im Gegenteil, sie sind so geringfügig, daß man bekennen muß, die Schizophrenieziffer sei bei Psychopathengeschwistern überhaupt nicht in irgendwie nennenswerter Weise erhöht. Daß Schwankungen der Schizophreniehäufigkeit zwischen 0,8% und 1,8%

ganz andersartige Ursachen haben und jedenfalls nicht mit dem Vorkommen von Psychopathie in Zusammenhang stehen, zeigen Ergebnisse von BRUGGER (1), denen zufolge die Baseler Durchschnittsbevölkerung eine Schizophrenieziffer (1,8%) aufweist, die ungefähr doppelt so groß ist, als die einer entsprechenden Münchener Durchschnittsbevölkerung. In vielen Gegenden der Schweiz, wo Verwandtenheiraten ebenso häufig sind wie in Basel, dürften die Schizophrenieziffern ebenso hoch liegen. Allerdings bedürfen diese Befunde sowie die aus ihnen gezogenen Schlußfolgerungen nach den Ergebnissen von KLEMPERER einer ernsthaften Nachprüfung. Die in Psychopathensippen gefundenen Schizophrenieziffern überschreiten demnach nicht die Schwankungsbreite, die auch in der Durchschnittsbevölkerung festzustellen ist.

Für das manisch-depressive Irresein wird bei den *Geschwistern* eine korrigierte Prozentziffer von 1,2 errechnet (4 Fälle, Bezugsziffer 340). BERLIT bemerkt hierzu: „Das ist das Dreifache der Durchschnittsbevölkerung", für die die Prozentziffer 0,41 beträgt. Überlegt man sich, daß 2 Fälle genügen würden um die Prozentziffer auf 0,58 herabzudrücken und damit der Durchschnittsziffer von 0,41 praktisch gleichzusetzen, so wird man auch hier vorsichtiger sein und bestenfalls davon sprechen, daß die Annahme einer Erhöhung dieser Psychoseziffer naheliegt. Man könnte diese Stellungnahme für überkritisch halten und darauf hinweisen, daß KLEMPERER in seiner Durchschnittsbevölkerung überhaupt keinen Fall von manisch-depressivem Irresein gefunden hat. Gerade dieser Einwand stützt jedoch die hier vertretene Forderung, Unterschiede zwischen Prozentziffern, die unter 3 liegen, mit äußerster Zurückhaltung zu beurteilen. Denn angesichts dieses Ergebnisses bliebe es ja dem Belieben des Lesers anheim gestellt, von einer Verzehnfachung, ja Verhundertfachung der Zyclothymieziffer [1] in Psychopathensippen zu sprechen. Ein weiteres Moment ist hier zu berücksichtigen. Es gibt nur wenige Formenkreise in der Psychiatrie, deren Beurteilung bisher immer noch in so hohem Maße vom Untersucher abhängt, wie das manisch-depressive Irresein. Es kann deshalb keinen Zweifel an der Forscherqualität einzelner Autoren bedeuten, wenn man feststellt, daß Ergebnisse aus Gründen der verschiedenen Abgrenzung nur schwer miteinander vergleichbar sind, es sei denn sie stammen vom gleichen Untersucher. Unter diesen Gesichtspunkten ist hervorzuheben, daß sich im kasuistischen Nachweis (W. BERLIT, S. 455) und auch im Text bei BERLIT keine Anhaltspunkte finden, die der Annahme exogener Depressionszustände und psychopathischer Reaktionen bei den 4 hierhergehörenden Fällen grundsätzlich im Wege stünden. Bemerkenswert ist ferner, daß anscheinend keiner von diesen 4 Fällen in einer Anstalt war und daß nur 2 dem Autor persönlich bekannt waren, während andererseits KLEMPERER (S. 300) das Fehlen von manisch-depressivem Irresein in seinem Material folgendermaßen zu erklären versucht: „Ausgeschlossen ist übrigens nicht, daß einige der Fälle, die wir auf S. 312 dieser Arbeit als Personen mit Neigung zu Schwermut oder Stimmungsschwankungen geführt haben, als Manisch-Depressive anzusehen sind. *Allerdings ist keiner dieser Fälle asyliert gewesen* [2], und auch sonst sind nicht genügend Anhaltspunkte vorhanden, das Vorliegen einer Psychose anzunehmen". Wir möchten jedoch hier kein besonderes Gewicht daraufflegen, daß es offenbar vom Untersucher stark abhängt, welche Anhaltspunkte er in solchen Fällen

---

[1] Korrigierte Prozentziffer für manisch-depressives Irresein.   [2] Von uns hervorgehoben.

als „genügend" erachtet, hielten es jedoch für notwendig, auch diese Gesichtspunkte hervorzurücken, um eine ungetrübte Beurteilung von Cyclothymieziffern zu ermöglichen. Im übrigen genügt ja die bloße Tatsache, daß diese Ziffern auch beim Durchschnitt erheblich schwanken und daß die Annahme einer Verdreifachung der Cyclothymieziffer bei den Geschwistern von Psychopathen selbst dann nur auf 2 Einzelfällen beruht, wenn man annimmt, daß es eine vollkommen starre Durchschnittsziffer von 0,41% gibt.

Unter den *Halbgeschwistern* fand BERLIT eine korrigierte Prozentzahl von 1,25 für Schizophrenie (Bezugsziffer 79), also keine Erhöhung gegenüber dem Durchschnitt (1,4%). Dabei kein einziger Fall von manisch-depressivem Irresein, was um so auffallender ist, als ja bei den Geschwistern eine vermeintliche Erhöhung der entsprechenden Ziffern gefunden wurde.

Bei den *Eltern* beträgt die korrigierte Prozentziffer für Schizophrenie 1,4 (6 Fälle, Bezugsziffer 427), entspricht somit dem Durchschnitt, den KLEMPERER errechnet hat. Aber selbst der Unterschied gegenüber den aus Arbeiten von SCHULZ, LUXENBURGER und BRUGGER errechneten Ziffer von 0,65 fällt nicht ins Gewicht, nachdem eine Verminderung um 3 Fälle die Prozentziffer bereits von 1,4 auf 0,7 herabdrücken würde. Daß ein Mehr oder Weniger von 3 Fällen noch durchaus innerhalb der Fehlergrenze liegt, ergibt die Gegenüberstellung von Vätern einerseits und Müttern andererseits. Diese zeigt nämlich, daß die Prozentziffer für die Väter 0,46 (1 Fall, Bezugsziffer 215) beträgt, d. h. unter dem Durchschnitt liegt, für die Mütter dagegen 2,3 (5 Fälle, Bezugsziffer 212,5). Nachdem es nicht berechtigt wäre, hieraus auf eine fünffach so große Schizophreniehäufigkeit des weiblichen Geschlechts zu schließen, darf man wohl auch nicht auf eine Erhöhung der Schizophrenieziffer schließen, wenn man es mit noch kleineren Unterschieden zu tun hat (wie etwa zwischen 1,4 und 0,65). — Für manisch-depressives Irresein findet sich bei den Eltern eine korrigierte Prozentziffer von 1,0 (4 Fälle, Bezugsziffer 398,5). Auch hier sei nur nebenbei bemerkt, daß 2 unter den 4 Fällen dem Autor nicht persönlich bekannt waren und niemals in einer Anstalt untergebracht wurden, daß sich somit die Diagnose auf Laienangaben stützt. Dagegen ist grundsätzlich nichts einzuwenden, denn es ist natürlich nicht immer möglich, alle Fälle persönlich kennenzulernen. Dennoch scheint es mir wichtig, diesen Umstand im Auge zu behalten, sofern man aus derartig gewonnenen Ziffern weittragende Folgerungen abzuleiten versucht. Aber auch ganz abgesehen hiervon ist zu berücksichtigen, daß hier bei den Eltern 2 Fälle bereits genügen die Prozentziffer von 1,0 auf den Durchschnitt herabzudrücken. Man wird sich somit die Frage vorlegen müssen, ob nicht 1% noch innerhalb der Schwankungsbreite der Norm liegt.

Bei den *Onkeln* und *Tanten* ergibt sich für die Schizophrenie eine korrigierte Prozentziffer von 0,72 (9 Fälle, Bezugsziffer 1240), sonach keine Erhöhung gegenüber dem Durchschnitt (0,85), für das manisch-depressive Irresein eine entsprechende Ziffer von 0,35 (Durchschnitt 0,41). BERLIT möchte hier allerdings „die Möglichkeit einer mangelhaften Erfassung auch der Psychosen, nicht nur der Psychopathien, für möglich" halten.

Ein Überblick über diese Ergebnisse läßt für die Schizophrenie eine geringfügige Erhöhung der korrigierten Prozentziffer bei den Geschwistern erkennen (1,8%), bei den Eltern keine Erhöhung (1,4%) bzw. eine Erhöhung bei den Müttern (2,3%), dagegen eine Erniedrigung bei den Vätern (0,46%), ferner eine geringfügige Erniedrigung bei den Stiefgeschwistern (1,25%) und eine Erniedrigung bei den Onkeln und Tanten (0,72%). Das alles unter Zugrundelegung der von KLEMPERER errechneten Durchschnittsziffer von 1,4%. Man vermißt jede Einheitlichkeit der Einzelergebnisse im Sinne einer durchgehenden Erhöhung der Psychoseziffer, an dessen Stelle erkennt man ein widerspruchsvolles Schwanken, bald in Form einer Erhöhung, bald in Gestalt einer Erniedrigung. Aus solchen regellosen Schwankungen den Schluß abzuleiten, daß Schizophrenie im engeren Verwandtenkreis von Psychopathen häufiger vorkommt als in der Durchschnittsbevölkerung, entbehrt jeglicher Grundlage.

Wollte man die Durchschnittsziffer von 1,4% anfechten unter Berufung auf die Zahl 0,85, die vor dem Bekanntwerden der Ergebnisse von KLEMPERER als Durchschnittsziffer gegolten hat, so wäre das gleichbedeutend mit der Behauptung, daß die Durchschnittsbevölkerung von München doppelt so stark mit Schizophrenie behaftet ist, als der Durchschnitt. Ganz abgesehen davon, daß eine solche Behauptung falsch ist, wäre damit zugegeben, daß derartige Schwankungen der Schizophreniehäufigkeit auch bei nichtpsychopathischen Gruppen (bzw. bei solchen, die nicht über einen psychopathischen Ausgangsfall gewonnen wurden), die keinerlei Auslese nach Belastung mit Psychopathen darstellen, vorkommen. Es wäre aber auch nichts damit getan, die Richtigkeit der von KLEMPERER gewonnenen Durchschnittsziffer anzuzweifeln, denn auf Grund einer solchen Geisteshaltung müßte man alle anderen Ziffern ebenso anzweifeln und bei einem fruchtlosen Skeptizismus landen. Es gibt offenbar nur einen Ausweg aus dieser Klemme, der darin besteht zuzugeben, daß *die Untersuchungen von* BERLIT *keine Häufung von Schizophrenen im engeren Verwandtenkreis von Psychopathen beweisen, sondern im Gegenteil zeigen, daß Psychopathen mit Schizophrenie nicht (nachweisbar) stärker belastet sind, als es dem Durchschnitt entspricht.*

Zu demselben Eingeständnis zwingen die Ergebnisse, die das Vorkommen von manisch-depressivem Irresein betreffen. Auch hier stimmen die Einzelergebnisse nicht zusammen, weisen nicht in eine gemeinsame Richtung. Einer durch je 2 Einzelerfahrungen bedingten und dementsprechend innerhalb der Fehlergrenzen liegenden Erhöhung der Ziffer bei den Eltern und bei den Geschwistern steht ein vollständiges Fehlen hierhergehöriger Fälle bei immerhin 110 über 20 Jahre alten Stiefgeschwistern gegenüber und eine Häufigkeit bei den Onkeln und Tanten, die eher einer Herabsetzung gleichkommt. Dazu kommen noch die bereits angedeuteten Abhängigkeiten der Diagnose von der Persönlichkeit des Untersuchers. *Man kann demnach aus den* BERLIT*schen Ziffern nicht ableiten, daß manisch-depressives Irresein in Psychopathensippen häufiger vorkommt, als es der Durchschnittserwartung entspricht.*

Warum sich jede andere Schlußfolgerung in unaufhebliche Selbstwidersprüche verstrickt, wurde eingehend begründet. Hiermit ist der Nachweis erbracht, daß die richtige Deutung der BERLITschen Ergebnisse ebenso wie die unserer eigenen Ergebnisse zu einer *Ablehnung unmittelbarer erbbiologischer Zusammenhänge zwischen Psychopathie und (endogener) Psychose* führt. Die an nichtkriminellen Psychopathen gewonnenen Ergebnisse decken sich in dieser Beziehung vollkommen mit denen, die an kriminellen Psychopathen gewonnen wurden: *Im engeren Verwandtenkreis von Psychopathen ist Schizophrenie und manisch-depressives Irresein nicht häufiger vertreten als im Durchschnitt der entsprechenden Gesamtbevölkerung* [1]. Diese auf Grund erbbiologischer Untersuchungen festgestellten Befunde lassen sich nur dann zwanglos erklären, wenn die Annahme einer scharfen Grenze zwischen Psychopathie und Psychose in dem eingangs näher erläuterten Sinn der Wirklichkeit entspricht. Damit ist die Lehre von den fließenden Übergängen zwischen Psychopathie und Psychose, zu deren Ablehnung schon die Behandlung der Frage des Schizoids geführt hat, soweit dies auf erbbiologischem Weg möglich ist, eindeutig widerlegt.

Es verlohnt sich jedoch noch auf die Frage einzugehen, wie es denn möglich war so wichtige Ergebnisse wie die, welche wir BERLIT verdanken, in ihrer Bedeutung zu verkennen. Denn es scheint sich hier um ein charakteristisches Beispiel zu handeln, wie sich bei richtiger Beobachtung infolge einer falschen Deutung Irrtümer in die Wissenschaft einschleichen, die nur schwer auszurotten sind, sobald sie sich einmal festgesetzt haben. Eine der Hauptquellen derartiger Irrtümer ist die Äquivokation zweier Begriffe. Die Gefahr einer solchen Äquivokation liegt vor, wenn man bei statistischen Untersuchungen von einer „Verdoppelung" spricht und damit einmal die rein mathematische Tatsache meint, die durch das gegenseitige Verhältnis von 2 Ziffern gegeben ist, das andere Mal aber die sich hieraus ergebende Schlußfolgerung, das sich hieran knüpfende Urteil, welches nicht die Ziffern als solche im Auge hat, sondern den jeder mathematischen Ableitung zugrunde liegenden Wirklichkeitszusammenhang. Nachdem das rein mathematische Tatsachenurteil allein von einem Zahlenverhältnis abhängt, das lebendigsinnvolle Wesensurteil dagegen außerdem noch von einer Reihe von Umständen, die von Fall zu Fall verschieden sind, ist ohne weiteres klar, daß beide Urteile einander nicht gleichgesetzt werden dürfen. An einem groben Beispiel erläutert: Wenn jemand von 2 Obstgärten in Erfahrung bringt, daß der eine die doppelte Anzahl von Äpfeln geliefert hat, als der andere und hieraus den Schluß ableitet, die Ernte, die der eine Garten bringt, sei doppelt so reich als die des anderen, so fällt er einer Begriffsverwechslung zum Opfer, die ihn unter Umständen in einen folgenschweren Irrtum zu stürzen vermag, etwa dann, wenn er sich zu einem Kauf entschließt. Denn er setzt Zahlenmenge fälschlich gleich Ertragsmenge, obwohl letztere auch vom Einzelgewicht und von der Qualität abhängt. Das Beispiel läßt sich beliebig variieren. Wenn jemand im Jahre einer Mißernte in seinem Obstgarten 4 Äpfel findet, indessen sein Nachbar deren nur 2 „geerntet" hat, so hat wohl der eine „doppelt soviel" geerntet und dennoch wäre es falsch hieraus den Schluß abzuleiten, daß seine Bäume ganz allgemein doppelt soviel Äpfel tragen. Denn ganz abgesehen davon, daß in Anbetracht des persönlich verschiedenen Fleißes und der individuellen „Findigkeit" das tatsächliche Verhältnis ein gerade umgekehrtes sein kann, können derartig geringe Unterschiede über die eigentliche Ertragsfähigkeit der Bäume nichts aussagen. Wie man sieht, wird das Wort Verdoppelung für zwei verschiedene Begriffe gesetzt, deren Vertauschung oder Verwechslung zu schweren Irrtümern Anlaß gibt.

---

[1] Hierin stimmen die Untersuchungen von MEGGENDORFER, REISS, BERLIT und die hier vorgelegten Ergebnisse vollkommen überein. Wenn eingangs eine andere Deutung der BERLITschen Befunde zitiert wurde, nämlich die von LANGE, die von den meisten Psychiatern vertreten wird, so geschah dies nur deshalb, um zu zeigen, daß die von uns vertretene Deutung durchaus neu ist.

Demselben Irrtum verfällt in der Naturwissenschaft, wer aus einer rein mathematischen Verdoppelung verschwindend kleiner Prozentziffern ohne peinliche Berücksichtigung aller Einzelheiten auf eine in der Wirklichkeit gegebene („reale") Verdoppelung schließt.

Einer Äquivokation und damit einer Verwechslung von zwei grundverschiedenen Sachverhalten verfällt endlich, wer die Schwankungsbreite der Grundstimmung gleichsetzt dem *Erleben* dieser Schwankungsbreite, obwohl nicht zu bestreiten ist, daß dieselbe Schwankung der Grundstimmung verschieden stark und verschieden tief *erlebt* werden kann.

Es schien mir wichtig auf die Gefahren der Äquivokation hinzuweisen, weil sie gerade in der an der Mathematik orientierten Naturwissenschaft leicht zu Irrtümern führt, die zutiefst im menschlichen Urteilen begründet sind. Sowohl der Statistiker als der Kliniker, der von seinen Untersuchungen Kenntnis nimmt, beide sind formal im Recht, wenn sie von einer Verdoppelung sprechen und bemerken nicht, daß sich unversehens zwei Begriffe, die streng auseinander zu halten sind, miteinander vermengen. Die Grundbedingung zur Verhütung derartiger Irrtümer liegt demnach in der *Vermeidung von Äquivokationen.*

Die Anwendung dieses für statistisches Denken und *statistische Methodik* gleicherweise unentbehrlichen Grundsatzes führt zu zwei notwendigen Forderungen, die sich in den beiden Sätzen zusammenfassen lassen. Erstens: Wichtiger als die einzelnen Ziffern für sich genommen ist ihre gegenseitige, sich einem gemeinsamen Sinn unterordnende, Übereinstimmung. Zweitens: Wichtiger als die absoluten Ziffern ist die Kenntnis ihrer Grenzwerte.

Daß das Hauptgewicht niemals auf Einzelergebnissen statistischer Art, sondern vielmehr auf der gegenseitigen Übereinstimmung der Einzelergebnisse liegt, läßt sich an meinen Untersuchungen über die Kriminalität bei den Geschwistern und bei den Vettern und Basen von Kriminellen erkennen [F. STUMPFL (1)]. Nicht die Tatsache, daß die Brüder von Schwerkriminellen (S.K.) zu 37,0% kriminell werden, die von Leichtkriminellen (L.K.) nur zu 10,8%, beweist eine Häufung von Schwerkriminalität in den Sippen von Schwerkriminellen, nicht die Tatsache, daß die Vettern von S.K. zu 17,5% kriminell werden, die Vettern von L.K. nur zu 6,3% nicht der Umstand, daß unter den Verwandten von S.K. Rückfallskriminalität und schwere Begehungsformen viel stärker verbreitet sind, als unter den Verwandten von L.K. Keiner von diesen und anderen Einzelbefunden hat aus sich heraus die Kraft, die Häufung von Kriminalität in den Sippen von Schwerkriminellen zu beweisen. Ausschließlich und allein die gegenseitige Übereinstimmung dieser und anderer Einzelbefunde, allein dieses Gleichgerichtetsein und sinnvolle Zusammenstimmen, ergibt den Beweis einer Häufung von Kriminalität, insonderheit von Schwerkriminalität, in den Sippen von Schwerkriminellen. Demgegenüber lassen die Untersuchungen hinsichtlich der Psychosenhäufigkeit, und zwar sowohl die von BERLIT als unsere eigenen, ein solches Gleichgerichtetsein vermissen, die Ziffern zeigen richtungslose und zudem geringfügige Schwankungen. So findet man etwa bei BERLIT die Schizophrenieziffer für die Mütter der Ausgangsfälle erhöht, für die Väter dagegen erniedrigt.

Daß die Kenntnis der Grenzwerte wichtiger ist, als die von absoluten Prozentziffern, wird besonders deutlich, sobald es sich um sehr geringe Werte handelt.

Vergleicht man die Psychosenziffern in Psychopathensippen mit den Kriminalitätsziffern, so fällt auf, daß sich erstere durchwegs unter dem Wert 3 bewegen, letztere fast durchwegs über dem Wert 5. Wenngleich es sich bei den Kriminalitätsziffern meist um erhebliche Unterschiede handelt, die in einem sinnvollen Zusammenhang mit charakterologischen und soziologischen Befunden stehen, so haben wir uns doch stets bemüht, die *Grenzwerte* festzustellen, das heißt anzugeben, mit welcher Schwankungsbreite man erfahrungsgemäß zu rechnen hat. Diese Schwankungsbreite ist nicht etwa gleichzusetzen dem mittleren Fehler, sie hängt nicht allein von mathematischen Größen ab, sondern sie beruht auf einer aus unmittelbarer Anschauung gewonnenen Grenzwertbestimmung. Man stellt z. B. fest, daß die Kriminalitätsziffern bei Vettern von Schwerkriminellen 11,5% beträgt, wenn man 392 Fälle berücksichtigt, von denen nicht durchwegs Straflisten angefordert wurden. Dann stellt man fest, daß die Kriminalitätsziffer bei 252 Fällen der gleichen Gruppe, von denen durchwegs Straflisten angefordert wurden, 17,5% beträgt. Unter Berücksichtigung eines gewissen Auslesemomentes, das darin besteht, daß in manchen Fällen nur deshalb Straflisten angefordert wurden, weil die Tatsache kriminellen Verhaltens bereits bekannt war, sind die beiden Ziffern als obere bzw. untere Grenzwerte aufzufassen[1]. Es würde zu weit führen, hier auf methodische Einzelheiten näher einzugehen. BORCHARDT hat ungefähr gleichzeitig und ohne daß ich davon Kenntnis hatte auf rein anthropologischem Gebiet einen ähnlichen Weg beschritten, indem er die Grenzen bestimmte, die die normalen Befunde (die Norm) umfassen.

Die Bestimmung solcher Grenzwerte ist auch bei erbbiologisch-statistischen Untersuchungen notwendig. Wir müssen zuerst die Grenzwerte der Cyclothymie- und Schizophrenieziffern einer Durchschnittsbevölkerung genau kennen, bevor es möglich ist aus geringfügigen, oft nur Bruchteile von Prozenten betreffenden, Unterschieden überhaupt Schlüsse abzuleiten. Solange solche an ein und demselben Material gewonnenen Grenzwerte nicht bekannt sind, ist daran festzuhalten, daß Unterschiede zwischen Prozentziffern, die unter dem Wert 3 liegen, bei Bezugsziffern, die 1000 oder gar 500 nicht überschreiten, nicht verwertbar sind, vor allem dann nicht, wenn die zu vergleichenden Ziffern von verschiedenen Autoren errechnet wurden. Wie immer solche Grenzwertbestimmungen betreffend die Psychosenhäufigkeit in der Durchschnittsbevölkerung ausfallen mögen, so viel läßt sich schon jetzt mit Bestimmtheit sagen, daß nämlich Schizophreniehäufigkeit und Cyclothymiehäufigkeit in den Sippen von Psychopathen keine Werte aufweisen, welche über die auch in der Durchschnittsbevölkerung vorhandene Schwankungsbreite nachweislich hinausgehen.

Es wurde schon erwähnt, daß es Durchschnittsbevölkerungen gibt, beispielsweise in der Schweiz, bei denen die Schizophrenieziffer doppelt so hoch ist (1,8%) als bei anderen Durchschnittsbevölkerungen; hier wäre noch darauf hinzuweisen, daß manisch-depressives Irresein bei unserem schwäbischen Volksstamm im Vergleich zu den anderen Stämmen wesentlich häufiger vorkommt,

---

[1] Wir haben früher von Minimalziffer und Maximalziffer gesprochen. Wenn zum obigen Beispiel ein anderer Untersucher an einem anderen Material, ohne selbst eine Grenzwertbestimmung durchzuführen, eine Kriminalitätsziffer errechnet, die zwischen 10 und 20% liegt, so weiß man, daß hieraus noch nicht mit Sicherheit auf eine nennenswerte Erhöhung oder Erniedrigung zu schließen ist, weil die Grenzwerte nur geringfügig überschritten wurden.

ohne daß es berechtigt wäre, davon zu sprechen, daß Psychopathen im Schweizer Volk oder unter den Schwaben besonders gehäuft vorkommen. *Psychopathie entspringt eben aus ganz anderen Wurzeln als Geisteskrankheit.*

Die Ergebnisse, zu denen wir hier gekommen sind, stimmen mit der klinischen Erfahrung und mit der charakterologischen Erfahrung gut überein. So hat SCHRÖDER betont, daß die Hauptmasse der Psychopathen nur *charakterologisch* zu verstehen sei. K. SCHNEIDER (9) hat hervorgehoben, daß methodisch und theoretisch keine Bedenken bestehen Übergänge zwischen Schizophrenie und Psychopathie anzunehmen, allein er fügte hinzu: ,,Nun müssen wir aber auf Grund der schlichten klinischen Erfahrung eingestehen, daß auch wir diese Übergänge nicht finden." Im Jahre 1932 blieb gegenüber 189 Schizophrenen und 359 Psychopathen nur in 6 Fällen die Frage offen. Davon waren 3 weniger als 14 Tage in Beobachtung. Aber auch diese Fälle seien nur selten als unlösbar zu betrachten und selbst dann bliebe noch zu entscheiden, ob die Gründe nicht rein peripherer Natur sind. Auch hinsichtlich des manisch-depressiven Irreseins kommt K. SCHNEIDER zu dem Ergebnis, daß man nach der klinischen Erfahrung das Bestehen von Übergängen ablehnen müsse [1]. Endlich verdanken wir KLAGES (2), dem bedeutendsten Charakterforscher unserer Zeit, Hinweise betreffend die Erkennungszeichen der Psychopathie, die dem Forschen nach ihrem Wesen eine ganz andere Richtung weisen als der Erforschung von Geisteskrankheiten, insonderheit der Schizophrenie.

Es hieße unsere besten Einsichten und Erfahrungen verleugnen, wollte man angesichts dieser Übereinstimmung bei Sachverhalten, die so offenkundig grundsätzlich verschiedenen Ursprungs sind, noch nach gemeinsamen Wurzeln graben. Der Einwand, ein wenn auch kleiner Teil unter den Psychopathen könnte dennoch in erbbiologischem Zusammenhang mit der Schizophrenie stehen, entpuppt sich als eine leere Ausflucht, die das Gegenteil von dem bestätigt, was sie zu behaupten scheint: Daß nämlich die nüchterne Tatsache vorliegt, derzufolge Psychopathen ebenso wie Nichtpsychopathen an Schizophrenie erkranken *können*. Dem Hinweis endlich auf die bekannte Erfahrung, derzufolge im Verwandtenkreis von Schizophrenen ,,Psychopathen" aller Art gehäuft vorkommen, wäre die Frage entgegenzuhalten, woher wir denn wissen, daß *alle* diese Fälle mit Recht zur Psychopathie zu zählen sind und nicht etwa ähnlich zu bewerten wären wie postencephalitische Charakterveränderungen, jedenfalls aber nicht als *echte* Psychopathen. Es ist gar nicht bewiesen, daß die Mehrzahl aller schizophreniebehafteten Sippen eine Häufung von Psychopathen gegenüber dem Durchschnitt erkennen läßt. Viel wahrscheinlicher ist es, daß der Psychiater meist nur eine Auslese solcher Sippen zu Gesicht bekommt, in denen dies tatsächlich der Fall ist. Aber selbst wo das nicht zutrifft, besteht die Gefahr einer naheliegenden Selbsttäuschung, derzufolge die ungemein verbreiteten, ganz leichten psychopathischen Wesenszüge in schizophreniebelasteten Sippen stärker beachtet werden als in anderen. Aus Gründen, deren Darlegung hier zu weit führen würde, muß man damit rechnen, daß die auffälligen Persönlichkeiten in der unmittelbaren Verwandtschaft von Geistes-

---

[1] Wie ich nach Abschluß dieser Arbeit einer persönlichen Mitteilung entnehme, blieben gegenüber 1021 Psychopathen und 138 Manisch-Depressiven nur 4 Fälle bezüglich ihrer Zugehörigkeit ungeklärt. Für die Schizophrenen erhöhte sich die Ziffer indessen auf 847, denen 1021 Psychopathen und 18 ungeklärte Fälle gegenüberstehen.

kranken in der Mehrzahl der Fälle gar keine Psychopathen sind. Eine Entscheidung dieser Frage hängt indessen ab von der Ergründung dessen, was das Wesen der Psychopathie ausmacht, und davon sind wir heute noch weit entfernt.

Dritter Teil.

Über Charaktereigenschaften im Erbgang und die Bedeutung ihres Zusammenvorkommens als Verbrechensursache. Schwerkriminalität und Psychopathie.

A. Allgemeiner Teil.

1. Einführung.

Die bisherigen Untersuchungen haben zu zwei wesentlichen Ergebnissen geführt, die für ein tieferes Verständnis der schweren Rückfallskriminalität und ihrer Voraussetzungen von Bedeutung sind. Das erste Ergebnis hat gezeigt, daß Kriminalität überhaupt, insbesondere die schweren Begehungsformen der Eigentums-, Tätlichkeits- und Sittlichkeitsverbrechen, in den Sippen von vielfach vorbestraften Zuchthausgefangenen ungemein stark verbreitet ist, und zwar um ein Vielfaches stärker als in den Sippen von Menschen, die wohl auch einmal in ihrem Leben bestraft worden sind, sich aber seither 15 Jahre lang in voller Freiheit bewegt haben und dabei straffrei geblieben sind. Das zweite Ergebnis besteht in dem Nachweis, daß das Vorkommen von Psychosen in den Rückfälligensippen die gleiche Verteilung zeigt hinsichtlich der Psychosenarten und ihrer Häufigkeit, wie in den Einmaligensippen, daß somit die Tatsache des Rückfalls an sich zu den endogenen Psychosen und zu ihren Konstitutionskreisen keine unmittelbaren Beziehungen hat[1].

Man kann diese Ergebnisse auch so formulieren, daß man sagt, Rückfallsverbrecher stehen nicht eo ipso mit größerer Wahrscheinlichkeit in einem schizophrenen, manisch-depressiven oder epileptischen Erbkreis, als Einmalige, aber sie stehen mit allergrößter Wahrscheinlichkeit in einem Erbkreis von Persönlichkeiten, deren besondere Beschaffenheit das Zustandekommen antisozialer Verhaltungsweisen begünstigt. Nachdem der durch die Auslese bedingte charakterologisch faßbare Unterschied zwischen Rückfallsverbrechern und Einmaligen wesentlich größer ist, als der zwischen Einmaligen und rein stichprobenmäßig, nicht nach Kriminalität, ausgelesenen Männern des gleichen Altersaufbaues, müßten Unterschiede der Psychosenhäufigkeit, wenn überhaupt, so zwischen Rückfälligen und Einmaligen nachweisbar sein. Von gewissen mehr oder weniger geringfügigen Besonderheiten abgesehen können nämlich die Einmaligen als ein Vergleichsmaterial gelten, das einer Durchschnittsbevölkerung weitgehend angenähert ist.

Zusammenhänge zwischen Geisteskrankheit und Kriminalität sind somit im allgemeinen zu verneinen. Es wurde schon darauf hingewiesen, daß es andererseits auch nicht möglich ist, die Häufung von Kriminalität in den Sippen von Rückfallsverbrechern vorwiegend auf Umwelteinflüsse zurückzuführen,

---

[1] Nur eine kleine Untergruppe der Schwerkriminellen macht hinsichtlich der Epilepsie eine Ausnahme.

deren Einwirkung im frühen Kindesalter erfolgte, um so mehr, als diese Umwelteinflüsse durchwegs auf die Beschaffenheit der Eltern hinweisen, denen die Ausgangsfälle ja auch die Übermittlung ihrer ererbten Charakteranlagen verdanken. Eine richtige Würdigung der dennoch bestehenden und nicht zu unterschätzenden Umwelteinflüsse erfordert somit eine genaue Kenntnis der Charaktereigenschaften selbst sowie eine Kenntnis der bestehenden Unterschiede in den beiden Vergleichsgruppen.

Um diese Charaktereigenschaften festzustellen stehen uns zwei Möglichkeiten zur Verfügung. Die eine besteht darin, solche Persönlichkeiten herauszugreifen, zu beschreiben und auszuzählen, die durch schwere Anpassungsmängel gekennzeichnet sind, sei es, daß sie an ihrer eigenen Abnormität leiden oder durch ihr soziales Verhalten die völkische Gemeinschaft stören. Die Charakterabnormitäten solcher Persönlichkeiten oder *Psychopathen* lassen sich durch persönliche Unterredungen und Unterredungen mit Auskunftspersonen feststellen und sind einer objektiven Kontrolle zugänglich auf Grund des Aktenmaterials, das über sie vorliegt. Diese Beschränkung auf aktenmäßig faßbare abnorme Persönlichkeiten oder Psychopathen hat den Vorteil objektiver Nachprüfbarkeit und Vergleichbarkeit. Dadurch, daß man die Psychopathen einer bestimmten Sippe jeweils untereinander und mit den Psychopathen anderer Sippen vergleicht, kann man feststellen, welche Züge innerhalb der Sippe in der Regel eine große Ähnlichkeit aufweisen, welche Psychopathieformen in der Regel familiär stärker und welche weniger stark gehäuft vorkommen und man wird auf diese Weise der Beantwortung der Frage näher kommen, inwiefern bestimmte Erscheinungsformen der Psychopathie, die zu kriminellem Verhalten disponieren, vererbt werden.

Nun können aber im Einzelfall äußere Umstände dazu führen, daß eine Persönlichkeit nicht kriminell wird oder das Leiden an ihrer eigenen Abnormität mit sich trägt, ohne daß andere Menschen etwas davon wissen, es sei denn ihre allernächsten Vertrauten. Würde man sich damit begnügen, nur die aktenmäßig faßbaren Psychopathen zu erforschen, so würden einem alle diese Fälle entgehen. Die Zahl dieser abnormen Persönlichkeiten, die vermöge irgendeiner Teilanpassung verhältnismäßig unauffällig bleiben obwohl sie gleiche oder ähnliche Charakterabnormitäten aufweisen, ist aber verhältnismäßig sehr groß. Eine Untersuchung, die auf alle diese Fälle von vornherein verzichtet, wäre nie imstande, tragfähige Grundlagen für eine Charaktergenealogie zu schaffen.

Wir haben deshalb bei unseren Untersuchungen alle abnormen Persönlichkeiten mit einbezogen, die durch Abweichungen von der Durchschnittsnorm irgendwie auffielen. Das war allerdings nur möglich, weil wir stets bestrebt waren, möglichst viele Verwandte persönlich zu sprechen, in ihrem eigenen Milieu zu sehen und das Urteil kennenzulernen, das jene Personen über sie haben, die schon seit Jahren in ihrer unmittelbaren Nachbarschaft leben.

Diese Einbeziehung möglichst vieler Persönlichkeiten, die selbst aktenmäßig nicht faßbar sind, ermöglichte es diese Fälle untereinander und mit den Psychopathen der gleichen Sippe zu vergleichen und charakterologische Ähnlichkeiten und Unterschiede festzustellen, ferner Vergleiche anzustellen zwischen ihnen und den normalen sowie abnormen, jedoch nicht aktenmäßig faßbaren, Persönlichkeiten anderer Sippen. Feste Richtpunkte waren bei allen diesen Vergleichen einerseits die aktenmäßig faßbaren Psychopathen, deren Strafakten, Rentenakten und Krankengeschichten in der Regel einen Zeitraum von 20—40 Jahren umspannen und es ermöglichen Querschnittsbilder durch die Persönlichkeit nachzuprüfen, welche zeitlich schon weit zurückliegen, und sie mit anderen aus allerjüngster Zeit zu vergleichen. Feste Richtpunkte waren andererseits gegeben durch die Gegenüberstellung von zwei Vergleichsgruppen. Dadurch, daß beide Familiengruppen gleichzeitig bereist wurden, war ich nämlich in der Lage, stets Eindrücke aller Art in unmittelbarer Lebendigkeit und Frische miteinander zu vergleichen. Das gilt insbesondere für die rein charakterologischen Beobachtungen, die sofort aufgezeichnet und stets nachgeprüft wurden.

Gewiß ist die Kenntnis einer Persönlichkeit und die Einsicht in ihr Wesen von der Dauer der Beobachtungszeit, die man ihr widmen kann, abhängig. Dennoch erfährt diese Kenntnis eine wesentliche Vertiefung, wenn man Gelegenheit hat, ihre Einheit durch erbbiologische Analyse in Teile aufzulösen, die einzelnen Fäden zu verfolgen, die in dieser Einheit zusammenlaufen, und sich erst nach einer gründlichen Befassung mit diesen Teilen und ihren Zusammenhängen wieder dem Ganzen zuzuwenden. Die Familienforschung bildet somit die natürliche Ergänzung der rein klinischen Beobachtung. Sie kann zwar das Individuum nicht solange beobachten und körperlich nicht so genau untersuchen, es sei denn mit anthropologischen Methoden, dafür ist sie in der Lage es bei der Arbeit, in seinem Zusammenleben mit der Familie und in seiner eigenen Wohnung kennenzulernen, nicht nur in der so vieles verdeckenden Haltung des Kranken gegenüber dem Arzt. Gerade bei abnormen Persönlichkeiten ist eine unmittelbare Anschauung von der unverfälschten Umwelt, in der sie leben, oft viel mehr wert, als ein mehrstündiges Gespräch. Wenn GEYER von der Familienanthropologie sagt, es gehe ihr weniger um die *Übersicht* über Individuen, als um die Einsicht in Individuen, so gilt das auch von der charakterologischen Familienforschung. Sie ist eine Ergänzung der klinischen Beobachtung.

2. Allgemeine Charakteristik der Sippen einmaliger Rechtsbrecher.

Wenn man das Schicksal einer größeren Anzahl einmaliger Rechtsbrecher verfolgt, so sind es zwei Fragen, die sich vor allen anderen aufdrängen. Wie ist es gekommen, daß diese Menschen kriminell geworden sind? Und warum sind sie nicht wieder rückfällig geworden?

Je eingehender man sich mit diesen Fragen beschäftigt, desto mehr wird man in der Anschauung gefestigt, daß es tief im biologischen Geschehen verankerte Ursachen sind, auf die sich diese Verhaltungsweisen zurückführen lassen.

Zunächst fällt an der Gruppe der Einmaligen die große Zahl der körperlich Schwachen auf. Angefangen von den körperlich schwach und zart Gebauten, deren Widerstandskraft noch erhalten ist, über die weniger Widerstandsfähigen, die stärkeren Belastungen nicht aushalten und gleich körperlich versagen, bis zu den körperlich mehr oder weniger Kranken, begegnet man hier allen Abstufungen.

Dem entspricht im seelischen Bereich eine auffallend geringe Widerstandskraft bei gleichsam gedämpfter Vitalität, die ihren Ausdruck findet in einer gewissen reizbaren Schwäche. Es fehlt diesen Persönlichkeiten das Saftige,

Lebenserfüllte jener Menschen, die sich im Gefühl der Vollkraft ihres Körpers nicht so leicht Fesseln anlegen lassen. Es sind Menschen, die nicht viel wagen, denen jeder größere Einsatz Angst bereitet oder Bedenken hervorruft, die gern leise auftreten. Man ist geneigt ihre kriminelle Tat einem Notausgang zu vergleichen, der nur bei ganz besonderen Anlässen benützt wird. Unter den 166 Ausgangsfällen gehören 41 zu dieser Gruppe der Reizbar-Schwachen. Ein weiteres Kennzeichen ist große Nachgiebigkeit und Beeinflußbarkeit, die aus einer Art innerer Unselbständigkeit entspringt. Nachgiebigkeit nicht im Sinne von Verführbarkeit, sondern von Lenkbarkeit durch Personen, die in einem dauernden geistigen Kontakt mit ihnen stehen. Zu diesen Nachgiebigen und Unselbständigen gehören weitere 15 Fälle.

Dennoch begegnet man unter den Einmaligen auch äußerst zähen Naturen, die selbst unter kümmerlichen Verhältnissen ihr Fortkommen finden, solange nicht übermäßig große Anforderungen an sie gestellt werden. Die hohe Anforderung, die der Krieg gestellt hat, läßt auffallend viele unter ihnen aus charakterologischen Gründen versagen, andere schädigt sie körperlich, ohne daß grobe äußere Einwirkungen nachweisbar wären. Da letzteres überwiegend bei solchen Persönlichkeiten zutrifft, die schon vor dem Krieg schwächlich waren, liegt der Gedanke nahe, daß Organminderwertigkeiten dabei eine Rolle spielen.

In einer Reihe von Fällen (21) findet man ein starkes Überwiegen von Gefühlen der Unterlegenheit, des mutlosen Erleidens gegenüber dem Gefühl der Überlegenheit und der freudigen Kraft in so deutlicher Ausprägung, daß man von einer Art habitueller Niedergeschlagenheit sprechen könnte. Der Rest der Fälle (89) besteht aus Persönlichkeiten, die durchaus unauffällig sind.

Im allgemeinen kann man somit sagen, daß unter den (166) Einmaligen unentschiedene, schwache Persönlichkeiten einen verhältnismäßig großen Anteil ausmachen. Auch bei den Verwandten dieser Gruppe begegnet man gleichen oder doch ähnlichen Persönlichkeitstypen. Im ganzen sind es weit überwiegend unauffällige, eher etwas gehemmte und schwerfällige Naturen, die nur langsam aus sich herausgehen und vielfach stark am alten Herkommen, an der Familie, an der Scholle haften. In ihrem Benehmen sind sie eher eckig und unbeholfen, nicht sehr selbstsicher, zum Teil aus Anlehnungsbedürfnis sehr einordnungsbereit und im Zusammenhang damit fleißig und arbeitsam. Es ist auffallend, daß sie sich im Beruf und im Eheleben gern unterordnen. Nicht selten begegnet man ausgeglichenen Persönlichkeiten. Oft findet man Anzeichen körperlicher Schwächen oder funktioneller Störungen, die sich in ähnlicher Form auch beim Ausgangsfall nachweisen lassen. Nicht selten ist der Ausgangsfall nicht der einzige grob-auffällige in der ganzen Sippe, z. B. schwerer Stotterer. Kaum jemals kommt es vor, daß die Befunde an den Verwandten nicht wenigstens auf eine bedeutsame Seite des Ausgangsindividuums ein neues Licht werfen. In gewissem Sinn geben diese Befunde eine Vollendung dessen, was sich am Ausgangsfall gezeigt hat.

3. Allgemeine Charakteristik der Sippen rückfälliger Rechtsbrecher.

Eine allgemeine Charakteristik der Rückfallsverbrecher selbst stößt auf viel größere Schwierigkeiten, denn die Mannigfaltigkeit der verschiedenen Typen ist scheinbar eine viel größere. Das ist wohl darauf zurückzuführen, daß schwerere Abnormitäten viel häufiger vorkommen als bei den Einmaligen, und daß meistens bei ein und derselben Persönlichkeit gleichzeitig mehrere solcher Abnormitäten bestehen. Wir wählen diesmal den umgekehrten Weg und beginnen mit einer Beschreibung der Verwandten. Dabei handelt es sich um einen Versuch die in ihrer Fülle unerschöpflichen Einzelbeobachtungen so zu verallgemeinern, daß dabei das Wesentliche herausgestellt wird.

Psychologisch findet man bei den Verwandten von Rückfallsverbrechern nichts Einheitliches. Vielfach begegnet man heiteren, natürlichen und offenen Menschen, oft wieder mehr ernsten, verschlossenen, nicht selten solchen, denen man auf den ersten Blick Gewalttätigkeiten und andere Verbrechen zutrauen möchte. Sehr oft sieht man sich Menschen gegenüber, denen Rohheit und Trunksucht vom Gesicht abzulesen sind, deren Gefühlsarmut aus ihren Worten und Verhaltungsweisen schon nach kurzem Beisammensein eindeutig zu entnehmen ist oder anderen, über deren Lügenhaftigkeit man keinen Augenblick im Zweifel sein kann. Mitunter lassen sich diese Dinge nicht begründen, sondern nur ausdrucksmäßig erschließen, doch findet man bei einiger Erfahrung in der Regel durch Auskünfte oder durch Einblick in aktenmäßige Aufzeichnungen eine Bestätigung dieser Eindrücke.

Wenn man versucht die Wesensunterschiede zwischen den Sippen Einmaliger und Rückfälliger zusammenzufassen schon bevor man an eine psychologische Analyse herangeht, so geschieht das am besten durch einen Hinweis darauf, daß man in den Sippen der Rückfälligen Menschen begegnet, die sich ganz allgemein durch eine viel stärkere Vitalität auszeichnen. Man ist immer wieder erstaunt über die geradezu unverwüstliche Lebenskraft dieser Menschen. In den Aufzeichnungen findet man immer wieder Vermerke über blühend gesundes Aussehen, überschäumende Gesundheit und dergleichen mehr, weniger bei solchen Persönlichkeiten, die durch jahrelangen Aufenthalt hinter Gefängnismauern stark geschwächt sind, als bei den nichtkriminellen Verwandten. Man kann den Gegensatz zwischen Einmaligen und Rückfälligen am besten dahin charakterisieren, daß den Verwandten von Rückfallsverbrechern eine gesteigerte Triebhaftigkeit eigen ist und eine stärkere, ungehemmtere Vitalität.

Anzeichen körperlicher Schwächen und funktioneller Störungen sind im allgemeinen selten und wenn sie doch da sind, so ist die Einstellung ihnen gegenüber niemals die einer ängstlichen Selbstbeobachtung, derartige Schwächen und Störungen werden vielmehr verdeckt durch Gefühlsstumpfheit, Indolenz oder durch eine unerschütterliche heitere Grundstimmung. Der Gegensatz zwischen diesen lebensstarken und gesundheitsstrotzenden Naturen und den unter den Verwandten der Einmaligen immer wieder auffallenden schwächlichen, körperbaulich ebenfalls unscheinbaren Menschen, die allerdings oft zäher sind, als sie aussehen, ist einer der stärksten unmittelbaren Eindrücke. Oft sind es die kräftigsten und gesündesten, auch innerhalb der Geschwisterreihe, die kriminell werden[1].

Noch ein Zug scheint für die Sippen der Rückfälligen bezeichnend zu sein. Es ist dies die auffallend geringe Seßhaftigkeit, die den Untersucher immer wieder in die Lage versetzt, in den Heimatgemeinden der Familien keinen einzigen Verwandten mehr anzutreffen, vielfach auch dann nicht, wenn etwa 14 Ge-

---

[1] Vergleiche die Befunde über die Fruchtbarkeit (4. Teil: Sie zeigen, daß gerade die kriminellen und psychopathischen Persönlichkeiten in den „kriminellen" Sippen einen überdurchschnittlichen Kinderreichtum aufweisen).

schwister der Mutter, die am Leben geblieben sind und geheiratet haben, dortselbst geboren sind. Die Erforschung derartiger Sippen wird dadurch wesentlich erschwert, denn es ereignet sich nicht selten, daß niemand mehr über das Schicksal der gesuchten Personen und über deren Nachkommen etwas weiß. Dieser Mangel an Seßhaftigkeit kommt unter anderem darin zum Ausdruck, daß die Abwanderung in die Stadt in diesen Sippen im allgemeinen viel größer ist als in den Sippen der Einmaligen.

Ich habe diese Eindrücke bisher noch nicht statistisch belegt, weil die Feststellung der Wohnorte dieser abgewanderten Sippen mit großen Schwierigkeiten verbunden ist. Zum Teil mag die auffallend geringe Seßhaftigkeit in den Sippen der Rückfälligen mit der Kriminalität insofern zusammenhängen, als sie eine direkte Folge von ihr ist. Mit dieser Erklärung findet man jedoch deshalb kein Auslangen, weil die Zahl der Nichtkriminellen ja in jeder Sippe größer ist als die Zahl der Kriminellen und die geringe Seßhaftigkeit sich nicht so sehr bei den Geschwistern selbst als in den Elterngenerationen nachweisen läßt. Es ist vielfach so, daß Onkeln und Tanten unter den Rückfallsverbrechern durchwegs in die Stadt abgewandert sind und entweder überhaupt nicht, oder erst in der Stadt kriminell geworden sind. Man wird sich deshalb die Beziehung zwischen Neigung zu kriminellem Verhalten und Neigung zu geringer Seßhaftigkeit auch bei den nichtkriminellen Verwandten vorwiegend so vorstellen müssen, daß beide auf gemeinsame Wurzeln zurückgehen ohne miteinander in einem unmittelbaren Kausalzusammenhang zu stehen.

Im Gegensatz zu den Rückfälligensippen zeichnen sich die Verwandten der Einmaligen durch große Seßhaftigkeit aus. Es ist mir niemals begegnet, daß in dem Heimatort der Eltern oder sonstiger Verwandter niemand mehr anzutreffen ist, so gut wie ausnahmslos trifft man wenigstens eines von den Geschwistern oder deren Kinder. In weitaus den meisten Fällen aber trifft man fast sämtliche Verwandte, soweit sie noch am Leben sind, in der Heimatgemeinde oder in den Nachbargemeinden an.

Diese Abneigung gegen Abwechslung und gegen Neuerungen auf der einen Seite, die Unstetigkeit auf der anderen Seite, sind ein Ausdruck für die tiefliegenden Unterschiede, die auch mitten durch die Berufe hindurchgehen und zwar so, daß Arbeiter aus den Sippen Rückfälliger, auch wenn es sich um sozial gleichgestellte, nichtkriminelle Persönlichkeiten handelt, ihre Dienststellen und auch ihren Dienstort häufiger wechseln als Arbeiter aus den Sippen Einmaliger. Dasselbe gilt auch für die anderen Berufe wie Kaufleute, Gastwirte und Landwirte. Auf eine anschauliche Formel gebracht: der Verwandte aus der Einmaligensippe hat Beziehungen zu der Haltung eines kleinen, ängstlichen Beamten, der Verwandte aus der Rückfälligensippe zu der Haltung eines sehr unternehmungsfreudigen kleinen Krämers. Dem ersteren entspricht eine Neigung zur Pedanterie bei Einordnungswillen in die Gemeinschaft, dem letzteren eine Neigung zu spontaner Geschäftigkeit und persönlicher Unabhängigkeit. Selbst wenn beide nicht kriminell und selbst im Beruf tätig sind, z. B. als Hausmeister, kleine Häusler, Gastwirte oder Handwerker, unterscheiden sie sich in diesem Sinn im Hinblick auf ihre Gesamthaltung.

Der hier gegebene Überblick zeigt, daß wir unter den Einmaligen in gewissem Sinn mehr passive Naturen zu erwarten haben als unter den Rückfälligen. Nachdem die allgemeine Menschenkenntnis lehrt, daß gewisse Eigenschaften,

Neigungen, Triebe usw., kurz gewisse Persönlichkeitskonstituentien zusammengeordnet sich häufiger finden als andere [GRUHLE (1)], könnte man die Aufgabe einer psychopathologischen Durchforschung von Rechtsbrechersippen vorläufig etwa folgendermaßen umschreiben: es ist zu untersuchen, welche Charaktereigenschaften mit den mehr passiven Naturen der Einmaligengruppe gekoppelt sind, und welche Charaktereigenschaften mit den mehr lebhaften, unruhigen, immer nach Neuem begierigen, unternehmungslustigen Naturen der Rückfälligengruppe. Dabei wäre vor allem zu berücksichtigen die größere Kraft der triebhaften Regungen auf der Seite der letzteren, derzufolge auftauchende Gegenstrebungen überrannt werden oder überhaupt fehlen.

4. Charakter und Psychopathie.

Um die allgemeine Charakteristik der beiden Vergleichsgruppen fortsetzen zu können und ein Eingehen auf die Charaktereigenschaften selbst und auf die Charakterabnormitäten zu ermöglichen, ist es notwendig einige begriffliche Bestimmungen und Abgrenzungen voranzuschicken.

Man unterscheidet heute im allgemeinen mit KLAGES 3 Hauptklassen von Charaktereigenschaften. Den Stoff, das sind die Fähigkeiten, die jeder Mensch gleichsam wie ein natürliches Kapital mitbringt, mit dem er „arbeiten" oder das er „verzetteln" kann. Hierher gehören die Verstandesanlagen, wie Auffassungsvermögen, Gedächtnis, Scharfsinn, Feinfühligkeit usw. Das Gefüge, dem die Temperamentseigenschaften zugehören, also Merkmale, wie temperamentvoll, temperamentlos, beweglich, unbeweglich, anregbar und unanregbar. Sie bestimmen die Ablaufsweise der Innenvorgänge. Endlich die Artung des Charakters. Hierher gehören die Triebfedern oder Interessen sowohl wie die Gefühlsanlagen. Die Triebfedern sind bleibende Bedingungen einer Richtung des Wollens, somit Richtungseigenschaften.

Diese und andere Charaktereigenschaften unterscheiden wir streng von bloßen Verhaltungsweisen und angenommenen Haltungen, deren grundsätzliche Doppeldeutigkeit in jedem Fall eine charakterologische Analyse erfordert [F. STUMPFL (3)].

Unter Psychopathen versteht man heute in der Psychiatrie abnorme Persönlichkeiten, die an ihrer eigenen Charakterabnormität leiden oder durch ihre Charakterabnormität die Volksgemeinschaft stören. Diese Unterscheidung geht zurück bis auf I. L. A. KOCH, das Hauptgewicht der hiermit gegebenen Abgrenzung gegenüber der Norm liegt auf dem Vorhandensein angeborener Anpassungsmängel. Psychopathen sind demnach charakterologisch — und man kann hinzufügen auch konstitutionell — Unangepaßte (RÜDIN), die zum Arzt kommen oder sozial abwärtsgleiten weil ihnen andere Ausgleichsmöglichkeiten fehlen.

Da es indessen infolge von Teilanpassungen oder besonderen äußeren Umständen verhältnismäßig oft vorkommt, daß abnorme Persönlichkeiten weder zum Arzt kommen noch der Volksgemeinschaft in einer Weise zur Last fallen, die sie aktenmäßig faßbar macht, obwohl sie charakterologisch und konstitutionsbiologisch den Psychopathen gleichzusetzen sind, ist es notwendig auch diese aktenmäßig nicht faßbaren Persönlichkeiten in die wissenschaftliche Untersuchung einzubeziehen.

Bezüglich der zahlreichen Probleme, die sich hier ergeben, verweisen wir auf die umfassende Darstellung von K. Schneider (8). Um aus der unendlichen Mannigfaltigkeit psychopathischer Persönlichkeiten enger umschreibbare Gruppen herausgreifen zu können und bei den Familienuntersuchungen die erbbiologische Zusammengehörigkeit dieser Gruppen und einzelner Charaktereigenschaften zu prüfen bedienen wir uns der empirischen Typen, die in der klinischen Psychiatrie auf Grund jahrzehntelanger Erfahrungen gebräuchlich sind. Da jedoch trotz vielfacher Übereinstimmung gewisse Abweichungen in den Auffassungen bestehen, die eine gegenseitige Verständigung erschweren, halten wir uns an die scharfen begrifflichen Umschreibungen von K. Schneider, die wir in folgendem in gedrängter Kürze wiedergeben. Gleichzeitig verweisen wir auf die Darstellung lebendiger Einzelschicksale von J. Lange (3), die nach den gleichen Gesichtspunkten verschiedenen Gruppen zugeteilte Psychopathen betrifft.

Die im folgenden zu beschreibenden Psychopathentypen sollen allein als grobe Maßstäbe dienen und als allgemeines Verständigungsmittel. Sie stellen zwar nichts schlechthin Endgültiges dar, sind aber doch sehr wohl geeignet, familienbiologischen Forschungen als Ausgangsebene zu dienen. Was den Normbegriff betrifft, so hielten wir uns an die Durchschnittsnorm in dem Sinn, wie Gruhle und K. Schneider sie verstehen. Wir halten dieses Vorgehen für praktisch notwendig, glauben aber dennoch, daß weder dieser Normbegriff noch die Norm als Gipfel im Sinne von Hildebrandt geeignet sind, dem Psychopathenproblem gerecht zu werden, weil beide an das Wesen der Psychopathie nicht heranreichen. Im Laufe der Untersuchungen gelangten wir vielmehr zu der Überzeugung, daß nur der von Carus aufgestellte und von Klages eindeutig herausgearbeitete Normbegriff eine tragfähige Unterlage abgeben kann wo es sich um die Erforschung dessen handelt, was das Wesen der Psychopathie ausmacht. Normwidrig in diesem Sinne wäre jeder „Lebenszusammenhang mit Teilsystemen, die sich vorübergehend oder dauernd gegen das Gesamtsystem auflehnen".

5. Begriffliche Abgrenzung der in der klinischen Psychiatrie erfahrungsgemäß immer wiederkehrenden Psychopathentypen.

Nach K. Schneider.

α) Hyperthymische Psychopathen.

Hyperthymiker müssen nicht abnorme Persönlichkeiten sein. Man spricht dann von ausgeglichenen Hyperthymikern. Sie sind gekennzeichnet durch heitere Grundstimmung, durch sanguinisches Temperament im Sinne von Klages und durch eine gewisse Aktivität. Der wesentlichste Grundzug ist die heitere Grundstimmung. Oft sind es betriebsame, nach außen tätige optimistische Menschen. Schon am Ausdruck sind sie leicht erkennbar, ihr Benehmen zeigt eine vertrauliche Ungezwungenheit. Bei ihrer gehobenen Stimmung und Unternehmungslust entbehren sie oft der Tiefe und Gründlichkeit, sind unkritisch, unvorsichtig und selbstsicher und wegen ihrer Neigung zu Vergleichen leicht bestimmbar.

Zu den hyperthymischen Psychopathen gehören die streitsüchtigen, die Pseudoquerulanten, die sich infolge ihres gehobenen Selbstgefühls nichts gefallen lassen und gleich zu krakeelen anfangen, aber im Gegensatz zu den paranoischen Querulanten oft schnell versöhnlich sind. Dann die haltlosen Hyperthymiker, die durch die Flüchtigkeit ihres Strebens alle guten Vorsätze rasch wieder vergessen, die hyperthymischen Pseudologen, die sich durch ihre Heiterkeit, Ablenkbarkeit, Redseligkeit und Rastlosigkeit von den geltungssüchtigen Pseudologen unterscheiden, und endlich die gemütlosen Hyperthymiker, bei denen sich die Merkmale des Hyperthymikers mit Gefühlsarmut verbinden und die explosiblen Hyperthymiker, die durch ihre Erregbarkeit und ihre Neigung zu Primitivreaktionen im Sinne KRETSCHMERs ausgezeichnet sind.

β) Willenlose Psychopathen.

Sie entsprechen den Haltlosen im Sinne von KRAEPELIN. Widerstandslosigkeit gegenüber Einflüssen aller Art, knetbares Wesen und Lenkbarkeit sowie eine die gesamte Lebensführung beherrschende Bestimmbarkeit des Willens sind die hervorstechendsten Merkmale. BLEULER sprach von wechselwarmen Milieumenschen. Mit diesen Eigenschaften hängt zusammen ihre wirtschaftliche Unfähigkeit. Selten ist die Willenlosigkeit das einzig hervorstechende Merkmal. Der willenlose Psychopath ist nicht fähig einen bestimmten Kurs einzuhalten. Sobald neue Triebfedern oder neue Triebe in ihm erwachen, reißt er das Steuer herum.

γ) Gemütlose Psychopathen.

Das Wesen dieser Persönlichkeiten, die E. KRAEPELIN als Gesellschaftsfeinde bezeichnet hat, besteht in einem Mangel tiefer gemütlicher Regungen. Sie zeichnen sich aus durch gemütliche Stumpfheit, Mangel an Liebefähigkeit, Ehrgefühl, Mitleid, Schamgefühl, Treue und Gewissen. Sie sind unempfindlich gegenüber Strafe und Schande. Die Fähigkeit, derartige Gefühle zu entwickeln, ist stark herabgesetzt im Sinne einer ausgesprochenen Gefühlsarmut. In der Literatur wurden diese Psychopathen oft als moralisch Schwachsinnige beschrieben.

δ) Geltungssüchtige Psychopathen.

Der gemeinsame Charakterzug ist das Streben, mehr zu scheinen als man ist, mehr zu erleben, als man erlebensfähig ist (JASPERS). Dieses Streben nach theatralischer Wirkung überwuchert mehr und mehr jede echte Gefühlsbewegung, bis diese Persönlichkeiten zuletzt nichts mehr sind als ein Schauplatz nachgemachter theatralischer Erlebnisse. Zu den geltungssüchtigen Psychopathen gehören viele am Außerordentlichen hängende exzentrische Menschen, viele Aufschneider und Prahlsüchtige mit Neigung zu selbstgefälligem Übertreiben und endlich die echten Pseudologen. Diese Geltungssucht unterscheidet sich grundsätzlich von dem sachlichen Geltungsbedürfnis eines leistungsfähigen Menschen, von dem überkompensierenden Geltungsbedürfnis mancher selbstunsicherer Menschen und von dem Geltungsbedürfnis des Machtmenschen. Im wesentlichen entsprechen die geltungssüchtigen Psychopathen dem, was KLAGES (3) schon früher als hysterischen Charakter beschrieben hat, der dadurch gekennzeichnet ist, daß der Darstellungsdrang von Gefühlszuständen zur herrschenden Haupttriebfeder geworden ist.

ε) *Asthenische Psychopathen.*

Hierher gehören gewisse zarte Menschen, die keinen Lärm hören können, kein Blut sehen können (empfindliche Astheniker), und aus charakterologischen Gründen körperlich leicht versagende, endlich bestimmte, sich seelisch unzulänglich fühlende Menschen. Hinweise auf Organminderwertigkeiten sind bei diesen Psychopathen außerordentlich häufig. Die Funktionsstörungen können auch ohne psychische Anlässe auftreten. Sie werden vom Astheniker gepflegt, psychogen vergrößert und fixiert. Die meisten Astheniker neigen ihrem eigenen Körper gegenüber zu einer übermäßig kontrollierenden Selbstbeobachtung. Von der Organhysterie, das heißt von den psychogen entstandenen Organstörungen (vegetative Neurosen, Organneurosen, Visceralneurosen), lassen sich die asthenischen Psychopathen nicht scharf abgrenzen.

ζ) *Depressive Psychopathen.*

Hier handelt es sich um Menschen mit andauernd depressiver Grundstimmung. Meist sind sie von dauernd pessimistischer Lebensauffassung. Es besteht die Neigung, alles schwer zu nehmen, sich Grübeleien hinzugeben, hypochondrische Befürchtungen zu äußern und die Unfähigkeit, sich einer Freude naiv hinzugeben. Die wichtigsten Untergruppen sind die cyclothymen, schwermütig-depressiven und die mürrischen, nörgelnden und reizbaren, mißmutig-depressiven. Vom endogen depressiven unterscheidet sich der depressive Psychopath dadurch, daß bei ihm eine Kette von reaktiven Verstimmungen vorliegt, während bei ersterem ein motivloser, vitaler Gefühlszustand erlebt wird. In ihrem Ausdruck sind die Depressiven sehr uneinheitlich, vor allem wegen der zahlreichen Masken und Überkompensationen.

η) *Selbstunsichere Psychopathen.*

Sie sind ausgezeichnet durch innere Unsicherheit und Insuffizienz und zerfallen in 2 Untergruppen: Die sensitiven, d. h. Menschen mit erhöhter Eindrucksfähigkeit für alle Erlebnisse und mit der Unmöglichkeit der Entladung. Bei allem, was ihnen mißglückt, suchen sie zuerst die Schuld an sich selbst. Infolge ihres Ehrgeizes kommt es zu Selbstquälereien. Die zweite Untergruppe bilden die Anankasten (Zwangsneurotiker).

ϑ) *Explosible Psychopathen.*

Die Explosibilität gehört zu den „Primitivreaktionen" im Sinne KRETSCHMERs und findet sich bei sonst voneinander durchaus verschiedenen Persönlichkeiten. Diese Psychopathen sind geneigt, beim geringsten Anlaß aufzubrausen oder loszuschlagen. Besonders häufig sind die Kombinationen mit Alkoholismus. KRAEPELIN faßte diese Gruppe unter dem Namen „Erregbare" zusammen. Abgesehen von ihren Kurzschlußreaktionen sind diese Persönlichkeiten meist ruhig und lenkbar.

ι) *Stimmungslabile Psychopathen.*

Die stimmungslabilen Psychopathen sind ausgezeichnet durch unvermutet auftretende und verschwindende, namentlich depressive Launen. An bestimmten Tagen genügen minimale Reize, um sie rasch und stark reagieren zu lassen, während sie an anderen Tagen alles ertragen. Hierher gehören auch gewisse unstete Psychopathen, die ausgezeichnet sind durch ein rasches Leidsein und Satthaben von allem, eine Unruhe, die namentlich im Frühjahr über sie kommt, eine triebhafte Sucht nach Veränderung. Gewisse Wanderzustände entspringen den hier gemeinten Verstimmungszuständen.

ϰ) Fanatische Psychopathen.

Sie zerfallen in zwei Untergruppen. Die expansiven Fanatiker, die sich im Kampf für meist ausgesprochen persönliche Überwertigkeiten einsetzen und dauernd mit irgend jemand Streit haben. Es handelt sich um aktive Persönlichkeiten von ausgesprochen sthenischer Natur, expansiv im Sinne von KRETSCHMER, mit zäher Retentionsfähigkeit und aktivem Draufgängertum im Sinne eines Dämpfungsdefektes. Nicht alle Fanatiker müssen Psychopathen sein. Sie werden es vielmehr erst dann, wenn sie durch Streitsucht, Rechthabereien, oder Querulieren in ihrer Umgebung auffallen. Die zweite Gruppe fanatischer Psychopathen setzt sich zusammen aus wirklichkeitsabgekehrten, rein phantastischen Persönlichkeiten und Neigungen zu Verschrobenheiten des Benehmens, der Redeweisen, der Kleidung und des Denkens.

Außer diesen enger umschreibbaren Gruppen wurden noch bestimmte Reaktionsweisen berücksichtigt, so vor allem die *hysterischen Reaktionen* im Sinne von seelisch entstandenen und seelisch festgehaltenen körperlichen Funktionsstörungen. Wenn die Schwere einer solchen Abnormität dazu führte, daß ihr Träger darunter zu leiden hatte und wenn die Dauer der Reaktionen wenigstens 2 Jahre betrug, wurden solche Fälle als Psychopathen gezählt. Wenn diese Bedingungen nicht erfüllt waren, wurden die entsprechenden Funktionsstörungen nur als hysterische Reaktionen vermerkt, z. B. dauerndes leichtes Stottern, einige Wochen anhaltendes Zittern nach Schreckwirkung usw. Es sollte damit den Erfahrungen des Krieges Rechnung getragen werden, die gezeigt haben, daß bei hinreichend starker seelischer Belastung jeder Mensch in diesem Sinn vorübergehend hysterisch reagieren kann. Je nach der Entstehung der Funktionsstörung wurde im Anschluß an JASPERS und K. SCHNEIDER (1) unterschieden zwischen Reflexhysterie (automatische Fixierung von Affektbegleiterscheinungen, z. B. Schreckwirkungen, die, wie etwa Zittern oder Lähmung [Totstellreflex] nach Art eines Reflexes zustande kommen), Ausdruckshysterie (Entstehung durch Hinlenkung der Aufmerksamkeit, durch Sorgen, Befürchtungen und Wünsche auf eine an sich geringfügige Störung) und Organhysterie (somatisches Entgegenkommen der Organe bei angeborenen oder erworbenen Organminderwertigkeiten [1].

Berücksichtigt wurden endlich auch die sexuellen Perversionen, wie Homosexualität, Exhibitionismus, Pädophilie. Doch wurde der Nachweis einer sexuellen Perversität nicht als genügend erachtet, um ihren Träger ohne Berücksichtigung der Gesamtpersönlichkeit als Psychopathen zu bezeichnen. Berücksichtigt wurden endlich noch jene Fälle mit körperlichen Funktionsstörungen auf dem Gebiet des vegetativen Systems, die man, wie vasomotorische Erregbarkeit, Magen- und Darmstörungen usw., unter den Begriff somatischer Labilität [K. SCHNEIDER (7)] zusammenfassen kann.

---

[1] Vgl. K. BLUM.

Unter Berücksichtigung dieser Ergänzungen findet man mit den 10 oben erwähnten Typen sein Auslangen. Schizoide Psychopathen[1], ein Begriff, mit dem zu operieren wir uns jahrelang bemüht haben, müssen wir nach den Erfahrungen an einer größeren Zahl genau durchforschter Sippen als existierend ablehnen, worauf im psychiatrischen Teil näher eingegangen wurde. Echte epileptoide Psychopathen sind in den Sippen von Kriminellen so selten, daß sich eine gesonderte Besprechung der wenigen Einzelfälle erübrigt.

Es sollen nun zunächst die Ausgangsfälle selbst und dann die ganzen Sippen auf das Vorkommen dieser Gruppen abnormer Persönlichkeiten untersucht werden. Dabei wird nicht nur die Häufigkeit des Vorkommens, sondern auch der Grad der Abnormität zu berücksichtigen sein. Ferner wird an Hand von Beispielen zu zeigen sein, was für Unterschiede sich zwischen einem einmaligen und einem rückfälligen Rechtsbrecher nachweisen lassen, die einem gleichen Psychopathentypus angehören.

Nachdem eine Persönlichkeit dadurch, daß sie als einem Typus zugehörig erkannt wird, niemals hinreichend erfaßt, geschweige denn erschöpfend gekennzeichnet ist, wird jeweils auch das Vorkommen gleicher oder verwandter Typen sowie bestimmter Charaktereigenschaften, deren Zusammenvorkommen den jeweiligen Typus kennzeichnet, im Familienumkreis verfolgt und beschrieben werden. Zur Ergänzung dieser vom Psychopathologischen ausgehenden und jeweils in rein charakterologische Untersuchungen ausmündenden Betrachtungsweisen werden zuletzt auch Charaktereigenschaften bei normalen Verwandten der Ausgangsfälle untersucht und miteinander verglichen. Dieses Vorgehen wird eine mehrfache Kontrolle ermöglichen. Einmal dadurch, daß man die an den Ausgangsfällen und an den Verwandten gewonnenen psychopathologischen Ergebnisse miteinander vergleicht, dann durch einen Vergleich der psychopathologischen mit den normal-charakterologischen Befunden, und endlich durch einen Vergleich aller dieser Befunde mit den Kriminalitätsziffern. Erst durch diese Bezugnahme auf das soziale Verhalten gewinnen die zunächst rein psychologischen Befunde ihren praktischen Wert. Für besonders wichtig halten wir jedoch den Vergleich der charakterologischen Ergebnisse mit Befunden über die Körperkonstitution, die uns zum Teil aus der klinischen Erfahrung, zum Teil aus eigenen Untersuchungen und Aufzeichnungen an mehreren hundert stichprobenmäßig ausgelesenen Fällen zufließen.

Obgleich es uns als Endziel vorschwebt, erbbiologisch zusammengehörige Eigenschaften und Gruppen von solchen gegeneinander abzugrenzen und damit die Träger solcher Eigenschaften im Sinne von biologischen Typen faßbar zu machen, so halten wir es doch für die größte Gefahr, solche Typen voreilig aufzustellen und in die Wirklichkeit zu projizieren, weil dadurch der weiteren Forschung der Weg nur vollkommen verbaut wird. Demgegenüber muß man einbekennen, daß wir solche Typen bisher noch nicht kennen und deshalb froh sind, wenn es uns gelingt nachzuweisen, daß bestimmte Charaktereigenschaften vererbt werden und zu welchen Gruppen vereinigt sie in der Regel zusammen vorkommen. In diesem offenen Einbekenntnis liegt nicht eine Schwäche des Untersuchers, sondern eine Stärke auf lange Sicht. Verschiedene Träger einer und derselben Teilgruppe von Charaktermerkmalen auf Grund dieses Tatbestandes als biologisch einheitlichen Typus zu betrachten, ist deshalb nicht

---

[1] Nicht Konstitutionstypen.

berechtigt, weil damit doch wieder eine einzige Dimension zum allein entscheidenden Maßstab erhoben und die Forderung nach einer mehrdimensionalen Erfassung der Persönlichkeiten zu einem leeren Gerede gestempelt wird. An der Notwendigkeit einer mehrdimensionalen charakterologischen Erfassung der Persönlichkeiten halten wir jedoch bedingungslos fest.

6. Das Vorkommen von Psychopathen unter den Ausgangsfällen.

Im allgemeinen ist es wohl nicht zu bezweifeln, daß es Verbrecher gibt, die man nicht als Psychopathen bezeichnen kann. Doch stellen die nach Schwere der Begehungsform und großer Vorstrafenzahl ausgelesenen Rückfallsverbrecher eine Gruppe dar, die, von 2 Fällen abgesehen, durchwegs als Psychopathen zu betrachten sind. So sehr ich mich in jedem Einzelfall dagegen sträubte Charakterabnormitäten anzunehmen, so ergab sich doch regelmäßig mit Zunahme des Aktenmaterials und Vertiefung des Einblicks in den gesamten Lebenslauf, daß die Verhaltungsweisen sogar aus schweren Charakterabnormitäten entspringen. Dabei erfolgte die Feststellung, daß es sich um eine psychopathische Persönlichkeit handelt, niemals auf Grund der Rückfallskriminalität an sich, sondern erst unter der Berücksichtigung der seelischen Voraussetzungen, die immer wieder zur Kriminalität führten.

Ein Mensch etwa, der kühl überlegend sich zum Taschendiebstahl entschließt, weil er auf gute Verdienste hofft, würde diese Betätigung zweifellos aufgeben, wenn er die üble Erfahrung macht, daß man ihn meistens ertappt und ins Gefängnis bringt. Wenn er aber den Vorsatz faßt, sich einem anderen Gewerbe zuzuwenden und nach seiner Entlassung in die Heimatstadt schon am Bahnhof wieder einen Taschendiebstahl begeht, ohne zu wissen, wie er dazu kommt, so wird man die Möglichkeit seelischer Abnormitäten schon schärfer ins Auge fassen. Diese Möglichkeit wird sich aber zur Gewißheit steigern, sobald man von dem gleichen Menschen in Erfahrung bringt, daß er auch sonst Verführungen aller Art zugänglich ist, keinen inneren Halt besitzt und schon als Kind charakterologisch auffällig war.

In der überwiegenden Mehrzahl der Fälle lassen die ausführlichen Auskünfte und Berichte sowie der persönliche Eindruck keinen Zweifel dagegen aufkommen, daß bei diesen Menschen schwere angeborene Charakterabnormitäten vorliegen.

Die 195 Rückfallsverbrecher verteilen sich nun auf die einzelnen Psychopathentypen folgendermaßen: 57 (29,2%) vorwiegend gemütlose Psychopathen, dazu weitere 38 Fälle, bei denen andersartige Abnormitäten stärker im Vordergrund stehen, also zusammen 95 Fälle (48,7%). 58 hyperthymische Psychopathen (29,7%), 111 willenlose Psychopathen (57,7%), 8 fanatische Psychopathen (4,1%), 12 Geltungssüchtige (6,2%), 27 Explosible (13,8%), 4 Stimmungslabile, 3 Asthenische, keine Selbstunsicheren und ein Mürrisch-Depressiver.

Dagegen sind die Einmaligen der überwiegenden Mehrzahl nach unpsychopathisch. Nur 24 (14,5%) unter 166 Ausgangsfällen können als Psychopathen gelten. Diese 24 Fälle verteilen sich auf die einzelnen Gruppen folgendermaßen: 4 Gemütlose, 1 Willenloser, 3 Explosible, 3 Stimmungslabile, 10 Asthenische, 1 Depressiver. Dazu kommen noch 2 nicht einstufbare Sonderlinge, und 6 Fälle mit abnormen seelischen Reaktionen im Körperlichen. Hyperthymische, fanatische und geltungssüchtige Psychopathen sind überhaupt nicht vertreten.

Damit ist nur ein ganz grober Überblick gegeben. Zu erwähnen ist vor allem, daß die Rückfallsverbrecher vorwiegend aus Fällen zusammengesetzt sind, die gleichzeitig verschiedenen Typen zugehören, daß sich somit die erwähnten Gruppen stark überschneiden. Dazu kommt, daß sich in einer Anzahl von Fällen nicht entscheiden läßt, ob es sich um angeborene Anomalien handelt oder um Folgen von Defektzuständen wie Hirntraumen, epileptischen Anfällen u. dgl. Phänotypisch sind diese Persönlichkeiten von echten Psychopathen nicht zu unterscheiden. Da sie im psychiatrischen Teil bereits behandelt wurden, gehen wir hier auf sie nicht mehr näher ein. Dasselbe gilt für die 3 Schizophrenen unter den Rückfallsverbrechern. Die Zahl dieser Fälle ist im übrigen nicht sehr groß (s. psychiatrischer Teil). Die familienbiologischen Untersuchungen dieser Sippen führen jedoch zu der Auffassung, daß auch Charakterabnormitäten mit im Spiele sind. Vergleicht man etwa die Sippen epileptischer Rückfallsverbrecher mit den Sippen epileptischer Einmaliger, so findet man nämlich bei den Verwandten unabhängig von gewissen konstitutionellen Anzeichen, die mit der Epilepsie in Zusammenhang stehen, die bemerkenswerten Unterschiede der Charakterbeschaffenheit auch bei den gesunden Verwandten. Ähnliche Unterschiede ergeben sich bei einer Gegenüberstellung von schizophreniebelasteten Sippen Einmaliger und Rückfälliger.

Man muß somit auch bei den wenigen Fällen unter den Rückfallsverbrechern, bei denen eine angeborene Abnormität nicht sicher feststellbar ist, damit rechnen, daß eine solche dennoch besteht, oder wenigstens, daß bestimmte Voraussetzungen gegeben sind im Sinne charakterologischer Besonderheiten, die allerdings noch eines besonderen Anstoßes bedürfen, um sich zu einer ausgesprochenen Abnormität zu entwickeln.

Die Abnormitäten, denen man bei den Einmaligen und bei den Rückfälligen begegnet, unterscheiden sich zunächst durch die Häufigkeit des Vorkommens, ferner durch die Schwere der Abnormität (Intensität) gegenüber den anderen Charaktermerkmalen, durch die Quantität, das ist die Zahl der nebeneinanderbestehenden Abnormitäten oder der von ihnen betroffenen Charakterzonen und durch die Qualität, d. h. die Art der vorwiegend betroffenen Zonen. Im einzelnen geht dies deutlich hervor aus den am Schluß dieses Abschnittes gegebenen Beispielen sowie aus den Abschnitten über die wichtigsten Charakterabnormitäten, und zwar machen sich diese Unterschiede in der Weise geltend, daß die Einmaligen in der Regel keine Psychopathen sind, diejenigen aber unter ihnen, die doch Psychopathen sind, in der Regel Abnormitäten aufweisen, deren Schwere vergleichsweise gering ist. Hiervon machen nur gewisse Störungen eine Ausnahme, die für die asthenischen Psychopathen charakteristisch sind. Ferner stehen bei den Einmaligen die vorhandenen Abnormitäten in der Regel isoliert da, es gibt seelische Bereiche, die von der Abnormität nicht betroffen sind. Endlich sind bei den Einmaligen grundsätzlich andere Seiten der Persönlichkeit, andere Charakterzonen, von der Abnormität betroffen.

Für die Rückfälligen gilt in jeder dieser Beziehungen das Gegenteil. Schon die Tatsache, daß die Mehrzahl dieser Fälle nach allen Richtungen entgleist, somit nicht ausschließlich wegen Betrug oder wegen Bettel oder wegen Diebstahl bestraft wird, sondern abwechselnd bald wegen Betrug, bald wegen Körperverletzung, bald wegen Diebstahl, bald wegen Bettel, spricht für das Vorhandensein seelischer Abnormitäten. Fälle, an denen sich auf Grund der Nachforschungen nachweisen läßt gleichzeitiges Bestehen von Pseudologie, Explosibilität, Willenlosigkeit und Debilität oder von Gemütlosigkeit, abnormer Willensbestimmbarkeit, Pädophilie und Zoophilie, oder von Geltungssucht, Explosibilität und Ausdruckshysterie, sind keine Seltenheiten. Man könnte hier von komplexen Psychopathentypen reden und ihnen die einfachen Typen der Einmaligengruppe gegenüberstellen, bei denen sich die Psychopathie auf eine einzige, gleichsam lokalisierbare, Charakterabnormität zurückführen läßt. Es sind das Fälle, die ausschließlich durch Neigung zu ängstlicher Selbstbeobachtung und Übertreibung geringfügiger, tatsächlich vorhandener, organischer Beschwerden auffallen, oder ausschließlich durch eine Reizbarkeit und Explosibilität bei Anlässen, denen zufolge ihnen plötzlich etwas in die Quere kommt, während sie sonst lenksam, ruhig und unauffällig sind, endlich Fälle, bei denen man sonst nichts findet als unvermutet auftretende Verstimmungszustände (E. 19, 42, 86) im Sinne depressiver Launen, und das bei sonst begabten, durchaus unpsychopathischen, Persönlichkeiten.

Es würde zu weit führen und hieße sich in Einzelheiten verlieren, wollte man den Versuch unternehmen, die Ausgangsfälle nach allen Gesichtspunkten, die möglich sind, zu gruppieren. Das geschieht vielmehr und geschah schon im psychiatrischen Teil jeweils bei der Besprechung bestimmter Untergruppen, z. B. bei der Besprechung der Epileptiker. Es wäre z. B. notwendig, auch die Beziehungen zwischen Krüppeltum und Kriminalität sowie Häufigkeit und Vorkommen einer Reihe von Abnormitäten gesondert zu behandeln, deren jede für sich allein doch verhältnismäßig selten ist. Wir verzichten darauf und beschränken uns auf die wichtigsten und am häufigsten vorkommenden Abnormitäten.

Unter den Ausgangsfällen der Rückfallsverbrecher (195 Fälle) gehören 140 zu den hyperthymischen, willenlosen oder gemütlosen Psychopathen, das sind 72%. Die meisten Fälle gehören gleichzeitig wenigstens 2 dieser Gruppen an. Es gibt sonst keine Abnormitäten, die auch nur annähernd so stark verbreitet wären und es ist deshalb berechtigt, diese Abnormitäten besonders ausführlich zu besprechen.

7. Die Häufigkeit des Vorkommens von Psychopathen unter den Verwandten der Ausgangsfälle.

Es handelt sich nur um einen allgemeinen Überblick, nachdem ja die einzelnen Abnormitäten bei der Besprechung der verschiedenen Gruppen besonders berücksichtigt werden. Berücksichtigt man nur schwere Charakterabnormitäten, die ihren Träger für sich selbst oder für seine Umwelt zur Last werden lassen, so kommt man zu dem Ergebnis, daß die Träger solcher Abnormitäten, also die Psychopathen, in den Sippen von Rückfallsverbrechern eine auffallende Häufung zeigen, während sie in den Sippen der Einmaligen vergleichsweise viel seltener vorkommen. Eine Auszählung solcher Psychopathen kann zwar nicht zu so exakten Ziffern führen, wie eine Auszählung von Geisteskranken. Da es uns jedoch nicht auf die absoluten Zahlen ankommt, sondern auf den Vergleich zwischen Einmaligen und Rückfälligen, sind in beiliegender Tabelle die Ergebnisse einer solchen Zählung wiedergegeben.

Man ersieht aus der Tabelle 32, daß unter den Vätern der Rückfallsverbrecher etwa ein Drittel als Psychopathen gelten müssen (31,4%), unter den Vätern der Einmaligen dagegen nur 6,7%. Dabei ist zu berücksichtigen, daß die Zahl der Fälle, die aus äußeren Gründen nicht als Psychopathen gezählt werden konnten, weil sichere Anhaltspunkte fehlten, unter den Vätern der Rückfälligen größer ist, und daß sich dieser Umstand dahin auswirkt den Unterschied zu verkleinern.

Auch unter den Geschwistern der Rückfälligen ist die Zahl der Psychopathen wesentlich größer als unter den Geschwistern der Einmaligen (34,5 gegen 7,0%). Obwohl diese beiden Gruppen infolge ihres Altersaufbaues viel genauer beobachtet sind, so ist doch auch hier zu bedenken, daß die Ziffern nicht den ganzen Unterschied, sondern nur einen Minimalunterschied wiederspiegeln, insofern nämlich in den Einmaligensippen die Abnormitäten durchschnittlich einen leichteren Ausprägungsgrad aufweisen. Hieraus ergibt sich, daß trotz gleichem Vorgehen in den Einmaligensippen mitunter noch Abnormitäten erfaßt wurden, die in den Rückfälligensippen vor dem Hintergrund der viel schwereren Abnormitäten anderer Verwandten vollständig verblaßt sind.

Selbst bei den Vettern und Basen lassen sich die Unterschiede noch deutlich nachweisen. Der Anteil der Psychopathen beträgt hier bei der Rückfälligengruppe rund 9%, bei der Einmaligengruppe nur 4,0%.

Tabelle 32. Das Vorkommen abnormer Persönlichkeiten in den Sippen einmaliger (E.) und rückfälliger (R.) Rechtsbrecher.

	Bezugsziffer	Darunter abnorme Persönlichkeiten	
		absolut	in %
Väter der Einmaligen	149	10	6,7 ± 2,05
Väter der Rückfälligen	169	53	31,4 ± 3,57
Geschwister der Einmaligen	560	39	7,0 ± 1,08
Geschwister der Rückfälligen	336	116	34,5 ± 2,59
Vettern und Basen der Einmaligen	1256	50	4,0 ± 0,55
Vettern und Basen der Rückfälligen	627	56	8,9 ± 1,07

Diese Psychopathenziffern decken sich nur zum Teil mit den Kriminalitätsziffern. Nicht alle Fälle, die hier als Psychopathen gezählt wurden, sind kriminell geworden. Im allgemeinen kann man sagen, daß der Anteil der psychopathischen Persönlichkeiten unter den Rückfallsverbrechern, auf die man unter den Verwandten der Ausgangsfälle trifft, viel größer ist als unter den einmalig bestraften Verwandten, was mit den an den Ausgangsfällen gemachten Erfahrungen übereinstimmt.

Wir sind uns dessen bewußt, daß eine exakte Auszählung von Psychopathen grundsätzlich schon deshalb nicht möglich ist, weil es zwischen Psychopathie und normaler Charakterbeschaffenheit nach allen Seiten hin fließende Übergänge gibt. Dennoch schien es uns wünschenswert einen, wenn auch willkürlichen und zweifellos auch subjektiven, Maßstab an das Material anzulegen, um die Beobachtungen durch Zahlen einigermaßen zu veranschaulichen. Denn es kommt ja nicht darauf an, daß ein anderer Untersucher zu genau den gleichen Ziffern gelangt, sondern darauf, ob er gleichgerichtete Unterschiede findet und daran, daß dies der Fall wäre, kann nach unseren Erfahrungen nicht gezweifelt werden. Das ergibt sich eindeutig aus den charakterologischen Ergebnissen, über die im folgenden berichtet wird.

Bevor wir auf diese Ergebnisse eingehen, werden einige Beispiele wiedergegeben, die den Gegensatz zwischen Einmaligen und Rückfälligen deutlich verkörpern. Beispiel E. 14 zeigt, wie nahe die Einmaligen der Norm stehen, wie sie aber andererseits deutliche Beziehungen zu asthenischen und verwandten Charakteren aufweisen. Das Beispiel E. 35 ist charakteristisch für alle Sippen der Einmaligengruppe, in denen Charakterabnormitäten auftreten. Die Beispiele R. 115, 130 und 131 zeigen, daß es sich in den Sippen der Rückfälligen um grundsätzlich andersartige Charakterabnormitäten handelt, als in den Sippen der Einmaligen, daß die Schwere der Abnormitäten und der mit ihnen verbundenen Anpassungsmängel unvergleichlich größer ist, und daß Abnormitäten in den Sippen in einer Häufung vorkommen, die in den Sippen der Einmaligen zu den ganz seltenen Ausnahmen gehört.

E. 14, Alois B., legal, geboren 1888 in einer kleinen Landgemeinde, Schmied, verheiratet. Im Alter von 20 Jahren wegen einer gefährlichen Körperverletzung bestraft (8 Monate Gefängnis).

Sein Vater ist Bauer, steht jetzt schon im Alter von 84 Jahren, ist immer noch auffallend rüstig, nimmt regen Anteil an seiner Umgebung, war stets gesund und erfreute sich allgemeiner Beliebtheit. Charakterologisch unauffällig. Er hat nur Halbgeschwister, deren Nachkommen als Holzhauer und Straßenarbeiter ein bescheidenes Dasein führen. Unter 5 Söhnen, einer Halbbruder, sind 2 bei der Arbeit tödlich verunglückt. Auch eine von den Töchtern ist bei der Arbeit tödlich verunglückt.

Die Mutter ist vor vielen Jahren gestorben. Sie war immer gesund, galt als tüchtige Bäuerin und war charakterologisch unauffällig. Ein Bruder von ihr ist als kleiner, verhältnismäßig wohlhabender Bauer alt geworden, von ihren 4 Schwestern waren 3 verheiratet.

Die Vettern und Basen mütterlicherseits sind fast durchwegs Bauern oder Bauersfrauen. Es sind zähe Naturen, körperlich und seelisch normal, von eher kleiner und schwächlicher Natur. Alle, auch die jüngeren unter ihnen, sehen nicht frisch aus, sondern gleichsam innerlich gealtert. Jedoch ist keines von ihnen eigentlich krank. Ihre Begabung ist durchschnittlich. Im persönlichen Gespräch machen sie den Eindruck großer Verläßlichkeit und innerer Festigkeit, besonders gilt das für die Kinder jener Schwester der Mutter, die in eines der ältesten Bauerngeschlechter dieser Gegend eingeheiratet hat. Keiner unter den Vettern und Basen wurde kriminell. Jedoch war ein Vetter ein starker Trinker, der allerdings sein Anwesen gut führte. Er wurde einmal im Rausch auf die Schienen gelegt und von einem heranbrausenden Zug getötet.

Geschwister. Proband hat 5 Brüder und 5 Schwestern, von denen je 4 noch am Leben sind. Außerdem sind noch 2 Geschwister klein gestorben. Die Geschwister sind zum Teil als Bauern, zum Teil als Mägde und Knechte in ihrer Heimatgemeinde oder in der Nähe ihrer Umgebung tätig und erfreuen sich allgemeiner Beliebtheit. Es sind arbeitsame, sparsame und tüchtige Menschen. Sie sowie ihre Vettern und Basen mütterlicherseits sind ausgesprochen religiös. Der älteste Bruder ist im Alter von 25 Jahren verunglückt. Eine von den jüngeren Schwestern war von Geburt an verkrüppelt (bucklig) und starb mit 46 Jahren an Tuberkulose. Alle Geschwister waren als gemütvolle und gutmütige Menschen geschildert. Einer von den Brüdern wurde einmal wegen Berufsbeleidigung und Widerstand geringfügig bestraft. Aus dem Strafakt geht hervor, daß er sich an einem Tanzabend in einem größeren Lokal eines Radaubruders, den die Polizei aus dem Saal zu entfernen suchte, angenommen haben soll; angeblich versuchte er den betreffenden wieder in den Saal hereinzuführen und leistete dem Beamten Widerstand und beschimpfte ihn. Nach anderen Zeugenberichten dagegen soll er vollständig nüchtern in den Saal eben erst hereingekommen und durch einen Hieb von seiten des Beamten auf der linken Schläfe verletzt worden sein, ehe er überhaupt wußte, worum es ging. In dem Urteil wird auch hervorgehoben, daß der Angeklagte, der damals im 45. Lebensjahr stand, bisher nicht vorbestraft war, ohne jede Beanstandung aktiv beim Militär gedient und den Weltkrieg an der Front mitgemacht hat, daß er als durchaus ruhiger, arbeitsamer und nüchterner Mann gelte und im Wirtshaus bei den Bauern sitzen dürfe, was als eine Auszeichnung betrachtet werde. Endlich, daß er in die gegenwärtige Sache nicht aus Streitsucht und Radaulust, sondern durch unangebrachte Gutmütigkeit und Verkennung des Ernstes der Sachlage hineingekommen sei. Er ist außerdem wegen Salzschmuggels mit einer geringen Geldstrafe vorbestraft, in einer Zeit, als der Salzschmuggel an der betreffenden Landesgrenze sehr stark verbreitet war. Ein anderer Bruder ist gleichfalls geringfügig vorbestraft, und zwar wegen unerlaubten Viehhandels. Er hatte kurz nacheinander 2 Stück Vieh gekauft und wieder verkauft. Es ergab sich, daß er damals (in der Nachkriegszeit) keinen Verdienst hatte und sich einige Mark verdienen wollte, um seine Familie fortzubringen, da seine Ehefrau nach einer Entbindung immer kränklich war. In den Akten wird hervorgehoben, daß er in sehr ungünstigen wirtschaftlichen Verhältnissen ein kleines Anwesen bewirtschaftet, das nur 2 Kühe ernähren kann, und daß er stets bestrebt ist, sich und seine Familie redlich durchzubringen. Er hat sich seither schon 8 Jahre lang straffrei gehalten[1].

Alois B. war in der Schule sehr aufgeweckt und talentiert. Als junger Bursche erfreute er sich allgemeiner Beliebtheit. Die Vorgänge, die im Alter von 20 Jahren zu seiner Strafe geführt haben, lassen sich auf seine Eifersucht gegenüber früheren Liebhabern seines Mädchens zurückführen. Alois B. mißhandelte nämlich in einer Pfingstsonntagsnacht vor dem Kammerfenster seines Mädchens dessen früheren Liebhaber, der, wie sich später herausstellte, gar nicht zu seinem Mädchen wollte, sondern zu deren im 1. Stock wohnenden Schwester. Er wurde dabei von dem Bruder seines Mädchens unterstützt. Aus dem Strafakt geht hervor, daß die beiden ihrem Opfer mit Prügeln den Unterschenkelknochen zertrümmerten, was zu einer Defektheilung und dauernder Entstellung des Verletzten führte. Beide Täter erhielten 8 Monate Gefängnis. Bemerkenswert ist, daß der Proband nicht vorbestraft ist und sich seit seiner Straftat schon 22 Jahre straffrei gehalten hat, daß dagegen der andere Täter wegen Körperverletzung, Ruhestörung und gefährlicher Körperverletzung schon viermal, darunter einmal mit 5 Monaten Gefängnis, vorbestraft war. Daraus ergibt sich mit einer gewissen Wahrscheinlichkeit, daß dieser bei der Tat der mehr führende Teil war. In dem Strafakt wird die Verläßlichkeit des Alois B. bei der Arbeit besonders hervorgehoben. Auch heute gilt er als verläßlicher Arbeiter. Persönlich macht er einen guten Eindruck.

E 35, Wilhelm G., legal, geboren 1880 in einer kleinen Dorfgemeinde, Landwirt, verheiratet. Im Alter von 28 Jahren wegen Sittlichkeitsverbrechen zu 7 Monaten Gefängnis bestraft.

Sein Vater war Ackerer, d. h. Inhaber eines kleinen Anwesens. Lange Zeit hindurch bekleidete er in seiner Gemeinde das Amt des Bürgermeisters. Charakterologisch scheint er unauffällig gewesen zu sein: ein arbeitsamer Mann, vorwiegend ernst, in der Gemeinde beliebt und geachtet. Im Alter von 58 Jahren starb er im Anschluß an eine Erkältung an Pneumonie. Er soll zuletzt auch herzleidend gewesen sein. Ein ledig gebliebener Bruder von ihm starb im Alter von 43 Jahren, eine verheiratete Schwester im Alter von 44 Jahren, beide an Pneumonie. Letztere hatte 4 Kinder, von denen 3 im Alter von 6 Monaten, 2½ Jahren und 7 Jahren an Pneumonie, ein Sohn mit 36 Jahren an Gasvergiftung gestorben sind. Der einzig überlebende Sohn hat bereits sechsmal eine Pneumonie überstanden.

Seine Mutter war das einzige Kind einer lediggebliebenen Bauerstochter. Sie war im allgemeinen unauffällig, körperlich eher schwächlich. Charakterologisch nichts Näheres bekannt. Sie starb im Alter von 78 Jahren.

Vettern und Basen. Der einzig überlebende schon erwähnte Vetter väterlicherseits ist körperbaulich asthenisch, von sehr schwächlichem Aussehen, mit ausgesprochenem Blasenschädel. Er ist Landwirt von Beruf, gilt als sehr gewissenhaft und ist im persönlichem Gespräch natürlich und unauffällig. Seine Kinder (7) sind hochaufgeschossen, intelligent, eher zart und bisher durchwegs gesund.

Geschwister. Der älteste Bruder ist Metzgermeister, verheiratet und hat 3 Kinder. Er trinkt sehr wenig und lebt ganz für sein Geschäft. In allem, was sein Geschäft angeht, ist er äußerst pedantisch. Er hat zwar Sinn für Humor, ist aber allgemein ernst und dabei etwas reizbar und nervös. Nach der Schilderung seiner Frau scheint er empfindsam zu sein und seiner Reizbarkeit mitunter durch schwächliches Nörgeln Ausdruck zu verleihen. Der zweitälteste Bruder ist Landwirt auf dem Anwesen seines Vaters. Er hat in der Schule schwer gelernt und ist einmal sitzengeblieben. Anscheinend war das weniger die Folge einer schwachen Begabung, als vielmehr seiner körperlichen Schwäche. Zur Zeit der Untersuchung stand er im Alter von 46 Jahren, ein äußerst schwächlicher, körperbaulich asthenischer und kleinwüchsiger Mann, jedoch von lebhafter Intelligenz. Er beginnt sofort sein Leid zu klagen, wie sich später zeigt, weil er sich vom Untersucher Unterstützung seiner Rentenwünsche erhofft. Es ergibt sich, daß er seit dem Kriege im Rentenkampf liegt.

---

[1] Die Strafen dieser beiden Brüder wurden als Bagatellvergehen gewertet, welche in den Kriminalitätsziffern nicht enthalten sind.

Kritiklos beschimpft er die Behörden, weil sie seinen Ansprüchen nicht so nachkommen, wie er es wünscht. Doch ist sein Schimpfen von jener schwächlichen Art, die gar nicht den Anspruch erhebt, vollkommen ernst genommen zu werden. Sie dient mehr dazu, sein erlittenes Unrecht zu demonstrieren. Wie dem Rentenakt und seiner eigenen Darstellung zu entnehmen ist, konnte er nach dem Kriege 2 Jahre lang nicht laufen, war ganz verschreckt und konnte sich nicht rühren. Zeitweise konnte er jedoch immerhin ein wenig gehen. Die Störung war ausschließlich auf Schreckwirkung zurückzuführen, er hatte nicht die geringste körperliche Verletzung erlitten.

Außer an dieser Gangstörung litt er damals auch an Schwindelanfällen und fürchtete verrückt zu werden. Seine Frau hatte viel unter ihm zu leiden. Manchmal schleuderte er sie im Zorn gegen die Wand; dazu bemerkte er, sein Kind wäre sicher tot gewesen, wenn er es zufällig erwischt hätte, doch ist das mehr Demonstration als Ernst. Sein Verhalten bemäntelt er mit dem vermeintlichen Ausbruch einer Geistesstörung und seinen schwachen Nerven. Seit dem Krieg hat er dauernd körperliche Klagen. Seine Nachbarn sagen von ihm: Der hat dauernd ein Lamento. Wenn sich der Himmel mit Wolken bezieht, spürt er ein Ziehen und Schmerzen im Kopf usw. Seine Sprache ist schnell und polternd. Seine Frau muß jede Aufregung von ihm fernhalten.

Ein dritter Bruder ist gleichfalls Landwirt. Er ist schlank gewachsen, hat pelzmützenartig in die Stirn hereingewachsenes Kopfhaar und ist charakterologisch unauffällig. Er gilt als tüchtiger Landwirt. Ein anderer Bruder soll im Alter von 8 Jahren „an Gliederkrankheit" gestorben sein. Die älteste Schwester ist in Polen verheiratet. Sie bekam im Alter von 32 Jahren, als ihr Mann ins Feld ging, einen Depressionszustand. Sie machte sich schwere Selbstvorwürfe, meinte sie habe nicht recht getan und werde jetzt von ihrem Herrgott bestraft; sie mußte wegen Selbstmordneigung sorgfältig beaufsichtigt werden. Der Zustand dauerte mehrere Monate, dann war sie wieder vollkommen normal. Im Alter von 47 Jahren trat wieder ein Depressionszustand auf, und zwar diesmal im Anschluß an den Tod ihrer Tochter. Sie glaubte wieder von Gott bestraft zu werden, äußerte Selbstvorwürfe und erzählte diesmal auch viel von Engeln und Heiligen, die sie gesehen zu haben glaubte. Nach einigen Monaten besserte sich der Zustand, sie äußerte aber immer noch ab und zu Befürchtungen. Eine Internierung erfolgte bei ihr bisher nicht. Die jüngste Schwester ist im allgemeinen unauffällig. Sie gilt als „recht religiös" und ist in ihrer Umgebung beliebt. Keine Kriminalität unter den Verwandten.

Wilhelm G. war als Kind unauffällig, hat in der Schule gut gelernt. Jetzt gilt er unter seinen Nachbarn als fester Charakter. Im persönlichen Gespräch ist er unauffällig. Im Alter von 28 Jahren wurde er wegen 5 Verbrechen wider die Sittlichkeit (unzüchtige Handlungen an Mädchen unter 14 Jahren) mit 7 Monaten Gefängnis bestraft. Wegen Leistenbruch hat er nicht beim Militär gedient. 1916 mußte er jedoch zum Kriegsdienst einrücken. Wie aus dem Rentenakt hervorgeht, mußte er verschiedentlich ärztlich behandelt werden, und zwar wegen Leistenbruch, Darmkatarrh, Furunkeln am After und wegen Brustschmerzen. Er bekam bis zum Jahre 1923 wegen einer Mastdarmfistel eine Rente, wurde dann jedoch abgefunden. Die Anerkennung von Dienstbeschädigung für Leistenbruch wurde schon 1921 abgelehnt. Wilhelm G. stellt jedoch erneut immer wieder Anträge auf Gewährung einer Kriegsrente. Seine Versuche, sich wegen der einstmaligen Darmfistel als Invalid hinzustellen, mißlangen, da die ärztliche Untersuchung weiter nichts feststellen konnte, als eine etwa stecknadelkopfgroße, polypöse Wucherung, die weder gerötet war, noch irgendwelche Sekretion aufwies. Auch ließ sich mit Sonde kein Fistelkanal nachweisen. Trotzdem benahm sich W. G. äußerst unvernünftig, sobald man sich dieser Wucherung nur näherte, und äußerte angeblich empfindliche Schmerzen. Diese Schmerzen wurden ihm aber wegen der Belanglosigkeit der Befunde von dem ärztlichen Untersucher nicht geglaubt. Später versuchte der Proband wegen angeblichem Muskelrheumatismus in der Herzgegend, der sich besonders im Laufe des Winters geltend mache, eine Kriegsrente zu verschaffen. Er gab an, er müsse oft nach kurzer Zeit infolge heftigen Herzstechens die Arbeit einstellen. Er ließ sich wegen dieser Beschwerden ärztlich behandeln. In seinem Gesuch stellte er die Sache so dar, als habe er sich diesen Rheumatismus 1916 bei den Übungshandlungen im Handgranatenwerfen usw. zugezogen und weist darauf hin, daß er wegen dieser Beschwerden im Felde öfters Schonung bekommen habe. Zuletzt sei ihm sogar der Tornister von der Feldküche mitgefahren worden. Jedoch wurde auch dieser Antrag abgelehnt, weil sich herausstellte, daß sein angeblicher Muskelrheumatismus und sein angebliches Herzleiden auf eine viel früher erlittene linksseitige Brustquetschung zurückzuführen war, die ihm im landwirtschaftlichen Betrieb von einem Pferd zugefügt worden und allerdings ziemlich erheblich war, da sie zum Bruch des linken Schlüsselbeines geführt hatte. Bemerkenswert ist, daß der Proband, im Gegensatz zu seinem Bruder, anderen Leuten gegenüber mit seinen Rentenwünschen sehr zurückhaltend ist und nur den Behörden gegenüber seine Rentenbegehren immer wieder von neuem vorbringt.

Zusammenfassung. Es bestehen charakterologische Beziehungen zu gewissen Rentenneurotikern aus der Gruppe der asthenischen Psychopathen. Die Abnormität ist jedoch verhältnismäßig gering, da sie weder im persönlichen Gespräch, noch in der engeren Umgebung auffällt. Die Übertreibung geringfügiger tatsächlich vorhandener und die seelische Fixierung gar nicht mehr bestehender organischer Beschwerden weisen auf die für asthenische Psychopathen so charakteristischen Beziehungen zu den Organneurosen hin, das ist von Störungen im Sinne eines somatischen Entgegenkommens der Organe. Auch die übermäßige Beachtung des eigenen Körpers hat dieser Fall mit den asthenischen Psychopathen gemein. Von Psychopathie kann man aber wohl nicht sprechen, dazu ist Proband als Gesamtpersönlichkeit zu sehr gefestigt, die Abnormität zu geringfügig. Dagegen ist sein Bruder als asthenischer Psychopath aufzufassen. Die Depression der Schwester darf man wohl als psychogen auffassen. *Umwelt:* Durchaus günstige Umwelteinflüsse von seiten der angesehenen, als Bauern auf ihrem eigenen Hof lebenden Eltern. *Somatisch:* Leptosomer Körperbau.

R. 115, Christoph M., legal, geboren 1876 in einem Dorf, Arbeiter, verheiratet.

Sein Vater war Zigarrenarbeiter. Nicht vorbestraft, ein freundlicher, gutherziger Mensch, in seinen Kreisen beliebt und angesehen, ein besorgter Familienvater.

Die Mutter war eine fleißige und sparsame Hausfrau, heiter, verträglich und gutmütig, hatte einen guten Leumund.

Geschwister. Nichts Näheres bekannt. Es waren im ganzen 8 Geschwister. Ein Bruder ist in Amerika.

Christoph M. wurde mit 15 Jahren zum erstenmal bestraft (wegen Diebstahl 2 Wochen Gefängnis). Mit 19 Jahren bekam er wegen Diebstahl 2 Wochen Gefängnis. Mit 21 Jahren wegen Diebstahl 1 Jahr Gefängnis. Mit 22 Jahren wurde er zum ersten Male wegen Betrug bestraft (6 Tage Gefängnis). Ein einziges Mal wurde er auch wegen Körperverletzung bestraft (23 Jahre alt), bekam 6 Monate Gefängnis. Seither wurde er immer wieder wegen Betrug und Diebstahl bestraft. Einmal auch wegen Landstreicherei. In der Schule hatte er schlechte Erfolge. Ein Schuleintrag lautet: ,,das religiös-sittliche Verhalten ist sehr mangelhaft". Er wurde Zigarrenarbeiter und ging dann auf Wanderschaft. Meist trieb er sich ohne Arbeit herum bzw. ohne sich nach einer solchen ernstlich umzusehen. Wenn er einmal als Dienstknecht eingestellt wird, bleibt er bald wieder aus, nachdem er sich Unterkommen, Essen und Trinken, sowie kleine Darlehen erschwindelt hat. Letzteres meist unter der Vorspiegelung, er müsse seinen Koffer einlösen. Wenn man die Akten durchsieht, so fällt die Gleichartigkeit der Begehungsformen auf. Immer handelt es sich nur um kleine Beträge von je 1—3 RM., die er sich erschwindelte. So trieb er es bis ungefähr zu seinem 36. Lebensjahr.

Einige Jahre später treffen wir ihn wieder, aber jetzt als gewiegten Heiratsschwindler. Er verspricht schwangeren (!) Mädchen oder älteren Frauen das Heiraten. Dann zeigt er Photographien von seiner angeblich verstorbenen Frau, von seinem Kind, spricht von allerlei Möbeln, ja sogar von einem Acker, den er besitze, bis sich die betreffenden Personen bzw. ihre Eltern mit der Heirat einverstanden erklären. Dann gelingt es ihm meist mit 10 RM. und einem neuen Überzieher u. dgl., die er sich ,,ausgeliehen" hat, zu entschwinden. Natürlich läßt er sich überall gut bewirten. Von da an verwendet er immer wieder die gleiche Technik.

Die letzte Strafe erhielt er im Alter von 48 Jahren. Mit 36 Jahren war er in einer Strafanstalt längere Zeit hindurch geistesgestört, angeblich im Anschluß an den Tod seiner Frau. Bemerkenswert ist, daß er gerade damals seine Betrugstechnik geändert hat. Bezeichnend für seine früheren Jahre ist folgendes: Er bettelte öfters um Brot. Einmal stahl er bei dieser Gelegenheit ein Huhn, wurde sofort erwischt und bekam 3 Monate Gefängnis.

Im Strafvollzug war sein Verhalten ängstlich, verschlossen und scheu. Seine Taten führte er auf Arbeitslosigkeit zurück.

Zusammenfassung. Seine vollständige Mittellosigkeit entspricht einer wirtschaftlichen Unfähigkeit, die sich nur teilweise auf eine recht schwache Begabung zurückführen läßt.

Es handelt sich um eine ängstliche, verschlossene und scheue Persönlichkeit, die sich erst im späteren Leben gewisse (bescheidene!) pseudologische Fähigkeiten erwirbt, sofern man hier überhaupt von Pseudologie sprechen kann. Für seinen vollständigen Mangel an Phantasie spricht es wohl, daß er den Tod seiner Frau usw. und andere tatsächliche Erlebnisse für seine Schwindeleien immer wieder verwertet. Es handelt sich um eine abnorme Persönlichkeit mit engen Beziehungen zu den willenlosen und zu den gemütlosen Psychopathen. Leichterer Grad von Schwachsinn. — Unklare ,,Haftpsychose", angeblich im Anschluß an den Tod seiner Mutter. *Umwelt:* Über schwere Umweltschädigungen im frühen Kindesalter nichts bekannt. *Soziologisch:* Schwindler und Dieb. Landstreichertypus. *Somatisch:* o. B.

R. 130, Josef R., legal, geboren 1883 in einem Dorf, Taglöhner, verheiratet.

Sein Vater war Zimmermann. Er ist wegen Mißhandlung, Unfug, Waffentragens, Körperverletzung und Diebstahl vorbestraft. Er war ein starker Raucher, sobald er Geld hatte begann er sofort zu trinken. Er starb mit 77 Jahren an Altersschwäche. Seine Geschwister sollen alle viel getrunken haben. Ein Bruder von ihm ist mehrfach wegen Schmuggelei vorbestraft. Ein Bruder seines Vaters war Trinker und Rückfallsdieb.

Die Mutter stammte aus einem entlegenen böhmischen Dorf. Sie war Analphabetin und zeichnete sich aus durch besondere Streitlust. Trotz ihrer 73 Jahre kann sie heute noch nicht das Streiten lassen. Eine Schwester von ihr litt an epileptiformen Krampfanfällen.

Geschwister. Der älteste Bruder des Probanden bot mit 40 Jahren zum erstenmal deutliche Erscheinungen einer alkoholischen Demenz. Heute bietet er ein KORSAKOW-ähnliches Bild. Aus der damaligen Krankengeschichte geht hervor, daß er gegen Kriegsende durch Herabsetzung seiner Merkfähigkeit mehr und mehr auffiel, die ihn als Landsturmmann unverwendbar machte. Damaliger Befund: der rechte Mundwinkel nach rechts verzogen. 2. Aortenton akzentuiert. Leber unter dem rechten Rippenbogen fühlbar, stark vergrößert, starkes Zittern der Finger beim Vorstrecken der Hände, Druckempfindlichkeit der Nervenstämme, starke Widerstände gegen passive Bewegungen der Extremitäten. Auch passive Bewegungen des Kopfes werden außerordentlich schmerzhaft empfunden. Die Muskulatur ist stark druckempfindlich. Am ganzen Körper wird Stechen mit der Nadelspitze nur als Betupfen mit dem Finger angegeben. Die Empfindlichkeit der rechten Gesichtshälfte ist stärker herabgesetzt als die der linken. Auffassung und Merkfähigkeit sind stark herabgesetzt. Sein Alter weiß er nicht anzugeben, vergißt auch unmittelbar, was er gefragt wird, Angaben über die Vorgänge, die ihn ins Spital gebracht haben, kann er nicht machen. Schwere Worte kann er nicht nachsprechen. Sagt z. B. statt Schleppschiffahrt Schleich. Zahlen kann er nicht richtig wiederholen (statt 35 sagt er 97). Bewegungen kann er nicht nachahmen. Den Bleistift nennt er Holz, zu einer Gießkanne sagt er Trompete, zu einem Tisch sagt er Bieruhr. Eine Uhr erkennt er sofort und benennt sie richtig. Aus seinen eigenen Angaben geht hervor, daß er schon öfters ähnliche Zustände gehabt hat, wobei er nur ganz verkehrte Worte hervorbrachte. Oft mußte er an einem bestimmten Punkt plötzlich umkehren, weil er nicht mehr wußte, was er vor hatte.

Die älteste Schwester des Probanden war in der Schule zänkisch und schwänzte viel. Ihre Geschwister schildern sie übereinstimmend als furchtbar nervös. Sie selbst klagt über eine ganze Reihe nervöser und körperlicher Beschwerden. Alle diese Beschwerden über Herzerweiterung, Kopfschmerzen usw. begleitet sie mit ebenso vielen hypochondrischen Befürchtungen, außerdem gerät sie leicht in ungeheure Erregung, ,,dann könnte ich gleich einen umbringen" (explosible, asthenische Psychopathin). Rasche Erschöpfbarkeit, dabei Neigung zu Selbstbeobachtung, verbunden mit einer aggressiven Grundhaltung gegenüber der Umwelt zeichnen sie vor allem aus. Der zweitälteste Bruder ist zwölfmal vorbestraft, darunter fünfmal mit Zuchthaus. In der Mehrzahl der Fälle wegen Diebstahl, mitunter auch wegen Betrug. Er war gelernter Schuster; arbeitete aber meist als Dienstknecht. Im Feld desertierte er. Eine Schwester des Probanden ist mit ihm öfters auf Diebstahl ausgegangen. Sie ist einmal wegen Hehlerei vorbestraft (Strafregister enthält keinen Eintrag). 2 andere Schwestern sind nicht vorbestraft. Eine von diesen soll wegen nervöser Krämpfe in einer Nervenheilanstalt gewesen sein; die andere hat eine starke Kyphoskoliose. Eine andere Schwester des Probanden ist 16mal vorbestraft (Höchststrafe 10 Monate Gefängnis), und zwar wegen Diebstahl und Betrug. Der jüngste Bruder des Probanden ist Trinker und leidet an einer Tuberkulose. Er ist zweimal vorbestraft, einmal wegen Körperverletzung (5 Monate Gefängnis) und einmal wegen Bettels. Er ist eine explosible Persönlichkeit.

Josef R. ist der Viertälteste unter den Geschwistern. Er ist bei seinen Eltern aufgewachsen bis zu seinem 15. Lebensjahr. Zwischen den Eltern gab es dauernd Streit. Der Vater war oft betrunken. In der Schule faßte er sehr schwer auf, mußte zweimal sitzenbleiben. Mit 15 Jahren kam er zu Bauern in den Dienst. Die erste Strafe erhielt er mit 13 Jahren wegen 2 Vergehen des Diebstahls (5 Tage Gefängnis). Bis zu seinem 17. Jahr wurde er jedes Jahr wegen Diebstahl bestraft. Mit 16 Jahren bekam er 5 Monate Gefängnis, mit 17 Jahren wegen Betrug und Landstreicherei 14 Tage Gefängnis und 7 Tage Haft, und kurz darauf wegen 3 Verbrechen des schweren Diebstahls und einem Vergehen der Hehlerei 4 Jahre Gefängnis unter Einrechnung der vorigen Strafe. Bald nach seiner Entlassung bekam er wieder 1 Jahr 3 Monate Gefängnis und, nachdem er diese Strafe abgebüßt hatte, 5 Jahre Zuchthaus. Er war damals 25 Jahre alt und wurde unter Polizeiaufsicht gestellt und mußte diese Strafe nicht abbüßen. In den folgenden Jahren erhielt er nur kleine Bettelstrafen. Erst 1919 kam er wieder wegen Diebstahl ins Gefängnis. Die letzte Strafe bekam er mit 38 Jahren; er fuhr gemeinsam mit seiner Schwester aufs Land und unternahm dort Einbruchsdiebstähle (erhielt 7 Jahre Zuchthaus). Mit 37 Jahren heiratete er. Seine Frau ist nervenleidend, zittert angeblich ständig und leidet an einer schweren Tuberkulose. Seit seiner Eheschließung ist auch der Proband selbst lungenleidend. Nach der Eheschließung wurde seine Frau einmal wegen Bettel bestraft. Persönlich schwächlich, heruntergekommen. Bemerkenswert ist vielleicht, daß der Proband auffallend ähnlich sieht seiner vielfach wegen Diebstahl vorbestraften zweitjüngsten Schwester (Gesichtsbildung, Art sich zu bewegen usw.). Seine Führung im Strafvollzug war nicht gut, er mußte vielfach wegen Raufen und Widersetzlichkeit bestraft werden. Die Schuld für seine Taten schiebt er immer auf die Not, obwohl als erwiesen gelten kann, daß er äußerst arbeitsscheu ist und seine Not selbst verschuldete.

Zusammenfassung. Abnorme Persönlichkeit mit engen Beziehungen zu den passiv haltlosen, gemütlosen Psychopathen. Charakteristisch ist der frühe Beginn der Kriminalität und die Arbeitsscheue, die sich von einem anderen Gesichtspunkt aus betrachtet als wirtschaftliche Unfähigkeit darstellt. Das Trinken spielt eine verhältnismäßig untergeordnete Rolle. *Umwelt:* Wohl überwiegend ungünstige Einflüsse von seiten des kriminellen Vaters und der streitsüchtigen Mutter; wurde von seinem Vater als Kind nicht vom Betteln abgehalten. *Soziologisch:* Rückfallsdieb und Hehler, auch Bettler. *Somatisch:* Asthenischer Körperbautypus; bis zu seinem 16. Lebensjahr Bettnässer. Seit seinem 34. Lebensjahr Lungen- und Nierenleiden (Tuberkulose).

R. 131, Karl R., legal, geboren 1882 in einer Großstadt, verheiratet. Maler und Reisender.

Sein Vater war Gastwirt und gelernter Kellner. Er war ein gefühlvoller Mensch, half jedermann gerne aus, sprach fließend verschiedene Sprachen, war sehr gewandt und bei seinen Gästen beliebt. Er soll ein starker Trinker gewesen sein. Es wird auch behauptet, er sei Hysteriker gewesen. Sicher ist nur, daß er ziemlich explosibel war und ein „suggestiver, schwacher Charakter". Die Angabe, daß er in einer Irrenanstalt gestorben ist, beruht wohl nicht auf Wahrheit. Trotz gründlicher Nachforschungen ergeben sich keinerlei Anhaltspunkte für ihre Richtigkeit.

Die Mutter hatte — wie es heißt — einen sehr wechselnden Charakter. Einmal gab sie alles her, in der nächsten Minute schimpfte sie wieder, die Leute sagten, „sie sei so komisch, so sonderbar gewesen".

Jemand, der sie gute kannte, sagte spontan: „sie litt an Größenwahn, sie wollte immer mehr sein, als sie ist". Manche Leute schildern sie als aufgeregt und streitsüchtig, andere als empfindlich, reizbar, aber energisch und tüchtig. Sie lebt noch und ist 76 Jahre alt (dem Anschein nach eine geltungssüchtige Psychopathin). 2 Brüder von ihr und ihr Vater sollen in einer Irrenanstalt gestorben sein.

Geschwister. Auch über die Geschwister heißt es „sie wollen immer mehr sein, als sie sind". Der älteste Bruder ertrank mit 19 Jahren beim Baden. Er soll ein lustiger leichtsinniger Mensch gewesen sein, „ein Luftikus"; soll nicht viel getaugt haben (hyperthymisch-haltlos). Die älteste Schwester soll eine ruhige, gutmütige Person gewesen sein, sie starb mit 20 Jahren an Leberleiden. Der zweitälteste Bruder des Probanden lebt noch. Er hat ein Zigarrengeschäft, ist persönlich bei einer kurzen Unterredung durchaus unauffällig, hatte früher eine Gastwirtschaft. Seine erste Frau, von der er schon seit Jahren geschieden ist, schildert ihn folgendermaßen: „Er war ein sonderbarer Mensch, aber eigentlich noch der Beste unter seinen Verwandten. Zeitweise war er wie verrückt, über jede Kleinigkeit aufgeregt, wenn etwas nicht gleich klappte, warf er es auf die Erde, schlug seine Kinder und mich." Oft erzählte er allerhand Großartiges, redete sich so hinein, daß er schließlich selbst nicht mehr wußte, daß es nicht wahr war. Eine seine Töchter war auch großsprecherisch. Sie erzählt lauter Unwahrheiten, was sie alles gesehen hatte u. dgl. und wolle sich damit wichtig machen. Seit sie im Kloster ist, hat sie das nicht mehr. Die Frau macht einen sehr verläßlichen Eindruck. Laut Bericht der Heimatbehörde ist er in seinen jungen Jahren wegen Betrug (5 RM.), wegen Hausfriedensbruch (1 Woche Gefängnis) und wegen Gehorsamsverweigerung (2 Monate Gefängnis) vorbestraft. Der Strafregisterauszug enthält keine Einträge mehr. Er soll in früheren Jahren stark getrunken haben, hat sich in der letzten Zeit jedoch gebessert. Bis zum Krieg soll er sehr brav und tüchtig gewesen sein, kam ganz verroht aus dem Feld, brachte seine Frau um ihr Geld. Ein anderer Bruder des Probanden ist Kellner. Er soll ein ruhiger Mensch sein, wegen Betrug soll er einmal vorbestraft sein. Das Strafregister enthält keinen Eintrag. Er geht seine eigenen Wege mit anderen Frauen, „seine Frau hält ihn wie einen Logiergast". Der jüngste Bruder des Probanden ist gleichfalls Kellner, 17mal vorbestraft, und zwar meist wegen Diebstahl, wegen Bettel und Widerstand und einmal wegen Zuhälterei (Höchstrafe 1 Jahr 6 Monate Gefängnis). Er war wegen seiner Trunksucht mehrfach in einer Heil- und Pflegeanstalt; wurde auch einmal entmündigt. Bezeichnend ist, daß seine Frau — eine ausgesprochene Hysterika — als Vormund ihres Mannes sofort wieder seine Entlassung betrieb, obwohl sie selbst die Verhältnisse als die denkbar schlimmsten hingestellt und nur mit vieler Mühe es erreicht hatte, daß er entmündigt wurde und in eine Trinkeranstalt kam. Die ganze Familie lebt seit vielen Jahren vom Wohlfahrtsamt. Trotzdem heißt es in den Berichten einmal, sie sei mit herrlichen Lackschuhen und auch sonst schwer aufgedonnert in der Fürsorge erschienen usw. Sie macht persönlich einen sehr üblen Eindruck. Eine Stelle, die sich intensiv mit ihr befaßt hat, kam zu dem Ergebnis, ihr Mann habe vielleicht ganz recht, wenn er sie prügelt. Er selbst hat sich früher als Zuhälter betätigt. Lange Zeit hindurch lebte er von dem Unzuchtsverdienst einer Dirne. Seine Frau stammt aus dieser Atmosphäre. Während der Ausübung seines Kellnerberufes trinkt er täglich große Mengen, nachher betrinkt er sich noch in verschiedenen Lokalen, und wenn er nachts heimkommt, so bedroht er manchmal seine Familie mit dem Messer, so daß die Polizei einschreiten muß.

Karl R. wurde bei seinen Eltern erzogen. Die Mutter kümmerte sich nicht um die Kinder. Der Vater war Oberkellner und fast nie daheim. In der Schule blieb Karl R. wiederholt sitzen. Er konnte das Lesen nicht begreifen. In der Lehre ist er durchgegangen „weil ihn der Geselle schlug". Er begann zu streunen, ging zu einem Maurer in die Lehre, ohne daß seine Eltern von diesem Stellenwechsel wußten. Aber auch da begann er wieder zu streunen; daheim sagte er, er gehe in die Lehre, in Wirklichkeit schloß er sich schon mit 14 Jahren an Verbrecherkreise an und begann zu stehlen. Seine erste Strafe erhielt er mit 14 Jahren wegen Diebstahl (4 Tage Gefängnis). Im gleichen Jahr erhielt er noch 2 weitere Strafen wegen Diebstahl (3 Wochen und 4 Monate Gefängnis). Seit der Zeit wurde er immer wieder rückfällig, ohne sich eine nennenswerte Zeit hindurch straffrei zu halten. Immer wieder besuchte er bald seine alten Freunde (Verbrecher). Wenn man seine Akten durchstudiert, so ergibt sich, daß sein Lebenslauf und sein Schicksal immer davon abhängt, in wessen Schlepptau er sich gerade befindet, dadurch, daß er sich seine Kameraden immer unter Verbrechern sucht, ist er es allerdings selbst, der sich sein eigenes Schicksal bestimmt. Einmal machte er mit seinen Kumpanen auf offener Straße einen Überfall auf einen Mann und versuchte ihm Geld zu erpressen, um sich ein paar Glas Bier kaufen zu können. Sie nahmen ihm den Hut ab und wollten ihn nicht mehr zurückgeben, außer gegen Geld. Er bekam damals wegen Erpressung und Körperverletzung 8 Monate Gefängnis. Einmal begegnete er einer geschiedenen Frau und zog mit ihr monatelang herum auf Märkte und Messen. Er verübte zusammen mit ihr verschiedene Diebstähle und als er bestraft wurde, versuchte er sie zum Meineid zu bewegen. Seine Briefe unterzeichnete er: „Statthalter von Stuttgart" (wurde damals zum zweitenmal in die Irrenanstalt gebracht). Er selbst berichtete großsprecherisch, daß ihm von verschiedenen Frauen wiederholt Verhältnisse aufgezwungen worden seien. Bis zu seiner „vollständigen Erschöpfung" habe er mit diesen geschlechtlich verkehren müssen. Die Frauen seien auch vielfach Anlaß zu vermehrtem Wirtshausbesuch gewesen. Mit 31 Jahren wurde er zum erstenmal in eine Irrenanstalt eingeliefert. Er befand sich damals gerade in Untersuchungshaft. Seine Schwindelanfälle wurden als epileptisch angesehen. In der gleichen Irrenanstalt wurde er 2 Jahre später ein zweites Mal und mit 36 Jahren ein drittes Mal aufgenommen (für jeweils 3—6 Monate). Die Diagnose lautete jedesmal: ,,Haftpsychose auf Grund psychischer Entartung." Zwischendurch wurde er auch einmal in einer anderen Stadt in einer Irrenanstalt eingeliefert mit der Diagnose: Hysterie, hysterische Anfälle, Stupor. Eine Unzahl von Gutachten wurden über ihn verfaßt, nur in den allerersten wurden seine Anfälle als epileptisch aufgefaßt. In den späteren wird er übereinstimmend als Psychopath bezeichnet. Mitunter wird noch von ,,Hysteroepilepsie" gesprochen. Vergiftungs- und Beeinträchtigungsideen, Größenideen und hypochondrische Ideen lösten sich rasch ab. Die Wahnideen waren oberflächlich und unbeständig, alles machte den Eindruck des Unwahren. Einmal wurde er wegen eines GANSERschen Dämmerzustandes in eine psychiatrische Klinik eingeliefert. Bei seiner Einlieferung flüsterte er unhörbar vor sich hin, gab keine Antwort, reagierte auf nichts. Mitunter lachte er blöd vor sich hin usw. Nach einigen Tagen antwortete er ganz sinngemäß. In der gleichen Klinik wurde er vor 1 Jahr (mit der Diagnose: pathologischer Rausch, Psychopathie, erregbar, hypomanische Züge) noch einmal eingeliefert. Er hatte einen Streit mit seiner Frau gehabt, weil er daraufgekommen war, daß sie ihm untreu war. Er schlug sie, lief dann fort und trank den ganzen Tag mit einigen Bekannten Bier, Wein und Schnaps. An die Vorgänge erinnert er sich nicht mehr genau; es ergab sich, daß er seine Frau aus der Wohnung hinausgeworfen und einen Polizisten übel zugerichtet hatte. Er berichtete dabei ganz unbefangen über seine früheren Diebszüge, über intimste Einzelheiten aus seinem Eheleben usw. In der Untersuchungshaft spielte er gern den wilden Mann. In einem ärztlichen Gutachten heißt es direkt: ,,stellte sich geisteskrank". Aus den Krankengeschichten geht unter anderem hervor, daß er daheim seine Eltern vielfach bestohlen hat. In seiner Lehrzeit hat er eine Kopfverletzung erlitten, angeblich leidet er seither viel an Kopfschmerzen. Seine Mutter hat ihn nach seiner ersten Strafe verstoßen, später hat sie sich wieder seiner angenommen. Mit 38 Jahren heiratete er, obzwar er sich in den Jahren nach seine Ehe keineswegs länger straffrei hielt als früher, scheint er doch unter dem Einfluß seiner Frau etwas solider gelebt zu haben; er kaufte sich damals von eigenem ersparten Geld (!) sogar ein Anwesen. Bald aber kam er wieder, wie es heißt, ,,in die Netze" seines Freundes Ludwig F. (R. 44) mit dem er gemeinsam Diebstähle verübte.

Seine Führung im Strafvollzug war schlecht, er hatte oft Krach mit den Beamten, neigte zu explosionsartigen Affektausbrüchen. Seine letzte Strafe erhielt er mit 41 Jahren wegen Diebstahl (6 Jahre Zuchthaus). Bemerkenswert ist, daß er seit dem 27. Lebensjahr in seiner kriminellen Betätigung nicht mehr die gleiche Intensität aufbringt, wie bis dahin. Wahrscheinlich hängt es irgendwie damit zusammen, daß er einige Jahre später den Aufenthalt im Gefängnis sehr oft mit einer Irrenanstalt vertauschte. Seine soziale Prognose wurde dementsprechend in den letzten Jahren gegenüber früher als besser bezeichnet.

Zusammenfassung. Vielfach internierter Psychopath, willenlos, explosibel, geltungssüchtig und pseudologisch, wohl auch hyperthymisch. Am meisten kennzeichnend ist seine Neigung zu Primitivreaktionen und sein wechselwarmes Verhalten gegenüber Umwelteinflüssen. Ob ein geringer Grad von Schwachsinn vorhanden ist, läßt sich nicht mit Sicherheit feststellen. Enge Beziehungen bestehen sicher auch zu den gemütlosen Psychopathen. Durch alle diese Merkmalskomplexe wird fast vollständig verdeckt die heitere Grundstimmung. Er ist im allgemeinen freundlich und heiter und kommt leicht ins Weinen. Daß die Haftreaktionen des Probanden als Abwehrpsychose gegen die Strafe aufzufassen sind und somit in allernächster Beziehung stehen zu bewußter Vortäuschung von geistiger Störung geht aus den Krankengeschichten eindeutig hervor. Es liegen auch Zeugenangaben vor, die besagen, daß Proband wiederholt den Ausspruch getan hat: ,,Wenn ich eingesperrt werde, dann stelle ich mich nur verrückt, dann komme ich schon wieder frei; dadurch habe ich es schon einmal erreicht, daß ich nicht bestraft worden bin, sondern in die Irrenanstalt kam." Ferner, daß er niemals ein Zeichen der geistigen Störung zeigte, wenn er frei herumzog. *Umwelt:* Die Eltern kümmerten sich nicht viel um die Kinder, Vater war Trinker. *Somatisch:* Als Kind Rhachitis, spät laufen gelernt. *Soziologisch:* Tätlichkeitsverbrecher und Rückfallsdieb.

B. Besonderer Teil.
8. Die hyperthymischen Psychopathen.

Der Gegensatz zwischen den beiden Vergleichsgruppen wurde dahin charakterisiert, daß den Verwandten von Rückfallsverbrechern eine gesteigerte Triebhaftigkeit eigen ist und eine stärkere, ungehemmtere Vitalität. Die tägliche

Erfahrung im persönlichen Umgang mit den Menschen beider Gruppen ergab, daß Persönlichkeiten von unverwüstlicher Lebensfreude, robuster Körperkraft und ungehemmter Triebhaftigkeit des Erlebens in den Einmaligensippen vergleichsweise nur selten vorkommen.

Indessen sind die Bezeichnungen vital und triebhaft recht allgemeiner Natur und werden im gewöhnlichen Sprachgebrauch oft in ganz verschiedenem Sinn angewendet. Nachdem echte Triebhandlungen bei Psychopathen überhaupt nur selten vorkommen, geht es nicht an einfach von triebhaften Psychopathen zu sprechen und sie etwa so zu umschreiben, daß man sagt, hierunter seien solche Persönlichkeiten zu verstehen, in deren Verhaltungsweisen Triebmäßiges bestimmend zum Ausdruck kommt. Schon die Bezeichnungen trieb*haft* und trieb*mäßig* sind äußerst verschwommene Begriffe und man könnte einem solchen Versuch entgegenhalten, daß es keine menschliche Handlung gibt, in der nicht irgendwie auch Triebmäßiges zum Ausdruck kommt. Wollte man „triebhafte" Psychopathen zu einer eigenen Gruppe zusammenfassen, so wäre zu bedenken, daß ihre Auffälligkeit in der Regel nicht aus einer gesteigerten Triebfülle herzuleiten ist, sondern aus einer mangelhaften Willensbremsung des Trieblebens. Es gäbe somit überhaupt keine scharfe Grenze zwischen triebhaften und willenlosen Psychopathen.

Die Schwierigkeiten, die sich für die Beurteilung der Triebschicht einer Persönlichkeit schon aus diesen wenigen Andeutungen ergeben, erklären zur Genüge, warum man im allgemeinen bisher darauf verzichtet hat, eine eigene Gruppe sog. triebhafter Psychopathen aufzustellen. Ein solcher Versuch wäre nämlich gleichbedeutend einer Außerachtlassung dieser Schwierigkeiten und hätte unter anderem zur Folge, daß man zuletzt, ohne es zu merken, mit seiner Einteilung nur die Tat trifft und nicht den Täter.

Es handelt sich deshalb darum die zu untersuchende Triebhaftigkeit begrifflich scharf zu umgrenzen durch Zurückführung auf eine ganz bestimmte Art von Reaktionsbereitschaft, die den in Betracht kommenden Persönlichkeiten als konstantes Merkmal zukommt. Nur solche Charaktermerkmale, die durch reine Beobachtung feststellbar sind und nichts enthalten, was bereits Deutung und somit vom Beobachter hineingetragen ist, konnten zum Ausgangspunkt der Untersuchungen gemacht werden.

Unter den psychopathischen Persönlichkeiten sind es vor allem die hyperthymischen, die durch eine allgemein gesteigerte Triebhaftigkeit des Erlebens ausgezeichnet sind [K. SCHNEIDER (5)]. Ihre Triebhaftigkeit läßt sich auf charakterologisch-einheitliche Grundeigenschaften zurückführen. Es wurde deshalb dieser Typus als Maßstab angelegt.

Beim Hyperthymiker vereinigen sich heitere Grundstimmung, sanguinisches Temperament und gesteigerte Aktivität zu einer leicht erkennbaren und gut abgrenzbaren Merkmalsgruppe, deren Elemente erfahrungsgemäß meist miteinander gekoppelt vorkommen [K. SCHNEIDER (8)]. Im persönlichen Gespräch und auf Grund aktenmäßig nachprüfbarer Auskünfte sind diese Persönlichkeiten leicht zu erkennen. Auf den Einwand, daß ja ganz verschiedene Charaktertypen hyperthymisch aussehen können, und daß vor allem nach KEHRER der Schizoide wohl synton erscheinen kann, nicht aber der Syntone schizoid, wäre zu erwidern, daß es sich hier nur darum handelt, rein beschreibend das Erscheinungsbild der einzelnen Persönlichkeiten zu erfassen und dabei alle Fälle zu berücksichtigen, denen diese 3 Merkmale zukommen, ohne Rücksicht auf ihre sonstige Charakterbeschaffenheit. Ferner, daß sich die Begriffe synton und hyperthymisch keineswegs decken. Ausgeglichene Hyperthymiker im Sinne der von KRETSCHMER beschriebenen cyclothymen Persönlichkeiten sind in dem vorliegenden Material überhaupt sehr selten, sowohl in der Einmaligengruppe als in der Rückfälligengruppe [1].

Wenn hier auf die leichte Erkennbarkeit der hyperthymischen Psychopathen hingewiesen wurde, so ist allerdings hinzufügen, daß stets streng darauf geachtet wurde, ob echte Eigenschaften vorliegen oder nur eine angenommene Haltung. Soweit es sich um aktenmäßig faßbare Persönlichkeiten handelt, ist diese Unterscheidung meistens nicht schwer. Es wird nun zunächst die Häufigkeit des Vorkommens der Merkmalsgruppe heitere Grundstimmung, sanguinisches Temperament, Betriebsamkeit untersucht, hieran anschließend die Unterschiede, die hinsichtlich ihres Zusammenvorkommens mit anderen Merkmalen bestehen und endlich die Frage nach dem Erbgang der hyperthymischen Veranlagung.

Die *Ausgangsfälle* zeigen hinsichtlich des Vorkommens der Hyperthymie deutliche Unterschiede. Unter 195 Rückfälligen sind 58 (29,2%) [2] als ausgesprochene Hyperthymiker zu bezeichnen, unter 166 Einmaligen nur 19 (11,4%) [3]. Hyperthymiker sind somit unter Rückfallsverbrechern wesentlich häufiger als unter Einmaligen. Es kommt darin zum Ausdruck, daß Aktivität und Betriebsamkeit bei sanguinischem Temperament das Zustandekommen von Rückfallskriminalität ceteris paribus begünstigen. Allein es ist schon hier auf den diesem quantitativen Unterschied parallel gehenden Artunterschied hinzuweisen, der darin besteht, daß die Rückfallsverbrecher dieser Gruppe durchwegs Psychopathen sind, die Einmaligen hingegen ausnahmslos unauffällige, normale Persönlichkeiten. Wir fassen zunächst allein den quantitativen Unterschied schärfer ins Auge. Nachdem die Fälle nicht auf Grund eines flüchtigen Eindrucks gelegentlich einer Besprechung beurteilt wurden, sondern, wenn es sich um Einmalige handelt, stets erst nach einer Überprüfung dieses Eindrucks durch Angaben verläßlicher Auskunftspersonen, bei Rückfälligen auf Grund eines Überblicks über den gesamten Lebenslauf, der sich aktenmäßig bis zum 20. Lebensjahr und noch weiter zurück verfolgen ließ, kann an einem Überwiegen der Hyperthymiker unter den Rückfälligen kein Zweifel bestehen. Um zur Gegenüberstellung wirklich „rein quantitativer" Unterschiede zu gelangen, ist es jedoch notwendig entweder nur normale Persönlichkeiten, oder nur psychopathische einander gegenüber zu stellen. Ersteres bleibt einem rein charakterologischen Teil dieser Arbeit vorbehalten.

---

[1] Die Bezeichnung cyclothym wurde von uns vermieden, weil es sich eingebürgert hat unter cyclothymen Persönlichkeiten ausschließlich warmherzige, mitfühlende Menschen zu verstehen. Unserer Meinung nach zu Unrecht, denn in einer großen Zahl der Fälle würde man fehlgehen, wollte man die Gutmütigkeit realistisch gearteter cyclothymer Pykniker gleichsetzen mit echter Warmherzigkeit und ihr entsprechender Gefühlstiefe. Vielmehr kann sich echte Warmherzigkeit hinter äußerer Härte ebensowohl verbergen wie Gefühlsarmut und Gefühlsflachheit hinter äußerer Weichheit und jovialem Verhalten des Cyclothymen.

[2] R. 1, 10, 14, 15, 16, 23, 26, 27, 28, 32, 35, 36, 37, 38, 39, 41, 42, 44, 49, 50, 52, 56, 62, 69, 70, 71, 75, 77, 91, 92, 94, 95, 97, 98, 106, 107, 109, 113, 117, 118, 127, 132, 135, 139, 143, 144, 151, 156, 159, 162, 168, 176, 181, 189, 190, 192, 193, 195 (dazu wahrscheinlich auch R. 112).

[3] E. 15, 17, 21, 23, 52, 53, 55, 58, 69, 70, 71, 74, 81, 104, 115, 122, 151, 158, 159.

Im folgenden werden vorerst nur die grobfaßbaren und aktenmäßig festgelegten Psychopathen berücksichtigt.

Zu den durch Anpassungsmängel aller Art auffallenden hyperthymischen *Psychopathen* gehören unter anderen die hyperthymisch-streitsüchtigen, die sich infolge ihres gehobenen Selbstgefühls nichts gefallen lassen, zum Krakeelen neigen, aber meist rasch wieder vergessen, ferner die hyperthymischen Pseudoquerulanten, dann die Hyperthymisch-Haltlosen und eine besondere Gruppe von Pseudologen. Endlich gibt es aber unter den Hyperthymikern auch Geltungssüchtige, Explosible und Gemütlose. Wenn trotz dieser und anderer Abnormitäten die heitere Grundstimmung, das sanguinische Temperament und die Betriebsamkeit im Vordergrund standen, wurden diese Fälle als hyperthymische Psychopathen gezählt.

Das Vorkommen hyperthymischer *Psychopathen* unter den *Ausgangsfällen* zeigt noch bedeutendere Unterschiede zwischen den beiden Vergleichsgruppen.

Tabelle 33. **Anteil der verschiedenen Typen (nach K. Schneider) abnormer Persönlichkeiten unter den Geschwistern.**

	Geschwister der Rückfälligen			Geschwister der Einmaligen		
	absolut	der abnormen Geschwister %	der Geschwister überhaupt %	absolut	der abnormen Geschwister %	der Geschwister überhaupt %
Hyperthymische	19	16,4 ± 3,44	5,7 ± 1,23	0	0	0
Depressive	2	1,7 ± 1,2	0,6 ± 0,42	2	5,1 ± 3,52	0,4 ± 0,26
Selbstunsichere.	1	0,9 ± 0,87	0,3 ± 0,03	3	7,7 ± 4,31	0,5 ± 0,3
Fanatische.	5	4,3 ± 1,89	1,5 ± 0,64	2	5,1 ± 3,52	0,4 ± 0,26
Stimmungslabile	2	1,7 ± 1,2	0,6 ± 0,42	3	7,7 ± 4,31	0,5 ± 0,3
Geltungssüchtige	6	5,1 ± 2,04	1,8 ± 0,73	2	5,1 ± 3,52	0,4 ± 0,26
Gemütlose	25	21,6 ± 3,28	7,4 ± 1,43	1	2,6 ± 2,54	0,2 ± 0,2
Willenlose	13	11,2 ± 2,93	3,9 ± 1,06	3	7,7 ± 4,31	0,5 ± 0,3
Asthenische	6	5,2 ± 2,05	1,8 ± 0,73	7	17,9 ± 6,14	1,3 ± 0,48
Explosible	17	14,7 ± 3,3	5,1 ± 1,2	6	15,4 ± 5,78	1,1 ± 0,44
Autistische (schizoide) .	3	2,6 ± 1,48	0,9 ± 0,52	4	10,3 ± 4,87	0,7 ± 0,35
Hypomanische	2	1,7 ± 1,2	0,6 ± 0,42			
Nicht einstufbare . . .	13	11,2 ± 2,93	3,9 ± 1,06			
Sexuell perverse	1	0,9 ± 0,87	0,3 ± 0,03			
Abnorme seelische Reaktionen (Hysterie) im Körperlichen[1]				9	23,1 ± 6,75	1,6 ± 0,53
Bezugsziffer		116	336		39	560

Während nämlich unter den 195 Rückfälligen 58 (29,7%) als hyperthymische Psychopathen gelten müssen, befindet sich unter den 166 Einmaligen kein einziger hierhergehöriger Fall.

Zu ähnlichen Ergebnissen kommt man bei den *Geschwistern*. Unter den Geschwistern der Einmaligen findet sich kein einziger hyperthymischer Psychopath (Bezugsziffer 560), unter den Geschwistern der Rückfälligen hingegen 19 (5,7%) Fälle (Bezugsziffer 336). Wie aus Tabelle 33 hervorgeht, ist der Anteil der Hyperthymiker unter den Psychopathen bei den Rückfälligen

---

[1] Bei psychopathologisch sonst unauffälligen Persönlichkeiten. Hier ist jeder Fall nur einmal gezählt.

verhältnismäßig groß (16,4%), er wird nur noch übertroffen durch den Anteil der Gemütlosen.

Bei den *Eltern* lassen sich gleichgerichtete Unterschiede nachweisen. Eine exakte Auszählung ist allerdings nicht möglich, teils wegen des hohen Alters, teils weil die Personen schon gestorben sind. Wenn somit festgestellt wurde, daß unter 169 Vätern von Rückfallsverbrechern 16 als hyperthymische Psychopathen aufzufassen sind, unter 149 Vätern von Einmaligen nur ein einziger Fall, so wiederspiegelt das die tatsächlichen Verhältnisse nur recht unvollkommen.

Die Beziehungen zwischen Hyperthymie und Kriminalität, die sich aus diesen Gegenüberstellungen ableiten lassen, werden bestätigt durch die Kriminalitätsziffern, die sich bei den Geschwistern ergeben. Der Anteil der Kriminellen unter den (lebenden über 20 Jahre alten) Brüdern der Rückfallsverbrecher, die Hyperthymiker sind, ist erheblich größer (50,0%, Bezugsziffer 38)[1] als unter den entsprechenden Brüdern der Nichthyperthymiker (32,8%, Bezugsziffer 177)[2]; noch größer ist der Unterschied, wenn man die Spätkriminellen, das sind die erst nach dem 25. Lebensjahr erstmalig Bestraften, zum Vergleich heranzieht; bei diesen beträgt die Kriminalitätsziffer nur 6,4% (Bezugsziffer 16). In dem Abschnitt über die asthenischen Psychopathen wird näher eingegangen auf die Beziehungen zwischen Spätkriminalität und charakterologischer Wesensart der Asthenischen. Im vorliegenden Zusammenhang sei darauf verwiesen, daß sich dieser Gegensatz auch an den Kriminalitätsziffern der Geschwister ablesen läßt. Die Bedeutung dieses Befundes beruht darauf, daß die asthenischen Psychopathen[3] die einzigen sind, welche zu den Hyperthymikern in einem inneren Gegensatz stehen. Alle anderen (hier hervorgehobenen) Persönlichkeitstypen können gleichzeitig auch Hyperthymiker sein, nur die Astheniker nicht.

Sogar an den Vettern (der Rückfälligen) lassen sich die Beziehungen zwischen Hyperthymie und Kriminalität noch nachweisen. Die Zahl der Kriminellen unter 151 (über 20 Jahre alten Vettern) von 29 hyperthymischen Ausgangsfällen beträgt 22 (14,6 ± 2,8%), unter 241 entsprechenden Vettern von 72 Nichthyperthymikern 23 (9,5 ± 1,9%). Es ergibt sich somit, daß die Ausgangsfälle, die Brüder und die Vettern gleichsinnige Unterschiede erkennen lassen. Auf dieser Gleichsinnigkeit beruht die Beweiskraft für das Bestehen innerer Zusammenhänge zwischen Hyperthymie und Kriminalität[4].

---

[1] 25 Ausgangsfälle. [2] 73 Ausgangsfälle.

[3] Abgesehen von den in unserem Material so gut wie gar nicht vertretenen depressiven und selbstunsicheren (anangkastischen und sensitiven) Psychopathen.

[4] Auffallend ist, daß Hyperthymiker unter den nach allen Richtungen entgleisenden Polytropen im Sinne von WARSTADT am stärksten vertreten sind. 38,0% (19 unter 50 Fällen) gehören zu dieser Gruppe. Sie sind wegen Eigentums- und Tätlichkeitsdelikten in annähernd gleicher Häufigkeit vorbestraft. Hierin gleichen die Hyperthymiker den willenlosen Psychopathen. Unter den überwiegend wegen Tätlichkeitsdelikten Bestraften sind sie bereits viel seltener (24,0% gegenüber 29,2% im Gesamtmaterial). Ausgesprochen selten sind Hyperthymiker unter reinen Tätlichkeitsverbrechern und unter solchen, die sich durch die Schwere ihrer Deliktsart auszeichnen (2 unter 16 Fällen = 12,7%). Unter den wegen Mord und Totschlag Bestraften befindet sich überhaupt kein Hyperthymiker. Dennoch neigen Hyperthymiker stärker zu Tätlichkeitsdelikten als Nichthyperthymiker. Fälle, die wegen irgendeines Tätlichkeitsdeliktes (Körperverletzung, Landfriedensbruch, Meuterei usw.) eine Strafe von mehr als 4 Wochen Gefängnis bekommen haben, sind unter Hyperthymikern häufiger (52%) als unter Nichthyperthymikern.

Allerdings würde es zu weit führen, wollte man diese Befunde deuten entsprechend der Auffassung von TILING, der versuchte die moral insanity ganz aus der sanguinischen Minderwertigkeit abzuleiten. Vielmehr wird man das gehäufte Vorkommen von heiterer Grundstimmung, sanguinischem Temperament und Betriebsamkeit in den Sippen der Rückfälligen so auffassen müssen, daß das Vorhandensein eines kräftigen Motors eine intensivere Betätigung ermöglicht, ja erfordert, ohne daß damit schon etwas ausgesagt wäre über seine Anwendung zum Guten oder zum Bösen. Darüber entscheiden andere Arteigenschaften, nicht die hier zu behandelnden. Hätte man den Rückfälligen nicht Einmalige gegenübergestellt, sondern etwa kaufmännische Unternehmer des gleichen Volksstammes, so wäre der Vergleich im Hinblick auf Grundstimmung, sanguinisches Temperament und Betriebsamkeit ganz anders ausgefallen.

Um die Art des Erbganges der hier in Frage kommenden Charaktermerkmale zu untersuchen, ist eine genauere Analyse auch der nicht abnormen Verwandten erforderlich. Die charakteristischen Befunde, die sich bei ihnen ergeben, werden zuerst an einigen Beispielen herausgestellt.

E. 28, Franz F., legal, geboren 1885 in einer kleinen Landgemeinde, Amtsgerichtssekretär, verheiratet. Im Alter von 24 Jahren wegen Körperverletzung bestraft.

Sein Vater, von Beruf Landwirt, im Ort bekannt als immer lustiger „Gaudimacher". Auffallend kleinwüchsig, sehr „mundfest", rednerisches Talent. Er war allgemein beliebt, pflegte im Gasthaus lustige Lieder vorzusingen. Zum Trinken hatte er kein Geld, doch war er bei Freibier regelmäßig berauscht. Er starb im Alter von 68 Jahren an Schlaganfall. Einige Leute behaupteten, er habe Selbstmord begangen.

Halbgeschwister des Vaters. Ein Bruder war Tagelöhner und nebenbei Vereinsdiener bei sämtlichen Vereinen des Ortes. Er hatte immer Freunde um sich und galt als fester Mund. Er hieß allgemein nur der lustige Toni. Starb im Alter von 60 Jahren an Apoplexie, nachdem er bereits jahrelang halbseits gelähmt war. Eine Schwester war unauffällig, ein anderer Bruder ist äußerst begabt. Schon in der Volksschule war er immer eine Klasse höher als die gleichaltrigen Knaben und immer unter den Besten. Ein Geistlicher machte auf ihn aufmerksam, er kam in ein Gymnasium, wo er sich sehr auszeichnete. Besonders Sprachen und Mathematik fielen ihm sehr leicht. Er sprach fließend lateinisch, hielt lateinische Reden und dichtete auch lateinisch. Von Kindheit an sehr musikalisch, gründete er als Gymnasiast einen Gesangverein und dirigierte ihn. Spielte auch Geige und Klavier. Nach dem Gymnasium studierte er an der Universität (Jura), trat in den Gemeindedienst, wurde als Abgeordneter in den Landtag gewählt und war zuletzt Bürgermeister in einer großen deutschen Stadt. In Versammlungen war er wegen seiner rednerischen Schlagfertigkeit gefürchtet.

Vettern und Basen väterlicherseits. Eine Base ist mit einem Postschaffner verheiratet. Von ihren Nachbarsleuten wird sie als gutherzig, lebhaft und betriebsam und insbesondere als äußerst schlagfertig beschrieben. „Sofort ist die Antwort drauf." Ein Bruder von ihr ist Landwirt und Vereinsdiener. Er ist lebhaft, immer heiter, gilt als ein rechter Witzmacher. Ein anderer Bruder lebt als Schlosser in einer Großstadt, ist lebhaft, betriebsam, dabei etwas erregbar, meist heiter, rednerisch begabt, muß in einem Verein immer als Redner herhalten. Spielt gern Theater. Eine Schwester ist einfach, natürlich, heiter, aber dabei still und energisch. Die übrigen Vettern und Basen, zwei junge Männer und zwei Mädchen, sind lebhaft, sanguinisch, begabt, fassen sehr rasch auf.

Die Mutter ist schon vor 22 Jahren an Tuberkulose gestorben. Sie war eine einfache Frau, sehr still und zurückgezogen.

Franz F. Bei den Eltern aufgewachsen. Hat in der Schule sehr gut gelernt und sollte deshalb studieren. In jungen Jahren sehr lebhaft und erregbar. Geriet damals leicht in Streit. Etwa seit dem 30. Jahr sehr ernst und mehr still. Keine besondere rednerische Begabung. „Ich bin da mehr nach der Mutter." Neben seinen Vettern und Onkeln väterlicherseits durch seinen Kümmerwuchs und durch körperliche Zartheit auffallend. Verrichtet seine Arbeit zur allgemeinen Zufriedenheit. Ist in seinen Kreisen angesehen und geachtet.

Zusammenfassung. Unauffällig, stille und zurückgezogene Persönlichkeit, durch körperliche Schwächlichkeit und Zartheit auffallend. In jüngeren Jahren scheinen hyperthymische Komponenten aus der väterlichen Sippe deutlich gewesen zu sein. *Umwelt.* Keine Umweltschädigungen im frühen Kindesalter.

R. 23, Andreas B., illegal geboren, durch nachfolgende Ehe legalisiert, 1888 in einer Industriestadt, Tagelöhner, ledig.

Sein Vater war Korbmacher und meist auf Wanderschaft. Er war ein sehr lustiger Mensch; von Jugend auf rauflustig und jähzornig. Er wird als Krachmacher geschildert, soll recht launisch gewesen sein und oft berauscht. Wegen Rauferei war er oft bestraft. Einmal soll er einen anderen erstochen haben (bestraft wegen Körperverletzung mit Todesfolge). Sein Stiefbruder berichtet, er sei mehr eingesperrt gewesen als in Freiheit. Schon beim Militär hat er nicht gut getan, weil er immer raufte. Einmal riß er seinem Leutnant den Degen aus der Hand, zerbrach ihn und warf den Leutnant die Stiege hinunter. Körperlich war er stark untersetzt. Einmal, nachdem er mit dem Maßkrug auf dem Kopf geschuhplattelt hatte, krakeelte er, als die Sperrstunde kam, den Polizisten an, und erhielt von diesem einen Säbelhieb auf den Kopf. Daran soll er im Alter von 56 Jahren gestorben sein.

Seine Geschwister scheinen ähnliche Charaktere gewesen zu sein, sehr lustig, doch liegt in der Art ihres Humors etwas Kaltes, es ist mehr eine Art frostiges Lustigsein ohne innere Wärme. Eine Schwester ist schon auf den ersten Eindruck hin als resolute, derbe und humorvolle Person kenntlich. Allerdings fehlt auch ihrem Humor eine gewisse Wärme. Sie hat in ihrem Leben sehr schwer (als Bauerndirn) gearbeitet und scheint sich einer unverwüstlichen Gesundheit zu erfreuen. Einmal wurde sie von einem Pferd an der Brust gefaßt, geschüttelt und zu Boden geworden, ein andermal von einem Heuwagen eine ziemliche Strecke weit geschleift, beide Male ohne ernstlich Schaden zu nehmen. Noch jetzt (65 Jahre alt) spielt sie Mundharmonika und singt. Sie ist schwachsinnig (imbezill) ohne in ihrer Umgebung stark aufzufallen. Ein anderer Bruder fuhr als Korbmacher mit zwei Hunden über Land. Er war sehr oft eingesperrt, meist wegen Raufereien. Einmal erhielt er bei einer Rauferei 27 Messerstiche und lief trotzdem noch viele Kilometer weit bis in die nächste Stadt, wo er ins Krankenhaus kam. Besonders intensiv beteiligte er sich an traditionellen Raufereien nach der Hopfenernte. Trotz seiner vielen Strafen soll er immer lustig gewesen sein. Die übrigen Geschwister sind teilweise schon gestorben, soweit sie noch am Leben sind (zwei Brüder und eine Schwester) nicht vorbestraft. Ein Bruder und eine Schwester machen den Eindruck geistiger Beschränktheit.

Die Mutter soll eine grobe und reizbare Person gewesen sein. Sie soll ihre Kinder auf Bettel geschickt haben, weil der Vater alles vertrank, andererseits sah sie darauf, daß ihre Kinder in die Schule gingen und religiös erzogen wurden. Wegen Holzfrevel ist sie geringfügig vorbestraft. Sie starb im Armenhaus.

Andreas B. Er hat in der Schule furchtbar hart gelernt und blieb andauernd sitzen. Einmal sagte er von sich selbst: ,,Ich kam im ABC aus der Schule.'' Er kam nur wenig in die Werktagsschule und gar nicht in die Feiertagsschule. Man kann ihn fast als Analphabeten bezeichnen. Erst diente er als Hütbube, später als Dienstknecht. Ebenso wie seine Brüder war er stets bekannt für seinen guten Humor. ,,Die singen und pfeifen alleweil.'' Seine ersten Strafen erhielt er im Alter von 16 Jahren wegen Diebstahl (2 Tage Gefängnis). Ein Jahr später erhält er zwei Strafen wegen Bettel. Im Alter von 18 Jahren erhielt er eine Strafe wegen Körperverletzung und eine wegen Bettel und Landstreichens (3 Wochen Gefängnis bzw. 14 Tage Haft). Mit 19 Jahren erhält er 4 Jahre Gefängnis wegen Notzucht, kaum hat er diese Strafe abgebüßt, wird er schon wieder wegen Notzucht bestraft und bekommt diesmal 4 Jahre Zuchthaus (23 Jahre alt). Bei seiner ersten größeren Strafe war seine Führung sehr schlecht. Nach der ersten Zuchthausstrafe bis zu seinem 39. Lebensjahre, wurde er nur wegen Bettel, Landstreichen und Körperverletzung, einmal wegen Beleidigung, im allgemeinen geringfügig bestraft (Höchststrafe 4 Wochen Haft). 1928 kommt er wieder ins Zuchthaus wegen Notzuchtversuch und Sittlichkeitsverbrechen an 2 jungen Mädchen. Der Notzuchtversuch betraf eine erwachsene Frauensperson, der er auf der Wanderschaft im Walde begegnete. Er hatte zwar vorher Bier getrunken (4 Glas), war jedoch keineswegs berauscht. Seine Grundstimmung ist im allgemeinen heiter, seine geistigen Fähigkeiten sind sehr gering. Er ist Stotterer. Mehrfach legte er ein ,,offensichtlich reumütiges'' Geständnis ab. 2 Brüder sind Hilfsarbeiter, fleißig und beliebt. Eine Schwester ist mit einem Arbeiter verheiratet. Keines von ihnen ist kriminell geworden. Obwohl sie alle in recht ärmlichen Verhältnissen leben, sind sie heiter und humorvoll.

Zusammenfassung. Hyperthymischer Psychopath, willenlos. Schwachsinn mittleren Grades. Wirtschaftlich unfähig. Sexuell hemmungslos. *Soziologisch.* Bettler und Landstreicher, mehrfach wegen Notzucht bestraft. Auch Tätlichkeitsverbrecher. *Umwelt.* Eltern auf Wanderschaft. Wurde auf Bettel ausgeschickt. Eine andere Angabe lautet dahin, daß er schon in der Schule sittlich nicht tadelfrei war und in eine Erziehungsanstalt gebracht wurde, weil er daheim nicht folgte. *Somatisch.* Kleinwüchsig, eher leptosom.

R. 181, Josef W., legal, geboren 1890 auf dem Land, verheirateter Zimmermann.

Sein Vater war Gütler und hatte den Spitznamen: ,,der alte Lustig." Der Name übertrug sich auch auf seine Kinder. Er hatte mehrere Geschwister, jedes von einem anderen Vater stammend. Er selbst war überall dabei, ,,beim Guten und beim Schlimmen". In seiner Jugend neigte er zu derben Spässen. Im Fasching erschien er einmal auf einem Fest vollkommen nackt, nur mit Lehm bestrichen. Seine oft noch viel derberen Spässe hatten meist einen stark sexuellen Einschlag. Später war er bei den katholischen Prozessionen Kreuzträger. Doch schlug er mit dem Christus Äpfel von den Bäumen und hat auch anderen davon vergönnt, berichtet der Pfarrer, der ihn seit Jahrzehnten kennt. Er wurde zum Aufseher der Fischgewässer gewählt, weil er dann nur für sich selbst gestohlen hat, aber niemanden anderen stehlen ließ. Auch bei den Jagden war er ,,Nummer Eins". Es heißt von ihm, ,,der sieht den Dunst aufsteigen, wenn ein Hase im Feld sitzt und hat schon mehr Hasen mit dem Prügel erschlagen als mancher Jäger mit dem Gewehr". Wenn in einer Familie die Kinder wegstarben, so brachte man ihm die nachfolgenden. Angeblich ist ihm keines gestorben. Es hieß, er füttere sie mit Hundefett. Gegen Sturmschäden von Ziegeldächern hat er ein Patent erfunden und wurde von mehreren Kirchenverwaltungen beigezogen, um die Sache zu machen. Trotzdem galt er als alter Lump. Einmal hat er einen Mann fast totgeschlagen. Er trug ihn heim, einen Kilometer weit, pflegte ihn und wurde sein bester Freund. Wegen Körperverletzung, Hehlerei, Wildern und Fischfrevel ist er mehrfach vorbestraft.

Für seine *Kinder* hat er den Grundsatz aufgestellt: ,,Kinder heiratet nur, heiraten ist das beste." Er verstand jedoch darunter nur den Geschlechtsverkehr. Sooft ein Knecht in das Haus kam, mußte er eine Tochter mitnehmen. (,,Er wurde wie ein Stier zur Schlachtbank geführt"). Die Töchter, im ganzen 9, wurden meist recht tüchtige Hausfrauen, wenn sie einmal verheiratet waren. Der Vater des Probanden lebt noch, ist 71 Jahre alt, sehr rüstig und gibt bereitwillig Auskunft. Er soll früher ein schwerer Trinker und Krachmacher gewesen sein.

Ein Bruder des Vaters, von Beruf Wirt, soll sehr streng gewesen sein. Etwas grob, leicht aufgeregt, aber sehr anständig. Ein anderer Bruder des Vaters war Bräuhausmeister; bis 12 Uhr nachts zog er meistens singend herum, hat auch hübsch getrunken, verübte aber nie solche Streiche wie der Vater des Probanden; eine Schwester des Vaters war sehr lustig und bekannt wegen ihrer Scherze. *8 Basen*, über die Näheres zu erfahren war, sind im persönlichen Gespräch natürlich und heiter, die meisten bekannt wegen ihrer Lustigkeit, alle verheiratet, keine vorbestraft. *2 Vettern* sind in Amerika gestorben.

Die Mutter war gutmütig, immer heiter und warmherzig. Es heißt von ihr, sie mußte sich immer ducken, bekam öfters Schläge (von ihrem Mann), ihren Kindern ließ sie alles angehen, insbesondere auch den Töchtern, wenn sie mit ihren Burschen angezogen kamen. Wegen Bettel soll sie mehrfach bestraft sein. Über beide Eltern heißt es, daß sie nie Schulden gemacht haben, alles pünktlich bezahlten und ihr Grundstück gut bewirtschafteten. Beide Eltern sind illegal geboren. Die Mutter der Mutter war Hadernsammlerin. Eine gute warmherzige und dankbare Frau. Wegen Bettel soll sie mehrfach bestraft worden sein. Sie hatte 3 illegale Kinder, jedes von einem anderen Mann. Eine Halbschwester der Mutter soll in ihrer Jugend mehrfach wegen Bettel bestraft worden sein. Eine zweite Halbschwester war mit einem Müller verheiratet. Einer ihrer Söhne ist einmal wegen Diebstahl vorbestraft (1 Woche Gefängnis). Eine Tochter soll mehrfach Nervenshock gehabt haben (,,Nervenleiden"). Ein anderer Sohn ist nicht vorbestraft, ein dritter dauernd auf Wanderschaft (möglicherweise vorbestraft); unter den 3 Kindern der anderen *Halbschwester* sind zwei vielfach vorbestraft. Eine Tochter 13mal, meist wegen Diebstahl, mehrfach auch wegen Betrug und Arbeitsscheue (6 Zuchthausstrafen) und ein Sohn, der wegen Diebstahl, Betrug, Hehlerei und Bettel vorbestraft ist (Höchststrafe 1 Jahr 2 Wochen Gefängnis).

Geschwister. Proband ist der älteste unter seinen Geschwistern. Die älteste Schwester war angeblich eine Zeitlang Prostituierte in einer Großstadt und kam geschlechtskrank zurück. Laut Strafregisterauszug ist sie nicht vorbestraft. Die Angabe stammt jedoch von einer vorzüglichen Vertrauensperson, die die Familie seit Jahrzehnten kennt. Sie war zuerst landwirtschaftliche Dienstmagd, später „Herrschaftsmädchen in einer Großstadt". Jetzt ist sie verheiratet; ihr Mann soll ganz unter dem Pantoffel stehen. Sie selbst ist oft laut und grob. Im allgemeinen aber heiter und freundlich. Ihre Ehe ist kinderlos. Die zweitälteste Schwester ist 38 Jahre. Sie bewohnt mit ihrem Mann und einer bis jetzt 7köpfigen Kinderschar das Armenhaus eines kleinen Dorfes. Sie lernte gut in der Schule und war vor ihrer Ehe landwirtschaftliche Dienstmagd. Einen Haushalt sauber und wirtschaftlich zu führen ist sie nicht imstande. Sie ist gut, warmherzig und heiter, aber unzuverlässig, wirtschaftlich untüchtig und bringt keinerlei Widerstand auf gegen das soziale Absinken. Einmal wurde sie wegen Bettel bestraft. Es heißt, sie stiehlt auch mitunter, läßt sich aber nicht erwischen. Ihre Kinder schickt sie auf Bettel aus. Sie sind verwahrlost, lernen nichts, obwohl eines von ihnen sogar auffallend begabt sein soll (?). Sie selbst lief vor einigen Jahren wegen jeder Kleinigkeit zum Arzt, so daß die Gemeinde damals für das ganze Jahr 300 RM. ärztliches Honorar zahlen mußte. Seit sie von der Gemeinde einen (erpreßten) monatlichen Zuschuß von 10 RM. erhält, betragen die Arztkosten jährlich nie mehr als 9 RM. Eine dritte Schwester ist unauffällig. Schon zum zweitenmal verheiratet. Es heißt von ihr, sie stiehlt wohl etwas, läßt sich aber nichts nachweisen. Eine Schwester soll an Anfällen gelitten haben. Dabei soll sie bewußtlos geworden sein. Näheres konnte nicht in Erfahrung gebracht werden. Die 4 jüngsten Schwestern sind noch unverheiratet und daheim. 2 von ihnen haben schon mehrere Kinder. Eine neigt zu tollen Streichen, ist sehr streitsüchtig und aufgeregt. Von einer anderen heißt es, sie läßt ihren Bräutigam für sich arbeiten, während sie selbst Romane liest. Die beiden jüngsten Mädchen sind Dienstmädchen in einer Großstadt. Der älteste Bruder ist Maurer. Er hat in der Schule sehr schwach gelernt. Er soll sittlich äußerst verkommen gewesen sein und wurde einmal wegen Sodomie bestraft (hatte sich an Hühnern unsittlich vergangen). In seinem Heimatort ist er als Hitzkopf bekannt. Als er heiratete, hat er den Pfarrer schwer bedroht. Ein anderer Bruder ist Trinker, er vollführte auch mehrfach tolle Streiche. Einmal bekam er wegen Körperverletzung 15 Monate Gefängnis. Er ist bekannt als aufgeregt, streitsüchtig und reizbar.

Josef W. war bis Schulende bei seinen Eltern, hat in der Schule schwach gelernt, ist aber nicht sitzen geblieben. Nach Beendigung der Schulzeit wurde er Dienstknecht. Die erste Strafe bekam er im Alter von 19 Jahren wegen Körperverletzung (14 Tage Gefängnis). Mit 21 Jahren bekam er wegen Hausfriedensbruch 14 Tage Gefängnis und mit 22 Jahren wegen Körperverletzung und Sachbeschädigung eine Gesamtstrafe von $4^{1}/_{2}$ Monaten Gefängnis. Von da an hielt er sich straffrei bis 1921 (11 Jahre lang). 1914 kam er ins Feld, Auszeichnung erhielt er keine. Er wurde zweimal verwundet, einmal verschüttet und ohne Rente entlassen. Bei seinen bisherigen Strafen handelt es sich meist um Wirtschaftsgeschichten oder um Kammerfenstergeschichten (!). Nach dem Krieg wurde er Zimmermann, heiratete 1919 und baute sich nach einigen Jahren ein Häuschen. 1921 wurde er dreimal geringfügig bestraft, und zwar wegen Nichterfüllung der Unterhaltspflicht (14 Tage Haft), wegen unbefugtem Waffenbesitz und wegen jagdpolizeilicher Übertretung (3 Tage Haft). 1922 bekam er wegen Jagdvergehen 3 Wochen Gefängnis und wegen Sittlichkeitsverbrechen 9 Monate Gefängnis. Das Strafregister enthält insgesamt 11 Einträge. Die letzte Strafe bekam er im Alter von 35 Jahren wegen Notzucht (3 Jahre Zuchthaus). Er hatte sich an einem jungen knapp 14 Jahre alten Mädchen vergriffen, obwohl er damals mit Lues behaftet war. Die Sache kam erst dadurch auf, daß das Mädchen in die Hoffnung kam. Anscheinend handelte es sich um ein regelmäßiges Verhältnis. Proband selbst hatte 1923 eine Lues acquiriert und auch seine Frau angesteckt. Seine Frau soll sehr ordentlich und gutmütig gewesen sein. Den Fehlern ihres Mannes gegenüber war sie sehr nachsichtig. Im Strafvollzug verhielt er sich weinerlich. Die Strafe drückte ihn sehr. Er gab selbst an, geschlechtlich sehr erregbar zu sein. Seinem ganzen Wesen nach ist er „ausgesprochen cyclothym". Die Familie des Probanden (5 Kinder) bezieht Unterstützung aus den Mitteln der öffentlichen Fürsorge. Proband hat außerdem noch ein illegales Kind. Seine Frau hat 2 illegale Kinder.

Zusammenfassung. Abnorme Persönlichkeit mit engen Beziehungen zu den hyperthymisch-haltlosen Psychopathen. Trinker, es bestehen auch Beziehungen zu den

Explosiblen und zu den Gemütlosen. *Soziologisch.* Tätlichkeitsverbrecher, Sittlichkeitsverbrecher. *Umwelt.* Ungünstige Welteinflüsse im Kindesalter. Proband sah von Kindheit an, wie man sich durch Wild- und Fischfrevel ohne Arbeit durchbringt. Ferner ist er in einem sittlich gelockerten Milieu aufgewachsen. *Somatisch.* Leptosom, Andeutung von Pelzmützenhaar. *Katamnese.* 1931 bekam er neuerdings eine Zuchthausstrafe wegen Sittlichkeitsverbrechen. Er hat sich an seiner 9jährigen Tochter vergangen.

R. 98, Anton K., legal geboren 1890. ledig, Metzger und Maurer. Geboren am Land.

Sein Vater war Gastwirt, 23 Jahre lang Bürgermeister im Geburtsort des Probanden. Er soll sehr gutmütig gewesen sein, aber reizbar und dann sehr jähzornig, bei heiterer Grundstimmung. Er trank viel und verursachte dadurch viel Familienzwistigkeiten. In seinen späteren Jahren arbeitete er als Taglöhner in einer Großstadt. Wahrscheinlich ist er wirtschaftlich mehr und mehr heruntergekommen. Vorbestraft ist er im ganzen sechsmal und zwar wegen Unterschlagung, Körperverletzung, Anstiftung zum Hausfriedensbruch und Meineid (2 Jahre Zuchthaus). Wegen Körperverletzung ist er zweimal bestraft, und zwar einmal mit 6 Monaten Gefängnis. Einmal hat er sich in selbstmörderischer Absicht durch einen Schuß schwer verletzt (hyperthymisch-explosible und willenlose abnorme Persönlichkeit). Er starb mit 54 Jahren an Magenkrebs. 9 Geschwister des Vaters sind klein gestorben; eine Schwester war verheiratet und hatte einen Sohn. Dieser erkrankte mit 40 Jahren an einer Grippe und zeigte im Anschluß daran eine Veränderung seines Wesens. Er sang und sprach unaufhörlich vor sich hin, war dabei heiter, verkannte seine Umgebung, mußte schließlich in die Irrenanstalt gebracht werden. Bis dahin war er in Gesellschaft sehr beliebt gewesen, besonders durch seine Komikerwitze, die er auch zu Beginn seiner Krankheit noch machte. Nach einigen Wochen bot er in der Irrenanstalt ein katatones Bild, lag stundenlang unbeweglich mit weit aufgerissenen Augen, führte Gespräche mit dem lieben Gott, hörte eine arme Seele reden u. dgl. Mitunter witzelte er stereotyp. Der katatone Zustand dauerte etwa 4 Wochen, von da an wechselte sein Verhalten zwischen Euphorie und Weinerlichkeit. In der psychiatrischen Klinik wurde die Diagnose Dementia praecox gestellt. Er wurde in eine Pflegeanstalt gebracht und dort nach einigen Monaten gegen ärztlichen Rat von den Angehörigen abgeholt. Sein Verhalten war zeitweise mutazistisch, er halluzinierte lebhaft, stand mit verschiedenen Stellen in telephonischer Verbindung, bekam Befehle für sein Verhalten, hielt seine Frau für eine Baronin usw. In den letzten Wochen war er etwas freier. Das weitere Schicksal nach seiner Entlassung ist nicht bekannt.

Die Mutter hatte in der Schule schlecht gelernt, konnte zwar lesen, aber nicht schreiben, war lebhaft, nervös, sehr schnell aufgeregt, durfte nicht gereizt werden. Wegen Kleinigkeiten geriet sie oft in große Erregung. Sie soll wegen heftiger Kopfschmerzen jahrelang Morphinistin gewesen sein. Sie war sehr religiös und sprach mit den Leuten wenig oder nichts. 2 Schwestern ihrer Mutter sollen geisteskrank gewesen sein. Sie waren in Privatpflege bei ihrem Bruder. Eine Schwester der Mutter des Probanden endete durch Selbstmord.

Geschwister. Ein älterer Bruder des Probanden ist wegen Vergehen des Schleichhandels und Steuerzuwiderhandlung geringfügig vorbestraft (Bagatellstrafen). Einmal soll er wegen Körperverletzung geringfügig bestraft worden sein (im Strafregisterauszug keine Einträge mehr). Mit 27 Jahren wurde er in eine Psychiatrische Klinik eingewiesen. Er war verwirrt, gestikulierte ununterbrochen lebhaft, schuhplattelte, machte turnerische Bewegungen, Radschlagen u. dgl. und sprach ununterbrochen laut und schreiend. Es ergab sich, daß er früher nie an besonderen Stimmungsschwankungen gelitten hatte, sondern immer gleichmäßig heiter und vergnügt war. Im Sommer arbeitete er als Maurer, im Winter verdiente er sich durch Schuhplatteln und Musikmachen sein Geld. Er hat niemals viel getrunken. Vor seiner Einlieferung befand er sich einige Monate lang wegen einer Körperverletzung in Untersuchungshaft. Es erfolgte keine Verurteilung. Seit seiner Entlassung war er verändert, zeigte einen großen Unternehmungsgeist, während er früher nichts derartiges geboten hat. Er arbeitete nicht mehr als Maurer, bildete sich eine Kapelle, kaufte seiner Frau eine Baßgeige, besuchte eine Weltausstellung u. dgl. Produzierte eine Reihe von Größenideen, stellte teilweise ganz unsinnige Behauptungen auf. Schließlich ging er überall hin, von wo er hörte, daß ein Haus zu verkaufen sei und erklärte, er werde alle die Häuser kaufen. Diese Häuser wolle er alle in Wirtshäuser umwandeln. Schließlich mußte er in die Klinik eingeliefert werden. Dort war sein Verhalten ideenflüchtig, er war zeitlich und örtlich nicht orientiert, ließ sich nicht fixieren, äußerte Größenideen, hielt sich für ein großes Genie, für den reichsten Mann usw. Er wurde in eine Pflegeanstalt überführt; dort entließ man ihn anscheinend nach einigen Monaten entgegen dem ärztlichen Rat. Daheim hielt er sich von den Menschen fern, fühlte selbst, noch nicht ganz richtig zu sein, nahm aber nach einigen Wochen seine Arbeit wieder auf. Erst nach einem halben Jahre fühlte er sich wieder völlig gesund. Seither ist er wieder wie früher, immer in heiterer Stimmung. Er musiziert in seiner Gastwirtschaft, arbeitet als Maurer usw. Auffallend ist, daß er immer sehr viel redet und dabei, wie ein Beobachter bemerkt, auch Andeutungen von Ideenflucht zeigt. Der einzige Sohn dieses Bruders des Probanden erschoß sich im Alter von 17 Jahren mit dem Jagdgewehr; angeblich weil ihn sein Vater gründlich „versalzen" hatte. Eine Schwester des Probanden ist unauffällig. Ihr ältester Sohn endete mit 17 Jahren durch Suicid (Sprung von einer Brücke angeblich aus unglücklicher Liebe).

Drei Brüder des Probanden sind im Feld gefallen; ein Bruder und eine Schwester begingen Selbstmord (durch Sprung von einer Brücke). Diese Angaben ließen sich nicht mehr nachprüfen.

Anton K. hat in der Schule schlecht gelernt. Er war schon als Kind lügnerisch. Er lernte Metzgerei und Maurerei. Seine erste Strafe erhielt er mit 18 Jahren wegen Teilnahme an einem Vergehen wider die öffentliche Ordnung (1 Woche Gefängnis). Mit 20 Jahren wurde er wegen Körperverletzung mit 5 Wochen Gefängnis bestraft. Mit 24 Jahren wegen gefährlicher Körperverletzung (6 Wochen Gefängnis) und wegen Widerstand (10 Tage Gefängnis). Mit 20 Jahren hatte er durch einen Messerstich das linke Auge eingebüßt. Das Strafregister weist bisher 50 Einträge auf. Es handelt sich dabei so gut wie ausschließlich um Betrügereien, Hochstapeleien und Zechprellereien. Außerdem wurde in 17 Fällen das Verfahren nach § 51 eingestellt. Er lebte immer nur kurze Zeit in Freiheit.

Siebenmal wurde er in einer psychiatrischen Klinik beobachtet und vielfach begutachtet. Bis zu seinem 30. Jahr hat er verhältnismäßig geringe Strafen erhalten; meist vor mehreren Wochen, höchstens mehreren Monaten Gefängnis. Mit 31 Jahren bekam er zum erstenmal 2 Jahre und 9 Monate Gefängnis. Mit 36 Jahren erhielt er 2 Jahre und 6 Monate Gefängnis (Urkundenfälschung und Betrügereien). Damals kam er zum erstenmal in die psychiatrische Klinik; dort wurde auch die Diagnose Manie oder „manisch-depressives Irresein" gestellt. Eine vollentwickelte Manie oder Melancholie wurde indessen niemals beobachtet, wie aus den Krankengeschichten hervorgeht. Sein Verhalten war nicht immer ganz gleich. Bei den früheren Einlieferungen standen die Erregungszustände im Vordergrund. Meist bot er etwa folgendes Bild (einem psychiatrischen Gutachten entnommen): Er begrüßt den Arzt in kordialer, etwas plump-vertraulicher Weise mit einem großen Wortschwall. Redet sehr lebhaft, ergeht sich in schmeichlerischen Äußerungen, bedient sich einer sehr gewandten Ausdrucksweise mit reichlichen Ausdrucksbewegungen. Er bleibt nicht ruhig sitzen, sondern steht wiederholt auf, dreht sich hin und her, versucht alles was er sagt, durch plastische Gesten zu unterstützen. Seine Stimmung ist während des Aufenthaltes in der Klinik meist gehoben, er neigt zu Scherzen, ist in seiner Ausdrucksweise wenig wählerisch und geräuschvoll. Gedanklich ist er beweglich und schlagfertig. Bei raschem Wechsel in der Unterhaltung folgt er prompt und gewandt. Das Reden macht ihm offensichtlich Freude, dabei bevorzugt er ausgemacht leichte Gesprächsstoffe, bei ernsteren Themen sucht er auszuweichen. Bei gegebener Gelegenheit kommen ihm Tränen in die Augen, allein er kann solche Stimmungen rasch wieder abschütteln. Intellektuell sind keine Ausfälle feststellbar. Im Laufe der Beobachtung läßt sich eine erhebliche Zunahme an Gewicht feststellen. Er selbst ist geneigt, daraus zu schließen, daß er vorher, d. h. zur Zeit der Straftat, sich in einem krankhaften Zustand befunden haben müsse. Stärkere Stimmungsschwankungen hat er nicht. In der Beurteilung wird hervorgehoben das lebhafte Temperament, die gelegentliche Streitsucht, die gedankliche Oberflächlichkeit und die unbesorgte, heitere Grundstimmung. Er ähnle sehr „hypomanischen Psychopathen", unterscheide sich aber von diesen durch die fehlende Wärme und Weichheit. Immerhin seien offenbar nähere Beziehungen zum manisch-depressiven Formenkreis gegeben. Endogene Krankheitsphasen (Manie, Depression) werden nicht als erwiesen erachtet.

Im Strafvollzug neigte er dazu, längere Schriftsätze zu verfassen, querulierte auch vielfach wegen der Kost, gab mehrfach an, Stimmen zu hören. Eine Reihe von körperlichen Beschwerden wurden als hysterische Symptome gedeutet. Bezeichnend ist, daß er von sich selber sagt: „Wenn ich kein Roß im Stall hab, bin ich nicht gesund, ohne Rösser kann ich nicht hausen." Bei seiner Schwester, bei der er wohnt, sei er eigentlich ganz gut aufgehoben, er habe keine wirtschaftliche Not, weil ein Bruder für seine Pflege und auch für seine Kleidung sorge. Aber es treibe ihn immer weg, es sei wie ein Trieb, der über ihn komme. Nähere Erkundigungen ergaben, daß es meist äußere Dinge waren, die ihn zum Weglaufen veranlaßten, z. B. wenn ihm die Schwester Vorwürfe machte. Oft lieh er sich Geld, ohne es nötig zu haben, bei seinen Zechprellereien habe er vielfach die Absicht gehabt, später zu zahlen. Er werde durch gegebene Gelegenheiten gewissermaßen gefangengenommen und steigere sich namentlich bei geschäftlichen Vorhaben immer weiter hinein, so daß es schließlich zu Betrügereien komme. Aus seinen Straftaten geht die Absicht hervor, durch allerlei falsche Vorspiegelungen und Unterdrückung wahrer Tatsachen fremdes Vermögen sich rechtswidrig anzueignen. In dem Gutachten wird sein grenzenloser Egoismus und das Bestreben, seine Persönlichkeit überall in den Vordergrund zu rücken, immer wieder hervorgehoben. Für das Unrecht seines Verhaltens hat er geringes oder gar kein Empfinden, ,,ich habe halt einem ein paar mit dem Prügel hinaufgehauen", oder ,,ich wollte es erst später wieder zurückzahlen". Mit solchen Redensarten sind die Angelegenheiten für ihn erledigt.

Die erste Einlieferung des Probanden in die psychiatrische Klinik und die einzige psychiatrische Internierung seines Bruders erfolgten im Anschluß an eine längere Haft. Es ist möglich, daß es sich hier nicht um rein äußerliche Ähnlichkeiten handelt. Bemerkenswert ist, daß auch die Psychose des Vetters gewissermaßen reaktiv auftritt (nach Grippe).

Zusammenfassung. Hyperthymisch-willenloser Psychopath mit Beziehungen zum manisch-depressiven Formenkreis, dabei aber kalt und gemütlos. ,,Chronische Hypomanie." *Umwelt.* Siehe Eltern. *Somatisch.* Vorwiegend pyknischer Körperbautypus. *Soziologisch.* Betrüger und Hochstapler.

Nur die typischen, allgemein gültigen Befunde, die in diesen Beispielen zum Ausdruck kommen, sollen besprochen werden. Im Hinblick auf den Gegensatz zwischen den beiden Vergleichsgruppen ist zu sagen, daß die Hyperthymie in den Einmaligensippen durchwegs mit irgendeiner Begabung gekoppelt ist, so z. B. im Fall E. 28 mit einer ausgesprochen rednerischen Begabung. Viele Mitglieder dieser Sippe haben sich als Vereinsredner und bei Theateraufführungen hervorgetan, einer spielte sogar im parlamentarischen Leben als schlagfertiger Redner eine gewisse Rolle und war zuletzt Bürgermeister einer mittelgroßen Stadt. Dieser Befund ist insofern charakteristisch, als man in den Sippen der Hyperthymiker unter den Einmaligen ausnahmslos bescheidene, aber immerhin ausgesprochene Begabungen feststellen kann. So z. B. in dem eingangs wiedergegebenen Fall E. 23 kaufmännische, organisatorische und künstlerische Begabungen.

In den Sippen der Rückfälligen fehlen derartige Begabungen, oder sie sind nur in bescheidenem Ausmaß vorhanden und entwickeln sich aus inneren Ursachen nicht zu entsprechenden Fertigkeiten. Dagegen ist die Hyperthymie in den Sippen der Rückfälligen durchwegs mit seelischen Abnormitäten gekoppelt, insbesondere mit solchen der Gefühls- und Willenssphäre.

Am häufigsten ist das Zusammenvorkommen mit angeborener Gefühlsarmut, mit abnormer Willensbestimmtheit, mit leichten bis mittelschweren Schwachsinnsformen und mit Alkoholismus.

Auf der Häufung von Gefühlsabnormitäten im Sinne einer angeborenen Gefühlsarmut in den Rückfälligensippen beruht es, daß man bei näherer Betrachtung der heiteren Grundstimmung und des sanguinischen Temperaments bei ihnen, im Gegensatz zu den Einmaligensippen, in der Regel eine gewisse Wärme vermißt.

Die Heiterkeit ist ebenso echt, ebenso natürlicher und unmittelbarer Ausdruck des Wesens dieser Menschen, aber sie ermangelt der Wärme und der Weichheit der sich in ihr mitteilenden Gefühle. Durch die Heiterkeit hindurch empfindet man eine mehr oder weniger stark ausgesprochene Kälte und Härte, die in den Handlungen unter anderem in Form einer gewissen Derbheit zum Ausdruck kommt (man vergleiche die Onkeln und Tanten von R 23, den Vater von R 181).

Hinsichtlich der abnormen Willensbestimmbarkeit ergeben sich dieselben Unterschiede. Die Mehrzahl der Hyperthymiker aus den Rückfälligensippen zeichnen sich aus durch ein Fehlen an Willensbegabungen, insbesondere an Willenszähigkeit. Diese und andere Gegensätze werden in den folgenden Abschnitten eingehender behandelt. Versucht man sie auf einen gemeinsamen Nenner zurückzuführen, so kann man sagen, daß sich in den Rückfälligensippen bei den Ausgangsfällen und bei den Verwandten eine allgemeine seelische Auflockerung feststellen läßt, womit die Voraussetzungen gegeben sind für Selbsttäuschungen aller Art und für schwere Anpassungsmängel. Wenn somit in diesem Abschnitt die heitere Grundstimmung und das Temperament eindimensional auf ihre Verbreitung in den Vergleichsgruppen (Gegenüberstellung Einmaliger und Rückfälliger) und auf ihren Erbgang (Vergleich der Sippenmitglieder untereinander und mit den Angehörigen anderer, nichthyperthymischer Ausgangsfälle) untersucht werden, so ist nicht zu vergessen, daß erst die Kenntnis von der Verteilung der in den folgenden Abschnitten zu besprechenden Charakterabnormitäten auf die gleichen Personen die Synthese zu einem Gesamtbild ermöglicht, das allein die Zusammenhänge zwischen Kriminalität und Charakter deutlich erkennen läßt.

Die Frage nach der erblichen Bedingtheit der hyperthymischen Wesensart zerfällt in zwei Unterfragen. Die eine betrifft die Grundstimmung, die andere das sanguinische Temperament und die ihm anhaftende Betriebsamkeit.

Die Grundstimmung [1] ist unter allen Gefühlsanlagen eine der beständigsten, ihr Verhalten in der Zeit, das ist mit zunehmendem Alter, weist keine nennenswerten Veränderungen auf. An der Grundstimmung lassen sich zwei Seiten, wenn man will zwei Merkmale, ins Auge fassen. Das eine betrifft jenes wellenförmige Kommen und Gehen von Schwankungen, die jeder Grundstimmung selbst eigen sind und ihren von Fall zu Fall charakteristischen Rhythmus darstellen. Es entspricht der durchschnittlichen Wellenhöhe dieser Schwankungen. Das zweite betrifft die Art der vorhandenen habituellen Stimmungslage, abgesehen von den ihr innewohnenden Schwankungen und entspricht der durchschnittlichen Höhe dieser Stimmungslage über oder unter dem Durchschnitt.

Über das erste Merkmal, die angeborene Neigung zu Stimmungsschwankungen, ist zu sagen, daß außergewöhnliche Schwankungen, die ihrem Träger oder der Umgebung auffallen, in den Sippen der Einmaligen sowohl als in den Sippen der Rückfälligen nur selten vorkommen. Derartige außergewöhnliche Stimmungsschwankungen lassen sich grob genommen durch ihre Intensität von den allgemein verbreiteten normalen Stimmungsschwankungen unterscheiden, sie sind jedoch, sofern sie dem manisch-depressiven Formenkreis zugehören, gegenüber den letztgenannten zweifellos als psychologisch anders

---

[1] Die heitere Grundstimmung gehört zur Artung des Charakters im Sinne von KLAGES, nicht zum Gefüge, wie beispielsweise A. HOMBURGER meinte (s. S. 255). Zu solcher Auffassung verleitet leicht der enge Zusammenhang zwischen Grundstimmung und Temperamentsform.

strukturiert und durch andersartige Lebensvorgänge bedingt aufzufassen[1]. Auch depressive Verstimmungen fehlen so gut wie vollkommen, sind jedoch immerhin in den Sippen der Einmaligen etwas häufiger. Derartige konstitutionelle Verstimmungen finden sich in ganz vereinzelten Sippen von Einmaligen. Bei Rückfälligen oder ihren allernächsten Verwandten, die Hyperthymiker sind, waren abnorme Stimmungsschwankungen nur in 3 Fällen zu beobachten, davon zweimal in erbbiologischem Zusammenhang mit manisch-depressivem Irresein, nämlich in den Sippen R. 56 und R. 98, einmal ohne solchen Zusammenhang (R. 49). Im oben wiedergegebenen Fall R. 98 liegt eine chronische Hypomanie vor, der eine Bruder dieses Ausgangsfalles ist der einzige sichere Fall von manisch-depressivem Irresein unter den Geschwistern. In allen übrigen Fällen besteht bei den Hyperthymikern unter den Rückfälligen kein erbbiologischer Zusammenhang mit manisch-depressivem Irresein[2].

Dieser Befund ist bemerkenswert im Hinblick auf die Ergebnisse von REISS (1), der unter seinen Fällen hypomanischer Veranlagung keinen einzigen gefunden hat, der nicht vorübergehend depressive Zeiten gehabt hätte. Nachdem REISS bei seinen Untersuchungen von ausgesprochenen Psychosen ausgegangen ist, stimmen seine Befunde mit den unsrigen gut überein.

In den Sippen der hyperthymischen Psychopathen gewinnt man nämlich den Eindruck, daß die heitere Grundstimmung eines Hyperthymikers und die einer ausgesprochenen hypomanischen Persönlichkeit aus einem manisch-depressiven Erbkreis sich erscheinungsmäßig wohl weitgehend gleichen, biologisch aber dennoch nicht dasselbe sind. Wenn REISS zu dem Ergebnis gelangte, daß zwischen typischen Fällen der konstitutionellen Depression und den echten zirkulären Erkrankungen so schwerwiegende Unterschiede bestehen, daß man beiden Formen selbst dann eine völlig gesonderte Stellung einräumen müßte, wenn man sie tatsächlich zu einer großen Gruppe vereinigt, so ergibt sich dasselbe hinsichtlich der Hyperthymie. Die überwiegende Mehrzahl sowohl der ausgeglichenen Hyperthymiker in den Sippen der Einmaligen als der unausgeglichenen Hyperthymiker in den Sippen der Rückfälligen weist keinerlei Beziehungen auf zum manisch-depressiven Formenkreis. Wenn man in den Sippen dieser Hyperthymiker auf die heitere Grundstimmung achtet, so kann man feststellen, daß nennenswerte oder gar abnorme Stimmungsschwankungen weder bei den Merkmalsträgern selbst vorkommen noch bei solchen Verwandten, bei denen die heitere Grundstimmung weniger ausgesprochen ist oder fehlt.

Man kann somit sagen, daß die Sippen R. 56 und R. 98 den Sippen der eigentlichen Hyperthymiker nicht gleichzusetzen sind, sondern erbbiologisch

---

[1] Es gibt auch eine angeborene Neigung zu abnormen Stimmungsschwankungen, die nichts mit dem manisch-depressiven Formenkreis zu tun hat, nämlich eine Stimmungslabilität, die ausgezeichnet ist durch unerwartet auftretende depressive Verstimmungen von mehr mürrischer und gereizter Art. Solche stimmungslabile Psychopathen im Sinne von K. SCHNEIDER kommen im vorliegenden Material (bei den E. und bei den R.) nur ganz vereinzelt vor. Wir gehen deshalb auf diese Gruppe hier nicht näher ein (vergleiche den Abschnitt über das Problem des epileptoiden Charakters). Hier sind nur cyclothyme Stimmungsschwankungen gemeint bzw. echte Depressionen mit den Zeichen vitaler Traurigkeit.

[2] Beziehungen zum manisch-depressiven Formenkreis sind außerdem wahrscheinlich im Fall R. 176, durchaus fraglich im Fall R. 36.

andersartig sind. Diese Befunde stimmen überein mit den Ergebnissen von LUXENBURGER (4), wonach die manisch-depressiven Psychosen nicht Vergrößerungen und Zuspitzungen psychopathischer Erscheinungen und normaler Stimmungsschwankungen sind, sondern etwas biologisch Anderes.

Was das Verhalten der heiteren Grundstimmung im Erbgang betrifft, so konnte ich unter den hyperthymischen Psychopathen keinen einzigen feststellen, in dessen engerer Verwandtschaft sich ausgesprochen heitere Grundstimmung nicht in mehreren Fällen nachweisen ließ. Dasselbe gilt von den nichtpsychopathischen Hyperthymikern unter den Einmaligen. Die Tatsache der familiären Häufung, der Grad der Ausprägung des Merkmals und das typische Zusammenvorkommen mit anderen, gleichfalls familiär gehäuften Charaktermerkmalen führt bei der kritischen Abwägung innerhalb der Sippe und im Vergleich mit anderen Sippen regelmäßig zu dem Ergebnis, daß es sich um biologisch Gleichwertiges handelt. Es gibt nur ganz wenige Charaktermerkmale, von denen sich das mit der gleichen Bestimmtheit sagen läßt. Dieses Zusammenvorkommen betrifft auch bei den Verwandten der Hyperthymiker vor allem das sanguinische Temperament, ferner auch gewisse Besonderheiten der Körperkonstitution. Die Körperkonstitution entspricht in den Fällen, wo die Hyperthymie mit Gemütswärme und Gefühlsreichtum verbunden ist, in der Regel der des reinen Pyknikers (in Übereinstimmung mit den grundlegenden Ergebnissen KRETSCHMERs). In den Rückfälligensippen hingegen überwiegen athletisch-gedrungene Körperbauformen, daneben kommen auch athletisch-pyknische Mischformen vor.

Auf eine weitere Beobachtung sei hier hingewiesen. Man sieht nämlich in den Sippen der Hyperthymiker einerseits, wie die heitere Grundstimmung bei sonst in verschiedener Hinsicht charakterologisch ungleichen Persönlichkeiten in gleicher Weise wiederkehrt, und zwar so, daß man an biologische Gleichwertigkeit denken muß. Andererseits findet man in jeder Sippe von Hyperthymikern eine Anzahl von Charaktermerkmalen, die mit der heiteren Grundstimmung und dem sanguinischen Temperament regelmäßig zusammen vorkommen. Zu diesen Eigenschaften gehören vor allem ein je und je bestimmtes Maß angeborener Gefühlskälte oder Gefühlswärme, von Streitsucht und Explosibilität, von Willenszähigkeit, Auffassungsvermögen und anderen Fähigkeiten. Dabei ist es nicht so, daß es sich einfach um zufällige Kombinationen handelt, sondern es ist jeweils ein bestimmtes Zusammenvorkommen von Eigenschaften, welches einer Sippe einen besonderen Charakter verleiht, der darin zum Ausdruck kommt, daß das Vorliegen der einen Eigenschaft im engeren Verwandtenkreis mit dem Vorhandensein einer bestimmten anderen Charaktereigenschaft verbunden ist, das Nichtvorhandensein in der ersteren dagegen mit ihrem Fehlen.

Dieses Zusammenvorkommen von Charaktereigenschaften geht auch aus den wiedergegebenen Beispielen deutlich hervor. In der Sippe R. 23 sind es Derbheit, Stumpfheit, Gefühlsarmut, bei sanguinischem Temperament und heiterer Grundstimmung und einem bescheidenen Mindestmaß an Auffassungsvermögen und intelektueller Begabung (Schwachsinn mittleren Grades). In der Sippe E. 28 sind es natürliche Wärme und Gefühlsreichtum bei sanguinischem Temperament und heiterer Grundstimmung, raschem Auffassungsvermögen, guter intellektueller Begabung, rednerischem Talent und Schlagfertigkeit. In Sippe R. 181 von abnormer Willensbestimmbarkeit bei den gleichen Temperamentseigenschaften. Im einzelnen läßt sich nun zeigen, daß etwa Streitsucht und Gefühlsarmut in der einen Sippe gerade bei den Hyperthymikern viel stärker ausgeprägt sind als bei den nichthyperthymischen Verwandten, in der anderen Sippe das rednerische Talent und die Schlagfertigkeit nur bei den ausgesprochen heiteren und sanguinischen Mitgliedern der Sippe vorkommen, bei den anderen dagegen nicht[1].

Die Frage, ob es sich hier um Merkmalskoppelungen handelt, wie sie die exakte Erblichkeitsforschung aus Untersuchungen an Tieren kennt, oder ob nur die Entfaltung des Merkmals zum erkennbaren Erscheinungsbild, nicht aber seine Anlage, an die Gegenwart bestimmter anderer Merkmalsanlagen gebunden ist, läßt sich allerdings nicht entscheiden. Dennoch ist hier vielleicht ein Seitenblick auf neuere familienanthropologische Beobachtungen gestattet, denen zufolge bei Verwandten der engeren Familie nicht selten drei oder mehr voneinander scheinbar völlig unabhängige Merkmalsgruppen in typischer Weise zusammen vorkommen[2]. Das, was man aus solchen familienanthropologischen Beobachtungen für die Erbcharakterologie entnehmen kann, liegt unmittelbar auf der Hand. Wenn es einerseits ein Zusammenvorkommen von Charaktereigenschaften gibt und auf der anderen Seite von körperlichen Eigenschaften, so ist auch ein Zusammenvorkommen, und zwar ein typisches Zusammenvorkommen, von körperlichen Merkmalen mit Charaktereigenschaften wahrscheinlich.

Was das Zusammenvorkommen von Charaktereigenschaften betrifft, so läßt sich auf Grund meiner Erfahrungen mit Sicherheit sagen, daß es eine *Regel* ist, *die man in jeder Sippe bestätigt findet, wonach Charaktereigenschaften, die man bei mehreren Personen des engeren Verwandtenkreises in gleicher Weise wiederfindet, bei eben denselben Personen mit bestimmten anderen Charaktereigenschaften zusammen auftreten, während sie bei anderen Personen, die jene Eigenschaften nicht aufweisen, fehlen.*

Damit sind die Angaben, die REISS bei seinen Familienerhebungen gemacht wurden, durch persönliche Nachforschungen bestätigt. REISS (2, s. S. 603) wies nämlich darauf hin, daß es sich in den von ihm untersuchten Sippen so zu verhalten scheine, wenn man so allgemeinen Angaben überhaupt Vertrauen schenken dürfe, daß zusammen mit der Art gemütlich zu reagieren meist auch die übrigen persönlichen Eigenschaften in gleicher Weise vererbt zu werden pflegen.

Daß man neben diesem Zusammenvorkommen in jedem Einzelfall auch Verschiedenheiten hinsichtlich anderer Charaktereigenschaften feststellen kann, ist bei der unübersehbaren Zahl dieser Merkmale nicht verwunderlich. Doch handelt es sich in jeder Sippe, und darauf kommt es an, um ein je und je typisches Zusammenvorkommen bestimmter Charaktereigenschaften mit bestimmten anderen Charaktereigenschaften, eine Beobachtung, die mich dazu veranlaßte, den *Begriff des Sippschaftscharakters* aufzustellen, worunter ich ein für eine bestimmte Sippe charakteristisches Zusammenvorkommen von Charaktermerkmalen verstehe in dem Sinn, daß das eine Merkmal bzw. die eine

---

[1] Die Beobachtungen über das Zusammenvorkommen von Charaktereigenschaften stehen in Übereinstimmung mit den Ergebnissen der genetischen Forschung, die gezeigt hat, daß die Gene eine pleiotrope Wirkungsweise entfalten, das heißt, daß sie an dem Zustandekommen einer größeren Anzahl von Eigenschaften beteiligt sind. Eine endgültige Erklärung für das Zusammenvorkommen von Charaktereigenschaften soll mit diesem Hinweis nicht gegeben sein.

[2] Z. B. Ohrform, Fußform und Komplexion.

Merkmalsgruppe nur bei den Personen auftritt, bei denen auch das andere Merkmal oder die andere Merkmalsgruppe vorhanden ist. Die Erforschung dieses Zusammenvorkommens von Charaktereigenschaften steht heute noch ganz im Anfang. Hier liegen noch unerschlossene Möglichkeiten für den Ausbau einer umfassenden Charaktergenealogie.

Dasselbe gilt für die Erforschung des Zusammenvorkommens von Charaktereigenschaften mit körperlichen Merkmalen. Ein solches Zusammenvorkommen beim Hyperthymiker ist allgemein bekannt: Das sanguinische Temperament ist in der Regel verbunden mit einer pyknischen Körperbauform. Was man hieran bisher gar nicht beachtet hat, ist der Umstand, daß diese Körperbauform der des Kindes ähnlich ist und daß ebenso der extreme Sanguiniker in der Flüchtigkeit seines Strebens dem Kinde verwandt ist (KLAGES)[1]. Wichtig ist bei dieser Art von Zusammenhängen, daß man sich nicht begnügt, vom Gesamteindruck auszugehen, ohne sich dabei im einzelnen an anthropologisch genau beschriebene Formmerkmale zu halten. Daß solche Untersuchungen später einmal auch praktische Bedeutung gewinnen können, zeigt sich aus Beobachtungen, die allerdings, weil nicht systematisch durchgeführt, nur vereinzelt dastehen. So konnte ich in 3 Sippen die Beobachtung machen, daß morphologische Ähnlichkeiten der Gesichtsbildung mit charakterologischen Ähnlichkeiten und mit Ähnlichkeiten der sozialen Verhaltungsweise einhergehen, wobei es sich um Merkmale handelte, die bei den übrigen Verwandten des engeren Familienkreises fehlten. In einem dieser Fälle handelte es sich um einen geltungssüchtigen Schwindler, dessen Gesichtszüge in ihrer Formbildung denen des Vaters in mehrfacher Beziehung außergewöhnlich ähnlich waren, während seine Geschwister, von geringfügigen Einzelheiten abgesehen, sich durchaus anders verhielten. Der Vater dieses Schwindlers zeigte nun, als einziger unter den Verwandten des Ausgangsfalles, die gleiche Geltungssucht und eine Reihe anderer Charaktereigenschaften, wie der ihm auch körperlich so ähnliche Proband. Allerdings war er nicht vorbestraft, da nämlich sein Schwiegervater alle seine Schulden beglich. In den beiden anderen Fällen handelt es sich um grundsätzlich gleiche Beobachtungen.

Es wurde erwähnt, daß die heitere Grundstimmung familiär gehäuft vorkommt und nach den Erfahrungen an 77 Familien von Hyperthymikern als ein Charaktermerkmal gelten muß, das auf dem Erbweg übertragen wird. Damit ist jedoch die Untersuchung der erblichen Bedingtheit der hyperthymischen Wesensart noch nicht abgeschlossen, sondern nur der Teil, der zur Artung des Charakters gehört. Das sanguinische Temperament, als zum Charaktergefüge (KLAGES) gehörig, erfordert eine besondere Betrachtung.

Die Auffassung vom Wesen des Temperaments war im Laufe der Zeiten einem mehrfachen Wechsel unterworfen. Indessen setzt sich heute eine ganz bestimmte

---

[1] Es handelt sich somit um eine seelische sowohl als körperliche Entwicklungshemmung im weitesten Sinne des Wortes. Ich habe 1930 im psychiatrischen Verein in Wien an Hand von Lichtbildern, die mir vom anthropologischen Institut (Direktor Prof. Dr. J. WENINGER) zur Verfügung gestellt wurden, zu zeigen versucht, daß die Pykniker als menschliche Domestikationsform aufzufassen sind entsprechend den von E. FISCHER bei Haustieren nachgewiesenen Domestikationsformen, wogegen leptosome und athletische (auch gedrungenathletische) Körperbautypen gleichsam als Wildformen gelten können. Bei dieser Gelegenheit wies ich auch auf die Beziehungen dieser Typen zu den verschiedenen Primärkulturen (Hackbau, höhere Jagd, Viehzucht) hin.

Auffassung mehr und mehr durch, die zurückgeht auf die von KLAGES (3) in Vorlesungen 1905 erstmals entwickelte Temperamentslehre.

Hiernach gehört zum Temperament das individuelle Äußerungsvermögen, das sich ergibt aus der Wechselwirkung zwischen dem individuellen Äußerungsdrang und dem individuellen Äußerungswiderstand, ferner die persönliche Willenserregbarkeit (persönliche Temperamentskonstante). Aus den klinischen und charakterologischen Erfahrungen vieler Jahrzehnte wissen wir, daß diese Eigenschaften innerhalb des individuellen Lebens eine große Beständigkeit aufweisen und von Altersveränderungen nur innerhalb enger Grenzen berührt werden. Die allgemeine Erfahrung, wonach man selbst dem „verknöcherten Greis" den Sanguiniker oder den Phlegmatiker noch deutlich anmerken kann, berechtigt uns dazu, die Kennzeichnung des Temperaments auch verschiedenaltriger Familienangehöriger untereinander zu vergleichen. Nur die allen Kindern eigene Fröhlichkeit und Lebhaftigkeit wird man zu solchen Vergleichen zunächst nicht heranziehen dürfen.

Allen Hyperthymikern ist das Fehlen irgendwie stark ins Gewicht fallender Äußerungswiderstände gemeinsam, ferner die leichte Willenserregbarkeit und das damit verbundene leichte und hemmungslose Streben. Achtet man bei den nichtpsychopathischen Verwandten von Hyperthymikern auf den Grad der Willenserregbarkeit sowie auf das Vorkommen und Ausmaß von individuellen Äußerungswiderständen, so kann man meist schon an dem motorischen Verhalten erkennen, daß auch bei ihnen die Willenserregbarkeit groß, die Äußerungswiderstände dagegen gering sind. Die Art sich zu bewegen, der Gang, besonders aber das Gebärdenspiel beim Begrüßen eines unerwarteten Besuches, weisen in jeder Familie auffallende Übereinstimmungen auf, selbst bei Verwandten, die weit voneinander getrennt leben. Schon am Ausdruck erkennt man, daß diese normalen Verwandten von Hyperthymikern in der Regel temperamentvolle, ungehemmte Sanguiniker sind. Niemals findet man bei ihnen einen Hang zum stillen Basteln, vielmehr muß alles, was sie unternehmen, flott und mit einem gewissen Schwung geschehen. Die ganze Art, wie sie in der Welt stehen, unterscheidet sie grundsätzlich von den Verwandten etwa eines asthenischen oder eines fanatischen Psychopathen. Niemals finden sich Anhaltspunkte dafür, daß Umwelteinflüsse die Temperamentseigenschaften verändert oder gar hervorgerufen hätten, vielmehr zeigt jeder Lebenslauf einer derartigen Persönlichkeit in überzeugender Weise, daß sie, soweit ihr Temperament mit im Spiel ist, ihre Umwelt schon mitgebracht hat, und daß Umwelteinflüsse im späteren Leben, aber auch im Kindesalter, nicht in der Lage sind Temperamentsunterschiede hervorzurufen. Dementsprechend gehen Temperamentsunterschiede in Familien oder Sippen und Verschiedenheiten der Umwelt keineswegs parallel.

Die Einzelbeobachtungen lehren, daß es keinen echten Sanguiniker gibt, in dessen engerer Verwandtschaft sich nicht sanguinisches Temperament mehrfach nachweisen ließe. Dort, wo diese Beobachtung an einer Geschwisterreihe durchbrochen wird, läßt sich regelmäßig feststellen, daß der eine Elternteil kein sanguinisches Temperament besaß. Hieraus und aus der Konstanz des Merkmals im individuellen Leben ergibt sich, daß das sanguinische Temperament durch Erbanlagen übertragen wird. Es gilt somit für dieses Merkmal des Charaktergefüges dasselbe wie für die habituelle heitere Grundstimmung.

Es kommt verhältnismäßig oft vor, daß man Gelegenheit hat, Kinder zu beobachten, die von zwei ausgesprochen hyperthymischen Eltern stammen. In solchen Fällen zeigen, von seltenen Ausnahmen abgesehen, alle Kinder die Merkmale heiterer Grundstimmung und sanguinisches Temperament. In jenen Fällen dagegen, wo nur ein Elternteil hyperthymisch ist, der andere dagegen keine heitere Grundstimmung und keine leichte Willenserregbarkeit aufweist, finden sich unter den Kindern beide Temperamentsformen nebeneinander. Dabei gleichen die Kinder hinsichtlich ihres Temperaments entweder ganz vorwiegend dem Vater, oder ganz vorwiegend der Mutter, ohne daß es möglich wäre ausgesprochene Übergangsformen festzustellen. Auch konnte ich in keinem derartigen Fall bei den Kindern eine Neigung zu abnormen Stimmungsschwankungen feststellen, es sei denn, daß diese Neigung schon bei dem einen Elternteil oder in seiner Familie aufgetreten war. Dafür begegnete ich einigen Fällen, die daran denken ließen, daß bei ihnen gewissermaßen eine Art von Dominanzwechsel von einer mehr hyperthymischen zu einer mehr nichthyperthymischen Charakterbeschaffenheit stattgefunden hat. Doch ergab sich in den Fällen, die sich näher nachprüfen ließen, daß es sich nur um Veränderungen in den Verhaltungsweisen handelt, die man auch sonst, das ist bei anderen Elternkombinationen, mit zunehmendem Alter beobachten kann, ohne dabei von einer echten Charakterveränderung sprechen zu können.

Nach den Erfahrungen an den Familien kann man sagen, daß es nur wenige Charaktereigenschaften gibt, deren erbliche Bedingtheit so einfach nachzuweisen ist, wie die der heiteren Grundstimmung und des sanguinischen Temperaments. Es hängt das wohl einerseits zusammen mit der leichten Feststellbarkeit dieser Merkmale, die es einem ermöglicht schon nach einem kurzen Gespräch oder nach einem ausführlichen Bericht viel häufiger zu einem Urteil zu gelangen als bei anderen Charaktereigenschaften. Es hängt aber auch wohl zusammen mit der großen Durchschlagskraft dieser Eigenschaften, vergleichbar der starken Penetranz gewisser Merkmale, deren Kenntnis wir der exakten Erblichkeitsforschung am Tier verdanken.

Es wird notwendig sein, das Beweismaterial für die erbliche Bedingtheit der Temperamentsform noch erheblich zu vermehren. Die wesentliche Voraussetzung solcher Untersuchungen besteht darin, daß man die Angehörigen der Sippen persönlich kennt, das Persönlichkeitsganze in jedem Fall berücksichtigt und Kontrollen besitzt, die sich auf verläßliche Auskunftspersonen und auf zeitlich zurückreichendes Aktenmaterial stützen können. Es ist sehr zu begrüßen, daß in dieser Richtung schon vor einigen Jahren ein Versuch unternommen wurde in einer umfangreichen und mit großer Gewissenhaftigkeit durchgeführten erbbiologischen Untersuchung über das persönliche Tempo von I. FRISCHEISEN-KÖHLER. Leider erfüllt diese Arbeit die eben erwähnte Grundvoraussetzung nicht, obwohl der Ansatz richtig ist.

Im wesentlichen trifft die Konzeption von W. STERN, von der der Autor ausgeht, wonach das Tempo, als die natürliche Ablaufsgeschwindigkeit des psychischen Lebens überhaupt, dem Individuum als einem Ganzen anhaftet, dasselbe oder annähernd dasselbe wie der Temperamentsbegriff von KLAGES, ohne allerdings an dessen begriffliche Klarheit und Schärfe der Abgrenzung heranzureichen. Die Klopfversuche und Metronomversuche, die zur Feststellung des persönlichen Tempos vorgenommen wurden, betrafen Personen, über deren

Charakterbeschaffenheit und Lebenslauf dem Autor nichts Näheres bekannt war. Dazu kommt, daß der Nachweis der intraindividuellen Konstanz des Klopftempos nicht als erbracht gelten kann. Denn diese intraindividuelle Konstanz wurde nur bei 14 Personen geprüft, die jedoch gerade wegen ihrer wissenschaftlichen Einstellung dem Versuch gegenüber aus psychologischen Gründen als ungeeignetes Versuchsobjekt zu betrachten sind, sie wurde jedoch gar nicht geprüft bei den übrigen 1000 Individuen. Bei allen diesen Fällen wurden nämlich keine zeitlich auseinanderliegenden Versuche angestellt, sondern nur unmittelbar nacheinander die Klopfversuche und die Metronomversuche (s. S. 18)[1].

Die intraindividuelle Konstanz der Vorliebe für ein bestimmtes Klopftempo ist demnach für die Klopfversuche gar nicht erwiesen, wie der Autor annimmt, und es besteht dementsprechend keine Berechtigung das mechanische Klopftempo zum psychischen Tempo in eine starre Beziehung zu setzen, oder gar beide einander gleichzusetzen. Selbst die Voraussetzung, daß durch derartige Klopfversuche überhaupt Psychisches oder sogar jeweils eine bestimmte Merkmalsgruppe erfaßt wurde, bleibt eine bloße Annahme und es sprechen gewichtige Gründe gegen ihre Richtigkeit[2].

Auch die Zwillingsbefunde können nicht als Beweise herangezogen werden, denn eineiige Zwillinge werden sich immer ähnlicher verhalten als zweieiige, selbst dann, wenn die Prüfungsmethode nicht geeignet ist bei verschiedenen Personen die gleiche Seite der Persönlichkeit und damit einander entsprechende Charaktereigenschaften zu erfassen. Nachdem ganz allgemein Verhaltungsweisen bei Familienangehörigen untereinander ähnlicher sind als im Vergleich mit Verhaltungsweisen nicht verwandter Personen, sind auch die Tempountersuchungen an Familien nicht beweisend. Die Feststellung größerer Ähnlichkeit des Verhaltens bei Klopfversuchen innerhalb von Familien ist nicht anders zu deuten als etwa der Befund, daß Kriminalität in Familien gehäuft vorkommt. Es können von Fall zu Fall grundverschiedene Eigenschaften sein, die solche Ähnlichkeit bewirken. Die vom Autor aus den Familienuntersuchungen gezogenen Schlußfolgerungen wären nur dann berechtigt, wenn der Beweis der intraindividuellen Konstanz und der der Eindeutigkeit der Klopfversuche im Hinblick auf das zugrunde liegende seelische Merkmal erbracht wäre.

Schon die Tatsache, daß bei den Klopfversuchen die Aufmerksamkeit auf das Tempo hingelenkt wird, ist eine große Fehlerquelle, *weil die Hinwendung*

---

[1] Wenngleich es zunächst dieser *methodische* Fehler ist, der die Ergebnisse entwertet, so bleibt doch bemerkenswert, daß auch hier eine Äquivokation, nämlich die Gleichsetzung von Klopf*tempo* und psychischem *Tempo*, an dem Zustandekommen des Irrtums wesentlich beteiligt ist. Man vergleiche hierzu die Ausführungen S. 127 u. 128.

[2] ENKE hat gezeigt, daß das Eigentempo bei Pyknikern sowohl bei Klopfversuchen als bei Versuchen am Ergographen wesentlich langsamer ist als bei Athletikern und Leptosomen. Würde man annehmen, daß dieses Eigentempo im Versuch und das Temperament im Sinne von KLAGES (bzw. das psychische Tempo) einander weitgehend entsprechen, so würde dieses Ergebnis besagen, daß die inneren Widerstände bei vorwiegend syntonen Pyknikern größer sind als bei vorwiegend schizothymen Leptosomen. Ein solches Ergebnis steht indessen in Widerspruch zu dem, was wir über diese beiden Typen wissen, wonach das gerade Gegenteil zutrifft. Hieraus folgt aber, daß Eigentempo im Klopfversuch dem Temperament gar nicht entsprechen *kann*. In Wirklichkeit liegen eben die Dinge viel verwickelter, ferner ist zu berücksichtigen, daß es unter syntonen Pyknikern sowohl echte Sanguiniker als echte Phlegmatiker gibt, die sich im Hinblick auf gewisse Temperamentseigenschaften gerade entgegengesetzt verhalten.

des Bewußtseins gerade das stört, was erfaßt werden soll, den Eigenrhythmus, das persönliche Tempo. Die Geschwindigkeit des Klopfens mag in einem Fall das Ergebnis verschiedener Überlegungen sein, im anderen Fall der Ausdruck einer besonderen augenblicklichen Stimmung, jedenfalls überwiegend die Folge von Bewußtseinsvorgängen und somit, wenn überhaupt, so doch kein reiner Ausdruck des Temperaments. Dazu kommt, daß eine Versuchsperson solchen Klopfversuchen vollständig beziehungslos gegenübersteht, es ist ihr im Grunde in der Regel gleichgültig, was für ein Tempo eingehalten wird. Es ist deshalb bedauerlich, daß die vom Autor erwähnten Versuche an natürlichen rhythmischen Vorgängen bei bestimmten Arbeiten nicht weiter verfolgt wurden, denn gerade solche *unbewußt* ablaufende Vorgänge wären geeignet gewesen zum Ziel zu führen, während eine Gleichsetzung oder auch nur eine eindeutige Beziehung zwischen Klopftempo im Versuch und psychischem Tempo im Sinne von W. STERN weder erwiesen noch wahrscheinlich ist.

Fassen wir die eigenen Ergebnisse zusammen, so ist zu sagen, daß die heitere Grundstimmung und das sanguinische Temperament erblich übertragen werden, wobei sich bei den Familienuntersuchungen bei Hyperthymikern insofern ein Unterschied ergibt, als die heitere Grundstimmung auch ohne sanguinisches Temperament auftreten kann, nicht aber umgekehrt das sanguinische Temperament ohne heitere Grundstimmung. Ferner hat sich ergeben, daß die angeborene Neigung zu abnormen Stimmungsschwankungen von diesen beiden Anlagen insofern unabhängig ist, als in der überwiegenden Mehrzahl der Fälle von reinen Hyperthymikern (56 unter 58) solche abnormen Stimmungsschwankungen im Verwandtenkreis nicht nachweisbar sind. Man wird deshalb in Hinkunft bei erbbiologischen Untersuchungen an Personen, die zum zirkulären Formenkreis gehören, scharf trennen müssen zwischen Veranlagung zu heiterer Grundstimmung, sanguinischem Temperament, und Neigung zu abnormen Stimmungsschwankungen, um sowohl bei den kranken als bei den gesunden Verwandten des Ausgangsfalles jede für sich zu verfolgen, ferner wird man abnorme Stimmungsschwankungen bei Manisch-Depressiven und ihren nächsten Verwandten nicht gleichsetzen rein erscheinungsmäßig ähnlichen Stimmungsschwankungen bei gesunden und keine der beiden Arten den Stimmungsschwankungen gewisser Psychopathen. Zusammen mit der Unterscheidung zwischen durchschnittlicher Höhe der Stimmungslage und dem ihr von Fall zu Fall charakteristischen Rhythmus wird man auf Grund einer solchen Betrachtungsweise manches besser erklären können, was bisher vielfach zu Widersprüchen geführt hat. So z. B. den Befund, wonach man bei den Formen der reinen konstitutionellen Depression im Verwandtenkreis keine manische Psychose anzutreffen pflegt, wonach in Fällen, wo auch heitere Grundstimmungen im Verwandtenkreis zu finden sind, Depressionszustände nur bei den depressiv Veranlagten auftreten, während andererseits auch manische sowohl als depressive Phasen bei ein und derselben Persönlichkeit und bei ihren Verwandten festgestellt werden können.

9. Die willenlosen Psychopathen.

Eine abnorme Bestimmbarkeit des Willens als wesentliche Seite der Persönlichkeit, von der ihr Handeln und damit ihre gesamte Lebensführung abhängt, ist bei den Rückfallsverbrechern sehr oft festzustellen, bei Einmaligen nur in vereinzelten Fällen. Und selbst bei diesen ist die Abnormität blaß, nur in Zügen nachweisbar. Dieselbe Persönlichkeit, die unter dem Gesichtswinkel der Willenszähigkeit, das ist der Ausdauer im Festhalten an einmal gefaßten Entschlüssen, als willenloser Psychopath zu betrachten ist, erscheint von einer anderen Seite her gesehen in der Regel sei es als gemütlose, als explosible oder als hyperthymische abnorme Persönlichkeit. Zwar ist die Willenlosigkeit oft das bei weitem am stärksten hervorstechende Merkmal, doch ergibt sich bei näherem Zusehen ausnahmslos, daß auch andere Charakterabnormitäten oder ein gewisser Grad von Schwachsinn vorhanden sind.

Zahlenmäßig stellen sich die Unterschiede zwischen den Vergleichsgruppen folgendermaßen dar: Während unter 166 Einmaligen nur 5 Fälle $(3,0 \pm 1,3\%)$[1], und auch die nur mit Vorbehalt, als willenlose Psychopathen bezeichnet werden können, gilt von den Rückfälligen, daß ohne ihre Abhängigkeit von den Eingebungen des im Nu wieder entschwindenden Augenblicks die Mehrzahl überhaupt nicht kriminell, jedenfalls nicht rückfällig geworden wäre. Wenn man alle jene Fälle als willenlose Psychopathen bezeichnet, bei denen eine abnorme Willensbestimmbarkeit mit Sicherheit anzunehmen ist, so erhält man 111 Willenlose[2] unter 195 Rückfälligen $(57,7 \pm 3,5\%)$, also einen beträchtlich größeren Anteil als bei den Einmaligen. Allein die Bedeutung dieser Ziffern liegt in ihrem Vergleichswert, nicht in ihrem absoluten Wert, denn zwischen den willenlosen Psychopathen und den übrigen Gruppen bestehen überall fließende Übergänge und jede zahlenmäßige Festlegung ist demgemäß mit einer gewissen Willkür behaftet. Auch die restlichen 42% der Rückfälligen zeigen vielfach deutliche Züge von Willenlosigkeit, wenngleich das Merkmal die gesamte Lebensführung nicht ausgesprochen beherrscht, sondern gegenüber anderen Abnormitäten in den Hintergrund tritt.

In den Sippen der Rückfälligen überwiegen die Menschen, die zur Ausführung eines Entschlusses nur ein geringes Maß an Anstrengung benötigen, sich schnell entschließen und selten ins Schwanken kommen, ob sie etwas tun oder unterlassen sollen. Sie werden von innen her zum Handeln getrieben und zwar zum äußeren Handeln und sind insofern geborene Täter. In den Sippen der Einmaligen überwiegen die Menschen, die zur Ausführung eines eigenen Entschlusses ein großes Maß von Anstrengungen benötigen, dabei leicht ins Schwanken kommen und sich deshalb dort wohl befinden, wo sie einem fremden Willen folgen können.

Die abnorme Willensbestimmbarkeit äußert sich in einer auffallenden Labilität der Zielsetzungen, derzufolge beliebige äußere Faktoren in das Zielsystem einbezogen werden. Es fehlt jede gegliederte Abstufung einander über- und untergeordneter Ziele. Hierin gleichen die Willenlosen unter den Rückfallsverbrechern der Gruppe der konfliktfreien jugendlichen Psychopathen, die W. WILLEMSE experimentell abgegrenzt hat. Dieser Autor fand bei den Konfliktfreien, daß Mißerfolge nicht tief und nachhaltig, ja subjektiv kaum mehr als solche erlebt

---

[1] E. 15, 75, 78, 95, 152.
[2] R. 1, 4, 5, 6, 7, 8, 9, 10, 11, 14, 15, 16, 17, 18, 20, 21, 23, 24, 25, 26, 27, 30, 31, 32, 33, 34, 35, 37, 39, 41, 42, 44, 45, 50, 52, 53, 54, 60, 62, 63, 64, 68, 71, 73, 75, 80, 84, 85, 86, 91, 92, 93, 94, 95, 97, 98, 99, 100, 101, 102, 103, 104, 106, 108, 109, 111, 113, 115, 118, 121, 123, 124, 130, 131, 132, 133, 135, 136, 137, 141, 142, 144, 145, 149, 150, 151, 152, 154, 155, 156, 157, 158, 159, 162, 163, 166, 176, 177, 178, 179, 180, 181, 182, 183, 185, 187, 188, 189, 190, 194, 195.

werden, sondern mit der Handlungsphase, in der sie auftreten, „eingeklammert" und so neutralisiert werden. Das Gesamtgeschehen wird durch kurz dauernde Extremziele beherrscht, werden diese nicht erreicht, so erfolgt ein Abgleiten in Nachbargebiete. Ähnlich wie diese Gruppe jugendlicher Psychopathen im Versuch verhalten sich die Willenlosen unter den Rückfallsverbrechern in den alltäglichen Konfliktssituationen des Lebens. Auch sie suchen die Schuld am Mißerfolg in der Umwelt.

Die Frage nach der erblichen Bedingtheit der abnormen Willensbestimmbarkeit ist deshalb nicht leicht zu beantworten, weil die Abnormität niemals in vollkommener Reinheit, ohne Beimengung andersartiger Abnormitäten, vorkommt. Die folgenden Beispiele sind in dieser Beziehung charakteristisch. 2 Rückfallsverbrechern, deren hervorstechendstes Merkmal die abnorme Willensbestimmbarkeit ist, wird hier ein Einmaliger gegenübergestellt, der deutliche Beziehungen zu den willenlosen Psychopathen zeigt.

R. 10, Andreas B., legitim geboren 1885 in einer alten Landstadt, Taglöhner, ledig.

Sein Vater war Taglöhner bei einem Flußbauamt und „mußte" als solcher viel trinken. Wenn er berauscht war, schlief er oft mitten am Feld ein. Er war lustig, gesprächig, sorglos, verträglich und immer gut aufgelegt.

Aus Mißerfolgen, z. B. Entlassung, machte er sich nur wenig, weil er eigentlich nie irgendein besonderes Ziel verfolgte. Er starb im Alter von 54 Jahren an einer Lungenblutung.

Die Brüder des Vaters, von denen zwei noch am Leben sind, zeichnen sich aus durch Stumpfheit und Interesselosigkeit gegenüber allem, was ihnen nicht augenblicklichen Genuß bereiten kann. Einer von ihnen war von Beruf Kutscher. Er hat viel getrunken und hat sich nie um irgend etwas gekümmert, ausgenommen seine Wirtshausfreuden. Ein zweiter, bereits verstorbener, Bruder hat gleichfalls sehr stark getrunken, war dabei ein ruhiger, heiterer und fleißiger Arbeiter. Der dritte Bruder ist äußerst verträglich, gutmütig und lenksam, aber vollständig interesselos.

Die Mutter soll ernst und fleißig sein, ist gestorben, als Andreas B. 10 Jahre alt war (Lungenentzündung). Die Angaben über sie sind spärlich und auch widersprechend. Einerseits heißt es, sie sei mehr für sich gewesen, nur für die Arbeit und sei mit den Leuten gut ausgekommen, andererseits wieder, sie habe auch mit anderen Männern zu tun gehabt, habe viel gestritten und als „Ratschen" gegolten. Über ihre Geschwister ist nichts bekannt. 2 Brüder des Vaters (des Probanden) waren Trinker, aber dabei ruhig und fleißig.

Proband hat *keine Geschwister*. Einer von seinen *Vettern* ist 22mal vorbestraft, vielfach wegen gefährlicher Körperverletzung, sonst meist wegen Bettel, Diebstahl und Hehlerei, mitunter auch wegen Untreue, Widerstand und Beleidigung. Im persönlichen Gespräch fällt auf seine vollständige Gleichgültigkeit gegenüber seinen eigenen Leistungen und Fähigkeiten. Er berichtet, es wäre eine Selbstverständlichkeit, daß er in der Schule immer sehr schlecht gelernt hat, kaum seinen eigenen Namen schreiben konnte. Er lebt offensichtlich in den Tag hinein und empfängt die Anregungen zu seinem Handeln von irgendwelchen einer augenblicklichen Situation entspringenden Einwirkungen. Dieser Mangel an Halt kommt auch in seiner Kriminalität zum Ausdruck. Er entgleist in jeder beliebigen Richtung. Für irgendeine Arbeit auf lange Sicht ist er nicht brauchbar. Deshalb kann er sich auch nicht in einer Stelle halten, sondern verrichtet immer nur Gelegenheitsarbeiten. Als er einmal vor Jahren für 6500 RM. Herren- und Damenstoffe als Kommissionsware übernahm, veräußerte er die Stoffe und verbrauchte den Erlös für sich und den Unterhalt seiner Familie. Es fiel ihm gar nicht ein, die drei ausgestellten Wechsel wieder einzulösen. Als er deshalb wegen Betrug bestraft wurde, faßte er das mehr als ein Schicksal auf, jedenfalls nicht als die Folge eigenen Verschuldens. Bei Wirtshausraufereien ist er besonders brutal. Einmal fiel er mit seinem Sohn über einen Mann her und mißhandelte ihn mit Stühlen und Glasscherben, bis er ganz blutüberströmt war. Ein Bruder dieses Vetters ist nicht vorbestraft. Er hat in der Schule mittelmäßig gelernt und schlug sich später als Bäckerlehrling durch. Mit seinem Bruder gemeinsam hatte er eine große Haltschwäche, die seinen Lebenswandel einem ständigen Sichtreibenlassen gleichen läßt. Doch fehlt es ihm an Temperament und Triebhaftigkeit, er wohnt schon seit Jahren in elenden Verhältnissen in einem Eisenbahnwaggon, ohne daß ihm die Trostlosigkeit seiner Lage zum Bewußtsein kommt. Im persönlichen Gespräch ist er auffallend lenksam, beeindruckbar, man erkennt, daß er nicht fähig ist, sich Ziele zu setzen und an ihnen festzuhalten. Zwei weitere Brüder dieses Vetters sind im Feld gefallen, ein dritter ist an progressiver Paralyse gestorben. Über seine präpsychotische Persönlichkeit ist nur bekannt, daß er, obwohl verheiratet, immer viel Liebschaften hatte. Ein anderer Bruder dieses Vetters ist Hafner von Beruf, der ausgeglichenste von den lebenden Brüdern, freundlich, offen und humorvoll, nur ein wenig willensschwach, was allerdings nur darin zum Ausdruck kommt, daß er wichtigere Entscheidungen seiner Frau überläßt und sich stets ihren Anordnungen fügt.

Ein anderer Vetter, der einer anderen Geschwisterschaft entstammt, ist Wasserbauarbeiter von Beruf, geistig stumpf, infolge starken Alkoholgenusses etwas erregbar, ohne jeden Ehrgeiz in den Tag hineinlebend, jedoch nicht vorbestraft.

Unter den Kindern der Vettern und Basen sind bereits mehrere vorbestraft. Einer, Hilfsarbeiter im Alter von 21 Jahren, ist wegen Hausfriedensbruch, Körperverletzung, Unterschlagung, Diebstahl und Hausierersteuerhinterziehung schon sechsmal vorbestraft (Höchststrafe 6 Monate). Ein anderer, 27 Jahre alt und Hilfsarbeiter, ist wegen Körperverletzung und Bettel viermal vorbestraft. Beide sind kräftig und gesund, leicht beeindruckbar, aber unfähig eigene Mißerfolge als solche zu erkennen oder irgendein Ziel beharrlich zu verfolgen.

Andreas B. war bis zu seinem 13. Jahr im Elternhaus, dann wurde er Hütbube und diente bei den Bauern. Zeitweise hausierte er mit Korbwaren. Wegen Krampfadern kam er nicht zum Militär. Seit seinem 20. Lebensjahr arbeitete er als Taglöhner. Im Alter von 16 Jahren wurde er zum erstenmal bestraft, und zwar wegen Bettel. 2 Jahre später wird er zum erstenmal wegen Diebstahl bestraft. Seither ist er schon 10mal wegen Diebstahl bestraft worden und befand sich längere Zeit in Gefängnissen und Zuchthäusern als in der Freiheit. Nur selten wurde er zwischendurch wegen Bettel, Betrug, Reisen in Horden usw. bestraft. Im allgemeinen war seine Führung gut. Nur manchmal wurde er wegen Raufens mit Mitgefangenen bestraft. Da er einmal im Zuchthaus bei landwirtschaftlichen Arbeiten seinen linken Arm einbüßte — wann? — mußte er die Taglöhnerei aufgeben. Er hausierte von da an mit Korbwaren. Die Strafen trug er im allgemeinen leicht, verhielt sich im Strafvollzug ruhig und war dabei heiter, ja sogar witzig „das andere ist rum gegangen, geht das auch rum". Von Leuten, die ihn gut kennen, wird gesagt, daß er „leichtlebig" ist und schwierigen Wirtschaftslagen gegenüber immer wieder versagt. Seine Stiefmutter versuchte er einmal mit der Hacke zu erschlagen, wie diese selbst unter großer Aufregung erzählt. Sie habe es gerade noch rechtzeitig bemerkt. Er sei arbeitsscheu und sie habe ihn nicht in ihrer Wohnung geduldet.

Zusammenfassung. Abnorme Persönlichkeit, heiter-stumpf, den hyperthymisch willenlosen Psychopathen nahestehend. Beziehungen bestehen wohl auch zu den Gemütlosen. *Umwelt.* Der Vater war Trinker, schwere Schädigungen im Kindesalter lassen sich jedoch weder nachweisen, noch mit Sicherheit ausschließen. Der Verlust eines Armes erfolgte erst, nachdem er seine kriminelle Laufbahn schon begonnen hatte. *Somatisch.* Kräftiger Körperbau, muskulös. *Soziologisch.* Rückfallsdieb.

R. 189, Karl W., legal geboren 1871 in einer Großstadt, verheiratet, Monteur, Werkführer.

Sein Vater war Lokomotivführer, ein rauher freundlicher Mann, streng, ruhig, unauffällig. Nach einem Zugzusammenstoß soll er einen Schlaganfall erlitten haben und starb bald darauf (45 Jahre alt). Ein Bruder von ihm war ein starker Trinker, brachte das ganze Geld durch, war sehr launenhaft, litt angeblich an Verfolgungswahn.

Die Mutter war eine ruhige, gute und unauffällige Frau. Sie starb mit 50 Jahren an einem Unterleibsleiden.

Geschwister. Ein jüngerer Bruder des Probanden ist im Feld gefallen. Er war Schlossergehilfe, eine ruhige und heitere Natur. Ein anderer Bruder ist in der Industrie angestellt; er ist ein ruhiger „Gemütsmensch". Eine jüngere Schwester starb mit 37 Jahren an Lungenleiden. Der Sohn eines Bruders des Probanden wurde 1919 von einem Militärgericht wegen Unterschlagung zu 9 Monaten Gefängnis verurteilt. Alle Geschwister gelten als gutmütig.

Karl W. wurde bei seinen Eltern erzogen bis zu seinem 17. Lebensjahr. Über die Jugend ist nichts Näheres bekannt. Angeblich wollte ihn der Vater Geistlicher werden lassen und ließ ihm 2 Jahre Gymnasium und 1 Jahr „Technikum" absolvieren. Er selbst wollte jedoch Schlosser werden und wurde mit 17 Jahren auch wirklich Schlossergeselle. 1 Jahr soll er ein Technikum besucht haben. Er diente dann von seinem 20. bis zu seinem 23. Lebensjahr beim Militär. Angeblich gute Führung. Nach der Militärzeit war er zeitweise auf Wanderschaft, zeitweise als Monteur tätig, bis er im Alter von 25 Jahren heiratete. Er selbst gab an vor dem Tode seiner Frau (1923) nie bestraft worden zu sein. Aus der Strafliste geht jedoch hervor, daß er schon seit 1902 vielfach wegen Bettel, Hausfriedensbruch, Beleidigung, Widerstand, Meuterei, Betrug und Rückfallsdiebstahl bestraft worden ist. Einmal war er bei einer Streikbewegung aktiv beteiligt (Widerstand), einmal stahl er auf offener Straße ein Fahrrad um seine Reise fortzusetzen und sich Arbeit zu suchen usw. Seine Taten vollführte er meist ganz unüberlegt. Einmal, auf Wanderschaft, wurde ihm von der Polizei in einem Wirtshaus ein Nachtquartier angewiesen. Er hatte einige Glas Bier getrunken und ging dann, wie er meint, um weitertrinken zu können, abends noch etwas spazieren. Auf der Straße waren viele Passanten, deshalb ging er um Wasser abzuschlagen in einen Hof, dessen Tor geöffnet stand. Dort bemerkte er neben sich einen Kasten mit Drahtgeflecht, in dem etwas raschelte. Er öffnete den Holzflügel, da kam ein gelbes Kaninchen heraus, er nahm es auf den Arm und streichelte es. Sofort kam ihm der Gedanke das Tier mitzunehmen und zum Ausgleich seiner Zeche herzugeben; was er dann auch tat. Er wurde dabei festgenommen und bekam 2 Monate Gefängnis wegen „Notdiebstahl".

Nicht selten verübte er seine Diebstähle in angetrunkenem Zustand. Einmal war er bei einem Schmiedemeister in Stellung und verbrachte den Abend in verschiedenen Kneipen. Schließlich landete er in seiner Trunkenheit in einer Gartenlaube und verbrachte dort die Nacht. Beim Erwachen bemerkte er vor sich ein Gefäß mit Strümpfen, daneben einen Korb auf einem Handwagen. Da er gerade Bedarf an Strümpfen hatte, legte er sie in den Korb und fuhr mit dem Handwagen davon. Hinter dem Stall des Meisters fiel er mit dem Handwagen auf und wurde sofort angezeigt. Wie seine Diebstähle meistens aus der Situation herauswachsen, in der er sich gerade befindet, zeigt folgendes: Er hatte eine Wohnung gemietet; als die Frau eines Tages nach Hause kam, fand sie Karl W. in ihrer Wohnung eingezogen vor, obwohl sie die Wohnung verschlossen hatte und der Miettermin noch gar nicht gekommen war. Er erklärte ihr, er habe sich selbst aufgemacht, denn er sei Schlosser und er könne überall herein. Er wohnte dann einige Tage bei ihr, benützte aber in den nächsten Tagen abermals seine Schlosserkenntnisse und entwendete aus versperrten Schränken und Koffern eine Reihe von Gegenständen, unter anderem auch eine Zither. Die vorletzte Strafe erhielt er abermals wegen Diebstahl. Es war unmittelbar nach Verbüßung einer Gefängnisstrafe. Er saß im Gefängnisgebäude und wartete auf die Aushändigung seiner Invalidenkarte; da kamen 2 Gefängnisbeamte, legten ihre Aktentasche auf die Bank, auf der er saß und begaben sich ins Büro. Karl W. entnahm aus jeder Tasche eine Thermosflasche, ließ sich dann seine Karte aushändigen und wurde erst am Bahnhof von den Beamten festgehalten. Er gab an, er habe den Diebstahl in der festen Absicht ausgeführt, wieder in Haft genommen zu werden, denn er habe keine Mittel und keine Arbeit. Mit seiner sofortigen Aburteilung erklärte er sich einverstanden. Er war damals schon 55 Jahre alt.

Im Strafvollzug verhielt er sich ruhig, machte einen gemütvollen Eindruck und wurde als haltlos bezeichnet. Einem ärztlichen Bericht zufolge ist er vorwiegend cyclothym.

Zusammenfassung. Hyperthymisch-haltlose Persönlichkeit, in jüngeren Jahren mehr streitsüchtig und explosibel, in späteren Jahren stumpf und gleichgültig. Leichter Grad von Schwachsinn, auch Trinker, heitere Grundstimmung. *Soziologisch.* Polytroper Rechtsbrecher. In jüngeren Jahren vielfach gewalttätig und Bettler, später überwiegend Rückfallsdieb. *Umwelt.* Keine ungünstigen Einflüsse im Kindesalter. *Somatisch.* Unharmonischer Körperbau, athletische Züge.

E. 95, Simon L., legal geboren, 1872 in einem kleinen Dorf, verheiratet, Maurer.

Im Alter von 39 Jahren wegen Körperverletzung bestraft.

Sein Vater war von Beruf Glaser; soll immer gesund gewesen sein, ebenso *seine Mutter.* Über die Eltern und deren Geschwister waren keine verläßlichen Angaben mehr zu erhalten, da die meisten von ihnen schon vor 30 bis 40 Jahren tot waren.

Geschwister. 2 Brüder sind an Tuberkulose gestorben. Eine Schwester starb im Wochenbett, ein Bruder und eine Schwester sind noch am Leben, sie leben ärmlich und bescheiden.

Vetter und Basen väterlicherseits. In einigen Familien mehrere Fälle von Tuberkulose. Eine Base leidet an nervösen Beschwerden. Sie ist auch körperlich schwächlich. Die übrigen Vettern und Basen sind meist kräftig, untersetzt, ausgesprochen cyclothym und unauffällig. Eine von den Basen ist wiederholt wegen Abtreibung vorbestraft. Ein Vetter, von Beruf Schullehrer, bekam einmal eine schwere Depression, als er zur Zeit des Kriegsanfanges mit Arbeit überlastet war (hatte 9 Gymnasialklassen) und seinen einzigen Sohn ins Feld ziehen ließ. Sonst war er immer gesund. Unter den Kindern der Vettern und Basen eine asthenisch-explosible Psychopathien mit Zittern nach Aufregungen. Sie ist eine Tochter der oben erwähnten Base mit den nervösen Beschwerden. Ferner ein Fall von Imbezillität. Die übrigen sind unauffällig. Meistens in sozial niedrigen Stellungen.

Vettern und Basen mütterlicherseits. Ein Vetter war schwerer Trinker, er soll an einem Magenleiden gestorben sein. Die übrigen waren unauffällig. Unter den Kindern der Vettern und Basen gleichfalls ein Trinker, Sohn des vorigen. Typische Trinkerpsyche. Ferner ein 27 Jahre altes Mädchen mit epileptiformen Anfällen, die regelmäßig in Abständen von 4 Wochen, meist zur Zeit der Menstruation, auftreten. Die Anfälle sollen seit einer Kopfverletzung bestehen. Sie beginnen mit eigenartigen Sensationen im Unterleib, dann folgen Schluckkrämpfe, Krämpfe in Armen und Beinen und Bewußtlosigkeit. Zungenbiß ist häufig vorgekommen. Alle Verwandten sind unterdurchschnittlich begabt.

Simon L. soll das Nesthäkchen seiner Eltern gewesen sein. Auch von einem Onkel und von einer Tante soll er immer verzogen worden sein. Bei seinen Nachbarsleuten und einigen älteren Bewohnern seiner Heimatgemeinde gilt er als ein Taugenichts, der Hab und Gut vertrunken hat. Er lebt in armseligen Verhältnissen, streicht meist in der Stadt den ganzen Tag herum ohne bestimmte Beschäftigung. Die Angaben, die er über sich selbst und seinen Lebenslauf macht, sind größtenteils unwahr. Er klagt über verschiedene Beschwerden, insbesondere über Auswurf, über Nervosität und Stimmungsschwankungen. An manchen Tagen sei er ganz fertig, da dürfte ihm niemand was sagen, da könne er gleich das Messer nehmen und zustechen. Man sieht ihm jedoch an, daß alles nicht so ernst zu nehmen ist, daß es vielmehr richtig ist, daß er einer ständigen Arbeit aus dem Weg geht, sich hemmungslos dem Trunk hingibt und nicht imstande ist, seinem Leben eine stete Richtung zu geben.

Zusammenfassung. Willenlose psychopathische Persönlichkeit. Trinker.

Am Fall R. 10 ist deutlich zu erkennen, daß Psychopathen unter den Verwandten gehäuft vorkommen. Einige von diesen sind mit Recht als Willenlose aufzufassen, so etwa der in einem Wohnwagen hausende Vetter väterlicherseits, dessen Lebenswandel einem ständigen Sichtreibenlassen gleicht. Daneben gibt es aber auch andere, bei denen die Willenlosigkeit weniger im Vordergrund steht.

Besonders charakteristisch ist der Lebenslauf von R. 189. Man erkennt, wie die Handlungen sich ganz von selbst aus der jeweiligen Situation ergeben, indem durch ein Minimum an verstandesmäßiger Überlegung die unmittelbare Befriedigung augenblicklich auftauchender Triebe ermöglicht wird. Die Folge dieser Kurzschlußhandlungen wird nicht mehr überschaut. Doch ist es nicht so, daß die Intelligenzschwäche ausreicht, um das Kurzschlußartige dieser Handlungen zu erklären, entscheidend ist vielmehr der Mangel an jeglicher Willensbremsung. Die Fähigkeit an dem früher gefaßten Entschluß, etwas nicht mehr zu tun, zähe festzuhalten, würde genügen um die Mehrzahl dieser triebhaften Kurzschlußhandlungen im Keime zu ersticken oder noch rechtzeitig abzubremsen. Dieser anlagemäßig gegebene Mangel an Willenszähigkeit ist allerdings nicht zu trennen von der gesamten Charakterartung, dem Mangel an tiefen Interessen und an Hingabefähigkeit. Allein der Intelligenzdefekt ist erst auf dem Umweg über die Charakterartung von Bedeutung.

Demgegenüber zeigt Fall E. 95, daß selbst die Fälle unter den Einmaligen, die man noch am ehesten als willenlose Psychopathen bezeichen könnte, etwas grundsätzlich anderes sind als die willenlosen Psychopathen unter den Rückfallsverbrechern. Diesem Unterschied entsprechen auch die Befunde an den Verwandten. Wenn man R. 10 mit E. 95 in dieser Beziehung vergleicht, so können die Unterschiede als durchaus charakteristisch gelten. Im Verwandtenkreis des Einmaligen findet man im Gegensatz zu dem Vergleichsfall keine Häufung von Psychopathen und die wenigen Fälle betreffen Persönlichkeiten, die vorwiegend unter ihrer eigenen Abnormität leiden. Daß es sich demgegenüber in der Sippe des Rückfälligen R. 10 tatsächlich um eine Häufung von Psychopathen handelt, erkennt man daran, daß die Zahl der über 20jährigen Personen nur 16 Fälle betrifft, in der Sippe E. 95 dagegen etwa 60 Fälle, wobei dennoch die Zahl der Psychopathen in der Rückfälligensippe viel größer ist als in der Einmaligensippe.

Im Verwandtenkreis der ausgesprochen willenlosen Psychopathen unter den Rückfallsverbrechern, findet man in der Regel eine verhältnismäßig große Zahl psychopathischer Persönlichkeiten. Es ist aber nicht immer so, daß bei diesen die abnorme Willensbestimmbarkeit im Vordergrund steht. Oft treten andere Charakterabnormitäten viel stärker hervor. Unter diesen sind in erster Linie zu nennen angeborene Gefühlsarmut, gesteigerte Triebhaftigkeit des Erlebens im Sinne der Hyperthymie, Reizbarkeit und Alkoholsucht. Es kommen aber auch andere Abnormitäten vor, besonders häufig verschiedene Grade leichteren Schwachsinns. Man ersieht hieraus, daß eine Auszählung willenloser Psychopathen im Verwandtenkreis der Ausgangsfälle damit rechnen muß, daß eine Anzahl von Fällen nicht erfaßt wird, weil das Merkmal, auch wenn es vorhanden ist, durch andere Abnormitäten verdeckt wird. Andererseits ist es aber strukturanalytisch ebensowenig befriedigend, wenn man nun alle Psychopathen, die nur irgendwelche Züge abnormer Willensbestimmbarkeit an sich tragen, als willenlose Psychopathen bezeichnet, obwohl bei ihnen andere Abnormitäten viel stärker hervortreten. Ganz abgesehen davon, daß damit der Willkür des Untersuchers zu weiter Spielraum geboten wird, trägt ein solches Vorgehen nur dazu bei Fragestellungen zu verflachen durch Vortäuschung eines Bildes, das der Wirklichkeit nur halb entspricht.

Die Auszählung ausgesprochen willenloser Psychopathen unter den Verwandten der Ausgangsfälle kann somit nur eine unvollkommene Vorstellung übermitteln von dem, was eigentlich vererbt wird. Dafür hat sie den Vorteil objektiv nachprüfbare Ziffern zu liefern, die von unmittelbar praktischer Bedeutung sind, denn sie beziehen sich ausschließlich auf solche Fälle, die sozial auffällig geworden und auch aktenmäßig faßbar sind. Man erhält auf diese Weise unter den Geschwistern der Rückfälligen 26 (Bezugsziffer 336) willenlose Psychopathen ($7,7 \pm 1,4\%$), bei den Geschwistern der Einmaligen 5 (Bezugsziffer 560, somit $0,9 \pm 0,5\%$). Noch deutlicher sind die Unterschiede, wenn man die Väter der Einmaligen mit den Vätern der Rückfälligen vergleicht. Unter 169 Vätern von Rückfallsverbrechern wurden 24 ($14,2\%$) willenlose Psychopathen gezählt, unter 149 Vätern von Einmaligen dagegen nur 2 ($1,3\%$). Zählt man die willenlosen Psychopathen unter den Verwandten derjenigen Ausgangsfälle, die selbst willenlose Psychopathen sind, so erhält man bei den Geschwistern statt $7,7\%$ etwa 13% willenlose Psychopathen. Die Erhöhung ist deshalb nicht sehr auffallend, weil mehr oder weniger deutliche Züge abnormer Willensbestimmbarkeit ja, wie erwähnt, bei der Mehrzahl aller Rückfallsverbrecher nachweisbar sind. Gegenüber der entsprechenden Ziffer bei den Geschwistern der Einmaligen, die man in diesem Fall als Durchschnittsbevölkerung betrachten kann, ist der Unterschied immerhin eindrucksvoll genug: 13% gegen 0,9%.

Man könnte geneigt sein, diese Ziffern als einen Ausdruck von Umwelteinflüssen zu deuten. Allein es spricht vieles gegen eine solche Auffassung. Zunächst die Tatsache, daß die abnorme Willensbestimmbarkeit, die in allen diesen aktenmäßig faßbaren Fällen den Kern der psychopathischen Wesensart ausmacht, schon in den ersten Lebensjahren nachweisbar ist, obgleich sie im vorschulpflichtigen Alter von den Eltern meistens verkannt wird, vor allem infolge einer Verwechslung von einsichtslosem Bestehen auf Augenblickswünschen mit echter Beharrlichkeit im Verfolgen eines Zweckes [A. HOMBURGER (2)]. Ferner kommt diese Eigenschaft schon in der Schulzeit in einem Mangel an Hingabefähigkeit, Treue und Kameradschaftsgefühl zum Ausdruck und gibt, wo sie vorhanden ist, zu einer schlechten Prognose Anlaß. Immerhin gibt es nach HOMBURGER Fälle, die sich nach dem 40. Lebensjahr doch noch sozial einfügen. Daß es sich hierbei um ein Merkmal handelt, welches Umwelteinflüssen, insbesondere auch erzieherischer Art, nur wenig zugänglich ist, geht vor allem aus den Befunden hervor, die man an den Verwandten erheben kann.

Im Verwandtenkreis der willenlosen Psychopathen unter den Rückfallsverbrechern findet man, abgesehen von der Häufung ausgesprochen psychopathischer Persönlichkeiten, eine ungewöhnliche Willensbestimmbarkeit in der Regel auch bei den normalen Personen. Obwohl sie hier objektiv kaum faßbar ist, weil es sich um sozial unauffällige Persönlichkeiten handelt, so ist sie doch in manchen Fällen zweifellos als Abnormität zu werten. Die Mehrzahl der Fälle steht allerdings gleichsam an der Grenze zum Normalen. Faßbar ist die ungewöhnliche Willensbestimmbarkeit dieser Personen nur auf Grund persönlicher Nachforschungen in den Familien als auffallende Nachgiebigkeit und Weichheit, Widerstandslosigkeit und Gutmütigkeit, oder als wirtschaftliche Unfähigkeit. In vielen Fällen ist die Willensschwäche hierher gehöriger Männer nach außen hin verdeckt durch das Walten einer äußerst energischen und willensstarken Frau oder durch Auswirkungen einer sozial geschützten Lage in irgendeinem Betrieb. In einigermaßen selbständigen Stellungen findet man derartige Persönlichkeiten niemals. Negativ fällt in den Sippen willenloser Psychopathen auf, daß man kaum jemals Menschen von starker Widerstandskraft oder großer Härte antrifft, die in sich vereinigen Besonnenheit, Kaltblütigkeit und Ruhe.

Diese Befunde im Verein mit den ziffernmäßigen Ergebnissen zwingen zu der Annahme, daß die abnorme Willensbestimmbarkeit nicht durch Umwelteinflüsse entstehen kann, sondern vererbt wird. Die Frage, was hier eigentlich vererbt wird, ist allerdings sehr schwer zu beantworten. Denn einerseits begegnet man zwar bei den Verwandten demselben Mangel an Willenszähigkeit, wie bei den Ausgangsfällen, auf der anderen Seite aber ist nicht zu verkennen, daß niemals ein Mangel an Willenszähigkeit allein einen willenlosen Psychopathen auszeichnet. Nach K. SCHNEIDER hat man in den allerwenigsten Fällen die Berechtigung die Willenlosigkeit zum Hauptmerkmal der Persönlichkeit zu erheben. Das gilt auch für die Willenlosen unter den Rückfallsverbrechern.

Um darüber ins Klare zu kommen, was hier eigentlich vererbt wird, wäre zunächst die Frage zu entscheiden, ob die Taten willenloser Psychopathen als reine Triebhandlungen aufzufassen sind, deren Ablauf ohne Zwischenschaltung von Willensakten erfolgt. Untersucht man daraufhin die persönlichen Angaben der Täter und das Aktenmaterial und setzt man beides in Beziehung zu dem, was sich sonst über die entsprechende Gesamtpersönlichkeit ergibt, so kommt man zu dem Ergebnis, daß eine rein triebhafte Zielverwirklichung bei willenlosen Psychopathen nur in seltenen Fällen vorkommt. Das, was er unternimmt um sein Ziel zu erreichen, ist bereits grundsätzlich verschieden von den rein triebhaften Bewegungen eines Tieres, das der Fährte eines Weibchens oder einer Beute folgt[1]. Es ist aber auch grundsätzlich verschieden von dem, was man in der Psychiatrie unter Triebhandlungen zu verstehen pflegt. Reine Triebhandlungen, d. h. Handlungen, die keinerlei (vom Ich gesetzten) Zweck verfolgen, findet man beispielsweise bei Brandstiftern (O. FISCHER), ferner bei prozeßhaften Vorgängen (J. SCHOTTKY).

Reine Triebhandlungen kommen dagegen bei willenlosen Psychopathen nur äußerst selten vor. Wenn etwa R. 189 beim Anblick eines Kaninchens auf den Gedanken kommt, es zum Ausgleich seiner Zeche mitzunehmen, so ist das ein auf einer Überlegung beruhender Willensakt, mit dem Ziel seine Zahlungsfähigkeit zu erweisen, also eine ausgesprochene Zweckhandlung im Interesse der persönlichen Selbstbehauptung. Dasselbe gilt so gut wie ausnahmslos von allen Taten willenloser Psychopathen, wenn man berücksichtigt, daß es sich niemals um Einzelhandlungen sondern stets um eine ganze Kette von solchen handelt[2]. Daß bei diesen Handlungen stets Willensakte beteiligt sind ergibt sich unter anderem daraus, daß die meisten Taten der willenlosen Psychopathen sogar eine außerordentlich große, wenn auch nur wenige Augenblicke währende, Willensanspannbarkeit beweisen. Allerdings stehen diese Willensakte vielfach unmittelbar im Dienste einer Triebbefriedigung. Da somit der willenlose Psychopath, sei es daß er ein Notzuchtsattentat begeht, sei es daß er sich an einem Einbruchsdiebstahl beteiligt oder ein im Hausflur unbewachtes Fahrrad mitnimmt, stets eine Reihe von Willensakten vollziehen muß bis zum sinngemäßen Abschluß der jeweiligen Kette von Einzelhandlungen, ist die Frage, ob hier reine Triebhandlungen vorliegen, zu verneinen[3].

Nur dem auf einem Mangel an Liebefähigkeit und Begeisterungsfähigkeit beruhenden *Willen* zur Selbstbehauptung, nicht dem Trieb allein, entspringen die Taten dieser Psychopathen.

Das, was bei willenlosen Psychopathen vererbt wird, ist somit ein Mangel an Willenszähigkeit, der verbunden ist mit einer erhöhten Empfänglichkeit

---

[1] Es ist notwendig scharf zu trennen zwischen Ziel und Zweck. Ein Ziel kann, muß aber nicht ein Willensziel sein, ein Zweck dagegen setzt immer einen Willensakt voraus. Tiere kennen wohl Triebziele, nicht aber Willensziele (Zwecke).

[2] Es gilt aber auch vom heutigen Menschen überhaupt im Gegensatz zum Menschen der frühgeschichtlichen und erst recht der vorgeschichtlichen Zeit.

[3] Jene Grundtatsache der erscheinungsmäßig größeren Vitalität auf der Seite der Rückfälligengruppe, die als erstes dem Beobachter auffällt, gewinnt somit nach den vorangegangenen Ergebnissen über die Temperamentseigenschaften schon hier ihre psychologische Erklärung. Denn die Ursache des Wollens ist ja niemals ein Gedanke, sondern ein von innen treibender Lebensvorgang, an den sich allerdings in statu nascendi ein (begründbarer) Zweckgedanke geheftet hat [KLAGES (4)]. Schon NIETZSCHE leugnete die Macht des Bewußtseins, indem er das sog. Motiv als ein „Oberflächenphänom des Bewußtseins, ein Nebenher der Tat" bezeichnete, „das eher noch die antecedentia einer Tat verdeckt, als daß es sie darstellt". Den Versuch, die Herkunft einer Handlung aus einer Absicht herzuleiten, hat er als Irrtum erkannt. „Ein anderes ist der Gedanke, ein anderes die Tat, ein anderes das Bild der Tat; das Rad des Grundes rollt nicht zwischen ihnen."

der Lebensvorgänge für Willensakte, die unmittelbar im Dienste stehen einer auf Nahziele gerichteten Selbstbehauptung. Diese besondere Form der Willensveranlagung ist dadurch gekennzeichnet, daß alle Ziele einem raschen Wechsel unterliegen, daß es keine beharrenden Ziele gibt, die den anderen übergeordnet sind.

Allein diese besondere Art der Willensveranlagung kann nur dort auftreten, wo schwere Abnormitäten der Charakterartung bestehen, die von Fall zu Fall innerhalb gewisser Grenzen wechseln können. Wesentlich ist unter anderem ein Mangel an geistigen Bindungen und an Gefühlstiefe in den Beziehungen zu anderen Menschen. Zu berücksichtigen ist hier, daß willenlose und gemütlose Psychopathen, wie K. SCHNEIDER hervorgehoben hat, nur in ihren Extremen ganz verschiedene Typen sind. Nachdem diese Extreme seltener sind als die Zwischenformen, ist man berechtigt beide nur als Untergruppen einer besonderen Psychopathenart aufzufassen. Nicht so wesentlich, sondern mehr im Sinne einer Häufigkeitsbeziehung aufzufassen, ist das Vorkommen einer Temperamentsbeschaffenheit und Charakterartung wie sie den hyperthymischen Psychopathen entspricht sowie das Vorkommen leichterer bis mittelschwerer Schwachsinnsgrade.

Die Tatsache, daß die abnorme Willensbestimmbarkeit im Sinne eines angeborenen Mangels an Zähigkeit im Festhalten von einmal gefaßten Entschlüssen vererbt wird, findet ihr Seitenstück in der anlagemäßigen Bedingtheit positiver Willensbegabungen. Die Geschichte lehrt, daß diese nach Völkern und Rassen sehr verschieden sind. Die hervorragende Willenszähigkeit der Römer der alten Zeit ist nur dann zu verstehen, wenn man annimmt, daß diese besondere Willensbegabung der führenden Rasse dieses Volkes eigen war und auf die Nachkommen vererbt wurde. Daß die Willensbegabung auch unter den heute lebenden Völkern und Rassen sehr verschieden ist, unterliegt keinem Zweifel. Eine vergleichende Rassencharakterologie müßte hier einsetzen mit dem ganzen charakterologischen, charakterologisch-entwicklungsgeschichtlichen und historischen Rüstzeug, das uns heute zur Verfügung steht.

10. Die gemütlosen psychopathischen Persönlichkeiten.

KRAEPELIN (1) hat eine Gruppe psychopathischer Persönlichkeiten unter der Bezeichnung ,,Gesellschaftsfeinde" zusammengefaßt und den Mangel tiefer gemütlicher Regungen als diejenige Störung bezeichnet, die dem Wesen dieser Persönlichkeiten seine besondere Färbung gibt. Der psychologische Kern dieser Gruppe wurde dann von K. SCHNEIDER (8) schärfer herausgehoben aus dem Bereich vorwiegend soziologischer Typisierung. Mit gemütlosen abnormen Persönlichkeiten ist hier ausschließlich dieser rein psychologische Typus gemeint, also auch Gemütlose, die keine Gesellschaftsfeinde sind, dagegen werden nicht hierher gezählt verschiedene andere Arten von Gesellschaftsfeinden.

Die gemütlosen Psychopathen sind ausgezeichnet durch eine allgemeine angeborene Gefühlsarmut. Schon im Kindesalter sind diese Persönlichkeiten Gefühlen der Liebe, der Verehrung, der Reue und der Scham nur wenig oder gar nicht zugänglich, weil ihnen die Fähigkeit abgeht, derartige Regungen zu erleben. Damit hängt es zusammen, daß demgegenüber feindselige Regungen und Einstellungen besonders stark entwickelt sind. Erkennbar ist diese Abnormität schon im frühen Kindesalter, doch fällt sie der Umgebung oft erst dann auf, wenn das Kind in die Schule oder in die Lehre kommt. Rein charakterologisch betrachtet betrifft die angeborene Gefühlsarmut vorwiegend die Artung des Charakters. Dem Gefühlsarmen erscheinen andere Ziele wünschenswert als dem Gefühlsreichen, er wird dementsprechend vieles erstreben, was dieser meidet.

Berücksichtigt man nur solche Fälle, bei denen eine angeborene hochgradige Gefühlsarmut als dominierender Charakterzug zu betrachten ist, so ergibt ein Vergleich der Ausgangsfälle, daß unter den Rückfälligen insgesamt 57 (29,2%) Fälle als vorwiegend gemütlose Psychopathen zu betrachten sind[1]. In diesem Sinne vorwiegend gemütlose Psychopathen findet man unter den Ausgangsfällen der Einmaligen überhaupt nicht. Zählt man auch solche Fälle mit, bei denen irgendwelche andersartige Abnormitäten im Vordergrund stehen, die aber daneben auch deutliche Zeichen einer angeborenen Gefühlsarmut aufweisen, so erhöht sich ihre Zahl um weitere 38 Fälle[2]. Einschließlich dieser Fälle beträgt der Anteil der Gemütlosen unter den Ausgangsfällen der Rückfälligen 48,7% (95 Fälle). Dagegen kann man unter den Probanden der Einmaligen höchstens 4 Fälle als gemütlose abnorme Persönlichkeiten bezeichnen, nämlich die Fälle E. 11, 18, 75, 163. Der Anteil der Gemütlosen beträgt hier nur 2,4%[3].

Die Untersuchung des Vorkommens angeborener Gefühlsarmut bei den Verwandten ergibt folgendes: Bei den *Vätern* der Ausgangsfälle ist eine Auszählung zwar nicht möglich, weil die charakterologische Beurteilung infolge des zum Teil recht hohen Alters, in vielen Fällen infolge Ablebens, sehr erschwert ist. Dennoch wird man nicht fehl gehen in den zu häufigen Roheitsakten und sonstigen kriminellen Handlungen sowie in der häufigen Trunksucht der Väter von Rückfallsverbrechern ebenso viele Hinweise auf eine wenn auch nicht in jedem derartigen Fall, so doch in vielen, vorhandene angeborene Gefühlsarmut zu erblicken. Umgekehrt weist das Fehlen dieser Verhaltungsweisen bei den Vätern der Einmaligen wohl auf eine verhältnismäßig große Seltenheit einer angeborenen Gefühlsarmut hin. Der persönliche Eindruck, der im Gespräch mit je etwa 30 Vätern gewonnen wurde, läßt diesen Schluß berechtigt erscheinen.

Bei den *Geschwistern* dagegen besitzen wir hinreichend genaue Berichte und persönlich erhobene Befunde um eine Auszählung vorzunehmen. Man kann hier wieder so vorgehen, daß man nur solche Persönlichkeiten als gemütlose Psychopathen bezeichnet, bei denen eine angeborene Gefühlsarmut im Vordergrund steht. Dann erhält man unter den Geschwistern der Rückfälligen 25 (7,4%), unter den Geschwistern der Einmaligen 1 (0,2%) Fälle. Die Zahl der gemütlosen Psychopathen ist somit unter den Geschwistern der Rückfallsverbrecher erheblich größer (s. Tabelle 33). Fragt man nach dem Anteil der

---

[1] R. vorwiegend gemütlose Psychopathen. 5, 7, 9, 12, 13, 19, 20, 21, 22, 23, 28, 33, 46, 48, 50, 58, 60, 61, 62, 64, 66, 67, 69, 73, 74, 77, 84, 85, 97, 101, 104, 105, 106, 107, 109, 110, 114, 116, 119, 121, 123, 125, 126, 130, 133, 139, 141, 142, 143, 150, 157, 167, 172, 177, 180, 187, 194.
[2] R. Beziehungen zu den Gemütlosen. 1, 6, 10, 18, 29, 30, 31, 33, 37, 39, 43, 45, 49, 51, 55, 70, 76, 79, 81, 90, 94, 100, 102, 111, 131, 132, 136, 146, 152, 154, 156, 160, 161, 165, 168, 181, 188, 190.
[3] Hiervon sind 3 Fälle nur relativ im Vergleich zu den übrigen Einmaligen als gemütlos zu bezeichnen. Streng genommen, d. h. mit dem gleichen Maßstab gemessen wie die Rückfälligen, kann eigentlich nur der Fall E. 163 als gemütloser Psychopath gelten.

gemütlosen Psychopathen unter den psychopathischen Geschwistern, so findet man, daß dieser in der Rückfälligengruppe 21,6% beträgt, in der Einmaligengruppe 2,6% (Tabelle 33). Man könnte aber auch hier wieder so vorgehen, daß man solche Fälle mitzählt, bei denen zwar andersartige Abnormitäten im Vordergrund stehen, die aber daneben auch deutliche Zeichen von angeborener Gefühlsarmut aufweisen. Die Zahl der gemütlosen Psychopathen erhöht sich dann bei den Geschwistern der Rückfälligen auf 35 (10,4%), während diese Art der Zählung bei den Geschwistern der Einmaligen keine Veränderung ergibt. Berechnet man hiernach den Anteil der Gemütlosen unter den psychopathischen Geschwistern, so erhält man für die Gruppe der Rückfälligen 30,2%, während der entsprechende Anteil in der Gruppe der Einmaligen nur 2,6% beträgt.

Tabelle 34. Der Anteil der Gemütlosen unter den Verwandten einmaliger und rückfälliger Rechtsbrecher.

	Bezugsziffer	Darunter				Anteil der Gemütlosen unter den Abnormen in %
		Psychopathen überhaupt		gemütlose		
		absolut	in %	absolut	in %	
Geschwister der Rückfälligen	336	116	34,5	35	10,4	30,2
Geschwister der Einmaligen	560	39	7,0	1	0,2	2,6
Vettern und Basen der Rückfälligen	627	56	8,9	19	3,03	33,9
Vettern und Basen der Einmaligen	1256	50	4,0	6	0,5	12,0

Anmerkung: Hier sind alle gemütlosen abnormen Persönlichkeiten, auch die gleichzeitig anders abnormen, als gemütlose gezählt.

In Tabelle 34 kommt die auffallende Häufung gemütloser Psychopathen unter den Geschwistern von Rückfallsverbrechern deutlich zum Ausdruck.

Führt man die gleichen Untersuchungen an den *Vettern* und *Basen* durch, so ergeben sich gleichsinnige Unterschiede (Tabelle 34). Der Anteil der gemütlosen Psychopathen unter den Vettern und Basen der Rückfälligen beträgt 3,03%, unter denen der Einmaligen 0,5%, der Anteil der Gemütlosen unter den psychopathischen Vettern und Basen bei den Rückfälligen 33,9%, bei den Einmaligen 12,0%. Das Überwiegen der Gemütlosen unter den Verwandten der Rückfälligen ist auch in dieser Gruppe noch nachweisbar. Bemerkenswert ist, daß der Anteil der Gemütlosen in den Rückfälligensippen mehr und mehr absinkt, je weiter man sich vom Ausgangsfall entfernt, während man ein solches Absinken in den Einmaligensippen nicht beobachten kann. In der Vergleichsgruppe der Einmaligen ist sogar ein leichtes Ansteigen von 0,2% auf 0,5% zu beobachten, was dadurch zu erklären ist, daß von den 6 gemütlosen Psychopathen unter 1256 Vettern und Basen 3 Fälle einer einzigen Sippe entstammen, als Kinder einer angeheirateten Psychopathin (E. 70). Diese einzige Sippe beeinflußt die Gesamtziffer unverhältnismäßig stark. Im ganzen zeigen diese an den Vettern und Basen gewonnenen Ergebnisse, daß die angeborene Gefühlsarmut mit der Rückfallskriminalität in Zusammenhang steht, nicht aber mit den Einmaligkeitsdelikten.

Überblickt man diese ziffernmäßigen Ergebnisse, so ist zu berücksichtigen, daß hier nur die grob faßbaren und aktenmäßig festgelegten Psychopathen gezählt werden konnten. Immerhin sprechen diese Ziffern dafür, daß die angeborene Gefühlsarmut vererbt wird. Bevor wir auf diese Frage näher eingehen sei hier die Gegenüberstellung je eines gemütlosen Psychopathen aus den beiden Vergleichsgruppen vorgenommen[1].

R. 126, Martin P., illegal geboren 1883, legalisiert, in einem Dorf, Porzellanarbeiter, verheiratet.

Sein Vater war Tagelöhner. Er ist jetzt schon 78 Jahre alt, macht einen guten, dabei heiteren Eindruck, seine Strafliste weist allerdings 28 Einträge auf. Meist wurde er wegen Bettel bestraft. Mehrfach erhielt er schwere Strafen wegen Körperverletzung (einmal 4 Wochen Gefängnis, einmal 6 Monate Gefängnis); wegen Körperverletzung mit Todesfolge bekam er im Alter von 53 Jahren 1 Jahr Gefängnis. Zusammen mit seinem zweitältesten Sohn hat er damals seinen ältesten Sohn im Verlauf eines Familienstreites erstochen. Der Heimatbericht schildert ihn als Krachmacher, jähzornig, brutal, rechthaberisch und reizbar. Wegen seiner Reizbarkeit ist er in der Umgebung gefürchtet. Ein Bruder des Vaters war Trinker. Ein anderer Bruder ist schon seit nahezu 40 Jahren nach Amerika gewandert. Eine Schwester starb vor kurzem an Altersschwäche. Sie soll unauffällig gewesen sein.

Tabelle 35. **Beziehungen zwischen angeborener Gefühlsarmut und Kriminalität.**

Probanden	Haben über 20 Jahre alte männliche Geschwister	Davon kriminell			
		überhaupt		rückfällig	
		absolut	in %	absolut	in %
Vorwiegend gemütlose (38 Fälle) ...	92	29	31,5	19	20,7
Abnorme Persönlichkeiten mit Beziehungen zu den Gemütlosen (57 Fälle)	64	26	40,6	9	14,1
Nicht gemütlose (100 Fälle)	133	41	30,8	22	16,5

Anmerkung: Um größere Ziffern zu erhalten, wurden auch solche Fälle mitgezählt, bei denen Kriminalität nicht mit Sicherheit auszuschließen war.

Die Mutter war leichtnehmend, falsch und hatte als Ehefrau nichts Gutes, wie es heißt. Ein Bruder von ihr hat sich durch seine Trunksucht vollständig ruiniert. Eine Schwester ging nach Amerika. Über die beiden anderen sind nur einige nichtssagende Daten bekannt.

Geschwister. Der älteste Bruder war „der anständigste von der ganzen Familie". Immerhin war er auch Trinker. Es ist schon 25 Jahre her, daß er von Bruder und Vater erstochen wurde; Strafliste liegt keine mehr von ihm vor. Der jüngere Bruder ist gleichfalls Proband (R. 125). Er ist bei seinen Eltern aufgewachsen. In der Schule nicht zurückgeblieben. Er ging dann 3 Jahre als Maurer in die Lehre und zog später in der Fremde herum.

Die erste Strafe erhielt er im Alter von 14 Jahren wegen Betrugsversuch. In den folgenden Jahren (bis zu seinem 28. Lebensjahr) wurde er wiederholt wegen Körperverletzung, Hausfriedensbruch und Versuch der Gefangenenbefreiung bestraft (insgesamt 12mal, Höchststrafe 28 Tage). Außerdem ist er je einmal bestraft wegen Diebstahl (4 Wochen Gefängnis), Anstiftung zu Diebstahl und Hehlerei (18 Tage Gefängnis) und Begünstigung (3 Wochen Gefängnis). 1922 bekam er wegen gewerbsmäßiger Hehlerei und Rückfallsdiebstahl und wegen Beleidigung und Kuppelei 2 Jahre 5 Monate Zuchthaus. Die letzte Strafe erhielt er mit 41 Jahren wegen Diebstahl (45 Tage Zuchthaus wegen mißbrauchter Bewährungsfrist). Er hatte mit 30 Jahren geheiratet und betrieb mit seiner Frau gewerbsmäßige Hehlerei, dabei wurde er, wie aus dem Strafregister hervorgeht, nur ein einziges Mal gerichtlich belangt. In seinem Heimatort gilt er als Feind der Ordnung und des fremden Eigentums und ist bekannt als verschlossener, mürrischer, verbissener und gewalttätiger Mensch. „Er ist etwas milder als sein Bruder Martin, aber auch zu allem fähig."

Von seinem 22. bis zu seinem 24. Jahr diente er beim Militär, angeblich ohne bestraft zu werden. Im Krieg kam er ins Heer, wurde viermal verwundet, einmal verschüttet, erhielt angeblich 4 Auszeichnungen.

---

[1] Daß die Beziehungen zwischen angeborener Gefühlsarmut und kriminellem Verhalten besonders stark sind läßt sich daraus entnehmen, daß die Zahl der Kriminellen unter den Geschwistern dieser Gruppe größer ist als unter den Geschwistern der übrigen Fälle. Es lassen sich somit selbst innerhalb der Rückfälligengruppe noch gleichgerichtete Unterschiede nachweisen (s. Tabelle 35).

Martin P. soll eine mangelhafte häusliche Erziehung genossen haben. Seine Schulerfolge waren durchwegs genügend. Über seinen Lebensgang ist nicht viel bekannt. Anscheinend hatten seine Eltern keinen festen Wohnsitz. Als Proband geboren wurde, war seine Mutter bei einem Verwandten, der sie in seine Wohnung aufgenommen hatte. Die erste Strafe erhielt Proband im Alter von 20 Jahren (Beleidigung, 10 Tage Gefängnis). Mit 21 Jahren bekam er wegen Körperverletzung mit Todesfolge 2 Jahre 6 Monate Gefängnis. Er hat damals seinen älteren Bruder erstochen. Anscheinend kam er deshalb nicht zum Militär. Kaum waren 2 Jahre vergangen seit Verbüßung dieser Strafe, da erhielt er wieder wegen Körperverletzung mit Todesfolge 7 Jahre Zuchthaus (1910—1917). In der Nachkriegszeit wurde er mehrfach wegen Diebstahl bestraft. 1921 bekam er wegen mehrerer Diebstähle 2 Jahre 6 Monate Gefängnis. 1924 wurde er wieder wegen Körperverletzung und Beleidigung bestraft (10 Wochen). Die letzte Strafe bekam er mit 43 Jahren wegen Meineid. Im Urteil heißt es: ,,er schreckte selbst vor einem Meineid nicht zurück um behilflich zu sein die Firma N. um ihr Guthaben zu bringen''.

Seit der Verbüßung dieser 7jährigen Zuchthausstrafe (1917) lebt Proband in wilder Ehe mit der Frau seines Bruders Georg (R. 125). Diese ließ sich erst einige Jahre später von ihrem Mann scheiden und heiratete 1929 den Probanden. 1922 wurde sie einmal wegen Bettel bestraft.

Martin P. hat in seinen jüngeren Jahren viel getrunken. In seinem Wohnort gilt er als verschlagen, als ein Mensch, der seine eigenen Wege geht und zu allem fähig ist. ,,Zu jeder Gewalttat, zu Plündern und Mord.'' Im Strafvollzug verhielt er sich sehr gefaßt, zeigte keinerlei Anzeichen von Schwachsinn oder von geistiger Störung, aber auch keinerlei gemütliche Regung.

Zusammenfassung. Gemütloser, aktiv antisozialer, äußerst brutaler Psychopath. Mürrisch, verschlossen. *Soziologisch.* Tätlichkeitsverbrecher und Dieb. Meineid. *Umwelt.* Ungünstige Einflüsse von seiten der Eltern (Vater kriminell). *Somatisch.* Leptosom, kräftig gebaut.

E. 18, August, D. legal geboren, 1884 in einem kleinen Dorf, Feld- und Waldhüter, verheiratet. Im Alter von 26 Jahren wegen 6 Verbrechen wider die Sittlichkeit mit 1 Jahr Gefängnis bestraft.

Sein Vater war Ziegler und Landwirt. Er starb schon vor 13 Jahren im Alter von 75 Jahren. Näheres nicht bekannt, außer daß er in der Jugend viel getrunken haben soll.

Die Mutter steht im Alter von 82 Jahren. Sie macht im persönlichen Gespräch den Eindruck eines dumpfen, erdgebundenen, geistig stumpfen, körperlich kerngesunden Menschen. Sie soll immer auffallend ernst gewesen sein. Ein Bruder und 4 Schwestern von ihr sind bereits gestorben. Eine Schwester ist noch am Leben.

Die Vettern und Basen mütterlicherseits sind geistig alle etwas stumpf, schwer erregbar. Die Vettern sind großenteils als Bergleute aber auch als Postboten und Dienstknechte fleißige Arbeiter. 2 von ihnen sind in der Schule mehrfach sitzen geblieben. Im persönlichen Gespräch ergibt sich, daß sie als leicht debil zu betrachten sind. Eine Base ist imbezill. Sie kann nur ganz einfache häusliche Verrichtungen ausführen jedoch nicht ihren Namen schreiben oder einen Satz verstehen, der nicht ihrem engsten Horizont entstammt, sondern ungewohnt ist. Eine andere bereits verstorbene Base starb schon als Kind. Von ihr ist nur bekannt, daß sie nicht normal war und nicht sprechen konnte. Die Kinder der Vettern und Basen sind gesunde und kräftige, jedoch geistig etwas stumpfe, schwerfällige, unfreie, in ihrem Verhalten gebundene und klebrige Menschen.

Die Geschwister des Vaters konnten nicht vollständig erforscht werden, weil sie zum Teil im Ausland gelebt haben und dort gestorben sind. Eine Schwester litt zuletzt an seniler Demenz. Sie konnte sich an nichts mehr erinnern, wußte nicht mehr, was sie gemacht hat und war zeitweise stark verwirrt. Eine andere Schwester des Vaters soll nervenkrank gewesen sein. Sie hatte viel Kopfschmerzen und mußte Jahre hindurch elektrisiert werden.

Unter den Vettern und Basen väterlicherseits eine Base mit hysterischen Reaktionen. Sie ist die Tochter der an seniler Demenz gestorbenen Tante des Probanden und mit einem Bauern verheiratet. Im Gespräch ist sie vollkommen unauffällig, berichtet jedoch über eigenartige Reaktionen, die bei Aufregungen auftreten. Es beginnt in ihrem Bauch zu rumoren, dann steigt es wie eine Kugel in den Kopf und sie ist am ganzen Körper gefühllos, wie tot. Sie kann sich in diesem Zustand nicht bewegen, sondern muß ins Bett gebracht werden. Diese Zustände bestehen seit etwa 2 Jahren, doch hatte sie ähnliche Zustände schon mit 17 Jahren. Damals glaubte sie, sie habe Eiter im Kopf, war von ihrer Unheilbarkeit überzeugt und äußerte verschiedene hypochondrische Ideen. In der letzten Zeit bekommt sie bei Aufregungen auch Anfälle von Bewußtlosigkeit, wobei insbesondere in den Händen so starke Krämpfe auftreten, daß sich die Nägel ins Fleisch bohren, bis aufs Blut. Ihre Kinder sind bisher unauffällig, ein Bruder von ihr ist leicht aufgeregt, eine Schwester von ihr gilt als nervös und nervenkrank. Sie soll an Anfällen leiden, doch ließ sich durch die Auskünfte nur so viel einwandfrei feststellen, daß sie bei gemütlichen Erregungen auffallende Flecken im Gesicht bekommt. Die übrigen Geschwister sind gesund, kräftig, natürlich und warmherzig. Eine Schwester wohnt im Armenhaus, ein Bruder hat trotz mehrfacher Verwundung, Verschüttung und Gasvergiftung niemals eine Zitterneurose od. dgl. bekommen. Eine andere Base, Tochter der mit nervösen Beschwerden behafteten Tante des Probanden, war immer schwächlich „neurasthenisch", reizbar und rasch ermüdbar. Geringe Anlässe können sie stark aufregen, seelischen Belastungen gegenüber versagt sie. Im Gegensatz zu ihrer hysterischen Base ist sie in der Stadt geboren. Sie gehört einer religiösen Sekte an, in der angeblich lauter abnorme, insbesondere hysterische, Personen vereinigt sind. Oft leidet sie an Weinkrämpfen, dann wieder an Lachkrämpfen und ist ständig in ärztlicher Behandlung, derzeit gerade wegen angeblicher Herzlähmung (organischer Befund negativ). Ihre älteste Tochter gilt als nervenkrank. Sie ist eine gebildete Frau, musikalisch, spielt gern Theater. Im persönlichen Gespräch bringt sie eine Reihe von Klagen vor, aus denen hervorgeht, daß ihr eine allgemeine körperliche Widerstandsschwäche eigen ist; sie kann z. B. nicht waschen, ohne sich tagelang „furchtbar" müde zu fühlen. Gewissen Eindrücken gegenüber ist sie übermäßig empfindsam. Sie kann z. B. kein buckliges Kind sehen ohne einen fühlbaren Schmerz zu empfinden und zu erbrechen. Wenn sie einen Blinden sieht bekommt sie Übelkeiten. Andererseits kann sie aber Wunden sehen und gibt an, sie könne auch sehen wie einem Mann ein Bein abgeschnitten wird. Nach starken Aufregungen bekommt sie Anfälle, die mit Zittern am ganzen Körper beginnen und zu schweren Bewußtseinsstörungen führen. Ihr Mann leidet an ähnlichen Störungen. Wenn er von einem Schlaganfall oder Unglücksfall liest oder hört bekommt er Schluckbeschwerden, Krämpfe in der Speiseröhre, beginnt im Gehen zu schwanken. Ein Bruder von ihr ist zwar gesund, aber nicht ausdauernd und sehr empfindsam. Eine Schwester ist bei jeder Kleinigkeit stark aufgeregt und hat schon wiederholt auf der Hand plötzlich auftretende Blutflecken gehabt (nach Art einer Stigmatisierten), die sich später grün verfärbten, ohne daß irgendwelche Verletzungen, Stoßwirkungen od. dgl. vorangegangen sind. Sie soll äußerst willenszäh sein. Unter den Kindern der übrigen Vettern und Basen befindet sich noch eine 26jährige Frau, die aus einem Erholungsheim in das andere kommt und bei Aufregungen an Anfällen leidet, die mit Bewußtlosigkeit einhergehen. Epilepsie ist mit Sicherheit auszuschließen. Eine Schwester von ihr ist nervös und in dauernder Behandlung bei einem Nervenarzt. In der Schule haben sie und die übrigen Geschwister alle gut gelernt. Sie sind die Kinder einer gesunden Schwester der einer religiösen Sekte angehörenden oben erwähnten Base, bzw. Enkeln der nervenleidenden Tante des Probanden.

August D. Über seine Kindheit ist nichts Auffallendes bekannt. Sein Vater soll ein ordentlicher Mann gewesen sein. Er gilt in seiner Heimatgemeinde als schlauer, aber durchaus nicht dummer Mensch. Die Strafe hatte er wegen Sittlichkeitsverbrechen an kleinen Kindern bekommen. Seither hat man ihm in dieser Beziehung nichts mehr nachweisen können, doch trauen ihm die Leute nicht recht. Verläßliche Auskunftspersonen berichten, daß er sich vor 2 Jahren an einer Kuh sexuell vergangen hat, daß man es ihm jedoch nicht nachweisen könnte. In seinem Beruf gilt er als faul. Persönlich ist er äußerst abstoßend, wozu besonders sein rattenartiges Gebiß und das von einem roten Schnurrbart umrahmte verkniffene Gesicht beitragen. Aus seinen Reden und Verhaltensweisen ergibt sich das Bild beträchtlicher Gefühlsarmut. Seine Frau und seine Kinder machen einen etwas stumpfen Eindruck. Immerhin ist er sehr darauf bedacht bei anderen keinen schlechten Eindruck zu erwecken und ist gegenüber seiner Familie rücksichtsvoll. Auch sonst im persönlichen Verkehr zugänglich.

Zusammenfassung. Gemütloser Psychopath, Pädophilie, Zoophilie. *Umwelt.* Keine Umweltschädigungen im Kindesalter nachweisbar. *Somatisch.* Kräftiger Körperbau, vorwiegend pyknisch. Dysplastische Züge ?

Die Gegenüberstellung der Ausgangsfälle R. 126 und E. 18 zeigt, daß hinsichtlich der angeborenen Gefühlsarmut je nach der Zugehörigkeit zu den Rückfälligen oder zu den Einmaligen wesentliche Unterschiede bestehen. Bei den Rückfälligen betrifft die Abnormität alle Gebiete seelischer Gefühle. Dieser Rückfallsverbrecher ist „ein Mensch ohne Liebe". Liebe zum Beruf, Vaterlandsliebe, Liebe zur Natur, zu den Bergen, zu den Tieren, Heimatliebe, Nächstenliebe, innige Herzensneigung sind ihm fremd. Er kennt aber auch keine Geschwisterliebe, keine kameradschaftliche Liebe, keine Liebe zum Vorgesetzten, keine Treue. Für den einmaligen Rechtsbrecher gilt das keineswegs so uneingeschränkt. Gewisse Gefühlsregungen sind bei ihm zweifellos vorhanden. Dafür spricht das gute Verhältnis, in dem er zu seiner Familie steht, eine gewisse Liebe, die er gegenüber Frau und Kindern aufbringt, ja sogar ein geringes Maß von Naturliebe im Zusammenhang mit seinem Feldhüterberuf. Dafür spricht sogar ein gewisses Schamgefühl gegenüber den Mitbewohnern, das ihn dazu treibt, seine Perversion zu verbergen. Hierin unterscheidet er sich ganz auffallend von dem eingangs beschriebenen gemütlosen Vetter von R. 5.

Im ganzen kann man sagen, daß bei den Rückfallsverbrechern viel breitere Zonen von der Gefühlsarmut erfaßt werden und daß der Rest an Gefühlsfähigkeiten bei dem Einmaligen viel größer ist.

Die Erfahrungen an den Verwandten der gemütlosen Psychopathen unter den Rückfallsverbrechern ergeben nun, daß überall dort, wo die angeborene Gefühlsarmut ein beherrschender Charakterzug ist oder mit schweren Charakterabnormitäten der Willenssphäre verbunden ist, nicht nur eine starke Häufung von Psychopathen, sondern auch von gleichen Gefühlsabnormitäten bei sonst nicht grob auffälligen Persönlichkeiten nachweisbar ist. Auch diejenigen Persönlichkeiten in den Sippen gemütloser Psychopathen, die einem als unauffällig, normal, „schon recht" beschrieben werden, zeigen bei näherer Untersuchung deutliche Züge einer außergewöhnlichen Gemütsroheit, Stumpfheit und Gefühlsarmut. Die an der Sippe R. 5 erhobenen Befunde können durchaus als typisch gelten. Dagegen findet man in den Sippen der gemütlosen Psychopathen unter den Einmaligen keine angeborene Gefühlsarmut bei den Verwandten. Dieser Befund ist so zu erklären, daß die 4 hierhergezählten Fälle unter den Einmaligen wohl deutliche Züge von Gefühlsarmut aufweisen, nicht aber eine so schwere Abnormität, wie die entsprechenden Rückfallsverbrecher. Bei E. 18 findet man in der mütterlichen Sippe schwerfällige, gebundene Charaktere, bei schwachbegabten bis schwachsinnigen Persönlichkeiten, in der väterlichen Sippe dagegen eine Reaktionsbereitschaft im Sinne abnormer seelischer Reaktionen im Körperlichen. Die übrigen hierhergehörenden Einmaligen verteilen sich auf einen ungeselligen und brutalen Fluraufseher (E. 11), der früher starker Trinker war und sich an kleinen Kindern sittlich vergangen hat, in dessen Familie nur ein Sohn deutliche Züge von angeborener Gefühlsarmut zeigt. Ferner auf einen wegen Sittlichkeitsverbrechen bestraften Lumpensammler und Schinder (E. 163), der durch Trunksucht vollkommen gemütsstumpf geworden ist und endlich auf einen wegen Einbruchsdiebstahl vorbestraften Kaufmann (E. 75), der aus einer stark mit Schizophrenie belasteten Sippe stammt.

Unter allen Ausgangsfällen der Einmaligen zeigen diese vier Fälle eine angeborene Gefühlsarmut in der weitaus stärksten Ausprägung, doch wurde schon darauf hingewiesen, daß alle, bis auf einen, mit dem Maßstab gemessen, der an die Rückfallsverbrecher notgedrungen angelegt werden mußte (wenn nicht die überwiegende Mehrzahl aller Fälle als gemütlos geführt werden sollte), nicht als ausgesprochen gemütlose Psychopathen gelten können. Nur der unvergleichlich brutale E. 163[1] wäre auch unter den Rückfallsverbrechern durch seine stark überdurchschnittliche Gefühlsarmut aufgefallen. Die Züge von Gefühlsarmut, die man bei den restlichen 3 Fällen findet, einschließlich E. 18, sind in der Gesamtgruppe der Rückfälligen so stark verbreitet und durch andersartige, schwerwiegende Charakterabnormitäten vielfach so stark verdeckt, daß ihr Anteil bestenfalls geschätzt werden kann. Er würde zufolge einer solchen Schätzung vier Fünftel aller Rückfallsverbrecher umfassen.

Der große Gegensatz, der hinsichtlich der Verbreitung der angeborenen Gefühlsarmut zwischen den beiden Vergleichsgruppen einmaliger und rückfälliger Rechtsbrecher besteht, kommt demnach auf zweierlei Weise zum Ausdruck. Erstens dadurch, daß bei den Einmaligen selbst diese Gruppe von Charaktereigenschaften überhaupt nicht vorkommt (mit Ausnahme von E. 163), während sie bei den Rückfälligen stark verbreitet ist, zweitens dadurch, daß in den Sippen der Einmaligen diese Eigenschaften noch seltener sind als bei den Ausgangsfällen und dabei mit zunehmender Entfernung vom Ausgangsfall *keine* Häufigkeitsabnahme zeigen, eher sogar eine geringfügige Häufigkeitszunahme, während demgegenüber die angeborene Gefühlsarmut bei den Verwandten der Rückfälligen auffallend stark verbreitet ist und mit zunehmender Entfernung vom Ausgangsfall eine deutliche Häufigkeitsabnahme zeigt. Man darf wohl in diesen Befunden einen Hinweis erblicken auf die erbliche Bedingtheit der angeborenen Gefühlsarmut.

Für die Richtigkeit dieser Deutung läßt sich anführen, daß man unter den Verwandten von Rückfallsverbrechern, die ausgesprochen gemütlose Psychopathen sind, mehr gemütlose Psychopathen findet, als unter den Verwandten von nichtgemütlosen Ausgangsfällen.

Teilt man nämlich die Rückfallsverbrecher in Untergruppen, und zwar ausschließlich nach dem Gesichtspunkt des Vorhandenseins oder Fehlens einer angeborenen Gefühlsarmut, so erhält man zwei bzw. drei Untergruppen; vorwiegend gemütlose Psychopathen (38 Fälle), gemütlose Psychopathen, deren Gefühlsarmut jedoch nicht im Vordergrund steht (57 Fälle) und Nichtgemütlose (100 Fälle). Wie aus Tabelle 36 zu entnehmen ist, kommen auf zusammen 240 Geschwister der Gemütlosen 21 gemütlose Psychopathen (je nach der Untergruppe 10,7 bzw. 9,0%), auf 258 Geschwister der Nichtgemütlosen dagegen nur 11 (4,3%). Wie erinnerlich ergab sich unter den Geschwistern der Einmaligen ein entsprechender Anteil von nur 0,2% (Bezugsziffer 560)[2].

Nachdem die angeborene Gefühlsarmut nicht als Umweltfolge gedeutet werden kann, sprechen diese Ergebnisse eindeutig im Sinne einer erblichen Bedingtheit der angeborenen Gefühlsarmut. Doch ist zu bedenken, daß diese

---

[1] Dieser impotente Trinker benützte jahrelang einen großen Hühnerhund zur sexuellen Befriedigung seiner Frau, bis er zum Dorfgespräch wurde und die Sache aufkam. Seine Frau ist eine Imbezille.

[2] Aus Tabelle 36 läßt sich leicht errechnen, daß auch der Anteil der gemütlosen Psychopathen unter den Abnormen überhaupt am größten ist unter den Geschwistern der vorwiegend Gemütlosen (37,5%) am geringsten unter den Geschwistern der Nichtgemütlosen (18,0%). Tabelle 4 zeigt, daß Zusammenhänge zwischen Kriminalität und angeborener Gefühlsarmut innerhalb des Rückfälligenmaterials insofern noch zum Ausdruck kommen, als unter den Geschwistern der vorwiegend Gemütlosen insbesondere die Rückfälligenziffer, unter den Geschwistern der Fälle mit Beziehungen zu den Gemütlosen die Kriminalitätsziffer überhaupt gegenüber dem Durchschnitt erhöht ist.

Tabelle 36.
Anteil der abnormen Persönlichkeiten (Psychopathen) im allgemeinen und der gemütlosen im besonderen unter den Geschwistern der Probanden.

Probanden	Haben über 20 Jahre alte männliche und weibliche Geschwister	Darunter			
		Psychopathen überhaupt		gemütlose Psychopathen	
		absolut	in %	absolut	in %
Vorwiegend gemütlose (38 Fälle) ...	140	40	28,6	15	10,7
Abnorme Persönlichkeiten mit Beziehungen zu den gemütlosen (57 Fälle)	100	32	32,0	9	9,0
Nichtgemütlose (100 Fälle)	258	61	23,6	11	4,3

Anmerkung: Um größere Ziffern zu erhalten wurden auch solche Fälle mitgezählt, bei denen zwar keinerlei Anhaltspunkte für das Vorhandensein seelischer Abnormitäten vorliegen, ohne daß solche mit Sicherheit auszuschließen sind. Dabei wurden einige zweifelhafte Fälle (insgesamt 17) als abnorm gezählt, obwohl die Anhaltspunkte, die zur Annahme einer Abnormität führten, nicht ausreichen, um sie einwandfrei zu beweisen.

Ziffern allein niemals in der Lage sind der Wirklichkeit auch nur einigermaßen gerecht zu werden, zumal ja nur grob faßbare, vorwiegend aktenmäßig festgelegte Abnormitäten einer exakten Auszählung zugänglich sind. Nachdem angeborene Gefühlsarmut nicht notwendig ein kriminelles Verhalten oder in irgendeiner Form eine ärztliche Begutachtung im weitesten Sinn nach sich ziehen muß, entgehen jeder derartigen Auszählung viel mehr Fälle, als durch sie erfaßt werden. Dazu kommt noch der weitere sich im gleichen Sinne auswirkende Umstand, daß eine scharfe Abtrennung der angeborenen Gefühlsarmut gegenüber dem angeborenen Mangel an Willenszähigkeit und der angeborenen Triebhaftigkeit des Erlebens, Kennzeichen zweier anderer großen Gruppen unter den Rückfallsverbrechern (Willenlose und Hyperthymiker), grundsätzlich nicht möglich ist. An der Gegenüberstellung der unter den Einmaligen gehäuft vorkommenden asthenischen Psychopathen mit diesen drei Psychopathengruppen werden wir zeigen, daß insbesondere die Willenlosen und die Gemütlosen nur zwei Extreme darstellen, deren zahlreiche Übergänge viel häufiger sind als die Extreme selbst, so daß man sie mit Recht in einer Gruppe zusammenfassen kann. Hieraus ergibt sich, daß eine gesonderte Betrachtung der Gemütlosigkeit zufolge der notwendigerweise eindimensionalen Fragestellung stets mit gewissen Fehlerquellen rechnen muß.

Die Frage wo man diejenigen Eigenschaften zu suchen hat, die hier vererbt werden, kann nur durch charakterologische Untersuchungen an den Verwandten einschließlich der nichtabnormen Persönlichkeiten einer befriedigenden Lösung nähergebracht werden. Diejenigen Verwandten, die grob aktenmäßig faßbar sind, fallen meistens durch eine angeborene Gefühlsarmut auf, die der Abnormität der Ausgangsfälle entspricht. Sofern diese Abnormität im Vordergrund steht oder wenigstens nicht vollkommen verdeckt wird durch andersartige Abnormitäten, kam das bereits in den ziffernmäßigen Gegenüberstellungen zum Ausdruck. An den engeren Verwandten, die selbst nicht aktenmäßig faßbar sind, findet man gleichfalls außerordentlich oft deutliche Hinweise auf das Bestehen einer wenigstens partiellen angeborenen Gefühlsarmut.

Im Gespräch mit derartigen Persönlichkeiten, die im Leben durchaus angepaßt und unpsychopathisch erscheinen können, kann man mitunter ohne weiteres erkennen, daß es sich um grobe, herrische, im Umgang mit ihren Mitmenschen rauhe Charaktere handelt, deren Verhalten mit dem Hinweis auf eine erworbene Rauhheit in den Umgangsformen nicht befriedigend zu erklären ist, sondern zweifellos einen harten und gefühllosen Wesenskern verrät. Oft findet man auch äußerst verschlossene, einsilbige Menschen, die man im Sinne von KRETSCHMER als schizoid bezeichnen müßte. Derartige Befunde sind nun in den Sippen von Rückfallsverbrechern und da insbesondere von gemütlosen Psychopathen wesentlich häufiger zu erheben als sonst. Das gleiche gilt auch von folgenden Befunden. Man kommt zu dem Bruder eines gemütlosen Psychopathen und erkennt aus der Vorgeschichte und aus dem objektiven Befund, daß ein Fall von chronischem Alkoholismus vorliegt, ohne daß damit irgendwelche Anpassungsmängel verbunden wären. Ein wirtschaftlicher Rückgang, kriminelle Handlungen, Internierungen in einer Anstalt, lassen sich nicht feststellen. Was jedoch im persönlichen Gespräch auffällt, ist die unvergleichliche Gefühlskälte und Gesinnungsrohheit. Vergleicht man dann einen solchen Trinker mit einem gleichfalls nichtkriminellen, bisher nicht internierten Trinker, der einer Einmaligensippe entstammt, wobei dessen Alkoholismus sogar schon länger bestehen und höhere Ausmaße erreicht haben mag, so fällt an diesem die Wärme des Gefühls auf, die vergleichsweise größere Reichhaltigkeit an Gefühlsbereitschaften und größere Tiefe des Eindrucksvermögens.

Zu demselben Ergebnis gelangt man, wenn man einen Wirt, einen Arbeiter oder einen Kaufmann aus der Sippe eines gemütlosen Psychopathen vergleicht mit einem Vertreter desselben Berufes aus einer beliebigen Einmaligensippe. Stets ist der größere Gefühlsreichtum auf der Seite derjenigen, die der Sippe eines nichtgemütlosen Ausgangsfalles entstammen. Nicht selten ist allerdings die angeborene Gefühlsarmut getarnt durch eine habituell „offenherzige", bisweilen geradezu joviale Haltung, die geeignet ist bei oberflächlicher Betrachtung das Bild einer typisch cyclothymen Charakterbeschaffenheit (im Sinne von KRETSCHMER) vorzutäuschen. Abgesehen von feineren Zeichen, die bei einiger Übung untrüglich zu erkennen sind, ergeben die ausführlichen Erkundigungen in solchen Fällen regelmäßig, daß hinter dieser Haltung, die durchaus echt erscheinen kann, sich in Wahrheit Gefühlsrohheit und Skrupellosigkeit verbirgt. Hierher gehören Männer, die in Gesellschaft überall beliebt sind, aber Frau und Kinder ohne äußeren Anlaß in herzloser Weise mißhandeln, im Geschäftsleben auf ebenso gewissenlose als rücksichtslose Weise ihrem persönlichen Vorteil nachjagen, mit einem Wort Persönlichkeiten, die ihre abnorme Charakterartung in geschickter Weise zu verbergen verstehen.

Charakterologisch läßt sich in allen diesen Fällen eine Abnormität feststellen, welche die Artung der Gefühle betrifft. Eine der wichtigsten Fragen, die hier noch zu entscheiden bleibt, ist die nach dem Ursprung dieser Gefühlsabnormität. Vor allem handelt es sich darum, zu entscheiden, ob hier eine Abnormität vorliegt, die auf einem grundsätzlichen Mangel an Gefühlsqualitäten beruht, der rein charakterologisch faßbar ist, oder ob es sich um Abnormitäten handelt, die zum schizophrenen Formenkreis in erbbiologischer Beziehung stehen. Trifft ersteres zu, so würde das heißen, daß es sich um Charakterabnormitäten handelt, die darauf beruhen, daß gewisse Erlebnisweisen, gewisse Gefühlsqualitäten dem Träger dieser Abnormität nicht zugänglich sind infolge eines angeborenen Mangels und es würde sich die weitere Frage erheben, ob dieser Abnormität der Charakterartung (Gefühlssphäre) auch Abnormitäten der Wahrnehmungsanlagen entsprechen, ferner was für biologische Besonderheiten diesem Anderssein des Charakters entsprechen. Trifft letzteres zu, so würde das bedeuten, daß die Anlagen zur Schizophrenie selbst dort, bzw. gerade dort, wo ihnen nicht die genügende Durchschlagskraft (Penetranz) zukommt, um erscheinungsmäßig das vollentwickelte Bild einer Schizophrenie herbeizuführen, sehr oft ein kriminelles Verhalten ihres Trägers bedingen. Damit wäre dann doch für den Kreis der gemütlosen Psychopathen der Nachweis erbracht für das Bestehen eines tieferen Wesenszusammenhanges zwischen Schizophrenie und Kriminalität und es wäre berechtigt von schizoiden Psychopathen zu sprechen.

Es wurde deshalb untersucht, wieviele von den Ausgangsfällen, die nicht zu den gemütlosen Psychopathen gehören (100 Fälle), und wieviele von den gemütlosen Psychopathen (95 Fälle) mit Schizophrenie belastet sind. Der Vergleich ergab, daß zwischen den beiden Gruppen keine Unterschiede bestehen. Von 100 nichtgemütlosen Ausgangsfällen sind 8 (8%) durch einen schizophrenen Verwandten belastet, von 95 Gemütlosen 7 (7,3%). Dieses an den Ausgangsfällen selbst gewonnene Ergebnis spricht dafür, daß gemütlose Psychopathen mit Schizophrenie nicht stärker belastet sind als andere. Bei den Geschwistern ist es nicht möglich Unterschiede festzustellen, nachdem, wie erinnerlich, unter den Geschwistern der Rückfallsverbrecher überhaupt kein Fall von Schizophrenie vorgekommen ist.

Es wurde ferner ausgezählt, ob in verschiedenen Verwandtschaftsgraden schizophreniebelasteter Sippen Kriminalität häufiger vorkommt als in anderen Sippen, ferner, ob unter den Vettern und Basen gemütloser Psychopathen Schizophrenie häufiger ist, als im Gesamtmaterial. Beide Untersuchungen wurden sowohl an den Sippen Einmaliger als an den Sippen Rückfälliger durchgeführt, mit dem Ergebnis, daß keine Unterschiede bestehen.

So ergab z. B. eine Auszählung von 306 Vettern und Basen der 38 Rückfallsverbrecher, die zu den vorwiegend Gemütlosen gehören, daß keine Erhöhung der Schizophrenieziffer besteht. Unter diesen Vettern und Basen befanden sich 169 im Alter zwischen 15 und 40 Jahren, 137 im Alter über 40 Jahren. Die Bezugsziffer beträgt somit 221,5 (die zwischen 15 und 40 Jahren sind nur halb gezählt). Darunter fanden sich 2 Schizophrene, beide im Alter über 40 Jahre, das ergibt eine korrigierte Prozentziffer von 0,9 und entspricht durchaus der für eine Durchschnittsbevölkerung geltenden Ziffer.

Greift man umgekehrt unter den Sippen einmaliger Rechtsbrecher diejenigen heraus, in denen Fälle von Schizophrenie vorkommen [1] und zählt man unter den Geschwistern und unter den Vettern und Basen der Kriminellen, so ergibt sich keine Erhöhung der Kriminalitätsziffer. Allerdings sind die Ziffern klein, aber das Bemerkenswerte ist, daß in diesen Sippen überhaupt kein Fall von Kriminalität vorkommt. Unter 29 Vettern und 17 Brüdern, die im Alter von über 20 Jahren stehen, fand sich kein Fall von Kriminalität, obwohl in beiden Gruppen zusammen entsprechend den Kriminalitätsziffern der Gesamtgruppen (5,1 bzw. 10,0%) 3—4 Kriminelle zu erwarten wären. Dieser Befund spricht eher dafür, daß schizophreniebelastete Sippen ceteris paribus geringere

---

[1] E. 23, 27, 41, 82, 100, 148, 150, 155.

Kriminalitätsziffern aufweisen als andere [1]. Die entsprechende Untersuchung an den schizophreniebelasteten Sippen von Rückfallsverbrechern führte zu dem gleichen Ergebnis. Man kann somit mit Sicherheit sagen, daß in schizophreniebelasteten Sippen unter sonst gleichen Voraussetzungen in der Regel keine Häufung von Kriminalität besteht.

Diese Befunde scheinen vielleicht unerwartet und widersprechen vielfach verbreiteten Anschauungen über die Bedeutung schizoider Persönlichkeiten für das Zustandekommen von Kriminalität. Sie zeigen indessen eindeutig, daß zwischen Kriminalität und Schizophrenie auch dort kein tieferer Wesenszusammenhang besteht, wo man ihn noch am ehesten vermuten konnte. Von erbbiologischen Beziehungen zwischen gemütlosen Psychopathen und Schizophrenie kann man nach diesen Befunden wohl nicht sprechen und es wäre hinzuzufügen, daß nach dem, was im psychiatrischen Teil zu dieser Frage beigebracht wurde, auch die Ähnlichkeit latenter Schizophrenien, deren Träger allein mit Recht als schizoide Psychopathen zu bezeichnen wären, mit dem Erscheinungsbild des gemütlosen Psychopathen nur eine oberflächliche ist.

Dementsprechend handelt es sich bei den gemütlosen Psychopathen um eine angeborene Gefühlsabnormität, deren Ursprung nicht auf eine erbbiologische Beziehung zum schizophrenen Formenkreis zurückgeht, sondern auf angeborene Besonderheiten der Charakterartung, die zunächst rein charakterologisch zu fassen sind. Aufgabe künftiger Untersuchungen wird es sein, den Erscheinungsformen (Manifestationsmöglichkeiten und -wahrscheinlichkeiten) dieser Abnormität nachzugehen und die Reichweite der Erkennungszeichen und ihrer Beeinflußbarkeit durch Umwelteinflüsse genauer abzustecken.

Auch die Frage nach gesetzmäßigen Zusammenhängen von Eigenschaften (Korrelationen) harrt noch der Bearbeitung. Aus den vorliegenden Untersuchungen ergaben sich bereits einige Hinweise auf das Bestehen und auf die Art solcher Korrelationen, worüber hier nur ganz kurz berichtet sei.

Die außergewöhnliche Flachheit des Eindrucksvermögens (im Sinne von KLAGES) bei gemütlosen Psychopathen ist zunächst allein die Folge eines Mangels an Gefühlsqualitäten und damit an seelischem Reichtum überhaupt. Aus diesem Mangel allein ließe sich schon erklären, warum derartige Psychopathen von Eindrücken, die auf andere Menschen einen nachhaltigen Eindruck ausüben, kaum berührt werden und dementsprechend, je nach Temperamentsveranlagung, immer neue Eindrücke anhäufen oder versinken in ein stumpfes Dahinbrüten.

Soweit würde sich die persönliche Flachheit ihres Eindrucksvermögens allein von der bestehenden Gefühlsabnormität herleiten lassen. Doch hat dieser Tatbestand noch eine Kehrseite. Es bleibt doch die Frage offen, ob nicht außerdem auch Zusammenhänge nach der sinnesphysiologischen Seite hin bestehen. Sollte sich z. B. ergeben, daß bei diesen Persönlichkeiten schon der Vorgang des (leiblichen) Empfindens eine deutliche Andersartigkeit erkennen läßt gegenüber nichtgemütlosen Psychopathen, so sähe sich die Forschung damit vor ganz andere Aufgaben und Möglichkeiten gestellt.

Es scheinen nun wirklich solche Zusammenhänge zu bestehen. Die Hinweise dafür ergeben sich vor allem auf Grund von Beobachtungen an Konstitutionsmerkmalen. Abgesehen von anderen, nicht so regelmäßigen, Besonderheiten der Körperkonstitution, zeigt insbesondere die Haut bei ausgesprochenen

---

[1] In Anbetracht der kleinen Ziffern wäre diese Schlußfolgerung jedoch zu weitgehend.

Fällen angeborener Gefühlsarmut eine besondere Beschaffenheit. Es fällt an ihr auf eine beträchtliche Derbheit, nicht selten lederartige Konsistenz, Grobporigkeit, meistens auch geringe Durchblutung. In der Regel ist dieses Merkmal mit athletischem Körperbau verbunden, und zwar mit einer mehr gedrungenen Form. Daß dieser Befund auf einer Täuschung beruht, die durch Unterschiede der sozialen Schichtung und der Berufszugehörigkeit hervorgerufen wird, ist ziemlich ausgeschlossen, weil sich Einmalige und Rückfällige in letzterer Hinsicht so gut wie gar nicht unterscheiden und auch die Gemütlosen sich nicht irgendwie gegen den Durchschnitt der Rückfälligen abheben.

Da ich auf diesen Sachverhalt erst im späteren Verlauf der Untersuchungen aufmerksam wurde, sind genauere Angaben vorläufig nicht möglich, dafür sei hier über ziffernmäßige Befunde berichtet, die sich auf Grund systematischer Körperbauuntersuchungen hinsichtlich gröberer Konstitutionsmerkmale feststellen ließen.

Es wurden während der ersten 4 Monate der Bereisung von Verwandten der Ausgangsfälle in jedem Fall an Hand des Konstitutionsschemas von KRETSCHMER Aufzeichnungen gemacht, die sich allerdings auf Einzelheiten des Gesichtes, des Schädels und der Hände beschränken. Dabei wurde außer der Gesichtsform, Nasenform, Irisfarbe, Haarfarbe usw. jeweils auch auf Grund von Einzelmerkmalen und auf Grund des Gesamteindrucks die Körperkonstitution vermerkt (z. B. „vorwiegend pyknisch")[1]. Die Aufzeichnungen betreffen insgesamt 313 Fälle. Für die folgende Auszählung wurden die an 81 erwachsenen engeren Verwandten von Rückfallsverbrechern und an 91 entsprechenden Fällen aus Einmaligensippen gewonnenen Befunde verwertet. Die Ausgangsfälle selbst schienen deshalb für einen solchen Vergleich ungeeignet, weil anzunehmen ist, daß die Körperkonstitution von Personen, die Jahrzehnte ihres Lebens hinter Gefängnismauern verbracht haben, nicht unmittelbar verglichen werden kann mit der Körperkonstitution von Personen, die nur einmal in ihrem Leben relativ kurze Zeit eingesperrt waren.

Die Auszählung ergab, daß bei den Verwandten der Rückfälligen die rein athletischen und insbesondere die gedrungen-athletischen sowie die athletisch-pyknischen Formen am stärksten (44,4%), bei den Verwandten der Einmaligen dagegen nur schwach vertreten sind (23,1%). Der Anteil der Leptosomen, einschließlich der Leptosomen mit athletischen Zügen, ist bei den Verwandten der Rückfälligen gering (19%), bei den Verwandten der Einmaligen verhältnismäßig groß (33,8%). Ausgesprochen asthenische Kümmerformen sind dagegen umgekehrt in der Rückfälligengruppe stärker vertreten (7,0%) als in der Einmaligengruppe (2,2%). Reine Pykniker sind gleichfalls in der Einmaligengruppe häufiger (43,7%) als in der Rückfälligengruppe (18,0%). Nicht einstufbare Mischtypen sind in den Rückfälligensippen häufiger (19 Fälle unter 81) als in den Einmaligensippen (9 Fälle unter 91)[2].

---

[1] Mehrjährige praktische Erfahrungen am anthropoligischen Institut und an der psychiatrischen Klinik in Wien bieten die Gewähr dafür, daß unsere Typisierung mit der der KRETSCHMERschen Schule unmittelbar vergleichbar ist.

[2] Die 81 Verwandten von Rückfälligen verteilen sich in Prozent umgerechnet auf 10 rein Athletische, 6 gedrungen Athletische, 20 Athletische mit pyknischen Zügen, 16 Leptosome, 3 Leptosome mit athletischen Zügen, 7 asthenische Kümmerformen, 18 reine Pykniker, 1 Dysplastiker und 19 nicht einstufbare Mischtypen. Die entsprechenden Ziffern für die Verwandten der Einmaligen (91 Fälle) lauten in der gleichen Reihenfolge: 9, 2, 10, 23, 5, 2, 40, 0, 9.

Die Häufung leptosomer Körperbauformen in den Sippen der Einmaligen entspricht der Häufung asthenischer Psychopathen und ihnen nahestehender Persönlichkeiten. In diesem Zusammenhang interessiert allein die Tatsache, daß die athletischen Körperbauformen einschließlich der athletisch-pyknischen Mischformen im engeren Verwandtenkreis von Rückfallsverbrechern auffallend stark gehäuft vorkommen. Der Unterschied gegenüber den Einmaligen wird noch stärker, wenn man nur die männlichen Individuen berücksichtigt (54,6% gegen 30,0%). Dabei sind die Bezugsziffern allerdings schon klein, nämlich 48 bei den Rückfälligen, 60 bei den Einmaligen. Auf die Beziehungen zwischen athletischen Körperbauformen und derber, lederartiger Hautbeschaffenheit, hat insbesondere KRETSCHMER (1) in seinen grundlegenden Untersuchungen über Körperbau und Charakter nachdrücklich hingewiesen. Diese vorhin erwähnte Beobachtung über Besonderheiten der Hautbeschaffenheit bei gemütlosen Psychopathen stimmt somit gut überein mit dem Ergebnis, daß gerade diese Körperbautypen in den durch Gefühlsabnormität besonders auffallenden Sippen der Rückfallsverbrecher gehäuft vorkommen. Auch die Beobachtungen von BÖHMER stimmen mit unseren Beobachtungen weitgehend überein.

Die Beweiskette für das Bestehen eines tieferen Wesenszusammenhanges zwischen dieser Konstitutionsbeschaffenheit und der angeborenen Gefühlsarmut ist damit keineswegs schon geschlossen. Es würde einen wesentlichen Fortschritt bedeuten, wenn es gelingt für die gemütlosen Psychopathen eine Reihe von konstitutionellen Zügen und Merkmalen aufzuweisen, so wie das für die asthenischen Psychopathen bereits geschehen ist. Ich halte es für sehr wahrscheinlich, daß dadurch dem charakterologischen Gegensatz zwischen der angeborenen Gefühlsarmut auf der Seite der Rückfälligen bzw. der gemütlosen Psychopathen (Eindrucksunterempfänglichkeit) und der angeborenen „Empfindlichkeit" und Ängstlichkeit auf der Seite der Einmaligen bzw. der asthenischen Psychopathen (Eindrucksüberempfänglichkeit) eine Reihe von körperkonstitutionellen Gegensätzen an die Seite rücken werden. Wenn wir den für die asthenischen Psychopathen charakteristischen körperlichen Befunden, wie zarte und schlaffe Haut, Vasolabilität, leptosomer Körperbau usw. gegenüberstellten die für die gemütlosen Psychopathen charakteristischen Konstitutionsmerkmale einer derben lederartigen Hautbeschaffenheit bei vorwiegend athleti chem Körperbau, so ist das ein erster Schritt in dieser Richtung. Von hier aus müssen künftige Untersuchungen daran gehen einen Grundstock zu legen für ein Wissen von der konstitutionellen Eigenart gemütloser Psychopathen.

Der Befund, wonach eine besonders derbe, lederartige und schlechtdurchblutete Haut bei gemütlosen Psychopathen wesentlich häufiger vorkommt als sonst, wäre zunächst dahin zu überprüfen, daß man untersucht, ob und inwiefern Intensitätserlebnisse und Widerstandserlebnisse, die mit der Empfindung eines auf die Haut ausgeübten Druckes einhergehen, von der Hautbeschaffenheit abhängig sind. Wenn sich eine solche Abhängigkeit ergibt, so ließe sich untersuchen, ob die angeborene Verarmung an Gefühlsqualitäten in der Regel gekoppelt ist mit einer Abnahme der Empfänglichkeit gegenüber der Empfindungsseite von Sinneserlebnissen. Damit wäre die Beantwortung einer weiteren Frage in die Nähe gerückt: ob gemütlose Psychopathen die Welt nicht nur seelisch anders erleben (erfühlen) vermöge ihrer angeborenen Gefühlsarmut, sondern auch anders wahrnehmen zufolge einer angeborenen Andersartigkeit ihrer

Empfänglichkeit gegenüber Sinneserlebnissen. Wofern dies zuträfe bliebe im Sinne der Wahrnehmungslehre von KLAGES (4) [und PALAGYI (2)] zu untersuchen, inwieweit diese Andersartigkeit auf einer Herabsetzung der Empfänglichkeit gegenüber Intensitätserlebnissen (Empfindungen) beruhe und in wieweit auf einer Herabsetzung der Empfänglichkeit gegenüber Ähnlichkeitserlebnissen (Schauen). Eine zweite Frage bliebe dann die nach der Erblichkeit derartiger einer exakten Messung zugänglichen Bereitschaften und Empfänglichkeiten, eine dritte die nach ihrer Korrelation mit anderen Charaktereigenschaften.

11. Die geltungssüchtigen Psychopathen.

Geltungssüchtige Psychopathen sind unter den Ausgangsfällen selten. Unter den Einmaligen findet sich kein einziger hierher gehöriger Fall, unter den Rückfälligen insgesamt 12 Fälle. Es handelt sich ausschließlich um Betrüger.

Wenn man solche Rückfallsverbrecher, die wenigstens dreimal mit mindestens 3 Monaten Gefängnis wegen Betrug bestraft worden sind, als Betrüger bezeichnet, so erhält man 47 unter 195 Fällen[1]. Nur 12 unter diesen 47 Fällen sind als geltungssüchtige Psychopathen zu betrachten (in der Anmerkung besonders hervorgehoben). Die übrigen Fälle sind zum Teil Schwindler auf hyperthymischer Basis, also Psychopathen, die durch ihr sanguinisches Temperament, durch ihre Betriebsamkeit zu ihren Betrügereien fortgerissen wurden. Die entsprechenden Fälle sind in der Anmerkung fett gedruckt. Zum Teil sind es Schwindler nur um des Zweckes Willen. Diese Gruppe ist psychologisch uneinheitlich, sie umfaßt verschiedenartige Persönlichkeitstypen, die sich nicht auf einen gemeinsamen Nenner bringen lassen, doch spielen weder eine hyperthymische Komponente noch die Geltungssucht eine entscheidende Rolle.

Das im Vordergrund stehende Streben sich Geld oder andere Mittel zu verschaffen läßt sich bei der Gruppe der reinen Zweckschwindler auf verschiedene Ursachen zurückzuführen. Bei R. 115 z. B. (s. S. 150) entspricht die vollständige Mittellosigkeit seiner wirtschaftlichen Unfähigkeit und schwachen Begabung. Es handelt sich um einen ursprünglich ängstlichen, verschlossenen und scheuen Menschen, der oft um ein Stückchen Brot bettelt, in jüngeren Jahren armselig dahinvegetiert und erst später jene schwindlerischen Fähigkeiten erwirbt, die ihm dann zeitweise sogar zu einem gewissen Wohlstand verhelfen. Doch haben seine Betrügereien — er schwingt sich sogar bis zu einem erfolgreichen Heiratsschwindler auf — mit Geltungssucht nichts zu tun.

Demgegenüber sind geltungssüchtige Betrüger in der Regel von Anfang an Schwindler. Eine Ausnahme hiervon bildet nur R. 1, der allerdings eine starke hyperthymische Komponente aufweist. Man kann hier verfolgen, wie ein Bauernbursche von seinem 19. bis zu seinem 28. Jahr bei jeder sich bietenden Gelegenheit Raufereien großen Stils veranstaltet und dabei als Rädelsführer vielfach bestraft wird, so daß er $^2/_3$ dieser Jahre hinter Gefängnismauern verbringt. Dann bemerkt man auf einmal, wie er nach erfolgter Verehelichung und Hofübernahme an keiner einzigen Rauferei mehr teilnimmt, dafür jedoch alsbald in eine Reihe schwerer Betrügereien verfällt und ist vielleicht vorerst

---

[1] R. 1, 4, 8, 11, 25, **27**, 48, **62**, 66, **69**, 73, 90, 95, **98**, 99, 102, **113**, 115, 129, 137, 141, **144**, 148, 149, **156**, 158, 160, 163, 164, 166, **168**, **176**, 183, 192, 106. Dazu die Geltungssüchtigen: R. 2, 6, 24, 59, 79, 80, 83, 112, 140, 147, 153, 186.

geneigt, an eine tiefgehende Charakterveränderung zu denken. Genauere Erhebungen an Ort und Stelle und ein eingehendes Studium der Akten ergeben jedoch, daß es die gleiche Geltungssucht war, die den Burschen dazu trieb vor anderen eine Rolle zu spielen und bewundert zu werden und später den Mann veranlaßte sich nur zweispännig zu zeigen und überall als reichen Bauern aufzuspielen. Nur um dieser Triumphe willen stürzte er sich früher in Raufereien, später in Schulden und, als das nicht mehr ging, in Betrügereien.

Dagegen ist es eine ziemlich häufige Erscheinung, daß Diebe mit zunehmendem Alter, meist in der Mitte der 30iger Jahre, zum Betrug übergehen, Tätlichkeitsverbrecher, die in ihrer Jugend nur ab und zu gestohlen haben, sich ganz dem Diebstahl zuwenden, wobei zu erkennen ist, daß rein wirtschaftliche Momente und die mit zunehmendem Alter eintretende „Beruhigung" ausschlaggebend sind. Diese Beobachtung steht mit den statistischen Ergebnissen der Kriminalsoziologie durchaus in Einklang und findet ihr Seitenstück in der mit fortschreitender Zivilisation einhergehenden Zunahme der Betrugsdelikte gegenüber Diebstählen und Gewalttätigkeiten (W. SAUER). Bemerkenswert ist vielleicht, daß an dem vorliegenden Material sich beobachten läßt, wie Schwindler, die nicht aus Geltungssucht und nicht aus hyperthymischer Betriebsamkeit zum Schwindeln kommen, durchwegs polytrop sind, d. h. nach mehreren Richtungen hin entgleisen. Keiner von ihnen ist ausschließlich wegen Betrug bestraft, vielmehr finden sich in jedem Fall neben den Betrugstrafen auch Bettelstrafen, Strafen wegen Sittlichkeitsverbrechern, Körperverletzung, Mord usw. Ein verhältnismäßig großer Teil dieser Fälle ist ausgezeichnet durch Willenlosigkeit, doch ist diese Untergruppe dadurch nicht eindeutig gekennzeichnet. Ein charakteristisches Beispiel ist Fall R. 115.

Die geltungssüchtigen Psychopathen bilden unter den Schwindlern eine psychologisch einheitliche Gruppe. Sie entsprechen dem, was GRUHLE (3) als Strukturtypus bezeichnet hat, indem sie durch eine Reihe von sinnhaft verbundenen, strukturell aufeinander bezogenen Eigenschaften ausgezeichnet sind. In der Kriminalität kommt das darin zum Ausdruck, daß diese Fälle so gut wie ausschließlich wegen Betrug bestraft wurden. Nur je einer von den Geltungssüchtigen ist einmal geringfügig wegen Diebstahl bzw. wegen Körperverletzung bestraft, zwei andere je einmal wegen Bettel bzw. wegen Landstreicherei. Man ersieht hieraus wieder, daß die Kriminalität ein sehr feines Reagens auf die Charakterbeschaffenheit darstellt.

Kriminalität findet man im Verwandtenkreis geltungssüchtiger Psychopathen im allgemeinen selten. Unter 100 über 20jährigen männlichen Verwandten von 8 geltungssüchtigen Psychopathen (Rückfallsverbrecher), deren Verwandtschaft besonders genau erforscht werden konnte, wurden nur 7 (7,0%) Kriminelle gefunden. Diese Ziffer ist allerdings als unterer Grenzwert (Minimalziffer) aufzufassen, nachdem sie an Personen gewonnen wurde, von denen nicht durchwegs Straflisten vorlagen. Auch gehört ein Teil von ihnen entfernteren Verwandtschaftsgraden an. Es handelt sich jedoch hier nicht um den absoluten Wert — dieser würde meiner Erfahrung nach voraussichtlich etwa bei 15% liegen — sondern um die Abweichungs*richtung* gegenüber den anderen Ziffern, die gleichfalls untere Grenzwerte darstellen und hier zum Vergleich herangezogen werden. Die Kriminellen gehörten nur 2 Sippen an während die übrigen 6 Sippen überhaupt frei von Kriminalität waren. Nach der gleichen Methode wurden sämtliche männlichen über 20jährigen Verwandten von 7 fanatischen Psychopathen unter den Rückfallsverbrechern untersucht, dabei fanden sich unter 40 Verwandten 6 Kriminelle (15,0%), nur 3 von den 7 Sippen waren frei von Kriminalität. Die Kriminalitätsziffern sind also in dieser Vergleichsgruppe doppelt so hoch.

7% Kriminelle bedeutet zwar eine Erhöhung der Kriminalitätsziffer. Immerhin ist diese Erhöhung, wie der Vergleich mit der Gruppe der Fanatiker einerseits und der Durchschnittsbevölkerung andererseits (5,1%) zeigt, auffallend gering. Mit Rücksicht darauf, daß diese Ziffer auch entferntere Verwandschaftsgrade umfaßt, ergibt sich die Notwendigkeit, bei späteren Untersuchungen die Ziffern für einzelne Verwandtschaftsgrade besonders zu berechnen, wofür unser Material zu klein wäre. Voraussichtlich werden die Ziffern (untere Grenzwerte) für Geschwister und Kinder höher liegen als bei 7%[1].

Die Seltenheit von Kriminalität unter den Verwandten geltungssüchtiger Psychopathen wird noch übertroffen durch die Seltenheit ausgesprochen psychopathischer Persönlichkeiten. Voraussetzung ist allerdings, daß man von rein geltungssüchtigen Betrügern ausgeht, die nicht durch andersartige Abnormitäten, etwa durch Süchtigkeiten, durch extreme Willenslosigkeit ausgezeichnet sind. Ein Vergleich zwischen 86 (über 20 Jahre alten) Verwandten von 8 fanatischen Psychopathen mit 130 Verwandten von 8 geltungssüchtigen Psychopathen, wobei die verschiedenen Verwandtschaftsgrade die gleiche Verteilung aufwiesen, ergab, daß im Verwandtenkreis der fanatischen 19 (22,0%), im Verwandtenkreis der geltungssüchtigen 9 (6,9%) Fälle als ausgesprochen psychopathische Persönlichkeiten zu betrachten wären. Besonders bemerkenswert ist, daß bei den geltungssüchtigen die Hälfte der Sippen (4) überhaupt von Abnormen frei war, bei den Sippen der fanatischen nur eine unter 8, obwohl die Zahl der erforschten Verwandten hier größer war[2]. Vergleicht man das Vorkommen der Psychopathen unter den Eltern der Geltungssüchtigen mit dem unter den Eltern der übrigen Fälle, so fällt gleichfalls auf, daß sie gerade in dieser Gruppe sehr selten sind. Besonders deutlich ergibt sich das wieder bei einer Gegenüberstellung mit den Fanatischen, bei denen auf 12 Eltern 5 Psychopathen entfallen, während bei den Eltern der Geltungssüchtigen auf 12 Eltern nur ein Psychopath kommt. Auch wenn man nur die über 20 Jahre alten männlichen und weiblichen Geschwister berücksichtigt, ergeben sich trotz der Kleinheit des Materials gleichsinnige und deutliche Unterschiede, die hier alle im einzelnen wiederzugeben zu weit führen würde. Zu denselben Ergebnissen gelangt man auch, wenn man die Ausgangsgruppen der Fanatischen und der Geltungssüchtigen erweitert durch Einbeziehung von Fällen, die den Typus nicht mehr so ganz rein verkörpern. Man erhält dann als Ausgangsfälle 13 Fanatische und 14 Geltungssüchtige und findet unter den über 20 Jahre alten männlichen und weiblichen

---

[1] Unter den über 20 Jahre alten Brüdern fanatischer Psychopathen befinden sich 20% Kriminelle, bei den geltungssüchtigen Psychopathen sind es nur 13,6% — die Bezugsziffern sind allerdings sehr klein (15 bzw. 22). Doch bestätigt dieses Ergebnis die allgemeine Erfahrung, daß man schon an einem zahlenmäßig geringen Material die Ausschlags*richtung* feststellen kann für irgendwelche rein quantitativ faßbaren Unterschiede.

[2] Sie betrug ursprünglich sogar 207 Personen im Alter von über 20 Jahren und wurde nur deshalb auf 130 reduziert, um durch Fortlassung der entfernteren Verwandtschaftsgrade in einem entsprechenden Maß die Vergleichbarkeit mit der Gruppe der Fanatischen zu gewährleisten.

Verwandten, bei ersteren 22,6% (Bezugsziffer 199), bei letzteren 10,5% (Bezugsziffer 256) Psychopathen.

Es ist wichtig hier noch auf einen anderen Unterschied hinzuweisen, der im Widerspruch zu stehen scheint mit einem der Hauptbefunde unserer Untersuchungen. Es fällt nämlich auf, daß man in den Sippen der Fanatiker psychiatrisch Auffällige und Psychosen häufiger findet als in den Sippen der Geltungssüchtigen[1]. Die Häufung ist verhältnismäßig gering in den Sippen der expansiven Fanatiker (1,3% Psychosen und 3,9% psychiatrisch Auffällige gegenüber 0,49% bzw. 1,6% bei den reinen Hochstaplern), sie ist dagegen auffallend groß im Verwandtenkreis der matten Fanatiker (2,0% Psychosen und 12,7% psychiatrisch Auffällige). Man könnte nun meinen, daß hier dennoch Beziehungen zwischen Psychopathie und Psychose bestehen. Allein es ist zu bedenken, daß die expansiven Fanatiker und namentlich die matten, verschrobenen Fanatiker von latenten Schizophrenen und von Schizophrenen, die einen Schub hinter sich haben, nicht mit Sicherheit zu unterscheiden sind. Verschrobene Fanatiker unter Rückfallsverbrechern stellen somit schon in zweifacher Hinsicht eine Auslese dar: dadurch, daß es sich um Kriminelle handelt, stellen sie eine charakterologische Auslese dar, und dadurch, daß sie einem Typ angehören, der sich von latenten Schizophrenen nicht unterscheiden läßt, stellen sie eine Auslese nach latenten Schizophrenien dar. Jedenfalls müßte man erst beweisen, daß letzteres nicht der Fall ist um aus diesem Befund eine Widerlegung der These abzuleiten, wonach hier (bei der Schizophrenie) zwischen Psychopathie und Psychose keine Übergänge bestehen.

Aber selbst dann, wenn man die Möglichkeit von Übergängen zugestehen würde, der hier erhobene Befund, daß zwischen Kriminalität und Psychose keine tieferen Wesenszusammenhänge bestehen, bliebe dennoch unangetastet. Denn verschrobene Fanatiker sind unter Rückfallsverbrechern auffallend selten (3 Fälle unter 195), und was die expansiven Fanatiker betrifft, so sind die zwar etwas häufiger (7—12 Fälle unter 195), dafür ist jedoch die Mehrbelastung mit Psychosen und psychiatrisch Auffälligen äußerst gering. Dazu kommt noch ein weiterer Gesichtspunkt. Expansive Fanatiker und matte Fanatiker stellen innerhalb des Charakterologischen nicht wie die Hochstapler eine eindimensionale, sondern eine mehrdimensionale Auslese nach der negativen Wertseite dar: Sie zeichnen sich aus nicht durch Fanatismus allein, sondern außerdem durch Gemütlosigkeit, Geltungssucht, Trunksucht, paranoide Züge, Neigung zu explosiblen und hysterischen Reaktionen und durch andere Abnormitäten, die an sich mit Fanatismus nichts zu tun haben, während die Geltungssüchtigen,

---

[1] Unter 199 Verwandten der 13 Ausgangsfälle (Fanatische) finden sich folgende Psychosen: 2 Fälle von seniler Demenz, eine Alkoholpsychose und eine unklare Psychose. Dazu 2 Fälle von Psychoseverdacht, nämlich ein Schizophrenieverdacht und ein Hebephrenieverdacht. Die übrigen Fälle, die als psychiatrisch Auffällige zu bezeichnen sind, setzen sich zusammen aus 2 Fällen mit epileptiformen Anfällen, 2 Fällen mit hysterischen Anfällen, 3 Fällen von Imbezillität und 1 Fall mit unklarer Schlafsucht, möglicherweise eine Pyknolepsie.

Daraus ergeben sich 2% Psychosen, 1% Psychoseverdacht und 4% psychiatrische Auffällige.

Der Unterschied im Vergleich zu den verhältnismäßig wenig belasteten Geltungssüchtigen ist auffallend groß. Unter den 256 Verwandten der Geltungssüchtigen (14 Ausgangsfälle) befinden sich nämlich nur 4 (1,6%) psychiatrische Auffällige, und zwar eine senile Psychose, 2 Fälle von Psychosenverdacht und 1 Fall mit ungeklärten Anfällen.

mit Ausnahme einiger an sich bedeutungsloser Züge von Willenlosigkeit, ihren Typ rein verkörpern. Mit anderen Worten: Im Gegensatz zu den Geltungssüchtigen kommen reine Fanatiker unter Rückfallsverbrechern überhaupt nicht vor.

Hieraus ergibt sich, daß nicht eine spezifische Charakterartung, etwa Fanatismus, für die erhöhte Belastung mit Psychosen verantwortlich zu machen ist. Sucht man nämlich unter den Rückfallsverbrechern solche Geltungssüchtige heraus, die auch durch andere Abnormitäten, so durch Neigung zu hysterischen Anfällen, durch Trunksucht, durch Gemütlosigkeit, durch extreme Willenlosigkeit ausgezeichnet sind, so findet man auch im Umkreis ihrer Verwandten eine Erhöhung der Psychosenziffern (2%) und der psychiatrisch Auffälligen (5,1%), die noch stärker ist, als bei den expansiven Fanatikern.

Abschließend ist zu dieser Gegenüberstellung von Fanatischen und Geltungssüchtigen noch zu bemerken, daß es bei den ersteren außer den rein charakterologischen Anlagen auch andere gibt, die nicht mehr im Bereich des Charakterologischen liegen. Auf diese Veranlagung hat insbesondere LANGE (1) hingewiesen, sie sind beim Expansiven und beim Sensitiven Vorbedingung wahnhafter Entwicklungen[1].

Die Frage der erblichen Bedingtheit der geltungssüchtigen Psychopathen läßt sich am besten an Hand einiger Beispiele erörtern. Die Untersuchungen führen, wie sich zeigen wird, obwohl das Material gering ist, zu ziemlich eindeutigen Ergebnissen. Die Beispiele beziehen sich auf 3 Rückfallsverbrecher, denen ein Einmaliger gegenübergestellt wird, einer von jenen wenigen Fällen, bei denen Beziehungen zu den geltungssüchtigen Psychopathen anzunehmen sind. Als charakteristisches hierher gehöriges Beispiel wäre endlich zu erwähnen ein von LUTZ ausführlich beschriebener und in seiner Heredität sehr gründlich erforschter Fall von Pseudologia phantastica. Bei diesem Fall ergab sich, daß eine Reihe einzelner Charakterzüge sich im Verwandtenkreis, mannigfaltig in Zahl und Prägung, nachweisen ließ aber nur bei dem Ausgangsfall selbst infolge des Zusammenwirkens von Einzeleigenschaften zu dem typischen Bild führte.

R. 83, Karl K., legal geboren 1878 auf dem Land, verheiratet, Bautechniker.

Sein Vater war Lehrer. Er soll ein starker Trinker gewesen sein und das Vermögen seiner Frau vergeudet haben. Er ging viel auf die Jagd und auf den Fischfang, veranstaltete dabei Trinkgelage und ließ es sich gut gehen. Sein Schwiegervater mußte beträchtliche Summen zahlen, um die vielen Schulden zu decken. Erst vor einigen Jahren wurde ein Schrank mit den Aufzeichnungen des Schwiegervaters gefunden. Es fanden sich da Einträge über je 1000, 600, 200 RM. und eine Unzahl kleinerer Beträge. Vorbestraft war der Vater des Probanden nur einmal wegen Überschreitung eines Züchtungsgesetzes. Er war Lehrerssohn und hatte mehrere Geschwister, die alle unauffällig gewesen sein sollen. Die Vettern und Basen väterlicherseits sind angesehen, sehr rechtlich, gesund, etwas kritisch und heftig.

Die Mutter soll sehr fleißig und sparsam gewesen sein. Als Mädchen war sie sehr gesittet und in jeder Hinsicht eine brave Schülerin. Einer anderen Angabe zufolge, die aber nicht so verläßlich zu sein scheint, soll sie mehr getrunken haben als ihr Mann.

Geschwister. Die beiden einzigen Brüder des Probanden sind in angesehenen Stellungen als mittlere Beamte. Sie sind nicht vorbestraft.

Karl K. wurde bei seinen Eltern erzogen. Er erwies sich in der Schule als sehr begabt, besuchte eine Realschule und absolvierte dann eine Bauschule. Dann kam er zum Militär, wo er anscheinend unter guter Führung gedient hat. Die erste Strafe erhielt er mit 22 Jahren wegen drei Vergehen des Betrugs (3 Monate, 15 Tage Gefängnis). Ob dies kurz vor oder

---

[1] Vgl. K. SCHNEIDERS (8) Darstellung der hierhergehörigen Probleme.

kurz nach seiner Militärzeit war, ist nicht ganz sicher. Seither ist er immer wieder wegen Betrug bestraft worden (insgesamt 9mal). Er selbst stellt die Sache so dar, als ob es ihm sehr schwer oder sogar unmöglich gewesen wäre in der menschlichen Gesellschaft wieder festen Fuß zu fassen. Nach dem Krieg sei ihm dies zwar vorübergehend gelungen, aber infolge seiner Vorstrafen habe er immer wieder alles verlassen müssen. Bei seinen Verwandten sei er überall abgewiesen worden, als er um Barmittel ersuchte. Mit 32 Jahren heiratete er, lebt aber schon längst wieder von seiner Frau getrennt. Die letzte Strafe erhielt er im Alter von 44 Jahren (5 Jahre Zuchthaus) wegen 8 Verbrechen des Betrugs und 2 Verbrechen der Privaturkundenfälschung. Er hatte sich in der letzten Zeit mehr und mehr als Heiratsschwindler spezialisiert. Dabei ging er so vor, daß er sich als Ingenieur eines Industriekonzerns ausgab und den Mädchen Geldbeträge bis zu RM. 1500 herauslockte und sich außerdem von ihnen erhalten ließ. Oft hatte er gleichzeitig 10 verschiedenen Frauen die Ehe versprochen. Außerdem hat er sich vielfach Waren herausgeschwindelt. Seine Rollen spielte er sehr geschickt. In Zeitungen wurde er mehrfach der ,,Beglücker" genannt. Denn bei den zahlreichen Gerichtsverhandlungen, zu denen er Anlaß gab, lagen auf dem Richtertisch meist zahlreiche Liebesbriefe. Sehr gewandtes Auftreten, Schlagfertigkeit, Freude und Geschicklichkeit sich in der Rolle eines bedeutenden Mannes zu ergehen, kennzeichnen ihn als geltungssüchtigen Schwindler. Bemerkenswert ist die Angabe eines Lehrers, der die Familie des Probanden gut gekannt hat; danach bestand hinsichtlich der Gesichtszüge eine auffallende Ähnlichkeit zwischen dem Probanden und seinem Vater, während seine Brüder mehr der Mutter ähnlich sehen. Auf einem Familienbild läßt sich dies heute noch ganz deutlich feststellen.

Zusammenfassung. Abnorme Persönlichkeit mit engen Beziehungen zu den geltungssüchtigen Psychopathen. *Soziologisch.* Schwindler. *Umwelt.* Ungünstige Einflüsse von seiten des Vaters. *Somatisch.* O. B.

R. 79, Emil Je., legal geboren 1879 in einer Fabrikstadt, Schlosser, verheiratet.

Sein Vater war Schmied; er soll ordentlich, sorgsam, ruhig und allgemein beliebt gewesen sein. Angeblich war er nicht vorbestraft. Er ist schon vor 31 Jahren an Lungenleiden gestorben. Keines von seinen Geschwistern soll krank oder sonstwie auffällig gewesen sein.

Die Mutter war ruhig, haushälterisch, gutmütig, sehr heiter, soll für die große Familie unermüdlich gesorgt haben. Sie starb mit 45 Jahren an Wassersucht. Eine Schwester von ihr ist vollkommen unauffällig, gut verheiratet, 2 andere Geschwister sind durch Unglücksfall ums Leben gekommen. Unter den Vettern und Basen väterlicherseits ein willenloser und vielfach vorbestrafter Psychopath und Trinker und 2 Fälle von Verdacht auf beginnende senile Demenz.

Geschwister. Es heißt, daß die Mutter aus Gutheit es an der Erziehung fehlen ließ. ,,Sie konnte ihrer vielen Kinder nicht Herr werden." Der älteste Sohn ist Maschinist, wird von seinen Vorgesetzten allgemein gelobt. Er ist einmal wegen Diebstahl geringfügig vorbestraft, im Kriege wurde er verschüttet und ist seither leicht aufgeregt. Sein ältester Sohn ist wegen Betrug dreimal vorbestraft (Höchststrafe 5 Jahre Zuchthaus, von denen ihm 4 Jahre erlassen wurden). Er führt jetzt eine Geflügelfarm, wohnt in einem sehr übel beleumundeten Stadtviertel und ist sprachlich und in seinem Benehmen sehr gewandt. Der zweitälteste Sohn ist der Proband selbst. Der nächste Bruder genießt keinen guten Ruf; seine Nachbarn berichten er möchte gern viel gelten, tritt gern hervor. Bisher ist er immer noch am Gefängnis vorbeigerutscht. Man sehe ihn nie ohne Kinder oder Mädels bei sich. Bei Leuten, die ihn nicht näher kennen, gilt er als ordentlicher Mann. Sein nächst jüngerer Bruder ist Redakteur in einer Großstadt. Er ist wegen Betrug und Unterschlagung 14mal vorbestraft. Der nächste Bruder ist Oberwerkmeister, nicht vorbestraft, macht einen guten und verläßlichen Eindruck. Aus der ganzen Art seines Auftretens und seiner Wohnungseinrichtung spricht ein stark betontes Geltungsbedürfnis. Der Schein, mit dem er sich umgibt, steht in einem gewissen Widerspruch mit dem was er ist. Der jüngste von den lebenden Brüdern ist wegen Diebstahl und Betrug viermal vorbestraft (Höchststrafe 1 Monat Gefängnis). Er ist übel beleumundet; persönlich äußerst derb und kräftig gebaut (athletisch), klagt, daß er früher eine 100%ige Rente gehabt hätte, die man ihm jetzt stark gekürzt habe. Seit seiner Verschüttung im Krieg habe er ein Kriegsleiden, das sich äußere in Anfällen von Bewußtlosigkeit, angeblich einhergehend mit unfreiwilligem Harnverlust und Auftreten von Schaum vor dem Mund. Kein Zungenbiß. Die Anfälle treten mitunter nach Aufregungen auf, aber auch ohne solche. Eine Reihe von anderen Klagen werden vorgebracht, Herzkrämpfe, schlaflose Nächte als Folge heftiger Kopfschmerzen, Durchfälle, die ihn zwingen Opium zu nehmen usw. und alle Beschwerden werden auf die Kriegsverschüttung zurückgeführt; er gibt an auch Morphium zu nehmen. Doch lassen sich objektiv keinerlei Anzeichen von Morphinismus feststellen. Vor 3 Jahren soll er mit Veronal einen Vergiftungsversuch gemacht haben. Seine Angaben machen im allgemeinen den Eindruck des Gemachten, Unechten. Auszug aus dem Rentenakt: ,,Bei ausgestreckten Armen zittern sämtliche Muskeln, besonders auch die Finger. Beim Stehen mit geschlossenen Augen und Beinen fällt er zurück. Abgelenkt läßt er mit dem Zittern nach, ebenso, wenn er sich nicht beobachtet glaubt ....." das beständige Muskelzittern und die Erregungen des Herzens sind eine Folge von Überanstrengung des jedenfalls zur Neurasthenie veranlagten Mannes. Obwohl er sein Leiden übertreibt ist er als 100%ig erwerbsunfähig zu betrachten" (1915). Er wurde einige Monate später mit der Diagnose ,,Hysterie" in ein Reservelazarett aufgenommen. Dort machte sein stoßweise abgehacktes Sprechen einen manierierten Eindruck; bei Ablenkungsversuchen wurde das Zittern der Beine geringer; wenn er in kniender Stellung die Augen schließen sollte begann er so stark zu zittern, daß das ganze Bett wackelte. Die Diagnose lautete auf Rentenhysterie. Er selbst stellte immer wieder Anträge auf allerlei Geldzulagen. Ein Jahr später soll sein Zittern infolge Schreckwirkung vollständig aufgehört haben als er ein Kind unter die fahrende Straßenbahn geraten sah. Ein ärztlicher Befund hebt hervor, daß sich seine Klagen immer nach den Zwecken richten, die er gerade verfolgt. Einige Jahre später litt er wieder an Schüttelzittern und hielt bis vor wenigen Jahren mit seinen Badekuren und nicht endigenden Ansprüchen die Versorgungsämter dauernd in Atem. In allen Berichten fehlt jeder Hinweis auf das Vorhandensein von Krampfanfällen mit Bewußtseinsverlust.

Der jüngste Bruder des Probanden soll sehr wohlhabend gewesen sein und verunglückte mit 33 Jahren mit seinem eigenen Auto. 2 Schwestern sind sittlich etwas haltlos, die eine soll mehrfach auf Abwege geraten sein. Sie gilt als äußerst nervös, regt sich über die geringsten Anlässe furchtbar auf. Die jüngste Schwester ist sonst unauffällig.

Emil Je. soll bei seinen Eltern eine gute Erziehung genossen haben. Der Vater soll sehr streng gewesen sein, ließ z. B. seine Kinder nie ins Kino gehen u. dgl. Dagegen soll die Mutter viele kleine und größere Fehler ihrer Kinder vor dem Vater verheimlicht haben. Schon in der Schule hatte Emil Je. ein gewandtes und sicheres Auftreten gegenüber Freunden und fremden Personen. Im Betragen hatte er immer die besten Noten. Seine Fähigkeiten waren im allgemeinen hinlänglich (Note 3). Nach der Schule besuchte er als Schlosser eine Fachschule, wurde später Monteur, Werkmeister und auch Betriebsleiter. Seine erste Strafe erhielt er im Alter von 22 Jahren wegen Betrug. Mit 23 Jahren wurde er viermal wegen Betrug bestraft (Höchststrafe 9 Monate Gefängnis). Mit 24 Jahren heiratete er. Nachdem er 1 Jahr verheiratet war, erhielt er wegen Betrug 2 Jahre Gefängnis. Seither ist er immer wieder und ausschließlich wegen Betrug bestraft; das letzte Mal im Alter von 46 Jahren wegen Betrug und Anstiftung zur Unterschlagung; Er ist lebhaft, hat eine gute Auffassung und neigt immer zur Selbstüberschätzung, ist gern in Gesellschaft. Lügt viel und taugt nicht für eine gediegene Arbeit. Er hatte immer großartige Illusionen im Kopf und glaubte schließlich selber daran. Eine Auskunftsperson, die sich lange mit ihm befaßt hat, meint: ,,Durch Vorspiegelung falscher Tatsachen befriedigt er seinen Hochmutsdünkel. Er war ein fescher Kerl. Es gelang ihm immer leicht den Eindruck eines Direktors od. dgl. zu erwecken." Vielfach gab er sich auch als Förster oder als Pfarrer aus, ließ sich Geld geben, gleich RM. 50.— oder mehr, und sagte, er hole jemanden auf der Bahn ab u. dgl.

Mit 20 Jahren hat er 1 Jahr lang beim Militär gedient und wurde Unteroffizier. Im Strafvollzug mangelt es ihm vollständig an Selbstkritik. Er meint durch andere zu Unrecht belastet worden zu sein.

Zusammenfassung. Geltungssüchtiger Psychopath mit pseudologischen Zügen, heitere Stimmungsgrundlage, ethisch defekt. *Umwelt.* Schwere Umweltschädigungen im Kindesalter lassen sich nicht mit Sicherheit nachweisen. *Somatisch.* o. B. *Soziologisch.* Hochstapler, Betrüger.

R. 186, Michael W., legal geboren 1887 in einer Landstadt, ledig, Metzger, Pferdehändler.

Sein Vater (illegal geboren) war Gastwirt und Pferdehändler, er war ein ruhiger Mann, geachtet und beliebt, nicht reizbar. Gegen die Kinder streng, aber warmherzig. Im höheren Alter verspielte er einen großen Prozeß und kam deshalb wirtschaftlich etwas herab. Er starb mit 61 Jahren an Gehirnschlag.

Die Mutter war eine tüchtige Hausfrau und Wirtin; sie schimpfte gern, war oft grantig. Sie war die Tochter sehr vermögender Leute (Hotelbesitzer). 6 Brüder und 2 Schwestern waren unauffällig. Die meisten leben in guten Verhältnissen, als Landwirte, Hotelbesitzer, Gärtner usw. Unter den Vettern und Basen mütterlicherseits keine Auffälligkeiten.

Geschwister. Proband hat 6 Brüder, davon 2 im Feld gefallen und 5 Schwestern, die alle am Leben sind. Sie sind durchwegs in angesehenen Stellungen, ruhige, unauffällige Leute.

Michael W. ist der Älteste unter 13 Geschwistern. Er soll von Jugend auf von den Eltern „verzogen" worden sein. Anderen Berichten zufolge hat er bei den Eltern eine sehr gute Erziehung genossen. In der Schule lernte er leicht, hatte durchwegs gute Noten. Schuleinträge: „brav und gutwillig" — „im Rechnen sehr gewandt, Schulbesuch regelmäßig, eifrig und pünktlich."

Er lernte 3 Klassen Realschule; obwohl es ihm sehr leicht fiel, hatte er keine Lust am Studieren und ging nach der 3. Klasse zu seinem Vater als Metzger in die Lehre. Dann machte er Handelskurse in einer Großstadt. Mit 18 Jahren kam er nach Berlin in ein Pferdegeschäft. Dort blieb er 2 Jahre. Dann kam er vorübergehend wieder in seine Heimatstadt und zu einem Verwandten nach Frankreich in ein großes Pferdegeschäft. Dort blieb er etwa 9 Monate; kam wieder heim, weil der Vater schrieb. Ungefähr im Alter von 21 Jahren kam er zu einem Chevaulegerregiment, diente mit guter Führung und wurde Gefreiter. Nach der Militärzeit betrieb er mit seinem Vater Vieh- und Pferdehandel. 1912 kam er in ein großes Pferdegeschäft nach Wien. Bei Kriegsausbruch ins Feld, wurde Unteroffizier, bekam E. K. II. 1916 erlitt er durch Sturz vom Pferd eine Gehirnerschütterung und verlor durch Granatsplitterverletzung das linke Auge (29 Jahre alt). Er wurde 1917 mit Rente entlassen (jetzt 50%ig). Er bekam eine Stellung bei einem Pferdehändler in seiner Heimatstadt, handelte dann einige Jahre selbständig mit Pferden, Waren und Geschirr und begann ohne eine Erlaubnis zu haben 1921 ein Zigarrengeschäft. Damals erhielt er seine erste Strafe (wegen Betrug 2 Jahre 6 Monate Gefängnis). Das Geschäft ging nicht lange; er handelte später selbständig mit Holz. Seit 1921 ist Proband sechsmal wegen Betrug bestraft. Er ist in seiner Heimat bekannt unter dem Spitznamen: „Baron von Mikosch". Er unterschlug Gelder für Waren, nahm Gelder auf, ohne sie bezahlen zu können u. dgl. Seine Lieblingsmethode bestand darin, sich bei der Beichte recht reumütig zu stellen und dann den Pfarrer um Geld anzupumpen. Einfache Leute, die ihn seit Jahrzehnten kennen, charakterisieren ihn treffend: „Er will immer mehr sein als er ist". Als Kaufmann hatte er sich mit der Zeit zum Lebemann entwickelt. Er führte ein flottes Leben und hatte viel Verkehr mit Frauenzimmern. Sobald er nicht Glück hatte und kein Geld verdiente, beging er eine Betrügerei. In auffallendem Maße hat er sich erst nach der Revolution durch starken Geldverbrauch hervorgetan. Er stand wiederholt als Schieber in Verdacht, trat als Graf auf und entpuppte sich als geriebener Hochstapler. Die letzte Strafe bekam er mit 40 Jahren wegen fortgesetzten Verbrechen des Betrugs (1 Jahr 6 Monate Gefängnis). Er hatte einen Geschäftsmann dauernd um hohe Beträge betrogen und zu seiner verschwenderischen Lebensweise benützt. Seit der Nachkriegszeit war er ausgesprochen arbeitsscheu und verdiente sich seinen Unterhalt so gut wie ausschließlich durch Schwindeleien. Bemerkenswert ist, daß Michael W. erst mit 34 Jahren, und zwar gerade in der Inflationszeit, kriminell geworden ist. Auf eine Persönlichkeit wie Michael W. mußte die Nachkriegszeit besonders stark und zwar ungünstig einwirken. Alle Voraussetzungen zum Hochstapler trug er schon in sich, der Verkehr mit Schiebern war Öl für seine weitere Laufbahn. Es darf nicht übersehen werden, daß er 5 Jahre vor seiner ersten Bestrafung ein schweres Schädeltrauma erlitten hat und daß er heute noch eine 50%ige Rente bezieht (Granatsplitternarben an der Stirn).

Sein Verhalten im Strafvollzug war gedrückt und offen. Mehrfach brach er in ein starkes Weinen aus.

Zusammenfassung. Geltungssüchtige Persönlichkeit, enge Beziehungen zu den Hyperthymischen und zu den Willenlosen. Gewisse Eigenschaften, die man bei Schwindlern vielfach antrifft, wie rasches Auffassungsvermögen, große Anpassungsfähigkeit, gute Umgangsformen, Abneigung gegenüber anstrengenden Arbeiten, die Gründlichkeit erfordern, Mangel an echten Interessen usw., finden sich schon in früher Jugend. — Das *Schädeltrauma* könnte einer unter den Faktoren sein, dessen Folgeerscheinungen zur Kriminalität führten.

Soziologisch. Schwindler. *Umwelt.* Schon in jungen Jahren in großen Pferdegeschäften in Berlin und Paris — 1916 schweres Schädeltrauma, wahrscheinlich Hirnschädigung, in der Nachkriegszeit Umgang mit Schiebern und Beginn der kriminellen Laufbahn. *Somatisch.* Leptosom, gut gewachsen. Gewinnendes Äußeres.

E. 124, Jacob Sch., legal geboren 1889 in einer Industriestadt, Schuhfabrikant, verheiratet. Wurde im Alter von 23 Jahren wegen Urkundenfälschung und Betrug mit 1 Jahr und 9 Monaten bestraft.

Sein Vater war Landwirt und Gemeindeaufseher. Er ist schon vor mehreren Jahren gestorben und war in jeder Beziehung unauffällig. Auch über seine Geschwister wird nichts Bemerkenswertes berichtet (alle schon verstorben).

Die Mutter steht im 71. Lebensjahr, war immer gesund. Ein Bruder von ihr, obwohl erst 60 Jahre alt, ist senil dement, vergißt alles, fällt seiner Umgebung zur Last. Die übrigen Geschwister sind unauffällig und gesund.

Vettern und Basen. Unter den Nachkommen eines Bruders des Vaters ein Fabrikarbeiter. Dieser erlitt einmal einen Nervenzusammenbruch als Folge eines Aufregungszustandes. Im Anschluß daran hatte er mehrere Anfälle von Bewußtlosigkeit. Es traten wiederholt Angstgefühle auf, er glaubte, er müsse sterben und versuchte sich mit aller Gewalt gegen diese Gedanken zu wehren. Später traten diese Anfälle nicht mehr auf, jedoch fühlte er seither bei Aufregungen, wie sich eiserne Ringe um seinen Leib legen.

Ein Bruder von ihm leidet häufig an nervösen Erschöpfungszuständen. Er gilt bei seinen Verwandten als nervenleidend. Wenn er etwas in die Hand nimmt, so zittert er. Wenn er sich aufregt, tritt starker Handschweiß auf, so daß er nicht die Hand geben kann. Er steht seit einigen Jahren in ärztlicher Behandlung. Alle organischen Befunde sind negativ.

Unter den Vettern und Basen mütterlicherseits begegnet man einer Reihe von humorvollen, durchwegs etwas unterdurchschnittlich begabten Arbeitern und Arbeiterinnen. Eine unter den Basen ist in der Schule wiederholt sitzen geblieben. Sie gilt als geistig beschränkt. Ihre Eltern sind miteinander verwandt (Vetter und Base).

Geschwistern. Ein Bruder ist im Feld gefallen. Ein anderer seit dem Kriege magenleidend. Er und eine Schwester sind körperlich schwächlich, charakterologisch unauffällig.

Jacob Sch. hat in der Schule gut gelernt. War immer gesund, wurde von seinen Eltern gut erzogen. Führte später ein eigenes Geschäft und betrieb eine Zeitlang unreelle Unternehmungen. So ließ er sich einmal eine großartige Schlafzimmereinrichtung von auswärts kommen, obwohl er sie gar nicht bezahlen konnte und wurde nur dadurch aus der Affäre gerettet, daß es seinem Schwager gelang, sie wieder zu verkaufen. Dann wieder kaufte er sich plötzlich mehrere Schweine, obwohl er gar keine Möglichkeit hatte, sie unterzubringen. Wegen seiner Unzuverläßlichkeit und Neigung Sprüche zu machen, hat er in seiner Heimatstadt jeden Kredit verloren. Wenn jedoch auswärts Waren angeboten werden, so geht er darauf los, hat immer irgendwelche Pläne im Kopf, kommt aber dabei nie recht auf seine Kosten. Ausgesprochene Betrügereien hat er seit seiner Bestrafung nicht mehr vollführt, er scheint zu ungeschickt dazu zu sein. Er gilt als „Schikaner", worunter man in jener Gegend einen Menschen versteht, der sich gern in Unternehmungen stürzt, die ihn im besten Licht erscheinen lassen, aber dann von anderen ausgelöffelt werden müssen. Im persönlichen Gespräch macht er einen sehr unscheinbaren Eindruck, obwohl er versucht als ein großzügiger Unternehmer zu erscheinen.

Zusammenfassung. Persönlichkeit mit Beziehungen zu den geltungssüchtigen Psychopathen. Doch fehlt es ihr an dem richtigen Schwung, an der Fähigkeit eine Rolle gut zu spielen und an sie zu glauben. Es bestehen auch Züge, die an die asthenischen Psychopathen erinnern. Die auffallenden Charakterzüge blaß und verschwommen. *Umwelt.* Keine Umweltschädigungen im frühen Kindesalter.

Im Fall R. 83 findet man eine auffallende Übereinstimmung zwischen dem Ausgangsfall und seinem Vater. Seit Vater führte dasselbe Hochstaplerleben wie er, mit dem einen Unterschied, daß ihn sein Schwiegervater durch Bezahlung beträchtlicher Summen deckte. Bemerkenswert ist in diesem Fall, daß die außerordentliche charakterologische Ähnlichkeit ihre Entsprechung im Körperlichen findet indem die Gesichtszüge von Vater und Sohn auffallend übereinstimmen, im Gegensatz zu den Gesichtszügen der beiden Brüder, die als verläßliche Beamte ein ruhiges und arbeitsreiches Leben führen. Diese Ähnlichkeit zwischen Vater und Ausgangsfall und die Unähnlichkeit gegenüber dessen Brüdern wird von alten Ortsbewohnern übereinstimmend berichtet und läßt sich an Gemälden heute noch feststellen.

Der Fall R. 79 ist der Einzige unter 8 hinreichend erforschten Geltungssüchtigen, der ausgesprochene Betrüger unter seinen Verwandten hat. Dieser Befund kann nicht als typisch gelten, wohl aber die bei den normalen Verwandten gefundenen Charakterzüge im Sinne eines theatralischen Darstellungsdranges.

R. 186 kann, abgesehen von seiner Schädelverletzung, als typischer Fall gelten.

Die Gegenüberstellung mit dem Einmaligen E. 124 zeigt deutlich den Einfluß, den die Schwere der seelischen Abnormität auf das soziale Verhalten ausübt. Die auffallenden Charakterzüge sind bei E. 124 blaß und verschwommen.

In der Erwartung unter den Verwandten der geltungssüchtigen Schwindler vielen Betrügern oder geltungssüchtigen Psychopathen zu begegnen sieht man sich stark getäuscht. Die Fälle R. 83 und R. 79 stellen in dieser Hinsicht Ausnahmen dar. Was man dagegen in diesen Sippen in der Regel feststellen kann sind leichtere Grade charakterologischer Auffälligkeiten, die man bisher vielfach für umweltbedingte Charakterzüge gehalten hat.

Diese scheinbar geringfügigen Charakterzüge entsprechen einer leichten Ausprägung dessen, was KLAGES (3) als hysterischen Charakter beschrieben hat. Dieser kommt dann zustande, wenn sich ,,zur denkbar äußersten Trennung des Willens von der Vitalität oder der Triebfederschicht von der Triebschicht oder denn zur herrenlos gewordenen Willkür" hinzugesellt ,,ein mit triebartiger Unwiderstehlichkeit wirkendes Interesse an der Darstellung *nicht* der Selbstherrlichkeit, Eigenmächtigkeit, Durchsetzungsgabe, sondern grundsätzlich von Erlebnissen schlechthin, tatsächlich zumal von solchen Erlebnissen, die im höchsten Grade Aufsehen zu erregen geeignet sind". Der Unterschied, der gegenüber dem Willensmenschen besteht, liegt darin, daß dieser nur nach der Durchsetzung seines Willens strebt, ohne dabei eine Pose zu kennen, während der hysterische Charakter unecht ist, nur seinem Darstellungsdrang gehorcht und in seiner ausschließlichen Bezogenheit auf den Zuschauer kein ,,substantielles Interesse" kennt.

Das Wesentliche am hysterischen Charakter ist zu erblicken in einer ursprünglichen Lebensverarmung, ,,deren Träger mit zähem Daseinsgefühl nicht von der Täuschung lassen will, lebendig und fühlend am Tisch des Lebens mitzutafeln" (KLAGES). Die Tiefe des Erlebens ist bei derartigen Charakteren vergleichsweise gering indem auch bei leichteren Ausprägungen der Abnormität die Kurve des tatsächlich Erlebten weit zurückbleibt hinter der Kurve des bloß schauspielerisch als erlebt Dargestellten[1], während sich beim normalen Menschen die entsprechenden Kurven entweder decken oder gerade umgekehrt verhalten: es wird nach außen hin weniger gezeigt als tatsächlich erlebt wird.

Da der hysterische Charakter auch Echtheit darstellen kann, ohne deshalb wirklich echt zu sein, sind die leichteren Grade dieser Abnormität nur nach langjähriger Übung mit Sicherheit zu erkennen. Es ist ein Kennzeichen jedes hysterischen Charakters, daß er zufolge unerträglicher, weil sein Selbstvertrauen

---

[1] Der ursprüngliche Mangel an unwillkürlicher Ausdrucksfähigkeit und die überdurchschnittliche formale Begabung, denen man in den Sippen geltungssüchtiger Schwindler begegnet, stehen zueinander nicht im Verhältnis eines Gegensatzes, sondern eines inneren Zusammenhanges, ihr gleichzeitiges Vorhandensein bedeutet keinen Widerspruch.

untergrabender, Minderwertigkeitserlebnisse auf Selbsttäuschungen nicht verzichten kann [L. KLAGES (2)]. Die Bedeutung solcher Selbstwerttäuschungen liegt bei geltungssüchtigen Psychopathen offen zutage, sie ist aber auch bei den anderen Psychopathengruppen größer als man vielfach annimmt.

Es erhebt sich nun die Frage, ob es sich bei den leichteren Graden dieser Charakterabnormitäten um ein erbliches Merkmal handelt. Auf Grund der Familienforschungen ist diese Frage zweifellos zu bejahen. Ich konnte sowohl an den Sippen der rückfälligen Betrüger als auch in den Sippen Einmaliger, wo nur die leichten Formen der Abnormität vorkamen, endlich aber auch in einer großen Reihe von Familien, die mir seit vielen Jahren persönlich bekannt sind, in übereinstimmender Weise feststellen, daß diese Charakterzüge von erzieherischen Einflüssen gänzlich unabhängig sind. Ausnahmslos begegnet man den gleichen Zügen auch bei den Verwandten und wo dies möglich ist, da kann man sie auch schon vor dem 5. Lebensjahr feststellen. Zweifellos bestehen sehr oft Beziehungen zu schauspielerischer Begabung.

Wir sprachen bisher nur von den leichteren Graden dieser Charakterabnormität und kamen zu der Feststellung, daß diese zweifellos vererbt werden. Diese Feststellung stimmt überein mit der Auffassung, zu der KLAGES hinsichtlich ihrer Entstehung gelangt ist. Nach KLAGES ist das verhältnismäßig häufige Vorkommen dieser Charakterabnormität bei uns in Europa auf eine jahrhundertelange Auslesewirkung zurückzuführen, die wir vor allem dem Christentum verdanken. Er nennt in diesem Zusammenhang die Abschlachtung der Templer, Stedinger, Hussiten usw., die Inquisition, die Bartholomäusnächte, die Religionskriege und die französische Revolution, an deren *biologischer* Bedingtheit heute wohl niemand mehr' zweifelt.

Nun gibt es aber zwischen diesen leichteren Formen und den schwersten eine unübersehbare Stufenleiter von Übergängen und es erhebt sich die Frage, woher es kommt, daß man in den Sippen wohl leichtere und schwerere Fälle voneinander unterscheiden kann, im allgemeinen aber doch sagen muß, daß, abgesehen von den seltenen Fällen ausgesprochener Psychopathie, alle zu den leichteren zu rechnen sind. Die Tatsache, daß man den leichteren Formen dieser Charakteranomalien in den Sippen Einmaliger eher häufiger begegnet, als in den Sippen Rückfälliger, zeigt wohl deutlich, daß die psychopathische Geltungssucht der Rückfallsbetrüger nicht einfach als eine Verstärkung derartiger Anomalien aufzufassen ist, daß es vielmehr einer je besonderen Merkmalskonstellation oder irgendwelcher Umwelteinflüsse bedarf, damit sich daraus ein habituell hochstaplerisches Verhalten entwickle.

Diese Auffassung geht dahin, daß der hysterische Charakter oder die psychopathische Geltungssucht eine anlagemäßig gegebene Voraussetzung ist, deren Vorhandensein die Entwicklung eines Menschen zum Hochstapler erst ermöglicht, jedoch für sich allein noch nicht gewährleistet. Nur dann, wenn im Kräftespiel der Charakteranlagen untereinander *und* mit Einflüssen, die von außen herkommen, gewisse Bedingungen erfüllt sind, wird der Träger eines hysterischen Charakters zum Hochstapler und geltungssüchtigen Betrüger.

Zu dieser Auffassung kommt man auf Grund von Beobachtungen, auf die noch näher einzugehen ist. Bei einer Untersuchung über die Stellung der Rückfallsverbrecher in der Geburtenreihe fiel auf, daß geltungssüchtige Betrüger anscheinend häufiger als es der Erwartung entspricht am Anfang oder am

Ende der Geburtenreihe stehen. Nun ist bekanntlich die Tatsache, daß die Stellung innerhalb der Geburtenreihe für ein Merkmal von Einfluß ist, so zu deuten, daß irgendwelche Umweltfaktoren seine Manifestation beeinflussen. Doch war unser Beobachtungsmaterial zahlenmäßig zu klein, um eine solche Deutung zu erlauben. Dagegen sprechen Einzelbeobachtungen eine um so deutlichere Sprache.

Umwelteinflüsse lassen sich bei verschiedenen Rückfallsverbrechern feststellen. So zum Beispiel findet man willenlose, mitunter auch asthenische Psychopathen, die nach einer Eheschließung so lange straffrei bleiben, als die Ehe dauert, dann aber wieder kriminell werden, sobald sie mit einer anderen Frau Beziehungen anknüpfen. Oder man sieht, daß Draufgänger, und zwar hyperthymisch streitsüchtige Psychopathen, die zu Gewalttätigkeiten neigen, so lange straffrei bleiben, als sie durch militärische Zucht in Zaum gehalten werden. Zur Umgrenzung der hier gemeinten Umwelteinflüsse, deren Wirkungszeit in die frühere Jugend fällt, vielfach auch ins erste Kindesalter, ist ein näheres Eingehen auf gewisse seelische Entwicklungsstörungen notwendig, um deren Erforschung sich FREUD zweifellos große Verdienste erworben hat. Allerdings hat sich FREUD zu grundsätzlich falschen Deutungen hinreißen lassen, wohl hauptsächlich infolge der Enge seines Gesichtskreises [1]. Was jedoch die nackte Tatsache betrifft, daß Kindheitserlebnisse für die Gestaltung des späteren Lebens von richtunggebendem Einfluß sein können, so ist immerhin auffallend, daß hierhergehörige Fälle, obgleich in unserem Ausgangsmaterial selten, vorwiegend, ja beinahe ausschließlich Betrüger betreffen.

Der 1. Fall (R. 2) betrifft einen Betrüger, der den Typus des Geltungssüchtigen ziemlich rein verkörpert. Es handelt sich um den ältesten Sohn einer zehnköpfigen, sehr religiösen Familie, in der „ein patriarchalischer Geist" herrschte. Bei den Verwandten lassen sich weder Kriminalität noch Psychopathie oder sonstige Abnormitäten feststellen. Der Vater war ein ruhiger, allgemein beliebter Mann, aber zu Hause sehr „schwer zu behandeln". Alle Kinder mußten das Geld, das sie verdienten, restlos abliefern und der älteste hatte darunter am schwersten zu leiden. Mit 22 Jahren fertigte er ein Schriftstück an, das zu Weihnachtsspenden für den Kirchenschmuck aufforderte. Das eingegangene Geld, 50 RM., behielt er für sich und wurde wegen Betrug bestraft. Die 2. Strafe bekam er 1 Jahr später, als er sich in den Familien von Ordensangehörigen, deren Vertrauen er sich zu erschleichen wußte, Darlehen erschwindelte.

Der 2. Fall betrifft den oben wiedergegebenen R. 83. Die Heiratsschwindeleien des Sohnes finden hier ihr Gegenstück in der Tatsache, daß der Vater das Vermögen seiner Frau verschleuderte und nur deshalb nicht straffällig wurde, weil sein Schwiegervater die Schulden immer wieder beglich.

Der 3. Fall betrifft den im kriminologischen Teil ausführlich dargestellten R. 106. Man beachte die Ähnlichkeit zwischen Vater und Sohn, die darin zum Ausdruck kommt, daß ersterer die Dienstmagd seines Vaters heiratete, sozial mehr und mehr abwärts sank und der Trunksucht verfiel, während letzterer mit Vorliebe bei seinem eigenen Dienstherrn einbrach, mit dessen Dienstmagd

---

[1] Man vergleiche hierzu die bisher unübertroffene Kritik an den Ableitungen der FREUDschen Lehre, die KLAGES in den Grundlagen der Charakterkunde (Leipzig 1928, S. 225, Anmerkung 37) gegeben hat.

Beziehungen anknüpfte und dadurch mehrfach Konflikte mit ihm herbeiführte.

Hierher gehört endlich auch R. 186 (s. oben). Was die Deutung dieser Fälle betrifft, so ist es wohl nicht von der Hand zu weisen, daß Umwelteinflüsse hier mit im Spiel sind. Im Falle R. 2 ist nicht zu bezweifeln, daß eine innere Auflehnung des Sohnes gegen den strengen Vater beim ersten Kriminellwerden mitgespielt hat und so die *Bahnung* von Verhaltungsweisen herbeiführte, die später beibehalten wurden und aus dem Jungen einen Betrüger machten. Im Fall R. 83 mag das väterliche Beispiel umso bestechender gewesen sein, als es geeignet war, die Aussicht auf Straflosigkeit im Falle der Nachahmung vorzutäuschen. Der Fall R. 106 vollends zeigt eine auffallende Verwebung an sich geringfügiger Anlagemängel mit Umwelteinflüssen, die in verschiedenen Generationen zum Teil eine Wiederholung ähnlicher Muster bieten, zum Teil auf ein unerbittliches Fortschreiten einer schicksalhaften Entwicklung hindeuten. Ohne Zweifel wurde der Ausgangsfall als Kind von schweren seelischen Traumen betroffen, man denke an die Mißhandlungen durch die Eltern und an die soziale Kluft zwischen ihnen, die niemals überbrückt werden konnte. Man denke ferner daran, wie sich der Ausgangsfall an seinen Dienstherrn, die bei ihm in gewissem Sinne Vaterstelle vertraten, gleichsam rächte für das, was ihm von seinem leiblichen Vater an Mißhandlungen zuteil geworden war. Daß in diesem Fall der Konfliktsituation des Ausgangsfalles in der frühesten Kindheit eine Schlüsselstellung zukommt für die Erklärung seiner asozialen Laufbahn wird dadurch gestützt, daß wir in der Verwandtschaft weder des Vaters noch der Mutter Kriminalität oder Fälle von Psychopathie feststellen konnten.

Im Fall R. 186 endlich ist der Ausgangsfall als ältester in der Geschwisterreihe, der von seinem Vater schon früh in den mit allerlei Gefahren verbundenen Pferdehandel eingeführt und viel in der Welt herumgeschickt wurde, schon schwer umweltgeschädigt, als er im Alter von 18 Jahren ein schweres Schädeltrauma erleidet. Die Beispiele ließen sich noch vermehren, es sei zuletzt nur noch auf den hyperthymischen Schwindler R. 62 hingewiesen, dessen ausgesprochen geltungssüchtige Mutter durch ihre hochfliegenden Pläne und ihre Pseudologie — sie erblickte in ihrem Sohn schon den künftigen Bischof — seinem lockeren Treiben von Kindheit an Vorschub leistete. Charakterologisch gleicht er jedoch stark seinem hyperthymisch-willenlosen und explosiblen Vater und hat nichts von der Geltungssucht der Mutter.

Hier beschäftigen uns nur die Ausgangsfälle, die selbst geltungssüchtige Psychopathen sind. In diesen Fällen läßt sich fast ausnahmslos ein Umwelteinfluß nachweisen, der für gewisse Verhaltungsweisen bahnend wirkte und dadurch die Geltungssucht in eine bestimmte Richtung lenkte. Die Fälle R. 2, R. 83 und R. 186 können in dieser Beziehung als charakteristisch gelten. Wesentlich ist, daß diese Umwelteinflüsse schon im frühen Jugendalter einwirken und eine gewisse Nachhaltigkeit aufweisen. Es handelt sich im weiteren Sinn um Kindheitserlebnisse, jedoch nicht um einmalige, sondern um solche, die einer dauernden Konfliktsituation entspringen. Im Fall R. 2 ist es der Konflikt mit der übermäßigen Strenge und dem Geiz des Vaters, im Falle R. 83 mit den Versuchungen, die vom Vorbild des Vaters ausgehen und im Fall R. 186 der Einfluß von Verlockungen und Gefahren, denen ein junger Mensch, der unmittelbar vom Lande stammt, in der eigenartigen Atmosphäre großer

Pferdehandelbetriebe in der Großstadt und im Ausland ausgesetzt ist. In diesen spezifischen Kindheitserlebnissen ist ein zweiter Faktor zu erblicken, der zur hysterischen Charakterveranlagung (angeborener Geltungssucht) hinzutreten muß, damit es zur Entwicklung eines geltungssüchtigen Hochstaplers kommt. Allein damit sind noch nicht alle Bedingungen erfüllt. Der Entwicklungsweg zum geltungssüchtigen Betrüger wird vielmehr nur dann eingeschlagen, wenn die Veranlagung zum hysterischen Charakter mit einer besonderen Merkmalskonstellation zusammentrifft. Erst das Vorhandensein je und je besonderer Charaktermerkmale, die von der Geltungssucht an sich unabhängig sind, erklärt im Einzelfall, warum hysterischer Charakter und spezifische Umweltwirkung ihren Träger gerade in die Bahn des Hochstaplers und Betrügers lenkte und nicht in eine andere.

Diese besondere Merkmalskonstellation wechselt von Fall zu Fall. Mitunter ist es eine Neigung zu passivem Sichtreibenlassen, manchmal eine geringfügige wirtschaftliche Unfähigkeit, Merkmale mithin, die ihrerseits auf eine ganze Reihe von Charaktereigenschaften zurückführbar sind. Nicht die Charakterabnormität der Geltungssucht an sich ist Veranlassung eines sozialen Anpassungsmangels, sondern erst die besondere Merkmalskonstellation, in deren Rahmen die Abnormität auftritt. Im Gegensatz zu dem typischen Zusammenvorkommen von Charaktereigenschaften, von dem im Abschnitt über die hyperthymischen Psychopathen die Rede war, ist hier gerade ein atypisches Zusammenvorkommen entscheidend. Maßgebend ist nicht der Darstellungsdrang an sich, der bei den Verwandten je nach Begabung und Charakterbeschaffenheit verschiedenartige Auswirkungsmöglichkeiten findet, sondern eine je besondere Merkmalskonstellation in Verbindung mit bestimmten Umwelteinflüssen, die in ihrem komplizierten Aufbau in der Regel nur beim Ausgangsfall selbst verwirklicht ist. Nachdem somit der soziale Anpassungsmangel auf die besondere Merkmalskonstellation zurückzuführen ist, in deren Rahmen die Charakterabnormität (Darstellungsdrang von Gefühlszuständen) auftritt, ist es begreiflich, daß im Verwandtenkreis dieser Psychopathen die Kriminalitätsziffer lange nicht so hoch ist wie bei der großen Gruppe der Hyperthymischen, Willenlosen und Gemütlosen.

Hinsichtlich der Umwelteinflüsse in dem hier näher umschriebenen Sinn von Kindheitserlebnissen ist zu ergänzen, daß solche auch bei nicht geltungssüchtigen Rückfallsbetrügern mitunter nachweisbar sind. Doch kommen sie bei diesen nur ausnahmsweise vor und spielen auch dann nur eine nebensächliche Rolle. Eine solche Ausnahme stellt der Fall R. 62 dar. Die geltungssüchtige Mutter dieses Ausgangsfalles stellt gleichsam das Gegenstück dar zu den jugendlichen Geltungssüchtigen. So gewiß nämlich der jugendliche geltungssüchtige Psychopath neben einer besonderen Merkmalskonstellation noch spezifischer Umwelteinflüsse bedarf, um sich habituelle Verhaltungsweisen anzueignen, die ihm, wie etwa Betrug, als Psychopathen erst faßbar machen, so gewiß ist der erwachsene Geltungssüchtige unbeeinflußbar geworden gegenüber der Umwelt, dafür aber seinerseits mit der Fähigkeit ausgestattet, die Umwelt und insbesondere seine Mitmenschen ganz wesentlich zu beeinflussen. Gerade durch diese Fähigkeit zeichnen sich die geltungssüchtigen Betrüger vor allen übrigen besonders aus.

Die Frage nach etwaigen Beziehungen zwischen der erblichen Anlage zum hysterischen Charakter bzw. zur abnormen Geltungssucht und der Anlage zu hysterischen Reaktionsweisen im Sinne abnormer seelischer Reaktionen im Körperlichen (K. BLUM) ergibt an dem vorliegenden Material, daß erbbiologische Zusammenhänge anscheinend nicht bestehen. Man kann Sippen beobachten, in denen hysterische (geltungssüchtige) Charaktere gehäuft vorkommen, ohne daß hysterische Reaktionsweisen festzustellen sind. In den Sippen geltungssüchtiger Schwindler ist das sogar fast die Regel. Umgekehrt kann man Sippen beobachten, in denen abnorme seelische Reaktionen im Körperlichen wohl gehäuft vorkommen, aber jeweils bei ganz verschiedenen Charakteren (vgl. E. 18).

Zu berücksichtigen ist, daß die hysterische Reaktionsweise im Gegensatz zum Charaktermerkmal abnorm geltungssüchtig (hysterischer Charakter) von Umwelteinflüssen sehr stark abhängig ist und wohl kaum etwas Einheitliches darstellt. Vor allem ist zu berücksichtigen, daß hysterische Reaktionsweisen ein Mittel sein können, dessen sich eine Persönlichkeit wie eines Werkzeugs bedient, während es andererseits Fälle gibt, wo die hysterischen Reaktionen aus einer konstitutionellen Bereitschaft herauswachsen. Nur in diesen letzteren Fällen kommt eine erblich übertragene Disposition (im Sinne der hysterischen Reaktionsweise) in Betracht, so etwa im Falle E. 18[1]. Solche Fälle, in denen eine hysterische Reaktionsbereitschaft in einer Sippe auf dem Erbweg übertragen wird, ließen sich im vorliegenden Material mehrfach beobachten, doch sind sie nicht gerade häufig. Schon wenn man die verschiedene Art der Entstehungsweisen berücksichtigt, die man nach JASPERS und K. SCHNEIDER (1) unter den Begriffen Reflexhysterie, Ausdruckshysterie und Organhysterie in 3 Gruppen zusammenfassen kann, erscheint eine einheitliche biologische Grundlage nicht gerade wahrscheinlich zu sein. Hiermit stimmen auch überein die Ergebnisse von KRAULIS, wonach einzelne Formen der hysterischen Reaktionsweisen sicher vererbt werden, obwohl es bisher nicht möglich war, sie mit den heutigen Methoden von den nichtvererbbaren zu unterscheiden.

Die Familienforschungen an den Sippen geltungssüchtiger Psychopathen bestätigen somit die klinische Erfahrung, wonach solche Reaktionen mit der hysterischen Charakterartung (Geltungssucht) nur indirekt zusammenhängen, indem sich eine geltungssüchtige Persönlichkeit mitunter dieser Reaktionsweise als eines Werkzeugs bedient um ihre Ziele durchzusetzen. Dafür spricht auch die Beobachtung, daß die hysterischen Reaktionen der geltungssüchtigen Psychopathen meist der bewußten Vortäuschung (Simulation) nahestehen. Wenn man Dinge, die nichts miteinander zu tun haben, mit dem gleichen Namen belegt, so darf man sich im übrigen nicht wundern, wenn man keine erbbiologischen Beziehungen findet.

Unsere Untersuchungen an den Sippen geltungssüchtiger Psychopathen führten zu ziemlich eindeutigen Ergebnissen. Diese Sippen sind auf dreifache Weise gekennzeichnet. Durch das Vorhandensein von Charakterzügen, die als Abnormitäten geringen Grades im Sinne des hysterischen Charakters (KLAGES) aufzufassen und anlagemäßig bedingt sind. Diese Abnormitäten sind nicht etwas Unweltbedingtes, sie entspringen vielmehr unmittelbar einer biologischen Grundlage. Ermöglicht durch das Zusammenwirken dieser Charakteranlage mit spezifischen Umwelteinflüssen im jugendlichen Alter und mit einer besonderen Konstellation von Charaktermerkmalen treten dann in diesen Sippen, ganz vereinzelt, geltungssüchtige Psychopathen auf, bei denen der Darstellungsdrang

---

[1] Siehe den Abschnitt über die gemütlosen Psychopathen.

zur alles beherrschenden Haupttriebfeder geworden und mit den habituellen Verhaltungsweisen des Betrügers verknüpft ist. Die Gegebenheit solcher spezifischer Umweltssituationen ist demnach das zweite und das Auftreten vereinzelter geltungssüchtiger Psychopathen das dritte Kennzeichen dieser Sippen. Die geltungssüchtigen Psychopathen sind dabei vergleichbar vereinzelten Hauptknotenpunkten in einem engmaschigen Netz.

Die erbbiologische Analyse der geltungssüchtigen Psychopathen unseres Ausgangsmaterials ist damit abgeschlossen. Sie brachte im wesentlichen eine Bestätigung der von LUTZ an einem Einzelfall gewonnenen erbbiologischen Befunde, die somit als *typisch* gelten können. Die Untersuchungen von W. BAEYER, die erst nach Abschluß dieser Arbeit erschienen sind und leider nicht mehr berücksichtigt werden konnten, bringen eine wesentliche Erweiterung der hier vorgelegten Ergebnisse.

12. Die asthenischen Psychopathen.

Empfindlichen Menschen, die sich seelisch unzulänglich fühlen, zu ängstlicher Selbstbeobachtung neigen und infolge ihrer Charakterbeschaffenheit körperlich leicht versagen, begegnet man unter den Ausgangsfällen der Rückfallsverbrecher sehr selten. Wenn man nur solche Fälle berücksichtigt, die aktenmäßig nachweisbar sind und klinisch faßbare Zeichen bieten, so gehören nur 3 von den 195 Rückfallsverbrechern hierher (1,5%)[1].

Unter den 166 Einmaligen hingegen befinden sich 10 (6,0%)[2] asthenische Psychopathen. Bei dem Versuch einer Beurteilung dieser Ziffern muß man sich daran erinnern, daß der Anteil der psychopathischen Persönlichkeiten unter den Einmaligen sehr gering ist. Nur 24 unter 166 Fällen (14,5%) sind Psychopathen, während ja, von vereinzelten Ausnahmen abgesehen, jeder Rückfallsverbrecher des vorliegenden Ausgangsmaterials als Psychopath gelten muß. Während somit bei den Einmaligen etwa 42% aller Psychopathen zur Gruppe der Asthenischen gehören, sind diese unter den Psychopathen der Rückfälligengruppe mit 1,5% vollkommen bedeutungslos.

Nach diesem Ergebnis ist nicht zu erwarten, daß man bei einer Gegenüberstellung der Verwandten Einmaliger und Rückfälliger nennenswerte Unterschiede der Psychopathenziffern findet, da ja die Zahl der asthenischen Psychopathen unter den Einmaligen relativ gering ist. Tatsächlich liegen die Unterschiede innerhalb der Fehlergrenzen: Man findet unter den Geschwistern der Rückfälligen 1,8% (6 Fälle), bei den Geschwistern der Einmaligen 1,3% (7 Fälle). Wenn man nur die *psychopathischen* Geschwister ins Auge faßt und nach dem Anteil fragt, der den Asthenischen unter ihnen zukommt, so ergeben sich auch hier wieder erhebliche Unterschiede. Der Anteil der asthenischen Psychopathen übertrifft nämlich mit 17,9% bei den Geschwistern der Einmaligen den entsprechenden Anteil von 5,2% bei den Geschwistern der Rückfälligen um ein Vielfaches (s. Tabelle 33).

Abnorme seelische Reaktionen im Körperlichen (hysterische Reaktionen) bei sonst unauffälligen Persönlichkeiten sind in den Sippen der Einmaligen häufiger als in den Sippen der Rückfälligen. So z. B. finden sich unter den Geschwistern (Bezugsziffer 560) 9 derartige Fälle und unter den Geschwistern der Rückfälligen keiner (Bezugsziffer 336) (s. Tabelle 33). Sie sind aber nur

---

[1] R. 40, 63, 169.   [2] E. 3, 13, 16, 51, 57, 65, 87, 88, 89, 105.

deshalb häufiger, weil „sonst Unauffällige" bzw. normale Persönlichkeiten oder nur durch isolierte Abnormitäten auffallende in den Sippen der Rückfälligen viel seltener sind, nicht aber weil etwa hysterische Reaktionen als solche in den Sippen von Einmaligen häufiger sind als in den Sippen von Rückfälligen[1]. Bei den Ausgangsfällen selbst sind hysterische Reaktionen sogar in der Rückfälligengruppe häufiger als in der Einmaligengruppe (vgl. den Abschnitt über die Haftreaktionen). Hieraus ergibt sich, daß die hysterischen Reaktionen grundsätzlich andersartige Beziehungen zur Kriminalität aufweisen als die Merkmale der asthenischen Psychopathen. Im Gegensatz zu diesen sind nämlich die hysterischen Reaktionen in der überwiegenden Anzahl der Fälle nicht anlagemäßig

Tabelle 37. **Vorkommen asthenischer Psychopathen (Asth.) und hysterischer Reaktionen (hy. R.) bei sonst unauffälligen Persönlichkeiten.**

	Bezugsziffer (abnorme Persönlichkeiten)	Darunter Asthenische und hysterische Reaktionen		Bezugsziffer (sämtliche Geschwister)	Darunter Asthenische und hysterische Reaktionen	
		absolut	in %		absolut	in %
Geschwister der Rückfälligen	116	6	$5{,}2 \pm 2{,}06$	336	6	$1{,}8 \pm 0{,}73$
Geschwister der Einmaligen	39	16	$41{,}0 \pm 7{,}8$	560	16	$2{,}9 \pm 0{,}71$
Vettern und Basen der Rückfälligen	56	14	$25{,}0 \pm 5{,}8$	627	14	$2{,}2 \pm 0{,}59$
Vettern und Basen der Einmaligen	50	21	$42{,}0 \pm 6{,}9$	1256	21	$1{,}7 \pm 0{,}36$

bedingt, sie beruhen nicht auf einer besonderen spezifischen Reaktionsbereitschaft, sondern sie sind gleichsam unspezifische Reaktionen, bedingt durch besondere Situationen (z. B. Haft) oder durch besondere Charaktereigenschaften, z. B. Neigung zu ängstlicher Selbstbeobachtung. Daß auch hierzu eine gewisse Reaktionsbereitschaft gehört, soll damit nicht in Abrede gestellt werden, doch ist diese so allgemein verbreitet, daß sie nicht als spezifisches Moment in Betracht kommt. Daß es daneben auch eine erhöhte hysterische Reaktionsbereitschaft gibt, deren Anlage vererbt wird, läßt sich immerhin an einzelnen Sippen nachweisen[2].

Nachdem asthenische Psychopathen unter Einmaligen häufiger sind als unter Rückfälligen und nachdem sie auch unter den psychopathischen Verwandten der Einmaligen einen viel größeren Anteil ausmachen als unter den psychopathischen Verwandten der Rückfälligen, ist es naheliegend anzunehmen, daß hier eine Charakterabnormität zugrunde liegt, die auf dem Weg der Vererbung übertragen wird und mit den kriminellen Verhaltungsweisen in irgendeinem, wenn auch vorwiegend negativen, Zusammenhang steht. Es wurde deshalb untersucht, ob sich in den Sippen asthenischer Psychopathen eine Häufung gleichartiger Charakterabnormitäten nachweisen läßt. Eine verhältnismäßig grobe Auszählung, die nur solche Abnormitäten berücksichtigt, die klinisch bzw. aktenmäßig nachprüfbar sind, ergab, daß unter 44 Geschwistern von 12 asthenischen Psychopathen (3 Rückfällige und 9 Einmalige) 5 Fälle[3] (11,3%), unter 77 Vettern und Basen von 8 asthenischen Psychopathen 6 Fälle[4] (7,7%) die gleiche Abnormität

---

[1] Man vergleiche hierzu Tabelle 37.
[2] Vergleiche die Ergebnisse von KRAULIS, sowie das Beispiel E. 18 von den gemütlosen Psychopathen.
[3] Diese beziehen sich auf 3 Ausgangsfälle.
[4] Diese beziehen sich auf 2 Ausgangsfälle.

zeigen. Gegenüber 1,8 asthenischen Psychopathen unter den Geschwistern der Gesamtgruppe der Einmaligen, entspricht das einer deutlichen Erhöhung und deutet doch wohl darauf hin, daß die hier zugrunde liegende Charakterabnormität vererbt wird. Als beweisend können diese Ziffern aber schon deshalb nicht gelten, weil die Verteilung der asthenischen Psychopathen unter den Verwandten so ist, daß man nur in wenigen Fällen überhaupt Sekundärfälle findet, dann aber meistens gleich mehrere. Nähere Aufschlüsse kann man somit nur von den charakterologischen Ergebnissen erwarten, die das Gesamtbild der einzelnen Sippen berücksichtigen.

Bevor nun auf charakterologische und die Körperkonstitution betreffende Einzelheiten näher eingegangen wird, ist es im Interesse der Anschaulichkeit notwendig, einige Beispiele voranzuschicken. Bietet doch gerade die Gruppe der asthenischen Psychopathen bei der Gegenüberstellung einmaliger und rückfälliger Rechtsbrecher den Schlüssel zum Verständnis einer Reihe von Zusammenhängen zwischen Körperkonstitution, Charakterbeschaffenheit und sozialem Verhalten.

E. 16, Engelbert C., legal, geboren 1890 in einer kleinen Landgemeinde, früher Fabrikarbeiter, jetzt Hausmeister in einer mittelgroßen Stadt, verheiratet. Im Alter von 22 Jahren wegen gefährlicher Körperverletzung bestraft.

Der Vater war Schneider von Beruf und ist schon vor 30 Jahren gestorben. Es wird von ihm angegeben, er sei ein starker Trinker gewesen.

Die Mutter lebt, ist 84 Jahre alt, war immer gesund. Sie ist etwas mißmutig und soll auch in jüngeren Jahren niemals so recht heiter gewesen sein. Sie führte ihre Wirtschaft tüchtig, war sehr sparsam, oft auch ängstlich, weil sie glaubte mit ihren Mitteln nicht auszukommen.

Die Geschwister der Eltern sind mit einer einzigen Ausnahme schon vor langer Zeit gestorben.

Unter den *Vettern und Basen väterlicherseits* befindet sich eine Geschwisterreihe, deren Mitglieder niemals so recht gesund sind. Einer von diesen war Schneider und starb im jungen Alter plötzlich an Herzerweiterung. Eine Schwester von ihm starb mit 22 Jahren an den Folgen einer tuberkulösen Erkrankung der Wirbelsäule. Ein anderer Bruder ist im Feld gefallen. Unter den Überlebenden sind 3 Unauffällige, darunter 2 Schneider, die mit einem nervösen Magenleiden behaftet sind, und eine Fabrikarbeitersfrau. Die beiden anderen sind charakterologisch auffällig, und zwar ein Vetter von Beruf Schneider, der im Feld einen Nervenshock erlitten hat und seither nun schon seit mehr als 12 Jahren an psychogenen Anfällen leidet. Bei oft sehr geringen Anlässen, die ihn aufregen, stürzt er hin, hat Zuckungen am ganzen Körper, jedoch keinerlei Anzeichen, die für eine organische Natur des Leidens sprechen (Zungenbiß usw.). Persönlich ist er etwas schwächlich, von asthenischem Körperbau, charakterologisch fällt seine Ängstlichkeit auf und seine Neigung die Vorgänge seines eigenen Körpers zu beobachten. Eine Base, Schwester des vorigen, leidet gleichfalls an Anfällen. Diese sollen im Anschluß an einen Sturz auf den Hinterkopf aufgetreten sein, sie treten seither unabhängig von Aufregungen auf. Es ergab sich jedoch, daß auch diese Anfälle als psychogen aufzufassen sind. Der Sturz auf den Hinterkopf erfolgte nämlich gelegentlich des ersten Anfalles, der im Anschluß an eine Auseinandersetzung auftrat, die sie mit ihrem damaligen Liebhaber hatte. Die Anfälle dauerten nur so lange, als dieser Konflikt nicht beigelegt war und endeten mit dem Zeitpunkt ihrer Verheiratung (etwa 1 Jahr später). Sie soll damals, vor ihrer Verheiratung, auch immer krank gewesen sein, doch ergaben die ärztlichen Untersuchungen keinen organischen Befund.

In einer anderen Geschwisterreihe unter den Vettern und Basen begegnet man 2 Schwestern, die außergewöhnlich nervös und aufgeregt sind, empfindsam, oft an körperlichen Erschöpfungszuständen leiden und an einer Schwäche von Reizbarkeit. Eine dritte Geschwisterreihe ist unauffällig.

Geschwister. Ein Halbbruder mütterlicherseits unauffällig. Ein älterer Bruder ist unauffällig. Er ist einmal wegen Körperverletzung geringfügig vorbestraft, körperlich asthenisch und schwächlich, dazu mißmutig und nörgelrisch. 3 Schwestern sind unauffällig.

Ein jüngerer Bruder ist Hilfsarbeiter und bezog seit Kriegsende eine Rente, weil seine Arbeitsfähigkeit durch eine Schußverletzung der linken Hand herabgesetzt ist. 1923 wurde er abgefunden. 1929 stellte er neuerdings einen Antrag wegen rheumatischer Beschwerden und wegen Magenleiden. Er habe sich dieses Magenleiden im Krieg zugezogen. Auffallend ist, daß er bis 1929 dieses Magenleiden niemals erwähnt hat. Es besteht eine Neigung zu ängstlicher Selbstbeobachtung und zur Übertreibung tatsächlich geringfügiger Beschwerden.

Engelbert C. ist bei seinen Eltern aufgewachsen, hat sich als Kind normal entwickelt, lernte in der Schule mittelmäßig. Mit 15 Jahren kam er als Papiermacher in eine Fabrik, wo man im allgemeinen mit ihm zufrieden war. Im Alter von 22 Jahren wurde er in eine Wirtshausrauferei verwickelt und bekam wegen gefährlicher Körperverletzung in Tateinheit mit Sachbeschädigung, Hausfriedensbruch und Ruhestörung 8 Monate Gefängnis. Im Urteil wird der gute Leumund und die bisherige Straflosigkeit besonders hervorgehoben. 1915 kam er ins Feld, mußte jedoch 1917 wegen nervöser Beschwerden wieder entlassen werden. Er litt damals an Nervosität, Schlaflosigkeit und Aufregungszuständen. Eine körperliche Verletzung hatte er nicht erlitten. Im Jahre 1920 trat eine Verschlimmerung seines Befindens ein. Er hatte 1917 geheiratet, seine Frau gebar ihm 1919 das dritte Kind und er litt damals unter schweren wirtschaftlichen Sorgen. In heißer Luft traten Schwindelzustände auf, der Arzt stellte nervöse, insbesondere vasomotorische Störungen fest, daneben auch eine Reihe psychogener Nebenerscheinungen, wie aufgeregtes Atmen, Vibrieren des ganzen Körpers u. dgl. Außerdem wurde von dem Vertragsarzt eine beiderseitige labyrinthäre Schwerhörigkeit festgestellt und als wahrscheinliche Folge des Kriegsdienstes angesehen. Er erhielt deshalb eine 60%ige Rente. Später wurde ihm die Rente auf 40% herabgesetzt. Im persönlichen Gespräch macht er einen unlustigen und mißvergnügten Eindruck, beginnt sofort über seine nervösen, rheumatischen und sonstigen körperlichen Beschwerden zu klagen. Er sei seit dem Krieg sehr zittrig und aufgeregt. Seine Angaben erwecken jedoch den Eindruck, als wären sie berechnet um sich in ein möglichst gutes Licht zu rücken und als ein Opfer der menschlichen Gesellschaft hinzustellen. Er meint, sein Nervenleiden werde sich in Anbetracht der schlechten finanziellen Lage, in der er sich jetzt befinde, nicht mehr bessern. Aus seinen Äußerungen geht deutlich hervor, daß es allerlei Befürchtungen und Wünsche vorwiegend wirtschaftlicher Natur sind, denen seine ängstliche Selbstbeobachtung entspringt. Sein Gesichtsausdruck ist gekennzeichnet durch schlaffe, ,,neurasthenische" Gesichtszüge, auf die auch im Rentenakt mehrfach hingewiesen wird.

Zusammenfassung. Asthenischer Psychopath, Rentenneurotiker. Das Kriegserlebnis hat zur Entwicklung und Verstärkung der abnormen Charakterzüge zweifellos beigetragen. Die mißmutige Grundstimmung und die Neigung zu ängstlicher Selbstbeobachtung bestand wahrscheinlich auch schon vor dem Kriege. *Umwelt:* Kriegserlebnis und Rentenwunschsituation.

E. 10, Georg B., legal, geboren 1876 in einer Landgemeinde, verheiratet, Schneidermeister. Im Alter von 36 Jahren wegen Körperverletzung mit 1 Jahr 3 Monaten Gefängnis bestraft.

Sein Vater war Landwirt. Er soll immer gesund und ein unauffälliger Mann gewesen sein, stand jedoch einmal im Verdacht, sich an einer schwachsinnigen Person vergangen zu haben. Bereits vor 28 Jahren gestorben.

Die Mutter ist schon seit mehr als 30 Jahren tot, war angeblich immer gesund, bis auf ein schweres Leiden infolge variköser Erweiterungen der Fußvenen.

Unter den *Vettern und Basen* mütterlicherseits keine charakterologischen Auffälligkeiten. 3 Basen sind an Tuberkulose gestorben. Unter den Kindern der Vettern und Basen, 1 Fall von Schwachsinn.

Eine Halbschwester des Vaters war immer kränklich, eine andere beging mit 22 Jahren, als sie in der Hoffnung war, Suicid.

Neffen und Nichten durchwegs begabt und charakterologisch im allgemeinen unauffällig. Ein Fall von Suicid bei einem 21jährigen jungen Mann. Er hatte eine Mittelschule absolviert und das Einjährigenjahr gemacht, war im allgemeinen lustig, aber etwas zerstreut, leicht aufgeregt und konnte sich nicht beherrschen. Einmal besuchte er mit seiner Mutter das Grab seiner verstorbenen Schwester und erhängte sich am selben Tag an einem Baum auf der Straße. Eine Nichte erkrankte als Kind an einer Chorea. Sie ist angeblich seither etwas nervös und leicht aufgeregt. Ihre Brüder sind von kräftigem Körperbau bei apoplektischem Habitus. Die Tochter eines dieser Brüder hatte als Kind gleichfalls eine Chorea.

Geschwister. 3 Brüder und 1 Schwester, im allgemeinen unauffällig. Ein Bruder galt als leicht aufgeregt. 2 von den Geschwistern litten an Drüseneiterungen im Bereich des Halses.

Georg B. ist bei seinen Eltern aufgewachsen. Im Alter von 9 Jahren Chorea minor. Besonders die rechte Körperhälfte, später aber auch die linke war von der Bewegungsunruhe betroffen. Das Leiden dauerte 6 Jahre. Auch später war er viel krank. Schon mit 20 Jahren litt er an varikösen Erweiterungen der Fußvenen. Er hätte gerne studiert, jedoch mußte er wegen seiner ständigen Krankheiten — er litt auch von Kindheit an an Strabismus convergens — zu einem Schneider in die Lehre gehen. Er ist inzwischen verheiratet und hat 6 Kinder.

Im Alter von 36 Jahren wurde er wegen Körperverletzung bestraft. Er wohnte damals seit vielen Jahren in unmittelbarer Nachbarschaft eines Mannes, der nach übereinstimmenden Berichten sich im ganzen Ort einer wohlverdienten Unbeliebtheit erfreute. Jahrelange Sticheleien und kleine Bosheiten waren die Ursache, daß sich der äußerst gutmütige und allgemein beliebte Georg B. einmal dazu hinreißen ließ gegenüber diesem Quälgeist Gewalt anzuwenden.

Im persönlichen Gespräch macht Proband einen äußerst günstigen Eindruck. Er ist ruhig, ausgeglichen, nur infolge tatsächlicher körperlicher Beschwerden — Rheumatismus usw. — mitunter etwas nervös und reizbar. Die Grundstimmung ist ernst, aber nicht eigentlich mißmutig.

Kinder. 1 Sohn starb im Alter von 15 Jahren im Anschluß an eine Knochenverletzung an einer Sepsis. 2 Söhne sind unauffällig, einer leidet an schwerem Strabismus convergens, der jüngste erkrankte im Alter von $4^1/_2$ Jahren an Chorea minor.

Zusammenfassung. Charakterologisch unauffällige Persönlichkeit, jedoch in gewissen Zügen infolge schwerer körperlicher Leiden verändert im Sinne einer nervösen Reizbarkeit. *Umwelt:* o. B.

R. 40, Johann E., legal, geboren 1879 in einer kleinen Landgemeinde, Gütler, verheiratet, gelernter Müller.

Sein Vater war ein stiller, ruhiger Mensch, Taglöhner, einige Male wegen Bettel vorbestraft, vor 32 Jahren gestorben.

Die Mutter soll fleißig, ruhig und allgemein beliebt gewesen sein. Schon seit 15 Jahren tot.

Onkeln und Tanten. Ein Bruder des Vaters war wegen einer traumatischen Psychose im Anschluß an eine Hinterhauptsverletzung in einer Irrenanstalt und starb kurz darauf. Ein anderer Bruder war immer schwächlich und kränklich, zitterte bei schweren Anstrengungen. Eine Schwester des Vaters galt als aufgeregt, ängstlich, „nicht ganz normal".

Vettern und Basen. Von einem in Amerika lebenden Vetter mütterlicherseits wird berichtet, er sei ein Sonderling. Unter den Vettern und Basen väterlicherseits 1 Fall von Suicid bei einer anscheinend psychopathischen Persönlichkeit. Die übrigen sind stille und gedrückte, mißmutige und mürrische Persönlichkeiten. Auffallend ist eine familiäre Häufung von Unglücksfällen. 3 Vettern beziehen Rente. Einer von diesen leidet seit Kriegsverschüttung bei allergeringsten Anlässen an Aufregungszuständen, neigt zu ängstlicher Selbstbeobachtung, ohne daß eine schwere organische Erkrankung vorliegt.

Geschwister. Ein Bruder ist mürrisch, reizbar und verschlossen, ein anderer gilt als Trinker und macht persönlich den Eindruck einer äußerst reizbaren und explosiblen Persönlichkeit.

Johann E. ist bei seinen Eltern am Land aufgewachsen. Schon als Kind aufgeregt, oft nachts mit Betteilen umhergelaufen. Wegen wiederholtem Holzdiebstahl in seiner Gemeinde nicht geachtet. Die erste Strafe erhielt er mit 27 Jahren (Holzdiebstahl). — Einige Wochen später bekam er eine kleine Strafe wegen Beihilfe zum Diebstahl und wenige Monate darauf 3 Wochen Gefängnis wegen Diebstahl von Treibriemen. Dann hielt er sich 12 Jahre lang vollkommen straffrei. 1918 wird er wieder wegen Treibriemendiebstahl bestraft. 1920 und 1921 erhält er wegen Fahrraddiebstahl je 6 bzw. 14 Monate Gefängnis. Er war damals Besitzer eines Anwesens, hatte bereits ein neues Anwesen gekauft und wäre vertragsmäßig verpflichtet gewesen, das alte zu räumen, in dem schon die neuen Besitzer wohnten. Er blieb aber noch wochenlang darin wohnen, was zu allerlei Unstimmigkeiten führte. Als er schon sein neues Anwesen bezogen hatte, zündete er das alte an, so daß das Wohngebäude, unter großer Lebensgefahr für die ihm verfeindeten Bewohner, vollständig in Asche gelegt wurde. Der Alibinachweis mißlang ihm und er bekam wegen Brandstiftung 7 Jahre und 7 Monate Zuchthaus.

Persönlich ist er still, ängstlich, fast furchtsam, neigt dazu, sich beleidigt zurückzuziehen und Entscheidungen aus dem Wege zu gehen. Er ist empfindsam aber gleichzeitig heimtückisch. Von einigen Untersuchern wird er als hysterisch bezeichnet. Er soll viel an persönlichem Insuffizienzgefühl gelitten haben. Kennzeichnend soll für ihn gewesen sein eine geringe Belastungsfähigkeit, die ihn leicht den Kopf verlieren ließ. Bei seinen Nachbarn galt er als hinterlistiger und versteckter Charakter. Bezeichnend ist in dieser Hinsicht, daß er einmal, eines Fahrraddiebstahls überführt, einen in seinem Anwesen gemachten Einbruchsdiebstahl fingierte, als hätte der Täter das Rad stehen lassen.

Intellektuell ist er schwach begabt. Im Alter von 48 Jahren starb er im Zuchthaus an Magenkrebs.

Zusammenfassung. Sich seelisch unzulänglich fühlender, empfindsamer, asthenischer Psychopath. ,,Asthenischer Stachel", der ihn immer wieder dazu antreibt, sich trotz persönlicher Insuffizienz durchzusetzen. Heimtückischer Charakter. *Umwelt:* Keine wesentlichen Schädigungen im frühen Kindesalter.

R. 63, Josef H., illegal, geboren 1881 in einer Großstadt, Bürstenmacher, verheiratet.

Sein Vater war schwerer Trinker, eine äußerst explosible Persönlichkeit, hat seine Frau oft geschlagen.

Die Mutter wurde geisteskrank und starb als Proband 13 Jahre alt war.

Geschwister. Der einzige überlebende Bruder ist Kupferschmied, eine athletischgedrungene Persönlichkeit mit groben Gesichtszügen, nicht vorbestraft, verträglich, äußerst schwerfällig und geistig etwas stumpf.

Josef H. und sein Bruder waren als Kinder viel auf der Straße und sich selbst überlassen, kamen dann beide in ein Waisenhaus. Die erste Strafe erhielt Proband im Alter von 15 Jahren wegen Diebstahl. Bis zu seinem 26. Lebensjahr wurde er wiederholt wegen Diebstahl bestraft (Höchststrafe 5 Monate Zuchthaus). Im Alter von 27 Jahren heiratete er. Wie er selbst in glaubhafter Weise versichert hat ihn seine Frau wieder auf den richtigen Weg gebracht. Tatsache ist, daß er 16 Jahre lang straffrei blieb. Als er 40 Jahre alt war, starb seine Frau. Schon während ihrer Krankheit hatte er eine geschiedene Frau kennengelernt und mit ihr ein Verhältnis angefangen. Diese war wegen Diebstahl, Betrug und wegen Mordversuch an ihrem geschiedenen Mann mehrfach vorbestraft. 2 Jahre hatte er mit dieser Frau gelebt, als er schon wieder wegen Diebstahl und bald darauf wegen Sittlichkeitsverbrechen bestraft wurde. Er hatte sich an Knaben und kleinen Mädchen vergriffen.

Im Feld war er angeblich verschüttet und leidet seither an starkem Zittern schon bei geringen Aufregungen. Trotz verschiedentlichen Verwundungen hat er nie den Versuch unternommen eine Rente zu erlangen. Im Strafvollzug zeigte er ein bescheidenes Auftreten und wurde als unselbständig und haltlos beurteilt. Noch vor seiner Bestrafung wegen des genannten Sittlichkeitsverbrechen, hatte er sich von der zweiten Frau, mit der er eine Ehe eingegangen war, wieder scheiden lassen. Er versicherte damals im Zuchthaus er habe eine neue Braut, auf die er seine ganze Hoffnung setze. Im Strafvollzug wurde die soziale Prognose als gut gestellt, unter der Voraussetzung, daß die geplante Heirat durchgeht. Jetzt lebt er mit dieser dritten Frau zusammen, die unbescholten ist und einen günstigen Eindruck macht. Sie schildert den Probanden als empfindsam und erregbar. Wenn in kleinen Dingen des häuslichen Lebens alles nach seinem Kopf gehe, so sei er gut gelaunt. Persönlich macht er einen schüchternen und stillen Eindruck. Er hat sich nun schon 3 Jahre lang straffrei gehalten.

Zusammenfassung. Asthenischer Psychopath. *Umwelt:* Die Mutter kam in eine Irrenanstalt als Proband 7 Jahre alt war. Er war als Kind viel sich selbst überlassen, wurde im Waisenhaus erzogen. *Somatisch:* Asthenische Züge bei verhältnismäßig kräftigem Körperbau. *Soziologisch:* Rückfallsdieb, Sittlichkeitsverbrecher.

R. 169, Otto V., geboren 1887 in einer Fabrikstadt, legal, Kaufmann, verheiratet.

Sein Vater war Oberamtsbote, nicht vorbestraft, im Beruf tüchtig, bei seinen Mitbürgern angesehen, sehr religiös. Er war bis an sein Ende sehr lustig, wurde aber durch die Streitsucht seines ältesten Sohnes stark mitgenommen. Mit 77 Jahren starb er an Altersschwäche.

Seine Geschwister waren ruhige, stille Persönlichkeiten.

Die Mutter soll etwas ,,nervenleidend" gewesen sein. Sonst galt sie jedoch als gutmütig, verträglich, sparsam und tüchtig. Ihre Geschwister sind unauffällig. Ihre Familie war wie die des Vaters sehr geachtet.

Geschwister. 5 Schwestern sind unauffällig. Ein jüngerer Bruder war bis zum Krieg immer gesund. 1915 Streifschuß an der linken Schädelseite, Granatsplitterverwundung am linken Oberschenkel. Aus Vermerken in den Krankengeschichten geht hervor, daß er trotz wesentlicher Besserung noch lange Zeit den Eindruck eines Schwerkranken zu erwecken suchte.

1918 wurde er in einer Maschinenfabrik angestellt, gab jedoch nach 1 Jahr den Beruf wieder auf, weil er den Beruf nicht vertragen konnte. Er war immer aufgeregt, verrechnete sich, hatte Herzklopfen beim Treppensteigen u. dgl. mehr. Laut ärztlichem Zeugnis handelte es sich um eine Neurose. 1921 stellte er einen Rentenantrag wegen Gasvergiftung. Er klagte über Kopfschmerzen bei Wärme, Schwindel beim Bücken, Kreuzschmerzen, Kurzatmigkeit, Herzklopfen, Aufregungszustände usw. Er könne nicht mehr für sich selbst sorgen und fühle sich bedrückt, weil er von den Schwiegereltern finanziell abhängig sei. Die Untersuchung ergab keine organischen Befunde, dagegen starken Dermographismus, starkes Lidflattern und psychogenes Schwanken in Rombergstellung. Im Krankenhaus war er mürrisch und unzufrieden, wurde als mürrischer Neurastheniker bezeichnet, bei dem keine körperlichen Folgen einer Kriegsverletzung mehr feststellbar seien. Von ärztlicher Seite wurden seine neurasthenischen Erscheinungen auf seine wirtschaftliche Notlage zurückgeführt.

Otto V. Er stammt aus sehr geachteter Familie, hat in der Schule gut gelernt, wurde Kaufmann und hatte ein selbständiges Geschäft. Mit 22 Jahren aktiv gedient, wurde jedoch vor Beendigung der Dienstzeit wegen Neurasthenie mit Rente entlassen. Im Alter von 36 Jahren wurde er zum erstenmal bestraft. Er erhielt wegen Körperverletzung 4 Tage Gefängnis. 2 Jahre später bekam er wegen Veruntreuung 1 Jahr Gefängnis. Im Alter von 35 Jahren hat er zum zweitenmal geheiratet. Wie von verschiedenen Seiten übereinstimmend berichtet wird, soll er durch seine zweite Ehefrau auf Abwege geraten sein. Er selbst bezeichnet diese Ehe als sein jetziges Schicksal. Diese Frau hatte mehrere Liebhaber und erregte durch ihren sittlichen Lebenswandel in der Nachbarschaft allgemein Anstoß. Ehezwistigkeiten waren an der Tagesordnung. Proband kam damals in wirtschaftlich schwierige Lage und versuchte sich dadurch zu helfen, daß er andere zum Meineid verleitete. Zweimal wurde er wegen Meineidsverleitung mit Zuchthaus bestraft. Leute, die ihn gut kennen, schildern ihn als faul und träge und heben hervor, daß er immer seine Krankheit vorschützt um sich zu entschuldigen. Er ist leichtsinnig und energielos, dabei nervös und reizbar. Im Strafvollzug zeigt er ein ängstlich-zappeliges Verhalten, ist leicht weinerlich und wird vielfach als hysterisch bezeichnet. Sein Gesichtsausdruck ist ängstlich, seine Stimmung stets mißmutig.

Zusammenfassung. Sich seelisch unzulänglich fühlender asthenischer Psychopath. *Umwelt:* Denkbar günstige Umwelteinflüsse im Elternhaus, jedoch Umweltschädigung durch die zweite Ehefrau. *Soziologisch:* Betrüger und Anstifter zum Meineid aus wirtschaftlicher Not. Spätkrimineller.

An diesen Beispielen, die in jeder Beziehung als charakteristisch gelten können, läßt sich der Erbgang der die asthenischen Psychopathen auszeichnenden Charaktereigenschaften verfolgen und der Zusammenhang zwischen diesen Eigenschaften und dem sozialen Verhalten nachweisen.

Charakterologisch sind die asthenischen Psychopathen ausgezeichnet durch eine vorwiegend ernste, oft mißmutige Grundstimmung, durch eine Erhöhung der inneren Widerstände und dementsprechend schwere Willenserregbarkeit, durch geringe Gefühlstiefe, die sich allerdings nicht auf alle Gefühle zu erstrecken braucht, durch leichte Gefühlserregbarkeit infolge erhöhter Störbarkeit und endlich durch die Neigung, sich nicht naiv ihren innersten Regungen zu überlassen, sie vielmehr durch verstandesmäßige Überlegungen zu durchkreuzen. Dazu kommt auf körperlichem Gebiet eine Labilität vorwiegend im Bereich des vegetativen Systems. Hieraus ergibt sich eine Bereitschaft, Minderwertigkeitserlebnisse zu haben und auf die Vorgänge des eigenen Körpers ängstlich zu achten. Diese Beachtung führt dazu, daß diese Vorgänge in ihrem Ablauf gestört werden, andererseits sind es aber die stündlich sich dem Bewußtsein in Form mißmutiger Verstimmungen anmeldenden Störungen des vegetativen Systems, die die Aufmerksamkeit ihres Trägers auf den Körper hinlenken. Diese beiden Vorgänge verstärken sich wechselseitig und es ist im Einzelfall nicht möglich zu entscheiden, ob eine körperliche Labilität oder eine seelische Abnormität das Primäre ist[1].

Was das Verhalten der Wesensmerkmale des Asthenikers in der Zeit betrifft, so erfahren sie oft im Alter eine gewisse Verschärfung, ähnlich wie sie sich auch anläßlich von Krankheiten oder anderen Erlebnissen gleichsam zuspitzen können. Hierin ist jedoch nur ein Manifestwerden, eine Reaktionsweise dauernd vorhandener Merkmale zu erblicken, die zu den ständigen Begleitern ihres Trägers gehören und schon am Kind an gewissen Überempfindlichkeiten zu erkennen ist. Unlängst hat SCHEID einen solchen Fall von seniler Charakterveränderung eines asthenischen Psychopathen beschrieben. Nachdem es in der Tiefe verankerte, konstitutionsbiologisch bedingte Charakterzüge sind, die das Wesen der asthenischen Persönlichkeit ausmachen, kann man hier nicht von einer inneren Haltung im Sinne von ZUTT sprechen, die stets etwas Angenommenes ist und als Oberflächenphänomen keinen Hinweis auf bestimmte Charaktereigenschaften enthält. Diese Merkmale des asthenischen Psychopathen dagegen sind Tiefenphänomene, die wohl (im Gegensatz zu den wesentlichen Merkmalen der Hyperthymiker und der Willenlosen) durch Selbstbeherrschung verdeckt, niemals aber angenommen oder abgelegt werden können. Wenn somit SCHEID davon spricht, daß die von ihm beschriebene Patientin in der „Haltung" der asthenischen Psychopathin erstarrt, oder daß die innere Haltung aus den in der Charakteranlage gegebenen Eigenschaften, Strebungen usw. eine bestimmte Gruppe herausschneidet, so hat diese Anwendung des Begriffes innere Haltung nichts mehr zu tun mit dem, was ZUTT darunter versteht. Demgegenüber halten wir an der ursprünglichen Begriffsprägung fest und unterscheiden scharf zwischen innerer Haltung als einem Oberflächenphänomen, das von Augenblick zu Augenblick wechseln kann, und Charakterveränderung in der Zeit als einem Tiefenphänomen, dessen Art anlagemäßig festgelegt ist. Dementsprechend sind die senilen Charakterveränderungen asthenischer Persönlichkeiten als anlagebedingter Ablauf einer natürlichen Entwicklungskurve und somit als Tiefenphänomen aufzufassen.

Wir versuchten nun an den Sippen asthenischer Psychopathen der Frage nachzugehen, ob diese Charakterzüge und die ihnen eng verhafteten Abnormitäten des vegetativen Systems als Erbmerkmale aufzufassen sind. Dabei konnten wir uns auf Erfahrungen stützen, die an 23 Sippen gewonnen wurden, worunter sich auch solche befinden, bei denen der asthenische Psychopath nicht als Proband vorkommt.

Richtet man sein Augenmerk auf die mißmutige Grundstimmung, so kann man beispielsweise in der Sippe R. 40 beobachten, daß nicht nur der Ausgangsfall, sondern auch ein Bruder von ihm und mehrere Vettern durch dieses Merkmal ausgezeichnet sind. Sie fallen auf durch gedrücktes, mürrisches Wesen, ihre ausgesprochen mißmutige habituelle Grundstimmung. Aber noch darüber hinaus kann man sagen, daß sich in der ganzen Sippe kein einziger Fall feststellen ließ, von dem man behaupten könnte, es kommt ihm eine heitere Grundstimmung

---

[1] Über die verschiedenen Möglichkeiten, die hier bestehen siehe K. SCHNEIDER (8).

zu. Wenn man absieht von den feineren Unterschieden, die hinsichtlich der Grundstimmung auch bei asthenischen Psychopathen vorkommen, so kann man sagen, daß dieses Verhalten der Grundstimmung in allen Sippen festzustellen ist, daß es sich somit hier um ein Merkmal handelt, das offenbar vererbt wird. Dabei ist die mißmutige Grundstimmung der asthenischen Psychopathen grundsätzlich verschieden von der, die man bei manchen depressiven, bei manchen fanatischen und auch bei sog. epileptoiden Persönlichkeiten beobachten kann. Daß die mißmutige Grundstimmung asthenischer Psychopathen auf anderen biologischen Vorgängen beruht, als bei den eben genannten Gruppen, kann man daran erkennen, daß man solchen Persönlichkeiten im Verwandtenkreis in der Regel nicht begegnet, ferner daran, daß einschneidende Erlebnisse in diesen Sippen in der Regel weder depressive, noch fanatische Reaktionen auslösen, sondern spezifisch-asthenische Verhaltungsweisen.

Unter diesen für asthenische Psychopathen charakteristischen Verhaltungsweisen kommt den Rentenwunschreaktionen eine wichtige Stellung zu. Man findet solche Reaktionen in den Sippen asthenischer Psychopathen wesentlich häufiger als sonst, ja sogar in den Sippen Einmaliger häufiger als in den Sippen Rückfälliger. Man beachte an den obigen Beispielen, daß die Rückfälligen R. 40 und R. 63 niemals den Versuch unternommen haben, eine Rente zu erlangen und vergleiche damit das Verhalten von E. 16 oder des Bruders von R. 169. Rückfallskriminalität und Rentenwunschreaktionen stehen offenbar insofern in einem gewissen Antagonismus zueinander, als kaum jemals beide Verhaltungsweisen an einer und derselben Person zu beobachten sind.

Aber nicht nur die mißmutige Grundstimmung wird zweifellos vererbt, sondern auch der Mangel an Gefühlstiefe (Tiefe des Erlebens), derzufolge asthenische Psychopathen an gewissen Begebenheiten nur die ärgerliche Seite zu erleben imstande sind. An den asthenischen Psychopathen des vorliegenden Materials konnte ich fast ausnahmslos feststellen, daß das Kriegserlebnis im wesentlichen nur als eine Kette von Unannehmlichkeiten erlebt wurde und daß diese Seite des Erlebens im Laufe der vielen Jahre, die inzwischen verflossen sind, nicht im geringsten verblaßt ist, wie das bei anderen Persönlichkeiten der Fall zu sein pflegt. Dasselbe läßt sich für alle Erlebnisarten feststellen, denen stark unlustbetonte Komponenten anhaften. Nicht selten findet man bei solchen Persönlichkeiten, daß sie etwa durch die Unannehmlichkeiten, die mit einem bei regnerischer Witterung stattfindenden Begräbnis verbunden sind, stärker bewegt werden, als durch den Verlust eines Freundes.

Es handelt sich jedoch hier um eine Gefühlsabnormität, die von der Gefühlsarmut gemütloser Psychopathen und von der Gefühlsverarmung geltungssüchtiger Psychopathen grundsätzlich verschieden ist. Ist es bei den Gemütlosen ein grundsätzlicher Mangel an Gefühlsqualitäten und bei den Geltungssüchtigen ursprünglich ein Gefühl der Lebensohnmacht, eine ursprüngliche Lebensverarmung (KLAGES), so liegt bei den asthenischen Psychopathen nichts anderes vor als eine Gefühlsverflachung infolge ängstlicher Selbstbeobachtung und Störbarkeit. Den asthenischen Psychopathen sind in der Regel alle Gefühlsarten zugänglich, es fehlt ihnen nur die Fähigkeit von tiefen Wallungen ergriffen zu werden. Niemals wird ein asthenischer Psychopath von überschwänglicher Freude oder von herzhaftem Zorn erfaßt, also von starken Wallungen, denen hyperthymische, willenlose und gemütlose Psychopathen durchaus zugänglich sind[1]. Stets haftet ihrer Freude sowohl als ihrem Zorn eine Schwäche an, die auf eine geringe Stärke (Intensität) des Gefühls hinweist. Während bei den gemütlosen Psychopathen die Qualität oder Artung der Gefühle von der Abnormität betroffen ist, ist es bei den asthenischen Psychopathen ihre Intensität oder Stärke[2]. Man kann sich nun durch das Studium der Sippen asthenischer Psychopathen unschwer davon überzeugen, daß dieser Mangel an Gefühlstiefe, das ist an Intensität oder Stärke der Gefühle, vererbt wird. Vielfach betrifft dieser Mangel an Gefühlsstärke auch die Triebe. Eine gewisse Triebschwäche ist bei asthenischen Psychopathen keineswegs selten, wenn auch nicht die Regel.

Hinsichtlich des Temperaments lehren die Einzelbeobachtungen, daß nicht nur die asthenischen Psychopathen selbst durch schwere Willenserregbarkeit gekennzeichnet sind, daß es vielmehr im engeren Verwandtenkreis dieser Fälle in der Regel keine einzige Persönlichkeit gibt, bei der sich nicht gleichfalls eine schwere Willenserregbarkeit nachweisen ließe. Diese Charaktereigenschaft hängt bei den asthenischen Psychopathen aufs engste zusammen mit ihrer Neigung, sich nicht naiv ihren innersten Regungen zu überlassen, sie vielmehr durch verstandesmäßige Überlegungen zu durchkreuzen. Hierin unterscheidet sich die schwere Willenserregbarkeit der Astheniker von der schweren Willenserregbarkeit jener schwerfälligen und gebundenen Charaktere, die vielfach als epileptoide Persönlichkeiten bezeichnet werden. Bei den asthenischen Psychopathen wird der Übergang vom Gefühlsantrieb zum Willensantrieb durch Erwägungen und Befürchtungen aller Art, also vom Bewußtsein her erschwert, bei den Gebundenen, „Epileptoiden", durch die Kraft vitaler Äußerungswiderstände im Sinne einer generellen Antriebsdämpfung, also von der Vitalität her. Daher kommt es auch, daß sich die mehr ängstlichen Pedanterien asthenischer Psychopathen grundsätzlich unterscheiden von der Pedanterie der sog. Epileptoiden.

An den Verwandten asthenischer Psychopathen kann man in der Regel beobachten, wie schwer es ihnen fällt, selbständig Entschlüsse zu fassen und zu handeln. Sie sind keine geborenen Täter. Während der Hyperthymiker und der Willenlose Neuerungen leicht zugänglich ist, ist der asthenische Psychopath oder eine ihm nahestehende Persönlichkeit aus dem engeren Verwandtenkreis stets abgeneigt etwas zu unternehmen, das nicht in die gewohnte Bahn paßt. Das auffallende Anlehnungsbedürfnis und Autoritätsbedürfnis asthenischer und ihnen nahestehender Persönlichkeiten ist leicht abzuleiten aus dem Zusammenwirken dieser Temperamentsveranlagungen mit der spezifisch-asthenischen Selbstunsicherheit. Jedenfalls lassen die an den Sippen asthenischer Psychopathen gewonnenen Erfahrungen nicht darüber im Zweifel, daß hier eine ganz spezifische Form des Temperaments vererbt wird.

Faßt man diese Beobachtungen zusammen, so kann man sagen, daß einzelne Charaktereigenschaften, darunter die mißmutige Grundstimmung, der Mangel an Gefühlsstärke und die schwere Willenserregbarkeit vererbt werden, daß aber eine familiäre Häufung asthenischer Psychopathen nur in manchen Sippen vorkommt, aber nicht die Regel ist. Denn man findet zwar, wie die eingangs

---

[1] Damit hängt es zusammen, daß explosible Persönlichkeiten und ausgesprochen explosible Psychopathen in den Rückfälligensippen viel häufiger vorkommen, als in den Einmaligensippen.

[2] Über die Unterscheidung zwischen Artung und Stärke der Gefühle siehe L. KLAGES (1).

wiedergegebenen Ziffern gezeigt haben, im engeren Verwandtenkreis Psychopathen der gleichen Wesensart häufiger als in anderen Sippen, doch bleibt die Zahl der Fälle, in deren Verwandtenkreis man keinem Sekundärfall begegnet, stark in der Mehrheit. Nachdem die Charaktereigenschaften, auf die hier näher eingegangen wurde, wie die Erfahrung zeigt vielfach aneinandergekoppelt sind, so daß man verhältnismäßig oft bei Verwandten die gleichen Merkmalskombinationen feststellen kann, ist allerdings nicht recht verständlich, warum asthenische Psychopathen familiär nicht viel stärker gehäuft vorkommen, als es den hier wiedergegebenen Auszählungen entspricht.

Um zu verstehen, wie dieser scheinbare Widerspruch sich löst, ist es notwendig sein Augenmerk auf den Einfluß zu richten, den verschiedene Umwelteinwirkungen ausüben gerade auf die asthenischen Psychopathen und auf Persönlichkeiten, die ihnen nahestehen. Wenn man sich daran erinnert, daß die Erlebnisse des Krieges unter anderem bei E. 16 und bei einem Bruder von R. 169, aber auch bei einem Vetter von R. 40 aus dem Persönlichkeitsbild nicht wegzudenken sind, daß mit anderen Worten die zweifellos schon zuvor bestehenden Charakterabnormitäten eines äußeren Anlasses bedürfen um dem Lebenslauf ihres Trägers diejenige Wendung zu erteilen, die ihn aktenmäßig faßbar machte und damit erst nach außen hin zum Psychopathen stempelte, so ist dieser Beobachtung hinzuzufügen, daß es sich um einen für asthenische Psychopathen durchaus typischen Befund handelt. In allen hierhergehörigen Sippen kann man die Beobachtung machen, daß bestimmte Erlebnisse, vor allem Befürchtungen und Schockwirkungen, wie z. B. die sog. „Verschüttung", Reaktionen und Verhaltungsweisen erst *auslösen*, an denen man den asthenischen Psychopathen zu erkennen pflegt.

Hieraus ergibt sich, daß ganz im Gegensatz zu den gemütlosen, den hyperthymischen und den willenlosen Psychopathen eine bestimmte Merkmalskoppelung bei der Gruppe der Asthenischen noch nicht die Gewähr bietet, daß ihr Träger sich zu einem Psychopathen entwickelt. Man könnte den Unterschied in die Worte fassen, daß sich asthenische Psychopathen durch falsche soziale Maßnahmen „züchten" lassen[1], nicht aber gemütlose, willenlose oder hyperthymische.

Die Umweltbeeinflußbarkeit der asthenischen Psychopathen unterscheidet sich von der der willenlosen Psychopathen dadurch, daß sie auf einer ganz anderen Willensveranlagung beruht und auf derem Wechselspiel mit grundsätzlich anderen Abnormitäten der Charakterartung. Diese besondere Form der Willensveranlagung asthenischer Psychopathen ist daran zu erkennen, daß langdauernde und gleichgerichtete Umwelteinflüsse in der Lage sind eine Veränderung der Einstellungen und Verhaltungsweisen zu bewirken, während kurzdauernde Außeneinflüsse infolge einer gewissen Beharrlichkeit und Willenszähigkeit dazu nicht in der Lage sind. Es handelt sich also um einen Anlagekomplex, der der Willensveranlagung der sog. willenlosen Psychopathen gerade entgegengesetzt ist. Man erkennt das am deutlichsten, wenn man die Beziehungen zwischen Umwelteinflüssen und sozialen Verhaltungsweisen bei asthenischen Psychopathen verfolgt.

In dieser Hinsicht ergibt sich bei den 3 einzigen asthenischen Psychopathen unter den Rückfallsverbrechern folgendes: R. 40 hielt sich nach einigen

---

[1] Wecken von Rentenwünschen usw.

kleineren Strafen, die er sich in jüngeren Jahren zuzog, 12 Jahre hindurch vollkommen straffrei. Damit hätte er damals nahezu den Voraussetzungen eines Einmaligen entsprochen, die ja bekanntlich nach dem Gesichtspunkt ausgelesen sind, daß sie sich nach ihrer ersten Strafe 15 Jahre lang straffrei gehalten haben. Erst im Jahre 1918 wurde er wieder kriminell, also in einer Zeit schwerer wirtschaftlicher Not. Eine solche Umweltbeeinflußbarkeit findet man bei willenlosen, hyperthymischen und gemütlosen Psychopathen in der Regel nicht. Dieses Verhalten ist aber auch für Rückfallsverbrecher atypisch, deren soziales Verhalten von Notzeiten verhältnismäßig unabhängig ist. Auch die Begehungsform bei der letzten Tat, die Brandstiftung an dem Anwesen einer Familie, mit der er seit langer Zeit verfeindet war, ist für einen Rückfallsverbrecher atypisch. Tätlichkeitsdelikte der Rückfälligen sind in der Regel dadurch ausgezeichnet, daß sie unmittelbar der Wesensart und habituellen Haltung des Täters entspringen und nicht auf komplizierter strukturierte Beziehungen zu bestimmten anderen Menschen zurückgeführt werden können. Dagegen findet man unter den Tätlichkeitsdelikten der Einmaligen, wenn man absieht von den Raufhändeln junger Burschen, die vorwiegend als Ausdruck jugendlichen Überschwanges zu deuten sind, in der Regel solche Taten, die auf eine langjährige Feindschaft zurückweisen. Charakteristisch ist in dieser Hinsicht die Tat des oben beschriebenen E. 10.

Die Beeinflussung des sozialen Verhaltens durch Umweltmomente liegt besonders klar zutage bei den Fällen R. 63 und R. 169. Bei R. 63 erfolgen zuerst verschiedene Entgleisungen, weil der Junge zuviel sich selbst überlassen war. Dann erfolgt eine plötzliche Wendung, die dem Einfluß seiner ersten Ehefrau zu danken ist. Er hält sich 16 Jahre lang straffrei! Mit erstaunlicher Gleichzeitigkeit, die ihre Beweiskraft aus verläßlichen Angaben und gewissen Nebenumständen schöpft, tritt dann mit Beginn der zweiten Ehe wieder eine Phase kriminellen Verhaltens auf, um nach Abschluß der dritten Ehe wieder von einer, allerdings noch etwas kurzen, straffreien Periode abgelöst zu werden. Analogen Einflüssen begegnet man im Lebenslauf von R. 169.

Beispiele einer solchen für asthenische Psychopathen spezifischen Umweltbeeinflußbarkeit ließen sich beliebig vermehren. Diese Umweltbeeinflußbarkeit erklärt sich aus einer besonderen Art der Willensveranlagung, die allerdings nur dann richtig gewürdigt werden kann, wenn man sie dem Persönlichkeitsganzen entgegenhält. Würde man etwa sagen, asthenische Psychopathen seien willensschwache Persönlichkeiten, so könnte man das ebensogut von den willenlosen Psychopathen behaupten und doch sind beide so wesensverschieden, daß sich eine ganze Reihe von Gegensätzlichkeiten aufweisen läßt[1].

---

[1] Diese ergeben sich aus der Art der Willensziele. Bei den asthenischen Psychopathen sind es Fernziele, sie entspringen ängstlicher Vorsorglichkeit (Unfähigkeit im Augenblick aufzugehen) und werden mit Zähigkeit festgehalten, bei den Willenlosen sind es Nahziele, sie entspringen einer nur auf den Augenblick gerichteten Unvorsorglichkeit (Unfähigkeit, sich der Umklammerung durch den Augenblick zu entreißen) und werden leicht aufgegeben zugunsten anderer Nahziele. Abgesehen von den Affekthandlungen ist der erste Schritt, der eine Handlung einleitet, beim asthenischen Psychopathen bewußt und überlegt, beim Willenlosen triebhaft. Die Durchführung bis zum sinngemäßen Abschluß der Handlung erfolgt jedoch gerade beim Willenlosen unter viel größeren Willensanspannungen als beim Asthenischen. Für die Affekthandlungen aber gilt, daß sie beim Willenlosen aus einer augenblicklichen Wallung hervorgehen, während sie beim Asthenischen erst nach wochenlanger, ja monatelanger Affektspeicherung den Ringwall innerer Hemmungen durchbrechen.

So ist z. B. das Wieviel des Wollenkönnens beim Willenlosen sehr groß, beim Asthenischen dagegen gering, daher das Anlehnungsbedürfnis der asthenischen Psychopathen auf eine möglichste Entlastung eigenen Wollens und damit verbundener Verantwortung abzielt. Dennoch haben Asthenische und Willenlose das eine gemeinsam, vorwiegend wollende Charaktere zu sein, weshalb die Bezeichnung willenlos als leicht irreführend vielleicht doch besser durch haltlos (im rein charakterologischen Sinne) ersetzt werden sollte. Diese Gemeinsamkeit ist jedoch so allgemeiner Natur, daß sie praktisch überhaupt nicht in die Waagschale fällt. Denn während die Art der Willensziele und der Mangel an Willenszähigkeit bei den Willenlosen erzieherische Maßnahmen sehr erschwert und vielfach gänzlich unmöglich macht, *bringt der asthenische Psychopath in seiner überwiegend bewußten, sich fremden Willenskräften leicht unterordnenden Wesensart ein für erzieherische Maßnahmen sehr empfängliches Instrument mit.* Hieraus und aus seiner vorwiegend ängstlichen Grundhaltung ist zu verstehen, daß der asthenische Psychopath nicht zur Rückfallskriminalität neigt und nur äußerst selten unter Rückfallsverbrechern anzutreffen ist.

Hieraus erklären sich auch gewisse Häufigkeitsbeziehungen zwischen asthenischer Wesensart und Spätkriminalität. Mehr als die Hälfte der asthenischen Psychopathen unter den Einmaligen ist erst nach dem 25. Jahr kriminell geworden. Dasselbe gilt auch von den beiden Fällen R. 40 und R. 169, die erst mit 26 bzw. 36 Jahren ihre erste Strafe erhielten. Daß unter den 3 asthenischen Psychopathen aus der Gruppe der Rückfälligen 2 zu den Spätkriminellen gehören während der dritte eine 16 Jahre dauernde straffreie Periode aufweist, ist deshalb bemerkenswert, weil der Anteil der Spätkriminellen[1] unter den Rückfälligen sehr gering ist (18 unter 195 Fällen) und ein straffreies Intervall von so langer Dauer bei keinem zweiten Fall vorgekommen ist. An den Spätkriminellen unter den Rückfallsverbrechern läßt sich durchwegs nachweisen, daß die charakterologische Beschaffenheit und die konstitutionelle Eigenart in grundsätzlichen Punkten abweicht von der der übrigen Fälle. So kommen bei den Spätkriminellen auch echte Charakterveränderungen vor, die organisch bedingt sind. Daß den Außenweltfaktoren hier größeres Gewicht beizumessen ist, ergibt sich unter anderem auch daraus, daß die Kriminalitätsziffer bei den Geschwistern der Spätkriminellen auffallend gering ist. Während sie bei den Brüdern (über 20jährige und Lebende) der Gesamtgruppe 35,8% beträgt (Bezugsziffer 173) und bei den Brüdern der Hyperthymiker sogar 50,0% (Bezugsziffer 38), beläuft sie sich bei den Brüdern der Spätkriminellen nur auf 6,4% (Bezugsziffer 16). Unter den Brüdern der asthenischen Psychopathen, die Rückfallsverbrecher sind, befindet sich überhaupt kein Fall von Kriminalität. Die Bezugsziffer ist allerdings hier besonders klein (4).

Daß Spätkriminalität und Einmaligkeitsdelikt wenigstens zum Teil auf gemeinsame Wurzeln zurückgehen, steht in Übereinstimmung mit den Befunden, die RIEDL (2) an einer Gegenüberstellung Frühkrimineller und Spätkrimineller erheben konnte. So begreiflich es nach dem bisherigen erscheint, daß asthenische Psychopathen nicht zur Rückfallskriminalität neigen, so unver-

---

[1] R. 19, 24, 40, 42, 65, 72, 101, 108, 114, 128, 135, 148, 155, 158, 169, 184, 186, 189. RIEDL (2) bezeichnete als Spätkriminelle die nach dem 30. Jahr erstmals Bestraften. An dem vorliegenden Material von Rückfallsverbrechern schien es notwendig, den Begriff etwas weiter zu fassen.

ständlich bleibt nach wie vor die Tatsache, daß sie unter einmaligen Rechtsbrechern gehäuft vorkommen. Zwar wissen wir auf Grund der vorliegenden Untersuchungen nicht, wie sich eine vollkommen auslesefreie Durchschnittsbevölkerung verhält, doch ist die Annahme wohl berechtigt, daß asthenische Psychopathen in den Einmaligensippen stärker gehäuft sind als es der Durchschnittserwartung entspricht. Es bleibt somit noch die Frage zu beantworten, wie es überhaupt gekommen ist, daß diese Menschen kriminell geworden sind und ob asthenische Psychopathen gegenüber Einmaligkeitsdelikten stärker gefährdet sind als normale Persönlichkeiten.

Die Beantwortung dieser Frage erfordert ein Zurückgreifen auf allgemeinere Beobachtungen, die man in den Sippen einmaliger Rechtsbrecher mit so großer Regelmäßigkeit machen kann, daß die Gegebenheit innerer Zusammenhänge äußerst wahrscheinlich ist. Diese Beobachtungen betreffen das Vorkommen irgendwelcher, meist geringfügiger, Schwächen im Bereich des Körperlichen. Abgesehen von den Fällen, bei denen die Tat als Ausdruck jugendlichen Überschwanges oder, ganz allgemein, einer Verkettung von Umständen zuzuschreiben ist, denen nichts in diesem Sinne Spezifisches anhaftet, ergibt sich auffallend oft irgendein körperlicher Mangel, von dem nicht selten fließende Übergänge hinüberreichen zu den Zuständen, denen man bei asthenischen Psychopathen im Bereich des Körperlichen in der Regel begegnet. So etwa eine Chorea minor, die eine gewisse Reizbarkeit hinterließ (E. 10), ein Stottern, sei es beim Ausgangsfall selbst, sei es bei den allernächsten Verwandten (E. 23, 34, 47, 58, 110, 111, 123, 127), eine Hirnschädigung durch Encephalitis, familiäre Polydipsie, Heredopathien des Herzens und anderer Organe, eine schwere Verkrümmung der Wirbelsäule, Zeichen allgemeiner körperlicher Minderwertigkeit wie hängende Schulter, Tiefstand des Magens usw.

Man sieht, daß von diesen vielfach erblichen Körpermängeln fließende Übergänge hinüberführen zu der vegetativen Labilität der asthenischen Psychopathen. Ich verweise nur auf die Verschiebungen im Kohlehydratstoffwechsel, auf die abnorm großen Schwankungen im Milchsäure- und Ketonkörpergehalt des Blutes, auf die Störung des natürlichen Tag- und Nacht-Rhythmus der Stoffwechselvorgänge, auf die Vasolabilität und ähnliche Abnormitäten, die bei asthenischen Psychopathen nachweisbar sind und erst unlängst von JAHN[1] zusammengestellt wurden um zu zeigen, was allen diesen Störungen gemeinsam ist: Es ist das nämlich der Umstand, daß sie den Bereich des Körperlichen betreffen, aber nicht auf eigentlichen Krankheitsvorgängen, sondern auf Dauerzuständen beruhen, die eine allgemeine Schwächung vitaler Widerstandskräfte zur Folge haben. Diese Störungen betreffen entweder den Ausgangsfall selbst oder einige Personen in seinem engeren Verwandtenkreis. Wo letzteres der Fall ist, sind sie ein Hinweis auf ähnliche konstitutionelle Abartigkeiten des Ausgangsfalles selbst.

Alle diese Abartigkeiten zusammengenommen sind in den Sippen einmaliger Rechtsbrecher um vieles häufiger als in den Sippen Rückfälliger. Wesentlich ist aber an diesem Tatbestand noch etwas anderes. Alle diese Störungen *können* auch in den Sippen von Rückfallsverbrechern vorkommen, wofern dies jedoch

---

[1] Selbst dann, wenn sich die Abgrenzung der asthenischen Psychopathen durch JAHN nicht decken sollte mit der unsrigen, wie anzunehmen ist, so bleibt doch kein Zweifel an dem Bestehen von zahlreichen Übergängen.

der Fall ist kommen sie meist neben anderen, viel tiefer einschneidenden Abnormitäten zu liegen und finden von seiten ihres Trägers wenig oder gar keine Beachtung. Dagegen stellen sie in den Sippen der Einmaligen etwas Wesensmäßiges dar, zum Teil weil sie die einzige Abnormität darstellen, die vorhanden ist, zum Teil weil sie von ihren Trägern, wenn nicht ängstlich beachtet, so doch leidend empfunden werden.

Es bleibt somit nur die Deutung offen, daß die jeweilige Abnormität das Zustandekommen einmaliger sozialer Entgleisungen begünstigt und gleichzeitig ihre Wiederholung verhindert.

Prüft man diese Deutung, so ergibt sich, daß sie gut in Einklang steht mit den Tatsachen, die sich an den Einzelfällen aufweisen lassen. Die körperlichen Mängel verschiedener Art und Herkunft sowie die vegetative Labilität des asthenischen Psychopathen verhindern zwar an sich das Zustandekommen sozialer Entgleisungen, begünstigen aber andererseits eine Aufspeicherung von Wünschen und Affekten, die ihre Befriedigung und ihre Entladung bei körperlich vollkommen gesunden Personen auf natürlichere Weise finden würden. Hierher gehören die sexuellen Entgleisungen Verkrüppelter und mancher hierin den Präsenilen ähnlichen asthenischen Psychopathen, die Gewalttätigkeiten empfindlicher Menschen, die jahrelang alles „in sich hineingefressen" haben, die Eigentumsdelikte ängstlicher Menschen, die in wirtschaftlicher Notlage aus schwerer Sorge heraus nicht ohne Gewissensqualen zustande kommen. Man könnte die Delikte vieler Einmaligen mit den kriminellen Entgleisungen vergleichen, die in der Zeit des Klimakterium virile auftreten, insofern es sich bei beiden Gruppen um Beeinflussungen handelt, die unmittelbar vom Körperlichen ausgehen.

In ihrem Streben nach Ausgleichsmöglichkeiten gegenüber der eigenen seelischen oder konstitutionellen Abnormität und der damit verbundenen Unzulänglichkeit begehen gerade die hier näher gekennzeichneten Persönlichkeiten leichter eine kriminelle Handlung als vollkommen Gesunde. Dazu kommt, daß sie infolge dieser Unzulänglichkeiten und der ihnen entspringenden ängstlichen Grundhaltung leichter gerichtlich belangt werden. Das Einmaligkeitsdelikt ist demnach aufzufassen als eine Art Grenzphänomen, das zur Hälfte der eigentlichen Kriminalität angehört, zur anderen Hälfte aber streng genommen schon in das Gebiet des Leidens an der eigenen körperlich-seelischen Abnormität hinüberreicht. Bei dieser Hälfte der Fälle könnte man bildlich von einer Rückstoßerscheinung sprechen als einer Folge von Vorgängen, deren ursprüngliche Richtung der resultierenden Stoßrichtung gerade entgegengesetzt ist.

Von hier aus ist der im charakterologischen verankerte grundsätzliche Gegensatz zwischen Einmaligen und Rückfallsverbrechern zu verstehen. Dasselbe wie für die vegetative Labilität gilt auch für die hysterische Reaktionsbereitschaft im Sinne abnormer seelischer Reaktionen im Körperlichen. Wesentlich ist auch hier wieder, daß diese Reaktionen bei sonst unauffälligen Menschen auftreten und demgemäß eine zentrale Stellung einnehmen.

Innerhalb der ganzen Gruppe von Personen mit den hier näher gekennzeichneten körperlichen Abnormitäten kommt den asthenischen Psychopathen und den mit hysterischen Reaktionen Behafteten deshalb die wichtigste Stelle zu, weil hier die Zusammenhänge zwischen Körperkonstitution und Charakterbeschaffenheit am deutlichsten sind. Gemeinsam ist den asthenischen Psychopathen und den anderen körperlich Gestörten das Vorhandensein von Gefühlsabnormitäten im Sinne einer Steigerung unangenehmer Vitalgefühle (Leibgefühle) im Sinne von K. SCHNEIDER (3), also von Gefühlen des Unbehagens, der Schwere, Müdigkeit, Hemmung, Beklemmung und Unfrische. Von hier aus ergeben sich die Gegensätze zu den Willenlosen und zu den Hyperthymischen, deren heitere Grundstimmung der den unangenehmen Vitalgefühlen entspringenden mißmutigen Grundstimmung gegenübersteht, ferner zu den Gemütlosen, deren Abnormität nicht die Vitalgefühle sondern die seelischen Gefühle betrifft.

Deutlich erkennt man hier die *biologische Bruchstelle* zwischen den Sippen einmaliger und rückfälliger Rechtsbrecher[1]. Denn für letztere ist ja gerade bezeichnend der ungestörte Ablauf aller vegetativen Funktionen, das Überwiegen persönlichen Kraftgefühls, körperlichen Behagens und körperlicher Frische, somit das Überwiegen angenehmer Vitalgefühle, die nicht durch kleine, stündlich vorkommende Funktionsstörungen und damit verbundenes körperliches Unbehagen beeinträchtigt werden. Die Vitalgefühle und die ihnen entspringende Grundstimmung, die Willensveranlagung, die Artung der Gefühle und die Beschaffenheit des Temperamentes zeigen durchwegs charakteristische Besonderheiten auf der Seite der Einmaligen und auf der Seite der Rückfälligen, die gegeneinander abzuwägen und bei aller Unterschiedlichkeit auf Gemeinsamkeiten hin durchzuprüfen wenigstens in groben Zügen versucht wurde.

Daß man berechtigt ist von biologischen Unterschieden zu sprechen, ergibt sich aus den zahlreichen Anzeichen, die bei allen Psychopathen letzten Endes immer wieder auf physiologische Vorgänge und Ablaufweisen zurückweisen. Der Nachweis, daß grundverschiedene Charaktere und Psychopathenarten in der einen Vergleichsgruppe familiär gehäuft vorkommen, in der anderen dagegen fehlen und umgekehrt, besagt schon für sich allein, daß auch tiefgehende biologische Unterschiede als gegeben zu erachten sind. Welcher Art diese Unterschiede sind ergibt sich deutlich, wenn man auf der einen Seite die körperlichen Besonderheiten gemütloser, hyperthymischer und willenloser Psychopathen zusammenstellt, auf der anderen Seite die der asthenischen Psychopathen. Allerdings sind diese biologischen Unterschiede nicht so leicht zu fassen, daß man sie etwa einfach ganz grob auf einen Körperbautyp zurückführen könnte.

Nachdem es zwischen den Gruppen der Hyperthymiker, der Willenlosen, der Gemütlosen durchwegs fließende Übergänge gibt, nicht dagegen zwischen einer dieser Gruppe und der der Asthenischen, und nachdem man den entsprechenden Unterschied der Körperkonstitution durch den Gegensatz von somatischer Labilität und somatischer Stabilität kennzeichnen könnte, kann man wohl mit Recht von einem Urgegensatz zwischen Einmaligen und Rückfälligen sprechen. Er ist gekennzeichnet durch jene biologische Bruchstelle, welche sich von den Vitalgefühlen nach der einen Seite hin bis tief in das Gebiet konstitutioneller Körperveranlagungen verfolgen läßt, nach der anderen, von uns genauer beschriebenen Seite, bis tief hinein in die Regionen abnormer und normaler Wesensart des Charakters[2]. Den Grenzen, welche durch Psychosen und deren Erbkreise gezogen werden, folgt diese Bruchlinie nicht, wohl aber folgt sie gewissen Grenzen, die eine mehrdimensionale Erfassung der Persönlichkeit zu ziehen vermag.

---

[1] Biologisch, weil die charakterologischen Unterschiede auf konstitutionelle Besonderheiten zurückzuführen sind, deren Art wir im einzelnen allerdings nicht mehr kennen.
[2] Siehe Tabelle 38.

Hieraus ergibt sich, daß ihr Verlauf kein geradliniger ist, wie man im Interesse einer rationalen Verbrechensbekämpfung vielleicht wünschen könnte, sondern eher dem Rand einer Kluft gleicht, die ihre Richtung unregelmäßig ändert. Wenn man diesen unregelmäßigen Verlauf genau verfolgt, so zeigt sich allerdings mit unumstößlicher Gewißheit, daß es keine Charaktereigenschaft gibt, aber auch keinen eindimensionalen Persönlichkeitstypus, der stets eindeutig für oder gegen antisoziales Verhalten disponiert, daß vielmehr jede Charaktereigenschaft,

Tabelle 38. Abnorme Persönlichkeiten.

	Selbstunsichere, Depressive und Asthenische		Hyperthymische, Gemütlose und Willenlose	
	der Abnormen überhaupt in %	sämtlicher Geschwister in %	der Abnormen überhaupt in %	sämtlicher Geschwister in %
Geschwister der Rückfälligen . .	7,8	2,7	49,2	17,0
Geschwister der Einmaligen . .	30,7	2,2	10,3	0,7

je nach der Beschaffenheit der übrigen Schichten ihres Trägers, erst die entscheidende Richtung erhält indem sie eine Brechung erfährt nach Art eines Strahles, der durch verschiedene Medien hindurch geht.

13. Über das Vorkommen einzelner Charaktereigenschaften.

Es soll hier der Versuch einer Auszählung von Charaktereigenschaften wiedergegeben werden. Wir sind uns dabei dessen bewußt, daß sich Charaktereigenschaften nicht so auszählen lassen, wie irgendein grob faßbares Merkmal und möchten deshalb, um Mißverständnissen vorzubeugen, voranschicken wie wir dabei *nicht* vorgegangen sind.

Nicht handelt es sich hier um die Anwendung irgendwelcher Testmethoden, mit deren Hilfe diese oder jene Eigenschaft festgestellt wurde. Das Vorhandensein oder Fehlen einer Eigenschaft wurde aber auch nicht auf Grund eines ein- oder mehrstündigen Gespräches erschlossen. Ebensowenig handelt es sich um eine lückenlose Erfassung von Geschwisterreihen oder sonstigen Familienangehörigen.

Vielmehr wurden die Eigenschaften erst auf Grund eines mehrjährigen Studiums der in Frage kommenden Sippen erschlossen. Es ist kaum jemals möglich, eine bestimmte Charaktereigenschaft bei einer vielköpfigen Geschwisterreihe „lückenlos" auf ihr Vorhandensein oder Fehlen sowie auf den Grad ihrer Ausprägung zu prüfen. Dagegen kann man durch jahrelanges Studium einer Sippe wenigstens 3 oder 4 Personen so genau kennenlernen, daß sich zuletzt auch über einzelne Charaktereigenschaften etwas aussagen läßt. Wir haben deshalb für den vorliegenden Versuch nur solche Fälle ausgewählt, für die das zutraf.

Unsere Merkmalsträger sind demnach Personen, die wir persönlich aus einem längeren Gespräch kennen, von denen wir durch Verwandte charakteristische und lebensnahe Schilderungen erhalten hatten, nicht hinsichtlich vermeintlicher Eigenschaften, sondern hinsichtlich ihrer Verhaltungsweisen in natürlichen Lebenslagen. Es sind Personen, über die wir außerdem unterrichtet waren durch persönliche Unterredungen mit Bürgermeistern, Lehrern und Pfarrherren, die, seit langen Jahren ortsansässig, über die Familien wirklich Bescheid wußten.

Es handelt sich aber nicht nur um eine Auslese von solchen Fällen, über die wir besonders genau unterrichtet sind, sondern auch um eine Auswahl von Persönlichkeiten, die keine schweren Abnormitäten aufweisen.

Der Versuch die Charaktereigenschaften zu erschließen, von denen im folgenden die Rede ist, wurde erst im Verlaufe des 3. Jahres unserer Nachforschungen unternommen und entspricht im wesentlichen einer Anwendung des Systems der Charakterkunde, das wir KLAGES verdanken, auf diese Sammlung persönlichen Anschauungsstoffes. Was hier nach jahrelanger Arbeit als Eigenschaft festgestellt wurde ist somit jeweils der geometrische Ort einer größeren Anzahl gegeneinander abgewogener Erfahrungen, objektiver Nachprüfungen und entsprechender Korrekturen.

Wie gesagt, wir sind uns dessen bewußt, daß es sich hier nur um einen Versuch handeln kann, doch glauben wir aus dem vorangegangenen gründlichen Materialstudium seine Berechtigung herleiten zu dürfen. Es liegt in der Natur dieser Art des Vorgehens, daß ein genauer Bericht darüber, wie im einzelnen verfahren wurde, äußerst umfangreiche Beschreibungen erfordern würde, auf die wir hier verzichten. Dennoch ist aus der ganzen Anlage unschwer zu erkennen, was für Maßstäbe je und je angelegt wurden.

Bei diesem Versuch handelt es sich um nichts anderes, als auf einem anderen Weg ein Urteil darüber zu gewinnen, wodurch sich einmalige Rechtsbrecher und rückfällige Rechtsbrecher anlagemäßig voneinander unterscheiden. Sieht man von den Umwelteinflüssen ab und zieht man in Betracht die Bedeutung der Vererbung von Anlagen, ,,die bei den Anlageträgern unter gewissen äußeren Verhältnissen zum Rechtsbruch disponieren", so kommen, wie RÜDIN (5) betont hat, vorwiegend die Merkmale der Charakterbeschaffenheit in Betracht. Es ist deshalb wünschenswert, solche Charaktereigenschaften einmal isoliert auf die Häufigkeit ihres Vorkommens hin zu untersuchen.

Schon im I. Teil wurde darauf hingewiesen, daß in den Sippen der Rückfälligen bei den einzelnen Persönlichkeiten ein ganz anderer Charakteraufbau vorherrschend ist als bei denen aus den Sippen der Einmaligen und daß es sich dabei um Wesensunterschiede handle, die ganz vorwiegend die Artung des Charakters betreffen. Zur Artung (Qualität) des Charakters gehören die Triebfedern oder Interessen, das sind die bleibenden Bedingungen einer Richtung des Wollens (KLAGES). Jede Triebfeder (Herrschtrieb, Habgier, Pflichtgefühl) ist gleichzeitig eine spezifische Gefühlsanlage (daher Pflicht*gefühl*). Als bleibenden Bedingungen einer Willensrichtung kommt den Triebfedern oder, was dasselbe ist, den spezifischen Gefühlsanlagen unter allen anderen Charaktereigenschaften die wichtigste Stellung zu, denn sie entscheiden als Willensursachen über das Handeln des Einzelnen.

Als erstes Merkmal soll die Grundstimmung untersucht werden. Ein Mensch mit vorwiegend trauriger Grundstimmung ist gekennzeichnet durch eine spezifische Gefühlsanlage, die zur Artung seines Charakters gehört. Daß die Gefühlsanlage gleichzeitig eine Triebfeder ist und somit eine bleibende Bedingung, die gegebenenfalls über die Richtung seines Wollens entscheidet, ergibt sich aus einer einfachen Überlegung. Einem Menschen mit vorwiegend trauriger Grundstimmung erscheinen ganz andere Ziele erstrebenswert, als einem vorwiegend heiteren. Wo dieser etwa Geselligkeit anstrebt, wird er die Stille der Einsamkeit vorziehen und sollte er sich dennoch in die Geselligkeit hineinstürzen, so doch erst nach

Überwindung dieser Gefühle durch andere, vielleicht durch das einem Gefühl der Selbstunsicherheit entspringende Bestreben anderen zuliebe heiter zu erscheinen.

Die Grundstimmung ist somit ein Merkmal, von dem die Entschlüsse ihres Trägers weitgehend abhängig sind. Dieses Merkmal hängt seinerseits unmittelbar ab von den Lebensvorgängen des Organismus. Schon CARUS erkannte in den autonomen Stimmungen eine Folge des Zusammenspieles sämtlicher Lebensvorgänge des Organismus und unabhängig von ihm, worauf KLAGES besonders hingewiesen hat, zeigte PALAGYI (1), daß es gerade die dem Bewußtseinsakt unzugänglichen (vegetativen) Lebensvorgänge sind, die sich dem Bewußtsein in der Form von charakteristischen Stimmungen anmelden. Die gleichen Vorgänge meint die moderne Psychiatrie, wenn sie von ,,Vitalgefühlen" spricht, die den Hintergrund der Stimmung bilden. So betont K. SCHNEIDER (3), daß vitale Gefühle immer Leibgefühle sind. Eine heitere Grundstimmung wäre von hier aus zu definieren als ein habituelles Überwiegen angenehmer Vitalgefühle.

Im folgenden soll nur die Grundstimmung berücksichtigt werden, also jene Stimmung, welche ausgesprochen ,,habituell", d. h. ,,unbeschadet leichter, nie fehlender periodischer Schwankungen, dauernd vorhanden" ist.

Die Grundstimmung ist somit gleichsam ein Grundelement unter den seelischen Eigenschaften, indem es entweder an ihrem Aufbau mitbeteiligt ist oder doch deren Auswirkungs- und Entfaltungsmöglichkeiten bestimmt. Dennoch ist die Grundstimmung in sich nichts Einfaches, sondern etwas Zusammengesetztes, dessen Vorhandensein vor allem durch den reibungslosen Ablauf zahlloser körperlicher Vorgänge bedingt ist. Eine Auszählung dieses Merkmals stoßt immerhin auf gewisse Schwierigkeiten, weniger bei den Ausgangsfällen selbst, deren Lebenslauf sich gut überblicken läßt, als vielmehr bei den Verwandten. Der ursprüngliche Plan, lückenlos die ganze Geschwisterreihe zu erfassen, mußte für die Auszählung dieses und auch der folgenden Merkmale aufgegeben werden, denn es stellte sich heraus, daß eine Entscheidung der Frage stets nur bei einzelnen Verwandten möglich war, nämlich bei solchen, die uns besonders gut bekanntgeworden sind. Es wurde deshalb so vorgegangen, daß unter den Geschwistern je eines in bezug auf das zu untersuchende Merkmal geprüft wurde. Um dabei zu vermeiden, daß bei den Geschwistern der Rückfälligen die Grundstimmung bzw. irgendein anderes Merkmal vorwiegend — sei es von kriminellen, sei es abnormen oder psychopathischen Geschwistern — geprüft wird, bei den Geschwistern von Einmaligen dagegen das gleiche Merkmal von vorwiegend nichtkriminellen und nichtabnormen Geschwistern, was bei einem rein stichprobenmäßigen Vorgehen zwangsläufig geschehen wäre, nachdem derartige Persönlichkeiten unter den Geschwistern der Rückfälligen außerordentlich viel häufiger sind als unter den Geschwistern der Einmaligen, wurde folgendermaßen vorgegangen. Es wurden unter den Geschwistern der Rückfälligen in erster Linie solche ausgewählt, die weder kriminell noch abnorm waren. Nur dann, wenn sich in der jeweiligen Reihe kein derartiges Individuum fand, wurde ein nichtkriminelles, abnormes verwertet, falls auch ein solches nicht vorhanden war, ein kriminelles. Und zwar wurde solchen Individuen der Vorzug gegeben, welche die wenigsten Strafen hatten. Innerhalb dieser Möglichkeiten wurde stets das am besten erforschte unter den Geschwistern gewählt. So wurde Sippe für Sippe durchgegangen, bis die Zahl der Fälle 100 erreicht hatte. Auf diese Weise wurde es vermieden eine vorwiegend aus abnormen und kriminellen Persönlichkeiten zusammengesetzte Gruppe charakterologisch zu vergleichen mit einer Gruppe, die vorwiegend aus nichtabnormen und nichtkriminellen Persönlichkeiten zusammengesetzt ist. Denn dadurch, daß die Auswahl in den Geschwisterreihen der einmaligen Rechtsbrecher rein stichprobenmäßig erfolgte, wurde zusammen mit dem geschilderten Vorgehen bei den Geschwistern der Rückfälligen erreicht, daß der Anteil der abnormen und der kriminellen in beiden Gruppen annähernd gleich groß ist. Ferner sollte dadurch, daß nur je ein Individuum aus jeder Sippe gewählt wurde, vermieden werden, daß die familiäre Häufung irgendeines Merkmals das Ergebnis zu stark beeinflußt.

Eine Gegenüberstellung von je 100 Fällen ergibt dann, daß eine ausgesprochen heitere Grundstimmung bei den Geschwistern der Rückfälligen viel häufiger zu beobachten ist, nämlich in nahezu der Hälfte aller Fälle (48,0%), als bei den Geschwistern der Einmaligen (22,0%), und daß umgekehrt eine mißmutig-traurige Grundstimmung bei den Geschwistern der Einmaligen in etwa einem Drittel (34%) der Fälle vorkommt, während sie bei den Geschwistern der Rückfälligen ausgesprochen selten ist (9%)[1]. Als traurige Grundstimmung wurde nicht bloß ein ausgesprochen depressives Verhalten gezählt, sondern auch jene mehr ängstlich-pessimistische Haltung, die bei Menschen von mangelnder Frische und geringer „Lebensfreude" häufig zu beobachten ist. Es sind solche Menschen, die nicht leicht etwas wagen, denen jede Unternehmung, die nicht in den gewohnten Alltag hineinpaßt, lange Überlegungen und umständliche Vorbereitungen kostet, denen aber auch sonst jede naive Heiterkeit abgeht. Sie sind beinahe stets „grantig", d. h. ohne erkennbare äußere Ursache mißgestimmt. Wenngleich dabei eine gewisse reizbare Schwäche die Hauptrolle spielt, so ist doch nicht zu verkennen, daß unabhängig davon das Fehlen einer heiteren Grundstimmung und darüber hinaus die Neigung, traurigen Gedanken nachzuhängen, mitspielen. Ihre Reizbarkeit ist Folge der inneren Mißstimmung, eine Folge von „allgemeiner Steigerung unangenehmer Vitalgefühle". Im Hinblick auf die Vitalgefühle handelt es sich somit um einen reinen Gegensatz zur heiteren Grundstimmung, den man mit Fug als mißmutig-traurige Grundstimmung bezeichnen kann.

Betraf die Grundstimmung eine Gruppe von Gefühlen, die man auch als Vitalgefühle bezeichnet hat, so soll nunmehr eine andere Gruppe von Gefühlen untersucht werden, die zu den seelischen Gefühlen gehören, und zwar die Wertgefühle. Die seelischen Gefühle sind motivierte, reaktive Gefühle [K. SCHNEIDER (3)]. Unter Wertgefühlen verstehen wir mit K. SCHNEIDER seelische Gefühle, welche „als bejahende oder verneinende Bewertung auf einen Gegenstand gerichtet" sind. Man unterscheidet hier Selbstwertgefühle und Fremdwertgefühle.

Selbstwertgefühle wie Stolz, Scham oder Reue konnten deshalb nicht zum Gegenstand der Untersuchung gemacht werden, weil diese Gefühle nur in

---

[1] Gleichsinnige Unterschiede ergab eine Auszählung des Merkmals heitere Grundstimmung bei sämtlichen Ausgangsfällen. 42,6 ± 3,5% der Rückfälligen (83 Fälle), dagegen nur 16,3 ± 2,9% der Einmaligen (27 Fälle) zeigten das Merkmal. Eine echte traurige Grundstimmung im Sinne des „schwerblütigen" Typs, den KRETSCHMER unter den cycloiden Temperamenten beschrieben hat, findet man äußerst selten. Die traurig-mißmutige Grundstimmung, von der hier die Rede ist, trifft man dagegen oft bei asthenischen Psychopathen und bei den Mißmutig-Depressiven im Sinne von K. SCHNEIDER.

bestimmten Situationen zum Ausdruck kommen. Dagegen sind die verschiedenen Arten der *Selbstgefühle*, die man unter der Bezeichnung Selbstbewußtsein zusammenfassen kann, einer unmittelbaren Erfassung leicht zugänglich. Auch die verschiedenen Formen der Selbstgefühle und des Selbstbewußtseins gehören zur Artung des Charakters.

Wieder wurden einander je 100 Fälle aus der Geschwisterreihe der Einmaligen und der Rückfälligen gegenübergestellt. Das Vorgehen bei der Auswahl dieser Fälle war dasselbe wie oben. Stellt man eine Stufenleiter auf, die beginnend mit Selbstunsicherheit und Kleinmut (Selbstbewußtsein,, fehlend"), über Selbstunterschätzung und Anspruchslosigkeit (Selbstbewußtsein ,,gering") hinüberführt zu ruhigem Selbstvertrauen und Selbstsicherheit (Selbstbewußtsein ,,durchschnittlich") und zu ,,Selbstbewußtsein" und Selbstschätzung (Selbstbewußtsein ,,stark") so ergibt sich, daß starkes Selbstbewußtsein und Selbstschätzung bei den Geschwistern der Rückfälligen am häufigsten vorkommt, nämlich nahezu bei der Hälfte der Fälle (47%), während sie bei den Geschwistern der Einmaligen selten anzutreffen sind (12% der Fälle). Hingegen findet man Selbstunterschätzung und sich bescheidende Anspruchslosigkeit bei den Geschwistern der Einmaligen sehr häufig (52% der Fälle), bei den Geschwistern der Rückfälligen vergleichsweise selten (24% der Fälle). Ausgesprochene Selbstunsicherheit und Kleinmut fand sich bei den Geschwistern der Rückfälligen in keinem einzigen Fall, bei den Geschwistern der Einmaligen immerhin in 9% der Fälle.

Als dritte Gruppe wurden die gleichfalls der Artung des Charakters zugehörenden (positiven) *Fremdwertgefühle* untersucht, und zwar wurde dabei gefragt, nach der von Fall zu Fall verschiedenen Empfänglichkeit für Gefühle der Anerkennung, der Ehrfurcht und der Liebe. Ein Mensch kann gegenüber derartigen Gefühlen überempfindlich sein, dann wird er zu allerlei Skrupeln neigen, welche etwa der Furcht entspringen, er habe seiner Anerkennung gegenüber einem seiner Mitmenschen nicht genügend starken Ausdruck verliehen, und jener würde sich nun darüber kränken. Oder er kann feinfühlig sein, d. h. empfänglich gegenüber jeder Art von Gefühlen der Anerkennung, der Ehrfurcht und der Liebe, und er kann endlich gegenüber diesen Gefühlen gleichgültig sein, weil ihm nur eine geringe Empfänglichkeit für sie eigen ist, oder auch stumpf, weil nahezu unempfänglich für derartige Gefühle.

Man erkennt sogleich, daß es unvergleichlich schwieriger ist aus seinen Verhaltungsweisen die Empfänglichkeit eines Menschen für Fremdwertgefühle zu erschließen, als aus seinem Benehmen die Beschaffenheit seiner Selbstgefühle. Ob jemand kleinmütig ist oder selbstbewußt erkennt man meist schon bei einem kurzen Gespräch an seinem untertänigen und bescheidenen Benehmen in dem einen, an seiner hochfahrenden und anspruchsvollen Art sich zu geben in dem anderen Fall. Ob jemand dagegen geneigt ist die Leistungen anderer und ihren Anspruch auf Recht, Besitz, Verehrung innerlich anzuerkennen oder nicht, ist aus den Verhaltungsweisen eines Menschen schon viel schwerer zu ersehen. Gibt es doch da, wo diese Neigung auch durchaus fehlt, der Gründe sowohl als der Möglichkeiten genug, dieses Fehlen vor der Umgebung zu verbergen. Es wurde trotzdem der Versuch gemacht, diese Merkmalsgruppe an je 100 Geschwistern auszuzählen, wobei wir uns dessen bewußt sind, daß es in vielen Fällen nur eine annähernde Schätzung bedeutet einen einzelnen Fall einer bestimmten Gruppe zuzuteilen. Das gilt insbesondere mit Rücksicht auf die als durchschnittlich bezeichneten Fälle. Dort, wo die Zuteilung in einem positiven oder negativen Sinn erfolgte, sind grundsätzliche Fehler nahezu ausgeschlossen, denn es wurden nur die am besten bekannten Geschwister zur Auszählung verwertet.

100 Geschwister der Rückfälligen zeigen auf Grund dieser Auszählung eine deutliche Verschiebung nach der Seite der Stumpfheit und Unempfänglichkeit gegenüber positiven Fremdwertgefühlen. Feinfühligkeit findet sich bei den Geschwistern der Einmaligen (G. E.) in 35% der Fälle, bei den Geschwistern der Rückfälligen (G. R.) in 19% der Fälle; Überempfindlichkeit in 10% der G. E., in keinem einzigen Fall bei den G. R., Gleichgültigkeit in 14% der Fälle bei den G. E., dagegen in 31% der Fälle bei den G. R., vollkommene Stumpfheit bei den G. E. in 4% der Fälle, bei den G. R. in 11% der Fälle. Durchschnittliches Verhalten, d. h. die Unmöglichkeit ein Abweichen vom Durchschnitt festzustellen, zeigte sich in 37% der G. E. und in 39% der G. R.

Endlich wurde noch die *formale Begabung* in die Untersuchung einbezogen, obwohl sie nicht zur Artung des Charakters gehört[1]. Ordnet man die Geschwister nach ihrer formalen Begabung in die Gruppen schlagfertig, gewandt, durchschnittlich, ungewandt und unbeholfen, so ergibt sich, daß die Geschwister der Rückfälligen im allgemeinen stärkere Abweichungen von der Durchschnittsnorm aufweisen als die Geschwister der Einmaligen. Insbesondere die Schlagfertigen, aber auch die ausgesprochen Unbeholfenen, sind in den Sippen der Rückfälligen häufiger als in den Sippen der Einmaligen. Dabei ergibt eine Durchsicht der Akten, daß es nicht soziale Unterschiede, etwa solche der beruflichen Schichtung sind, die hier zum Ausdruck kommen. Vielmehr sind die Fälle mit guter bzw. ausgezeichneter formaler Begabung fast durchwegs Geschwister von Betrügern, die unbeholfenen von Bettlern und Landstreichern oder schwachsinnigen Dieben.

Wir kommen nun zur Deutung dieser charakterologischen Befunde. Zunächst ist festzustellen, daß sie eine Bestätigung der psychopathologischen Ergebnisse darstellen. Denn im psychopathologischen Teil wurde dargelegt, daß das Überwiegen von Hyperthymikern für die Rückfallsverbrecher und deren Sippen, eine auffallende Häufung von asthenischen Psychopathen (und abnormen seelischen Reaktionen im Körperlichen ohne sonstigen Abnormitäten) für die Einmaligen und deren Sippen charakteristisch ist. Die heitere Grundstimmung (= habituelles Überwiegen angenehmer Vitalgefühle) ist aber das wesentliche Merkmal der hyperthymischen Psychopathen und umgekehrt die allgemeinen Steigerungen unangenehmer Vitalgefühle sind ein wesentliches Merkmal der asthenischen Psychopathen. Es ergaben sich somit bei charakterologischen Untersuchungen an nichtpsychopathischen und nichtkriminellen Geschwistern dieselben Unterschiede, wie bei der psychopathologischen Beschreibung der kriminellen und der psychopathischen Ausgangsfälle und Verwandten. Die Tatsache, daß die normalen Gruppen der Geschwister in der gleichen Richtung voneinander abweichen wie die Ausgangsfälle, spricht für die erbliche Bedingtheit der zugrundeliegenden Merkmale. Dasselbe gilt für die angeborene Gefühlsarmut.

---

[1] Sie gehört zu den charakteristischen Arten des Betragens oder Haltungsanlagen im Sinne von KLAGES (3).

Hinsichtlich der oben untersuchten Charakterqualitäten erhebt sich nun die Frage, wodurch die bei den Geschwistern der Rückfälligen gehäuft gefundenen Merkmale denn eigentlich miteinander in Zusammenhang stehen. Denn es ist keineswegs selbstverständlich und entspricht nicht etwa der psychologischen Erfahrung, daß ganz allgemein gehobenes Selbstgefühl, heitere Grundstimmung, Mangel an Fremdwertgefühlen in Form von Gleichgültigkeit und Stumpfheit sowie die stärkeren Abweichungen der formalen Begabung vom Durchschnitt ganz vorwiegend bei ein und demselben Menschen bzw. bei ein und derselben Menschengruppe, ihre Gegensätze hinwieder bei einer anderen Menschengruppe zusammentreffen.

Daß gerade diese Eigenschaften und nicht die entgegengesetzten oder eine andere Kombination zwischen beiden bei den Geschwistern der Rückfälligen am häufigsten zusammentreffen kann nur so zu erklären sein, daß diesen Eigenschaften im Hinblick auf die Eigenschaftsträger eine Gemeinsamkeit zukommt. Denn an sich findet sich gehobenes Selbstgefühl ebenso beim heiteren Hyperthymiker wie beim verbissenen, mißmutigen Fanatiker, stehen mangelnde Fremdwertgefühle in keinem inneren Zusammenhang weder mit heiterer Grundstimmung noch mit starken Abweichungen der formalen Begabung vom Durchschnitt. Ebenso besteht kein notwendiger innerer Zusammenhang zwischen gehobenem Selbstgefühl auf der einen und heiterer Grundstimmung, mangelnden Fremdwertgefühlen und starken Abweichungen der formalen Begabung auf der anderen Seite. Das Zusammentreffen dieser Merkmale muß demnach auf einen gemeinsamen Nenner zurückführbar sein.

Den Schlüssel für die Beantwortung dieser Frage gibt eine Untersuchung über das gegenseitige Verhältnis der Eindruckseite des Erlebens zur Antriebsseite. Es gibt Menschen, die von dem Drang, selbst einzugreifen, auch dann beseelt sind, wenn sie noch gar nicht erkannt haben worum es überhaupt geht. Und es gibt andere, die alles an sich herankommen lassen und nicht gerne eingreifen, wenn es nicht die Pflicht oder eine andere dringende Notwendigkeit erfordert, sondern lieber den Gang der Ereignisse beschaulich hinnehmen. Bei dem ersteren Typus setzt jedes Erlebnis sogleich die Eigentätigkeit in Bewegung, es überwiegt der Antrieb über das Anschauungsbild, bei dem anderen Typus überwiegt das Anschauungsbild über den Antrieb. KLAGES (4) bezeichnete den ersteren als den vorwaltend wollenden, den zweiten als den vorwaltend erkennenden Typus und wies darauf hin, daß dieser Unterschied nicht auf eine Verschiedenheit geistiger Akte zurückzuführen ist, sondern auf die Gegensätzlichkeit einer vorwiegend triebhaften zu einer vorwiegend eindrucksempfänglichen Lebenshaltung. Ob die Lebenshaltung eines Menschen vorwiegend triebhaft oder vorwiegend eindrucksempfänglich ist, läßt sich bei differenzierten Persönlichkeiten verhältnismäßig leicht entscheiden. So wird niemand zögern einen Dichter als vorwiegend eindrucksempfänglich und einen Feldherrn als vorwiegend triebhaft zu bezeichnen. Aber auch bei einfachen Menschen ist eine Entscheidung möglich, wenn man über hinreichende Anhaltspunkte aus ihrem Lebenslauf verfügt.

Hinsichtlich der *Lebenshaltung* in dem eben dargelegten Sinn bestehen nun ganz große Unterschiede zwischen den beiden Geschwisterreihen. Eine vorwiegend triebhafte Lebenshaltung wurde bei den Geschwistern der Rückfälligen in 71% der Fälle gezählt, bei den Geschwistern der Einmaligen in 35% der

Fälle[1]. Das Vorhandensein einer vorwiegend triebhaften Lebenshaltung ist aber ein Hauptkennzeichen des *geborenen Täters* überhaupt. Da diese Lebenshaltung bei den Rückfallsverbrechern selbst sowie bei ihren Geschwistern überwiegt, liegt es nahe anzunehmen, daß auch die übrigen charakterologischen Merkmale, die bei den Geschwistern der Rückfälligen gehäuft gefunden wurden, das eine gemeinsam haben, daß sie ganz allgemein die Täternatur gegenüber dem auszeichnen, der nicht zu Taten geboren ist.

Geht man die einzelnen Merkmale durch, so bestätigt sich denn auch, daß jedes von ihnen gegebenenfalls geeignet ist ihren Träger zum Täter werden zu lassen. Damit ist eine Gemeinsamkeit aller dieser Merkmale nachgewiesen, der wesensmäßige Bedeutung zukommt.

Eine ausgesprochen heitere Grundstimmung begünstigt das äußere Handeln, indem sie unter sonst gleichen Umständen eher darauf hinwirkt, ernstliche Zweifel an dem Gelingen eines Planes zu unterdrücken, als ihnen Nahrung zu geben. Dagegen wird der vorwiegend traurig Gestimmte viel eher einem Bedenken nachgeben und die Ausführung seines Planes wieder aufgeben. Ebenso begünstigen das äußere Handeln bejahende Selbstgefühle im Sinne von ausgesprochenem Selbstbewußtsein indem sie dazu führen, daß sich ihr Träger unter sonst gleichen Umständen eine Handlung eher zutraut, als ein Kleinmütiger, daß er auch eher die Folgen seiner Taten auf sich zu nehmen bereit ist, als ein Mensch, der sich durch Selbstunterschätzung auszeichnet. Auch eine Herabsetzung der positiven Fremdwertgefühle begünstigt das äußere Handeln. Denn diese Gefühle, wie Bewunderung, Verehrung und Liebe sind Triebfedern der persönlichen Selbsthingebung [KLAGES (3)], mit deren Zunahme gleichzeitig ein Anwachsen einer vorwiegend eindrucksempfänglichen, beschaulichen Lebenshaltung verbunden ist, während proportional mit diesem Anwachsen die Willensfähigkeit abnimmt[2]. Letzten Endes verdankt jede Tat ihr Zustandekommen den Triebfedern der persönlichen Selbstbehauptung und einer wenigstens zeitweisen Ausschaltung aller Neigungen persönlicher Selbsthingebung. ,,Auch die Liebe setzt sich mit Taten ein, aber nur unter bitterer Selbstverleugnung; denn im Augenblick des Handelns — handelt die *Liebe* nicht[3]." Endlich ist auch ein *starkes* Abweichen der formalen Begabung vom Durchschnitt, besonders nach der Seite der Schlagfertigkeit, mitunter aber auch nach der Seite schwerster Unbeholfenheit, geeignet seinen Träger zum Täter werden zu lassen.

Die Gemeinsamkeit, die allen diesen Merkmalen zukommt, besteht somit in dem jeweils vorhandenen Hinweis auf die Täternatur derjenigen Persönlichkeiten, denen sie vorwiegend zukommen. Ein weiteres Merkmal, welches seinen Träger gleichfalls nicht selten zum Täter werden läßt, ist die oben (S. 181) besprochene leichte Bestimmbarkeit des Willens. Diese leichte Willensbestimmbarkeit beruht zum Teil auf der leichten Willenserregbarkeit, zum Teil auf der mangelnden Willenszähigkeit. Der Rückfallsverbrecher ist somit gegenüber dem Einmaligen als charakterologisch, und zwar *anlagemäßig*, bedingte Täterpersönlichkeit aufzufassen.

Ersteres ist nicht neu, letzteres wird hier erstmals durch Familienforschung bewiesen. Denn der Nachweis, der hier erbracht wurde, betrifft ja nicht die

---

[1] Auch dieser Befund stimmt wieder überein mit den psychopathologischen Ergebnissen. Der asthenische Psychopath und die ihm nahestehenden Persönlichkeiten sind vorwiegend eindrucksempfänglich, der Hyperthymiker und der Willenlose sind vorwiegend triebhaft. Die Unterscheidung triebhaft-eindrucksempfänglich deckt sich übrigens nur teilweise mit der Unterscheidung eines vorwiegend triebhaften und eines vorwiegend bewußten Menschen.

[2] In Anlehnung an die hier angeführte Unterscheidung von Selbsthingebungs- und Selbstbehauptungstriebfedern im Sinne von KLAGES versuchte STAEHELIN den moralischen Verhältnisschwachsinn abzuleiten aus einem Mangel an Selbsthingebungstrieben im Verhältnis zu den eventuell besonders intensiven egoistischen Tendenzen [STAEHELIN: Mschr. Kriminalpsychol. 19 (1928)].

[3] L. KLAGES.

Rückfallsverbrecher (Probanden) selbst. Diese haben den Nachweis, geborene Täter zu sein, seit jeher selbst erbracht. Sondern er betrifft ihre Geschwister und auch da nicht allein die kriminellen und psychopathischen, sondern auch die unauffälligen.

Nicht, daß die hier untersuchten Eigenschaften bei den Geschwistern der Einmaligen eine andere Verteilung aufweisen als bei den Geschwistern der Rückfälligen, sondern daß die tatsächlich gefundene Verteilung in einem sinnvollen inneren Zusammenhang steht mit den rein soziologisch festgestellten Tatsachen und mit den psychopathologischen Befunden, die an den gleichen aber auch an anderen Verwandtengruppen und an den Ausgangsfällen selbst erhoben wurden, verleiht diesem Ergebnis seine Beweiskraft für die erbliche Bedingtheit dieser Charaktereigenschaften.

Eine erhebliche Beweislast für die erbliche Bedingtheit echter Charaktereigenschaften einschließlich angeborener seelischer Abnormitäten im Sinne der Psychopathie erbracht zu haben, ist somit das Hauptergebnis dieser Untersuchungen. Sie beruht auf der Übereinstimmung zahlreicher Einzelergebnisse untereinander, von denen hier nur die wichtigsten mitgeteilt wurden, sowie auf der Übereinstimmung dieser Befunde mit denen, die an kriminellen Zwillingen erhoben wurden (J. Lange). Erst von diesem festen Standort aus kann die Frage der Abwandelbarkeit dieser Eigenschaften (durch Zwillingsforschung) und damit nach der Reichweite erzieherischer Maßnahmen angegangen werden. Daß wir bei der charakterologischen Erfassung der einzelnen Persönlichkeiten auch auf die Intelligenz geachtet haben geht aus den im zweiten Teil der Untersuchungen dem Schwachsinn gewidmeten Abschnitten hervor. Dennoch liegt das Hauptgewicht unserer Befunde auf den Charaktereigenschaften im engeren Sinn, deren Grundzüge Bumke mit Recht als unabänderlich bezeichnet hat, ,,weil sie nicht intellektueller, sondern gemütlicher Herkunft sind''.

Für die Zwillingsforschung ergibt sich hieraus die Schlußfolgerung, daß die Eineiigkeitsdiagnose entgegen der bisher geltenden Meinung grundsätzlich ebensogut nach der seelischen wie nach der körperlichen Übereinstimmung der beiden Partner gestellt werden kann. Natürlich darf man auf charakterologischem Gebiet echte Merkmale mit Scheinmerkmalen ebensowenig verwechseln, wie auf somatisch-anthropologischen, wo man ja auch zu berücksichtigen pflegt, ob Merkmale etwa durch direkte Außeneinwirkungen erst entstanden sind.

Der Einwand, in Geschwisterschaften von Rückfallsverbrechern (R.) und Einmaligen (E.) untersuchte Charaktereigenschaften seien für die erbliche Bedingtheit dieser Eigenschaften nicht beweisend, ist deshalb nicht stichhaltig, weil das ungünstige, ja geradezu verderbliche Milieu, in dem die R.-Geschwister aufgewachsen sind, gerade die gegenteiligen Eigenschaften erzeugen müßte, wenn ihm überhaupt eine charaktereigenschaftenerzeugende Kraft zukäme, nämlich traurige Grundstimmung und Selbstunsicherheit, nicht aber heitere Grundstimmung und Selbstbewußtsein. Hinsichtlich der mangelnden Fremdwertgefühle gilt dasselbe, was mit Bezug auf die angeborene Gefühlsarmut gesagt wurde.

Die Tatsache der Abwandelbarkeit erblich bedingter Charaktereigenschaften bleibt natürlich bestehen. Sie wird in ihren Ausmaßen für jedes Merkmal und jede Merkmalsgruppe nur Schritt für Schritt durch weitere Untersuchungen (insbesondere Zwillingsforschungen) festzustellen sein. So, wie wir jetzt schon in der Anthropologie[1] Merkmale kennen, deren Umweltbeeinflußbarkeit sehr gering ist wie z. B. die Merkmale der Weichteile von Auge und Nase, und andere, deren Beeinflußbarkeit durch Umweltverhältnisse wesentlich größer ist, wie z. B. die Schädelmasse und die Fettverteilung am Körper, so wird es *notwendig* sein auch *in der Charakterkunde zwischen umweltfesteren und umweltnachgiebigeren Merkmalen unterscheiden zu lernen.*

Gerade die Zwillingsmethode ist berufen hier weiterzuführen. Es besteht ja heute nicht mehr die Gefahr sich hinsichtlich der Beeinflußbarkeit schwerer Psychopathen allzu großen Hoffnungen hinzugeben. Allein es darf nicht vergessen werden, daß eine beliebige Charakterabnormität, z. B. angeborene Gefühlsarmut, in vielen Fällen nur begrenzte Bereiche betrifft. So können die Voraussetzungen für Liebe zum Beruf, Vaterlandsliebe, Liebe zur Natur, anlagemäßig fehlen, während andere Voraussetzungen, z. B. für Geschwisterliebe, Liebe zur Familie, kameradschaftliche Liebe doch anlagemäßig gegeben sind. Wenngleich man solchen teilweise gefühlsarmen Menschen niemals Gefühlsreichtum wird anerziehen können, so bleiben doch in derartigen Fällen der Erziehung immer noch Wege offen, um Fortschritte zu erzielen. Einen dieser Wege hat A. Pfänder gewiesen. „Es ist der Weg durch die entsprechenden unechten Gesinnungen hindurch. Bemüht man sich ehrlich, einem bestimmten Gegenstand echte Liebe entgegenzubringen, so entsteht freilich zunächst nur unechte Liebe und auch dies nur, wenn der Gegenstand nicht gar zu unliebenswürdig ist. Aber allmählich wird man durch die in ehrlicher Absicht willentlich immer wieder herbeigeführte unechte Liebe geöffnet für die echte Liebe und zugleich für die volle Einwirkung der liebenswerten Zeichen des Liebesgegenstandes, falls überhaupt solche vorhanden sind. Und damit sind eben günstige Bedingungen für den Eintritt einer echten aktuellen Liebe geschaffen. So ist es also durchaus nicht sinnlos und deshalb nicht unberechtigt, daß überall positive Gesinnungen von den Menschen verlangt werden. Wird solchem Verlangen willfahren, so wird dadurch die Entstehung echter positiver Gesinnungen begünstigt, und ein Gegengewicht gegen den natürlichen Hang des Menschen zu negativen, feindseligen Gesinnungen geschaffen."

Diese und ähnliche erzieherischen Forderungen wird man auch dann begrüßen müssen, wenn man den erbcharakterologischen Standpunkt vertritt. Denn die erbcharakterologischen Erkenntnisse sind nicht dazu berufen, erzieherische Maßnahmen in Bausch und Bogen ad absurdum zu führen, sondern ihnen zur Vermeidung überspannter Zielsetzungen die Richtung zu weisen.

C. Überblick.

Über das Vorkommen von Charakterabnormitäten ist in kurzer Zusammenfassung zu sagen, daß sie in den Sippen von Rückfälligen viel häufiger vorkommen und viel stärkere Ausmaße erreichen. Dazu kommt, daß die Art der Abnormitäten in den Vergleichsgruppen grundsätzlich verschieden ist. In den Sippen der Rückfälligen überwiegen angeborene Gefühlsarmut (G), abnorme Willensbestimmbarkeit (W) und eine gesteigerte Triebhaftigkeit des Erlebens im Sinne der Hyperthymie (H). Letztere ist nicht an sich etwas Abnormes, sondern erst in ihrer in den Sippen der Rückfälligen regelmäßig gegebenen Verbindung

---

[1] Vgl. insbesondere die Arbeiten von Weninger und seiner Schule.

mit den beiden obengenannten oder mit anderen Charakterabnormitäten (Explosibilität, Pseudologie, Streitsucht, Begabungsmangel usw.).

Kennzeichnet man diese 3 Merkmalsgruppen durch je einen Punkt, so bilden die Psychopathen in den Sippen der Rückfälligen nicht 3 Gruppen, die, einander nur teilweise überschneidend, jeden dieser Kernpunkte umgeben, sondern eine gemeinsame große Gruppe, die sich durch einen einzigen Kreis darstellen läßt (Abb. 4). Innerhalb dieses Kreises kommt jeder Persönlichkeit ein bestimmter Platz zu, der immer wenigstens 2 Kernpunkten mehr oder weniger stark angenähert ist. Mit zunehmendem Abstand von diesen Kernpunkten wachsen Gefühlsreichtum, Willenszähigkeit und Mangel an sanguinischem Temperament und Triebhaftigkeit des Erlebens. Innerhalb dieses Kreises ist jede Persönlichkeit in höchstem Maße gefährdet eine kriminelle Laufbahn einzuschlagen.

Diese grundsätzlich nur mehr dimensional erfaßbare Eigenart jeder einzelnen unter diesen Persönlichkeiten (P) ist in beigefügter Abb. 4 dargestellt durch die gestrichelten Abstände a, b, c.

Die 3 halbmondförmigen Räume, die sich an die Kreisperipherie nach außen hin anschließen, umfassen solche Persönlichkeiten, denen die besondere Charakterartung einer dieser Merkmalsgruppen wohl auch zukommt, jedoch ohne ihren Träger in sozialer Hinsicht zu gefährden. Hierin kommt zum Ausdruck, daß das Entscheidende nicht gelegen ist im Ausprägungsgrad einer bestimmten Charakterabnormität an sich, z. B. der angeborenen Gefühlsarmut, sondern allein in dem Ausprägungsgrad der mit dieser Charakterabnormität zusammen vorkommenden übrigen Charakterabnormitäten. So ist in der Abb. 4 die Person P_1 gemütloser als die Person P_2 (a kleiner als a_2), sie ist aber nicht gefährdet kriminell zu werden, weil sie über größere Willenszähigkeit verfügt (b_1 größer als b_2) und über größere innere Widerstände (c_1 größer als c_2). Demgegenüber ist die Person P_2 zwar nicht so gemütlos, aber in hohem Grade abnorm willensbestimmbar und in hohem Maß hyperthymisch (kleine Werte von b_2 und c_2).

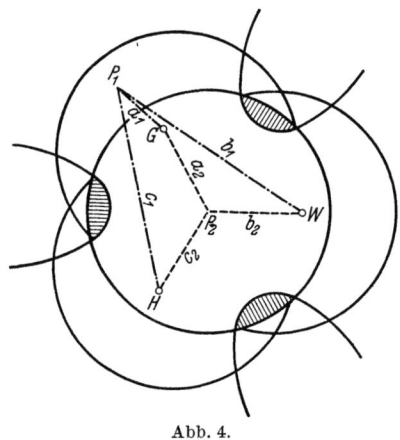

Abb. 4.

In dieser Darstellung sind im Interesse der Übersichtlichkeit nur die wichtigsten Merkmalsgruppen berücksichtigt. Um der Wirklichkeit vollkommen gerecht zu werden, müßten noch eine Reihe anderer Gruppen eingesetzt werden, insbesondere Explosibilität und ähnliche Charakterabnormitäten. Immerhin geht aus dem Schema deutlich hervor, daß für die theoretischen und praktischen Fragen der Psychopathenforschung eine genaue Kenntnis über das Zusammenvorkommen von Charaktereigenschaften notwendig ist. Daß diese Kenntnis nur durch den Ausbau einer Charaktergenealogie einen festen Unterbau gewinnen kann, geht aus unseren Untersuchungen deutlich hervor.

Das Vorkommen von Charakterabnormitäten in den Sippen der Einmaligen ist demgegenüber viel seltener und das erreichte Ausmaß der Abnormitäten ist hier viel geringer. Die Einmaligen sind zur einen Hälfte aus Persönlichkeiten zusammengesetzt, die keine irgendwie einheitlich faßbaren Abnormitäten oder Besonderheiten des Charakters zeigen, zur anderen Hälfte sind sie ausgezeichnet zum Teil durch das Vorkommen körperkonstitutioneller Schwächen, zum Teil durch Charakterabnormitäten im Sinne der asthenischen Psychopathen.

Vergleicht man die Umweltbeeinflußbarkeit, so ergeben sich folgende Unterschiede. Einflüsse, die von außen herkommen und die Verhaltungsweisen der Persönlichkeit nachhaltig und dauernd umgestalten (prägende Umwelteinflüsse), haben bei den Einmaligen zahlreiche Angriffspunkte. Diese Art von Umweltbeeinflußbarkeit, die im wesentlichen der Aufzwingung eines fremden Willens oder, was dasselbe ist, der Beeinflußbarkeit durch Verbote gleichkommt, ist bei den Einmaligen wesentlich größer als bei den Rückfälligen[1]. Dagegen sind alle Umwelteinflüsse, die auf eine Enthemmung von Trieben und Begierden gerichtet sind, den Einmaligen gegenüber verhältnismäßig wirkungslos, haben dafür desto größere Gewalt über die Rückfälligen (enthemmende Umwelteinflüsse). Diese Art von Umwelteinflüssen können auch der Zielsetzung anderer Menschen entspringen (Verführung), meist jedoch entspringen sie den Sinneseindrücken (oder Erinnerungsbildern) selbst, die von den Dingen ausgehen, indem sie Augenblickswünsche und -begierden hervorrufen.

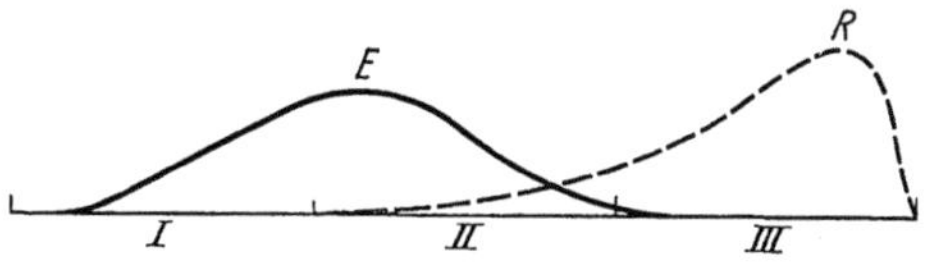

Abb. 5. Kriminelles Verhalten.
R Rückfallsverbrecher (Schwerkriminelle); E Einmalige (Leichtkriminelle); I umweltbedingt; II Übergangszone; III anlagebedingt.

Unmittelbar betreffen beide Arten von Umweltbeeinflußbarkeit nur die Verhaltungsweisen, nicht die Charaktereigenschaften selbst. Dennoch besteht hier ein grundsätzlicher Unterschied zwischen Einmaligen und Rückfälligen. Dadurch nämlich, daß bei ersteren die Möglichkeit gegeben ist die Zielsetzung und damit die Willensbildung zu beeinflussen, ist es mittelbar möglich, auch die Entfaltung anderer Charaktereigenschaften von außen her zu fördern oder zu hemmen. Man kann dies auch so ausdrücken, daß man die Charakterabnormitäten in den Einmaligensippen, sofern solche überhaupt vorliegen, als dynamisch gewordene Eigenschaften bezeichnet, geworden im Kräftespiel der Anlagen untereinander *und* mit besonderen Einflüssen von seiten der Umwelt. Die Charakterabnormitäten in den Rückfälligensippen hingegen sind überwiegend autochthone Charaktereigenschaften, unmittelbar aus biologischer Grundlage herausgewachsen, ohne gerichtete Beeinflussung von außen. Denn ihr Wachstum ist auf dem Wege über nachhaltige Zielsetzungen nicht beeinflußbar.

Die Bedeutung von Anlage und Umwelt für das kriminelle Verhalten läßt sich für die beiden Vergleichsgruppen der Schwerkriminellen und Leichtkriminellen durch 2 Kurven (Abb. 5) verdeutlichen. Die dreigeteilte waagrechte Linie symbolisiert in ihrem ersten Abschnitt reine Umweltbedingtheit im Sinne von Einflüssen, die gegebenenfalls bei jeglicher Charakterveranlagung wirksam sein können, in ihrem dritten Abschnitt bedeutet sie reine Anlagebedingtheit im Sinne von Faktoren, die selbst bei den günstigsten realisierbaren Umweltverhältnissen dennoch kriminelles Verhalten bedingen. Dazwischen befindet

---

[1] Wie gering die Möglichkeit einer nachhaltigen Beeinflußbarkeit durch diese Art von Umweltwirkungen zu veranschlagen ist, wurde in Abb. 4 durch schraffierte Ellipsenpole angedeutet.

sich eine breite Übergangszone. Die Kurven zeigen, daß das Schwergewicht der Rückfallsverbrecher (R) in der dritten Zone liegt, das der Leichtkriminellen (E) in der Übergangszone.

Es ist hier noch einiger Einwände zu gedenken, die gegenüber dem methodischen Vorgehen bei der Erhebung charakterologischer und psychopathologischer Befunde erhoben werden könnten. Zunächst könnte man sagen, wir hätten auch die Gaben der Intelligenz in die charakterologische Betrachtung einbezogen, obwohl doch die Intelligenz von vielen Autoren nicht zum Charakter gerechnet wird. Demgegenüber ist darauf hinzuweisen, daß dieser Einwand eine rein nomenklatorische Frage betrifft und an das Wesen der Befunde nicht heranreicht. KLAGES zählt die Intelligenz zum Charakter, trennt jedoch die Verstandesanlagen von den übrigen Fähigkeiten sowohl als von der Artung, dem Gefüge, der Tektonik und anderen Zonen des Charakters; K. SCHNEIDER hingegen faßt den Begriff des Charakters enger und rechnet die Intelligenz nicht hinzu, betont indessen mit Nachdruck, daß innigste Beziehungen zwischen Intelligenz und Charakter bestehen. Man ersieht hieraus, daß es sachlich vollkommen gleich bleibt, für welche der beiden Auffassungen man sich entscheidet.

Ein anderer Einwand könnte darauf hinweisen, daß es falsch sei sich beim Nachweis der Erblichkeit einzelner Charaktereigenschaften auf die Gleichheit der engeren Verwandten untereinander zu stützen, nachdem Gleichheit sowie Ähnlichkeit hier durch äußere Verhaltungsweisen vorgetäuscht werden können, die als solche ebensogut durch das Vorbild bedingt sein können wie durch die Anlage. Dazu ist zu sagen, daß wir uns diese Tatsache ständig vor Augen hielten, dabei aber allerdings von Fall zu Fall und nicht generell zu entscheiden hatten, inwiefern Umwelteinflüsse überhaupt in Betracht kommen. Niemand wird daran denken, daß heitere Grundstimmung und sanguinisches Temperament durch das Vorbild der Eltern hervorgerufen oder auch nur wesentlich verstärkt werden könnten. Daß es sich hier um eine autochthone, unmittelbar aus biologischer Grundlage herauswachsende Charaktereigenschaft handelt, wird kein Fachkenner bezweifeln. Man kann sagen, daß bei derartigen Eigenschaften gerade auch die Ungleichheit zwischen Vater und Sohn oder zwischen anderen Verwandten eines engeren biologischen Kreises für die Vererbung unmittelbar beweisend ist. Daß demgegenüber die Geltungssucht eines Hochstaplers etwas dynamisch Gewordenes ist, geworden im Kräftespiel gewisser Anlagen untereinander und mit Einflüssen, die von außen her einwirken, wurde ausführlich dargestellt. Diese Gesichtspunkte wurden bei allen Eigenschaften berücksichtigt, und es zeigte sich dabei, daß die einzelnen Momente bald stärker, bald schwächer ins Gewicht fallen. Der Einwand ist somit grundsätzlich berechtigt, zeigt aber letzten Endes gerade die von uns besonders betonte Bedeutung einer strengen Scheidung zwischen echten Charaktereigenschaften und Verhaltungsweisen.

Ferner könnte man einwenden, unsere charakterologischen und psychopathologischen Untersuchungen entbehrten einer exakten Methodik, sie seien mit subjektiven Fehlern behaftet und es wäre besser gewesen durch Testmethoden dieses subjektive Moment auszuschalten. Diesen Einwand lehnen wir grundsätzlich ab. Blutleere Testmethoden sind niemals in der Lage etwas darüber auszumachen, ,,was einer wirkt, wovon er bestimmt wird, wo er Befriedigung findet"; sie können demgemäß in der Charakterforschung und damit in der gesamten Psychologie nur eine durchaus untergeordnete Rolle spielen. An dem

Beispiel der vielzitierten und allgemein für sehr beweiskräftig gehaltenen Untersuchungen von FRISCHEISEN-KÖHLER [1] wurde eingehend dargelegt, daß diese Untersuchungen nicht nur mit methodischen sondern auch mit grundsätzlichen Fehlern behaftet sind, indem die notwendige Hinwendung des Bewußtseins gerade das stört, was erfaßt werden soll, den Eigenrhythmus, das persönliche Tempo. Mit solchen grundsätzlichen Fehlern ist jedoch jede Testmethode behaftet, die sich nicht von vornherein auf ein ganz beschränktes Teilgebiet einengt und mit der Nachprüfung vorhandener Teilerkenntnisse begnügt. Das hier erwähnte Beispiel einer Untersuchung, die mit einem großen Aufwand von Tabellen und Fehlerberechnungen ein großes Ausmaß an Scheinexaktheit erreicht, ließe sich durch andere Beispiele beliebig vermehren. Jedenfalls ist daran festzuhalten, daß Testmethoden nicht geeignet sind als „Fabrikationsmethode für neue Erkenntnisse" zu dienen. Wir verweisen diesbezüglich auf die Ausführungen von PRINZHORN über Wert und Grenzen des Experiments in der Psychologie, aus denen hervorgeht, daß das Experiment keineswegs grundsätzlich abzulehnen ist, daß ihm jedoch im Bereich der Erforschung seelischer Merkmale nur eine ganz bescheidene Stellung zukommt gegenüber dem überragenden Wert, den es in der Biologie immer haben wird. Das berechtigte Verlangen nach möglichster Exaktheit, das aus diesem letzten Einwand spricht, wird man somit teilen müssen ohne sich jedoch in Methoden hineindrängen zu lassen, die Exaktheit nur vortäuschen. Auf sinnesphysiologischem Gebiet mögen Experimente sehr wertvolle Dienste leisten, auf charakterologischem Gebiet im engeren Sinn wird man sie jedoch grundsätzlich ablehnen müssen. Schon den Intelligenzprüfungen muß man mit größter Vorsicht gegenüberstehen, weil sie nicht gestatten die zahllosen Möglichkeiten, die durch das Hereinspielen anderer Charaktereigenschaften bedingt sind (man denke an die mannigfachen Ursachen schüchternen Verhaltens, um nur ein Beispiel herauszugreifen), abzumessen und die eigentlichen Fähigkeiten des Verstandes ihnen gegenüber abzugrenzen. Erst recht aber den Versuchen tiefere oder höhere „Schichten" durch Kombination verschiedener Testmethoden zu erfassen. Alle Arbeitsrichtungen, die sich überwiegend oder ausschließlich auf Testmethoden beschränken sind mit rationalistischen Vorurteilen behaftet und verraten dies schon durch ihren Sprachgebrauch: da ist fast immer die Rede von seelischem Gesamtapparat, von Funktionen, Mechanismen, Kräften und ähnlichen Dingen, die eine rein mechanische Anschauung über den Organismus in sich schließen und geeignet sind sowohl die Anhänger als auch die Gegner mechanistischer Theorien irrezuführen. Auf die Gefahren eines solchen Sprachgebrauchs, der auch solche Forscher zu Vorkämpfern jenes rationalistischen Intellektualismus macht, die ihn durch ihre eigene Forschungsrichtung zu bekämpfen vermeinen oder vorgeben, hat unter anderen McDOUGALL hingewiesen.

Gegenüber dem Vorwurf eines Mangels an Exaktheit der hier vorgelegten charakterologischen Untersuchungen bleibt uns nur der wiederholt schon gemachte Hinweis auf die gegenüber Experimenten viel größere Exaktheit eines Vorgehens, das sich auf aktenmäßige Darstellungen, persönliche Unterredungen und auf Angaben verschiedener und möglichst zahlreicher Auskunftspersonen stützt, auf diese Weise Längs- und Querschnitte durch den gesamten Lebenslauf

---

[1] Siehe S. 172.

der einzelnen Personen gewinnend. Daß man hier im besten Sinn des Wortes von exakter Methodik sprechen kann, sofern nur die Bedingung fachlicher Kenntnis des Untersuchers und peinlicher Ausführlichkeit der Untersuchung gewährleistet ist, zeigt eine Arbeit von SCHEID über senile Charakterentwicklung, aus der man die Methodik auch unseres eigenen Vorgehens bei aufmerksamen Lesen entnehmen kann. Was unsere eigene Methodik von der Methodik dieser Arbeit unterscheidet, ist nur die statistische Kontrolle durch Auszählungen von Fällen, deren besondere Artung aktenmäßig belegt ist. Es handelt sich somit nicht um den Versuch durch Zahlen Exaktheit vorzutäuschen, sondern um eine notwendige Kontrolle, die deshalb erforderlich ist, weil die Zahl der in die Untersuchung einbezogenen Fälle verhältnismäßig groß ist.

Zuletzt wäre noch ein Einwand zu erwähnen. Es hat sich ergeben, daß die größere Vitalität und Lebenskraft auf Seite der Schwerkriminellen und ihrer Sippen gegenüber der Vergleichsgruppe im allgemeinen überwiegt. Maßnahmen, die gegen die Schwerkriminellen gerichtet sind, wären somit gegen eine überdurchschnittliche Vitalität gerichtet, so könnte man sagen, und damit von rassenhygienischen Gesichtspunkten aus gesehen sogar unerwünscht. Allein dieser Gedanke widerspricht der grundsätzlich mehrdimensionalen Betrachtungsweise, deren Notwendigkeit sich als unbestreitbar herausstellte. Gewiß ist ein Großteil der Schwerkriminellen von überdurchschnittlicher Vitalität[1], aber es ist eine gleichsam entseelte Vitalität, es fehlt ihr gerade das Nurmenschliche. Denn nicht dem Naturmenschen ist der Verbrecher verwandt, wie LOMBROSO irrtümlich annahm, sondern er ist, um einen Ausspruch von KLAGES zu gebrauchen, ein Ausscheidungsprodukt der Zivilisation: „Das Tier hat noch kein Gewissen, der Verbrecher hat es nicht mehr."

Eine stillschweigende Voraussetzung, die man den hier vorgelegten Untersuchungen beilegen könnte, müssen wir grundsätzlich ablehnen. Es ist das die Meinung, als bestünde der Zweck erbcharakterologischer Untersuchungen darin nachzuweisen, daß Charaktereigenschaften überhaupt vererbt werden, und als könne man durch solche Untersuchungen dazu gelangen, echte Charaktereigenschaften von unechten Charaktereigenschaften unterscheiden zu lernen. Demgegenüber vertreten wir die Anschauung, daß die erbliche Bedingtheit echter Charaktereigenschaften nicht erst zu beweisen ist, sondern nur die Art, wie sie übertragen werden und die Art des Zusammenvorkommens von einzelnen Eigenschaften. Nachdem das, was vererbt wird, unmittelbar immer nur etwas Körperliches sein kann, nachdem aber andererseits jedes Lebewesen beseelt ist, und zwar so, daß Körper und Seele eine untrennbare Einheit bilden, so muß auch das Seelische schon mitgegeben sein wo Körperliches vererbt wird, und die Frage kann sich nur nach dem Wie richten, nicht nach einem Ob. Andererseits lehrt eine einfache Überlegung, daß charakterologische Erbforschung grundsätzlich nicht in der Lage ist echte Charaktereigenschaften von Verhaltungsweisen scharf zu trennen. Denn bei Familienuntersuchungen wird man stets finden, daß auch die Verhaltungsweisen, aus denen ich ja die Charaktereigenschaften durch ein schwieriges Verfahren erst erschließen kann, innerhalb einer bestimmten Familie stets untereinander

---

[1] Und selbst das nur vergleichsweise gegenüber den Leichtkriminellen, die zweifellos in dieser Beziehung unter der Durchschnittsnorm stehen.

ähnlicher sind als im Vergleich mit anderen Familien. Oder man denke daran, daß eineiige Zwillinge, und zwar Kinder, denen man, um sie einer Untersuchung geneigter zu machen, eine Auswahl von Schokoladen vorsetzt, ohne daß sie um das Verhalten ihrer Partner etwas wissen, sich, wie ich einer Mitteilung von VERSCHUER entnehme, stets auffallend ähnlich, ja nahezu gleich verhalten, indem beide ein großes goldenes Schokoladekamel oder dergleichen wählen bzw. ein ganz bescheidenes kleines Stückchen, während sich zweieiige in dieser Hinsicht sehr verschieden verhalten. Man ersieht hieraus, daß niemand eine Untersuchung echter Charaktereigenschaften vornehmen könnte, der nicht zuvor schon auf Grund charakterologischer Studien wüßte, was als echte Eigenschaft zu betrachten ist und was als scheintypische Verhaltungsweise. Diese Unterscheidung ist nur zu leisten auf Grund fachlicher Vertrautheit mit Lebenslängsschnitten und Lebensquerschnitten. Man könnte nun gegen diese Auffassung einwenden, sie führe konsequent durchgedacht zu einer Ablehnung eines Suchens nach sog. Charakterradikalen und damit der Erbcharakterologie überhaupt. Daß dem nicht so ist braucht wohl nicht erst gesagt zu werden. Allerdings verhehlen wir nicht, daß die Anwendung des Begriffes „Radikal" auf charakterologischem Gebiet deshalb nicht zu empfehlen ist, weil dieses Wort meist besagt, daß es sich um ein Etwas handelt, das weder erscheinungsbildlich noch durch irgendwelche körperliche Untersuchungsmethoden festgestellt werden kann. Bisher sind die meisten „Radikale" viel lautloser wieder verschwunden als sie aufgetaucht sind, was wohl darauf beruht, daß sie in der Regel einer verschwommenen Begriffsbildung ihr Dasein verdanken. Es gibt noch so unendlich viel Kleinarbeit, die allerdings weniger dankbar ist, sowohl auf rein charakterologischem Gebiet als auf dem Gebiet der Körperbauforschung, daß es besser ist diese Arbeit nicht durch voreiliges Aufstellen von „Radikalen" zu stören. Aufrichtiger ist es zunächst einzubekennen, daß zwischen den Charaktereigenschaften und den in der Tiefe liegenden physiologischen und morphologischen Merkmalen körperlicher Natur eine dunkle Kluft liegt, die bisher noch niemand durchschritten hat ohne den Faden, der diese und jene Einzelmerkmale miteinander verbindet, vollkommen aus der Hand zu verlieren. Die große Zusammenschau, die wir KRETSCHMER verdanken, stellt zweifellos einen vielversprechenden Anfang dar, darf aber nicht darüber hinwegtäuschen, daß die Beziehungen, deren Kenntnis wir ihr verdanken, nur für ganz kleine Menschengruppen gelten, für ganz bescheidene Ausschnitte aus der unübersehbaren Mannigfaltigkeit des in der Wirklichkeit Gegebenen.

Wie tief man von der Seite der Verhaltungsweisen im allgemeinen, des sozialen Verhaltens im besonderen, zum Wesen der Persönlichkeit vordringen kann, wurde in dem Abschnitt über das Vorkommen einzelner Charaktereigenschaften aber auch in den übrigen Abschnitten des dritten Teils gezeigt. Im Anschluß an das im eben genannten Abschnitt Gesagte läßt sich die Wechselbeziehung zwischen Verhaltungsweisen und echten Eigenschaften durch beigefügtes Schema veranschaulichen (Abb. 6).

Je nach der Wesensart des Betrachters offenbaren sich ihm zuerst die Tauglichkeiten oder die Merkmale des Betragens schlechthin. Tauglichkeiten, als da sind Verläßlichkeit, Pünktlichkeit, Treue, Rechtschaffenheit, Vertrauenswürdigkeit, sagen nichts aus über das Vorhandensein oder Fehlen echter Charaktereigenschaften, vielmehr kann ein und dieselbe Tauglichkeit auf grundverschiedene

Merkmale (Eigenschaften) zurückzuführen sein[1]. Die Merkmale des Betragens sind abgestuft nach solchen, die den reinen Tauglichkeiten näherstehen und solchen, die noch als Verhaltungsweisen gelten können, z. B. Ruhe, Gewandtheit, Schwerfälligkeit, Unruhe und ähnliche, zum Teil stehen sie schon den echten Charaktereigenschaften nahe wie etwa Wortkargheit, Schwatzhaftigkeit, Aufdringlichkeit, Fahrigkeit, Breitspurigkeit. Letztere enthalten bereits mehr oder weniger deutliche Hinweise auf bestimmte Charaktereigenschaften.

Die echten Charaktereigenschaften, von denen nur 3 Gruppen herausgegriffen sind, nämlich die Fähigkeiten (Stoff), die Triebfedern (Artung) und die Temperamentseigenschaften (Gefüge) im Sinne von KLAGES, liegen nicht offen zutage, sondern sind erst zu erschließen auf Grund eines langwierigen Verfahrens (Lebenslängsschnitte usw.). Zu den Fähigkeiten gehören nicht nur die Verstandesanlagen, wie Auffassungsgabe, Geistesgegenwart, Gewecktheit, Scharfblick, Beobachtungsgabe, Selbständigkeit des Urteils und andere, sondern auch die Willensbegabungen und die gleichzeitig der Artung zugehörenden Gefühlsbegabungen. Nicht die Übung bestimmt die Grenzen einer Fähigkeit, sondern die ihr zugrunde liegende Anlage, sie läßt sich messen an der gleichen Fähigkeit eines anderen Menschen. Fähigkeiten sind deshalb Mengeneigenschaften und ihre Kenntnis ermöglicht es das Können eines Menschen zu beurteilen. Demgegenüber betreffen die Triebfedern nicht sein Können, sondern sein Streben, sie lassen sich kennzeichnen nicht so sehr durch einen Vergleich mit den gleichen Eigenschaften eines anderen Menschen, als vielmehr durch einen Vergleich mit

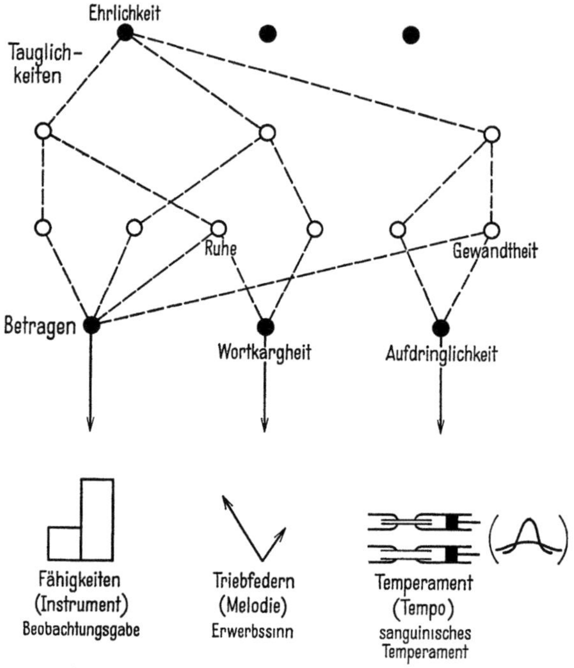

Abb. 6. Schema der Charaktereigenschaften in Anlehnung an die Charakterologie nach KLAGES.

---

[1] Wem es unverständlich erscheinen sollte, daß Ehrlichkeit keine echte Charaktereigenschaft ist, wohl aber Erwerbsinn, der möge sich vergegenwärtigen, daß Ehrlichkeit weder durch Angabe einer bestimmten Fähigkeit (Begabung), noch durch Angabe eines bestimmten Zieles, eines bestimmten Temperamentes oder eines sonstigen Charakterzuges bestimmt werden kann, während der Erwerbssinn durch Angabe eines bestimmten Zieles eindeutig festgelegt ist, eines Zieles, das seinem Träger erstrebenswerter erscheint als etwa peinlichste Pflichterfüllung. Daran ändert es nichts, daß Erwerbsinn, ebenso wie musikalische Begabung, noch in weitere Teileigenschaften aufgespalten werden kann. Vererbt werden nicht etwa Ehrlichkeit, Pünktlichkeit oder eine Anlage dazu (die es nicht gibt), sondern beispielsweise Eindrucksempfänglichkeiten, und zwar nicht nur im Sinne von Anlagen des Empfindens, Anschauens und Schauens, indem nämlich ,,zu deren jeder die Anlage und Tendenz zu spezieller *Deutung* der Eindrücke mitgehört" [KLAGES (4)].

anderen Triebfedern des gleichen Menschen. Sie sind deshalb als Richtungseigenschaften aufzufassen zu deren Kennzeichnung nur die entsprechenden Ziele geeignet sind. Hierher gehören Kunstsinn, Widerspruchsgeist, Ehrgeiz, Erwerbssinn, heitere Grundstimmung, angeborene Gefühlsarmut und viele andere. Das Charaktergefüge sagt nichts aus über das Können des Menschen, aber auch nichts über sein Streben, wohl aber etwas über die Art und Weise, wie die Innenvorgänge bei ihm ablaufen. Hierher gehören die Merkmale sanguinisch, phlegmatisch sowie eine Anzahl von Eigenschaften, die mit der persönlichen Temperamentskonstante in Zusammenhang stehen. Diese Ordnungsgesichtspunkte sind wichtig, weil sie eine gegenseitige Verständigung der Untersucher dadurch ermöglichen, daß jeder, der sich ihrer bedient, mit bestimmten Bezeichnungen gleiche Vorstellungen verbindet ohne sich deshalb vor einem starren System beugen zu müssen. Was in dem Schema unterhalb der echten Charaktereigenschaften liegt, gleicht einem von undurchdringlichem Dunkel erfüllten Schacht, von dessen anderem Ende her die Körperbauforschung mit ihren Methoden vorzudringen versucht. An verschiedenen Stellen wurde darauf hingewiesen, daß wir bereits bestimmte Vorstellungen haben über allgemeine Zusammenhänge zwischen der Art und besonderen Beschaffenheit der Lebensvorgänge einerseits und bestimmter Charaktermerkmale andererseits. Wiederholt wurde auch betont, daß die Untersuchungen über das Zusammenvorkommen von Eigenschaften gerade in der Charakterologie von besonderer Bedeutung sind. Zuletzt kommen wir nun nochmals zurück auf das Problem der Ehewahl.

Es wurde im ersten Teil gezeigt, daß die sozialen Verhaltungsweisen von Ehepartnern sich in der Regel so entsprechen, daß die Kriminalitätsziffer einer unter soziologisch einheitlichen Gesichtspunkten ausgelesenen Bevölkerungsgruppe der Kriminalitätsziffer ihrer Ehepartner entspricht. Es ergab sich, daß dieses unter der Bezeichnung biologische Partnerregel zusammengefaßte Verhalten nicht einfach auf das gemeinsame Milieu zurückzuführen ist, in dem beide Partner leben, daß sich vielmehr die sozialen Verhaltungsweisen auch vor der Eheschließung oder nach der Ehescheidung im allgemeinen nicht von denen unterscheiden, die während der Dauer der Ehe zu beobachten sind. Es wurde geschlossen, daß es *Charaktereigenschaften* sind, die die Ehewahl bestimmen, und zwar vorwiegend gewisse Gemeinsamkeiten, welche die Charakterartung betreffen.

Indessen konnte auf großen Umwegen über Untersuchungen, die die Beziehungen zu den großen Formenkreisen der Schizophrenie, der Cyclothymie und der Epilepsie betrafen, der Nachweis erbracht werden, daß zwischen Rückfallskriminalität und diesen Formenkreisen irgendwelche Wesenszusammenhänge im allgemeinen nicht bestehen. Jedenfalls gehen die etwa vorhandenen Beziehungen nicht weiter als bei einer beliebigen Durchschnittsbevölkerung. Diesem keineswegs bloß negativ zu wertenden Ergebnis wurde ein anderer Befund gegenübergestellt, wonach es bestimmte, vorwiegend erbbedingte Charaktereigenschaften und Charakterabnormitäten sind, die eine wesentliche Vorbedingung darstellen, damit schwerkriminelles Verhalten überhaupt ermöglicht, leichteres kriminelles Verhalten in größerem Ausmaße einigermaßen wahrscheinlich wird. Die diesem Befund zugrunde liegenden Untersuchungen haben gezeigt, daß es nicht die Psychopathie ist, die vererbt wird, sondern eine unübersehbare Zahl von Charakteranlagen, deren je und je verschiedenes Zusammenvorkommen erst das Zustandekommen solcher

Erlebnisweisen ermöglicht oder bedingt, die ihren Träger zum Psychopathen werden lassen. Die dynamische Entwicklung dieser Erlebnisweisen vollzieht sich in einem vielfältigen Wechselspiel zwischen uns im einzelnen großenteils unbekannten Kräften, deren Dynamik außerhalb des Bereichs unserer Untersuchung fällt. Die Frage, warum Minderwertigkeitserlebnisse stattfinden und viele andere hierhergehörige Fragen mußten unberührt bleiben. Nachdem nun aber gerade in dem sich in diesem Kräftespiel der Anlagen untereinander und mit Einflüssen, die von außen her kommen, sich entwickelnden Etwas, in diesen uns bisher unbekannten Vorgängen, das Wesen der Psychopathie begründet liegt, wäre es eine unklare Ausdrucksweise, wollte man etwa von einem dominanten oder recessiven Erbgang solcher Vorgänge sprechen. Mit dem Nachweis, daß es vorwiegend erbbedingte Charaktereigenschaften und Charakterabnormitäten sind, die kriminelles Verhalten bedingen, ist gleichzeitig ein deutlicher Hinweis gegeben, daß die Ehewahl im wesentlichen durch die Charakterbeschaffenheit bestimmt wird, nachdem die Milieubeschaffenheit gerade in den Beziehungen, die wesentlich sind, als eine Folge von ihr aufzufassen ist und nicht umgekehrt. Denn wenn der Schwerverbrecher, wie wir nachgewiesen zu haben glauben, nicht in erster Linie durch Milieuwirkungen, sondern vornehmlich auf Grund seiner Charakterbeschaffenheit zum Schwerverbrecher geworden ist, dann erfolgte die Ehewahl nicht rein mechanisch deshalb, weil er in seinem Milieu nur mit seinesgleichen in Berührung kommt, sondern weil er sich vermöge seiner Charakterbeschaffenheit nur in solchem Milieu und mit seinesgleichen wohlfühlt. Natürlich darf man dabei unter Milieu nicht die Äußerlichkeiten des Standes und der Vermögenslage verstehen, sondern die Summe und den Sinn aller Beziehungen, die die Stellung eines Menschen innerhalb des jeweiligen Standes, der jeweiligen Vermögenslage, kennzeichnet.

Es kommt jedoch nicht darauf an bei der unübersehbaren Zahl der jedem Menschen zukommenden Charaktereigenschaften gleiche oder ungleiche Merkmale herauszugreifen, denn es ist von vornherein klar, daß man auf diese Weise ebenso viele Beweise für die Kontrastehe beibringen könnte wie für die allgemeine Gültigkeit der Affinität zwischen Gleichen. Vielmehr wird es notwendig sein dem Problem der Ehewahl, dem auf psychopathologischem Gebiet zweifellos eine besonders große Bedeutung zukommt, dadurch beizukommen, daß man von spezialisierten Fragestellungen ausgeht. Etwa von der Fragestellung, wie sehen die Ehefrauen geltungssüchtiger Psychopathen hysterischen Charakters aus, wie die Ehepartner hyperthymisch-streitsüchtiger Krakeeler, wie die Ehepartner empfindsamer asthenischer Psychopathen und wie die Ehepartner gemütloser und willenloser abnormer Persönlichkeiten. Hierauf näher einzugehen würde eine eigene Abhandlung erfordern, doch scheint uns folgender Gesichtspunkt von Wichtigkeit. Es darf nicht nur danach gefragt werden, inwiefern Eigenschaften der beiden Partner als gleich oder als ungleich zu betrachten sind, sondern es muß auch gefragt werden, inwiefern selbst ungleiche Eigenschaften als echte Gegensätze aufzufassen sind oder als polar zusammengehörige Gegensätze. Daß es auch Differenzierungen gibt, die auf tiefere Wesensgleichheit zurückzuführen sind, zeigen die eineiigen Zwillinge bei denen sich fast durchwegs Unterschiede aufweisen lassen, die auf eine Art Arbeitsteilung, wenn man will, zurückzuführen sind, besser aber mit einer Differenzierung zwischen männlich und weiblich, rechts und links zu vergleichen sind.

Die spärlichen Untersuchungen, die bisher vorliegen, sind zu solchen Fragestellungen noch nicht vorgedrungen. Befunde, die KRETSCHMER (2) an 100 Ehepaaren erhoben hat, die ihm ihrem Wesen und ihrer Erscheinung nach genau bekannt waren, legen den Gedanken nahe, daß gerade Temperamentseigenschaften, auf deren Feststellung er besonderes Gewicht gelegt hat, bei der Ehewahl im Sinne eines Zusammentreffens von Kontrasten wirksam seien. Nach den Befunden von KRETSCHMER würde das insbesondere von solchen Typen gelten, die einem extrem nahestehen. Doch wären hier noch eine Reihe von Vorfragen zu lösen, bevor diese Frage spruchreif wird. Es sei daran erinnert, daß LOTTIG für Temperamentseigenschaften auf Grund von Zwillingsforschungen eine größere Abwandelbarkeit gefunden hat, als für Gefühlsbegabungen und für Fähigkeiten, obwohl nicht zu bezweifeln ist, daß gerade Temperamentseigenschaften im Verlauf des Lebens viel weniger abwandelbar sind, als manche andere Eigenschaften. Sehr wertvolle Hinweise zum Problem der Ehewahl bei Psychopathen verdanken wir POHLISCH (2), der beobachten konnte, daß Morphinisten auffallend häufig psychopathische Ehepartner wählen. Auch KANT verdanken wir einen Beitrag zu diesem Problem. Der von KANT gebrauchte Begriff der „biologischen Kontrastspannung" entspricht einerseits der Auffassung von KRETSCHMER, nähert sich aber andererseits dem, was wir als polar zusammengehörige Gegensätze bezeichnen würden. Soviel die Ergebnisse an den Sippen von Kriminellen gezeigt haben ist jedenfalls damit zu rechnen, daß das Problem der Ehewahl von charakterologischen Gesichtspunkten aus weitgehend nach Analogie chemischer Affinitäten zu verstehen ist. Nicht nur gleiche, sondern auch verschiedene Elemente können sich wechselseitig in typischer Weise anziehen. Was die Artung des Charakters betrifft, so werden sich wohl stets gewisse Merkmale aufzeigen lassen, deren Gleichgerichtetsein von entscheidender Bedeutung ist, ebenso werden auf dem Gebiet der Fähigkeiten gewisse Beziehungen sich aufweisen lassen zwischen Eigenschaften, die sich gegenseitig ergänzen und je nach der Gesamtpersönlichkeit und der Art der dominierenden Charaktereigenschaften wird sich zeigen lassen, welchen Beziehungen gegebenenfalls die entscheidende Bedeutung zufällt. Nachdem Wertsetzungen auch einer gewissen Beeinflussung wenigstens teilweise zugänglich sind eröffnen sich von hier aus auch wichtige Perspektiven für den Bevölkerungspolitiker. Solange allerdings die Charakterologie nicht befreit ist aus der stiefmütterlich behandelten Stellung, die ihr heute sowohl in der Psychiatrie als auch in der Anthropologie noch zukommt, wird man mit dem Anlegen praktischer Gesichtspunkte recht vorsichtig sein müssen. Indessen ist auch hier wieder einmal die Praxis der Theorie vorangegangen. Der nationalsozialistische Staat hat nicht nur die überragende Bedeutung der Charakterbildung erkannt, er hat auch die Frage, wie man den Charakter einzelner Personen wirklich kennen lernen kann, durch die Einrichtung sogenannter Gemeinschaftslager bereits gelöst.

Überblickt man vom Standpunkt der Menschenbewertung und der Menschenbehandlung die charakterologischen Ergebnisse, so heben sich deutlich teils trennende, teils verbindende Umrisse ab, die als erbbiologisch verankert zu betrachten sind. Sie sind vergleichbar den Höhenzügen, die eine Landschaft einschließen, und mögen dem, der mit der Charakterforschung nicht vertraut ist, unübersichtlich und in ihren Überschneidungen verwirrend erscheinen. Allein es läßt sich nicht bestreiten, daß eine Vereinfachung der Zusammenhänge in der Darstellung nur um den Preis einer Verfälschung der Wirklichkeit zu erlangen wäre. Denn sobald man bedenkt, daß der Mensch wohl als das unberechenbarste aller Lebewesen gelten muß, erkennt man, daß seine Beeinflussung nur ermöglicht werden kann durch eine solche Einsicht in sein Wesen, die zugunsten größtmöglichster Genauigkeit auf jede Vereinfachung der Befunde grundsätzlich verzichtet.

Vierter Teil[1].
Die durchschnittliche Kinderzahl bei Schwerkriminellen und Leichtkriminellen und in ihren Sippen.
A. Allgemeiner Teil.

Die folgenden Untersuchungen sollen einen Beitrag liefern zur Lösung gewisser für die Rassenbiologie wichtigen Fragen. Zahlreiche Untersucher haben sich bemüht den Nachweis zu erbringen, daß es innerhalb der einzelnen Völker Unterschiede in der Fruchtbarkeit von Individuen mit verschiedenen Erbanlagen gibt, die geeignet sind in der Folge gehender und kommender Geschlechter Verschiebungen in deren Zusammensetzung und dadurch Abnahme oder Zunahme des Durchschnittsmaßes bestimmter Arteigenschaften zu bewirken. So gewiß es derartige Verschiebungen in der Tat gibt, so schwer ist es im gegebenen Fall wirklich zu beweisen in welcher Richtung sie sich bewegen. Auf die großen praktischen Schwierigkeiten, die der Erforschung von Zusammenhängen zwischen der Begabung der verschiedenen Bevölkerungselemente und ihrer Fortpflanzung entgegenstehen, hat insbesondere F. LENZ wiederholt hingewiesen. Diese Schwierigkeiten sind aber noch unvergleichlich größer, wenn es sich um Personen handelt, die keinen ständigen Wohnort kennen und gleichsam außerhalb der Gemeinschaft stehen wie die Schwerkriminellen.

In der Literatur begegnete man früher nicht selten grundsätzlichen methodischen Fehlern und Fehlschlüssen. So glaubte z. B. HERON nachzuweisen, daß in Londoner Stadtvierteln mit hoher Kindersterblichkeit, hoher Frequenz der Armen, der unterstützten Geisteskranken und der Tuberkulösen, die eheliche Fruchtbarkeit besonders hoch ist, daß die Kindersterblichkeit nicht ausreicht, um die Unterschiede der Fruchtbarkeit auszugleichen und erblickte hierin einen Quell nationaler Entartung. Er stützte seine Befunde auf Vergleiche mit der Zahl der im erwerbsfähigen Alter von 13—15 Jahren stehenden. WEINBERG hat darauf hingewiesen, daß derartige geographisch-statistische Untersuchungen nicht geeignet sind zu zeigen „inwieweit diese unerfreulichen Eigenschaften an Ort und Stelle entstanden oder durch den Austausch des Bevölkerungsstromes in die ärmeren Bezirke gelangt sind", daß ferner die Zahl der unterstützten Geisteskranken kein zuverlässiges Maß ist für die aus einem Bezirk überhaupt hervorgegangenen Geisteskranken, endlich warum einem Vergleich zwischen der Zahl der verheirateten Frauen und der Zahl der 13 bis 15jährigen keine Beweiskraft zukommt, weil nämlich dabei die uneheliche Abkunft und der Zustrom frischer Arbeitskräfte vom Lande nicht berücksichtigt werden, beides Umstände, denen gerade in den armen Bezirken eine große

---
[1] Dieser Teil lag schon 1934 abgeschlossen vor, neuere Literatur ist deshalb nicht berücksichtigt.

Bedeutung zukommt. Jedenfalls geht aus den Untersuchungen nicht hervor, daß gerade die rassenbiologisch Minderwertigen innerhalb eines Bezirkes dessen Fruchtbarkeit steigern. PEARSON hat dann die Zahl der Lebendgeborenen von Taubstummen, Tuberkulösen, Geisteskranken, Verbrechern usw. direkt verglichen mit der Zahl der Lebendgeborenen und von Gesunden verschiedener Berufsklassen und fand bei der ersten Gruppe erheblich höhere Werte. Die Feststellung WEINBERGs, daß PEARSON als pathologische Familie den Geschwisterkreis pathologischer Individuen, als normale Familie hingegen die *Kinder* eines normalen Individuums betrachtete, daß er somit verschiedene Begriffsbestimmungen anwendete, ließ erkennen, daß auch diesen Befunden keinerlei Beweiskraft zukommt für eine tatsächliche Überfruchtbarkeit ,,der pathologischen Familie". Denn Untersuchungen, die von den Kindern ausgehen, über die Fruchtbarkeit der Eltern liefern auch an einem und demselben Material einen höheren Durchschnittswert als Untersuchungen über die Fruchtbarkeit einer Bevölkerungsgruppe, die über die Eltern genommen wurde. Untersuchungen von WEINBERG an den Familien verheirateter Krebskranker und verheirateter Tuberkulöser haben bei Berücksichtigung aller Fehlerquellen zu dem Ergebnis geführt, daß diese im Durchschnitt keineswegs aus übermäßig fruchtbaren Familien stammen; die Fruchtbarkeit der Familie, denen die verheirateten Tuberkulösen entstammen, war sogar eher unterdurchschnittlich.

Ebenso wichtig wie die Reinigung statistischer Untersuchungen von methodischen Fehlern, ist die Kennzeichnung unerlaubter Schlußfolgerungen, die gerne aus an sich wertvollen Untersuchungen gezogen werden. Erst kürzlich hat DAHLBERG die bekannten Arbeiten von GODDARD (The Kalikak family 1929), JÖRGER (die Familie Zero 1919), ESTABROOK und DAVENPORT (The Nam family 1912), sowie von DANIELSON und DAVENPORT (The Hill folk), oder genauer die Schlußfolgerungen, die aus ihnen gezogen wurden, einer grundsätzlichen Kritik unterworfen und dabei ausführlich dargelegt, warum Befunde, die sich bei Untersuchungen dieser Art ergeben, nicht verallgemeinert werden dürfen. (Die Sippen wurden deshalb gewählt, *weil* ihre Fruchtbarkeit groß war usw.) DAHLBERG hat mit seinen ausgedehnten Untersuchungen gezeigt, daß geisteskranke Frauen im allgemeinen eine unterdurchschnittliche Fruchtbarkeit aufweisen (1,97 Kinder im Durchschnitt, wobei jede Frau bis über das 45. Jahr hinaus beobachtet wurde). Höchstwahrscheinlich stellt das Material eine Auslese von Weibern dar, die Kinder geboren haben (s. Anmerkung zu S. 449), so daß die Ziffern sogar etwas zu hoch sind. Immerhin scheint es auch einen zahlenmäßig geringeren Typus von Geisteskranken mit überdurchschnittlicher Fruchtbarkeit zu geben. Man vergleiche hierzu das vor kurzem erschienene grundlegende Werk von ESSEN-MÖLLER.

Sehr umfangreiche statistische Erhebungen von RIEDL (1) an Kriminellen, auf die später näher eingegangen werden wird, sprechen wohl eindeutig dafür, daß Zuchthaussträflinge im allgemeinen, im Vergleich mit einer sozial ähnlich aufgebauten, vorwiegend Landbewohner umfassenden Bevölkerung, keine überdurchschnittliche Kinderzahl aufzuweisen haben. Allerdings fehlt in dieser Arbeit ein entsprechendes Vergleichsmaterial[1]. RIEDL hat die Schlußfolgerung

---

[1] R. FETSCHER hat neuerdings über Ergebnisse betreffend die Fortpflanzung von Kriminellen berichtet, die mir jedoch erst nach Abschluß dieser Untersuchungen bekannt geworden sind.

aus seinen Ergebnissen sehr vorsichtig abgefaßt indem er sagte, die Fortpflanzung des kriminellen Typs und Eltern sei doch nicht so gering, daß eine Selbstelimination der Kriminellen als gesichert erscheinen könnte. Wenn man also in volkstümlichen Schriften zu lesen bekommt, Verbrecher hätten doppelt soviele Kinder als sozial wertvolle und gesunde Menschen, so ist das nicht richtig. Immerhin zeigen schon die Ergebnisse von RIEDL, daß es Untergruppen mit überdurchschnittlichem Kinderreichtum gibt; so z. B. der Befund, daß die kriminellen Frauen (Männer) je fruchtbare Ehe 4,46 (4,9) Kinder in die Welt setzen[1].

Außer den Kriminellen kann von allen rassenbiologisch minderwertigen Typen bisher nur für die Schwachsinnigen ein gewisser Wahrscheinlichkeitsbeweis als erbracht gelten, daß ihre Fruchtbarkeit über dem allgemeinen bzw. lokalen Durchschnitt liegt. Das geht vor allem aus Untersuchungen von JUDA (1, 2) deutlich hervor, besonders deutlich an der Gruppe der männlichen Individuen.

Die große Bedeutung des Schwachsinns für die Rassenhygiene liegt darin, daß man auf Grund eingehender Familienforschungen etwa 80% der Fälle als erbliche Formen betrachten muß. Aus zahlreichen statistischen Erhebungen [BRUGGER (2), HARMSEN, LOTZE, SCHICKENBERG (4) u. a.] geht eindeutig hervor, daß Schwachsinnige und Menschen mit Anlage zu Schwachsinn dann, wenn sie heiraten, offenbar durchschnittlich sehr fruchtbar sind [LANGE (4)]. Besonders wichtig sind die Ergebnisse, die durch Vergleiche zwischen Hilfsschülern und Normalschülern gewonnen wurden, aus denen hervorgeht, daß die Hilfsschüler durchwegs aus kinderreicheren Familien stammen. Auch FÜRST und LENZ fanden eine ausgesprochen negative Korrelation zwischen geistiger Tüchtigkeit und Kinderzahl der Eltern. Allein hier handelt es sich um indirekte Methoden, die nicht von der Begabung der Eltern, sondern von den Schulleistungen der Kinder ausgehen. VELLGUTH hat nachgewiesen, daß unter 23 Bezirken im DITHMARschen 12 eine überdurchschnittliche Lebend-Geburtenziffer aufweisen. Die 8 Bezirke, die hinsichtlich des Schwachsinnigenanteils über dem Kreisdurchschnitt stehen, gehören sämtlich zu diesen 12 überfruchtbaren. Eine überdurchschnittliche Fruchtbarkeit der Schwachsinnigen selbst ist damit natürlich nicht bewiesen. Jedenfalls bedürfen die bisherigen Untersuchungen an Schwachsinnigen noch in verschiedener Hinsicht einer Ergänzung. LANGE hat darauf hingewiesen, daß wir vor allem noch nicht wissen in welchem Umfang die Schwachsinnigen überhaupt zur Fortpflanzung gelangen.

Von den Untersuchungen an einem Ausgangsmaterial, das eine positive Auslese darstellt, seien die für die Behandlung der Frage der unterschiedlichen Fortpflanzung wichtigen Untersuchungen von MUCKERMANN und LÖFFLER genannt. MUCKERMANN konnte zeigen, daß die Familien der deutschen Universitätsprofessoren im ganzen genommen nicht mehr so viele Kinder auf-

---

[1] SALLER hat 1933 Untersuchungen über die Fortpflanzungsstärke von Kriminellen veröffentlicht. Im wesentlichen kam er zu ähnlichen Ergebnissen wie RIEDL. Die von SALLER gewonnenen Ziffern leiden allerdings darunter, daß die Zuchthäusler durchschnittlich älter sind als die Strafgefangenen und daß der Altersaufbau einer vergleichsweise herangezogenen Landgemeinde nicht gekennzeichnet ist. Dazu kommt, daß die Kinderziffern nicht nachgeprüft wurden sondern allein auf den Aussagen der Strafgefangenen beruhen. Eine starke Beeinflussung der Ergebnisse kann auch dadurch zustande gekommen sein, daß ein Drittel der Zuchthausgefangenen und nahezu die Hälfte der Strafgefangenen die Auskunft verweigerten.

wiesen, um sich selbst zu ersetzen, schon längst bevor der Geburtenrückgang in Deutschland einsetzte. Zu dem gleichen Ergebnis kam LÖFFLER bei den Untersuchungen an evangelischen Volksschullehrern, wogegen die durchschnittliche Kinderzahl bei den katholischen Lehrern noch verhältnismäßig groß war. Diese Ergebnisse zeigen, daß die Kinderzahl bei gewissen Berufsständen, die als Ganzes zweifellos eine beträchtliche Auslese nach überdurchschnittlichen Begabungen darstellen, in den letzten Jahrzehnten in dauernder Abnahme begriffen und geringer ist, als die anderer Berufsklassen, welche keine oder nur eine geringe Auslese in diesem Sinne darstellen. Es wird sich im folgenden zeigen, warum auch diese Untersuchungen noch einer Ergänzung bedürfen.

Überblickt man alle bisherigen Untersuchungen, so kann man sagen, daß wir zwar schon über eine Reihe wichtiger Erkenntnisse verfügen, ohne daß bisher für einen einzigen im weitesten Sinn „biologisch minderwertigen" Typus eine überdurchschnittliche Kinderzahl tatsächlich nachgewiesen ist. Nur bei den Kriminellen und insbesondere bei den Schwachsinnigen spricht manches dafür, daß es wenigstens Untergruppen geben dürfte, die im allgemeinen überdurchschnittlich kinderreich sind. Das einzige, was bisher mit Sicherheit nachgewiesen wurde, ist, daß sozial aufsteigende und aufgestiegene Individuen, insbesondere Lehrer aber auch ganz allgemein die einer scharfen Siebung unterzogenen Berufe (Marinesoldaten z. B.) eine Kinderzahl aufzuweisen pflegen, die hinter dem Durchschnitt weit zurückbleibt. Da sich sozialer Aufstieg und anlagemäßige Hochwertigkeit auf weite Strecken hin decken, ist man berechtigt auf eine unterdurchschnittliche Fruchtbarkeit der Hochwertigen überhaupt und somit auf das Vorhandensein einer Gegenauslese zu schließen. Trotzdem darf man nicht vergessen, daß die bisher vorliegenden Untersuchungen über die Nachkommenzahl verschiedener sozial positiv ausgelesener Bevölkerungsgruppen meistens Deszendenzuntersuchungen darstellen während die aus sozial negativ ausgelesenen Bevölkerungsgruppen gewonnenen Ziffern meist die Geschwistergröße betreffen. Ein *unmittelbarer* Vergleich beider Untersuchungsreihen ist also nicht möglich, denn man müßte hier gleichsinnige Unterschiede auch dann erwarten, wenn sie an ein und demselben Material vorgenommen worden wären.

Verhältnismäßig gesichert ist wie gesagt unser Wissen über die Beziehungen zwischen soziologischen Gruppen und Kinderreichtum. Der Kinderreichtum ist weitgehend abhängig von der sozialen Stellung, er geht ihr aber nicht allgemein parallel (W. F. WINKLER). Wichtig ist der Nachweis, daß die Stärke der Fortpflanzung in einer Familie abhängig ist von der Herkunft der Eltern aus einer geburtenreichen bzw. aus einer geburtenarmen Umgebung (W. F. WINKLER). Man darf das nicht einfach als rein äußerliche Umweltwirkung auffassen, nachdem der Geburtenreichtum offenbar letzten Endes auf der Weltanschauung der Familien und der Sippen beruht, um die es sich handelt. So ist es zu erklären, daß die Kinderzahl in den katholischen Ehen grundsätzlich größer ist als in den protestantischen (LÖFFLER, SCHMIDT-KEHL). Diese Zusammenhänge zwischen Weltanschauung und durchschnittlicher Kinderzahl hat SCHMIDT-KEHL in seiner Untersuchung über den Geburtenrückgang in bäuerlichen Familien verfolgt. Er konnte zeigen, daß rationale Denkungsweise und Geburtenarmut auch bei den Bauern Hand in Hand gehen. Beachtung verdient hier der Befund, daß bei den Protestanten der „intelligente" Bauer weniger Kinder hat, als der „unintelligente"[1].

B. Besonderer Teil.

RÜDIN (4) hat wiederholt auf die Notwendigkeit hingewiesen Typendeszendenzuntersuchungen sowie Fruchtbarkeitsuntersuchungen an anlagebedingten Kriminellen vorzunehmen. Den von RÜDIN aufgestellten Forderungen hinsichtlich der Fruchtbarkeitsuntersuchungen soll im folgenden Rechnung getragen werden. Es wird an dem besonderen Fall der Kriminalität zu zeigen sein, wie man methodisch die großen Schwierigkeiten überwinden und zu Ergebnissen gelangen kann, die nicht nur das Allgemeine berücksichtigen, sondern auch an die wirklichkeitsnahen Einzelheiten heranreichen. Unter anderem sollen insbesondere die Psychopathen berücksichtigt werden. Auch damit entsprechen wir einer Forderung, die RÜDIN erwogen hat mit dem Hinweis, daß begründeter Anlaß besteht anzunehmen, daß die stärkste und hartnäckigste Kriminalität und die mit ihr verbundene stärkste Psychopathie durchschnittlich auch die größten Ausschläge bezüglich erblicher Belastung ergeben dürfte [RÜDIN (5)].

Zuerst ist zu untersuchen wie groß die durchschnittliche Kinderzahl bei den kriminellen Ausgangsfällen selbst ist und was für Unterschiede hinsichtlich der verschiedenen Begehungsarten bestehen. Man kann erwarten, daß es nicht gleichgültig ist ob das untersuchte Material aus Betrügern oder Meineidsverbrechern, aus Einmaligen oder Rückfälligen zusammengesetzt ist. Die Frage ist deshalb wichtig, weil, wie wir gesehen haben, unter den Verwandten von Rückfallsverbrechern Kriminalität auch dann häufiger auftritt als unter den Verwandten von Einmaligen oder gar von Nichtkriminellen, wenn die Möglichkeit einer gegenseitigen Beeinflussung nahezu auszuschließen ist. Wir haben daraus den Schluß abgeleitet, daß Rückfallsverbrecher nicht allein durch die Umwelt, in der sie heranwachsen, in besonderem Maße gefährdet sind, sondern auch Dank ihrer ererbten Charakteranlagen. Wenn man davon absieht, daß in vereinzelten Fällen die Umweltkonstellation so beschaffen sein kann, daß sie ein Zustandekommen krimineller Handlungen auch bei nichtdisponierten Persönlichkeiten unmittelbar nach sich zieht — z. B. große unverschuldete Not und nichtgesuchte Versuchung zusammengenommen —, so kann man theoretisch zwei Grundtypen krimineller Persönlichkeiten unterscheiden. Die vorwiegend anlagebedingten, deren Charakterartung bei dem gegebenen Stoff und den Besonderheiten im Gefüge ihres Charakters unter den gleichfalls gegebenen Umweltverhältnissen mit schicksalhafter Notwendigkeit zu sozialen Entgleisungen führen muß, und die vorwiegend umweltbedingten, in deren Charakterentwicklung sich gleichsam eine Knickung nachweisen läßt,

---

[1] SCHMIDT-KEHL hat es auch unternommen Beziehungen zwischen Charaktereigenschaften und Kinderzahl festzustellen. Es wurden an die Pfarrer Fragebogen verschickt mit dem Ersuchen die Gemeindeangehörigen in 2 Gruppen einzuordnen: „guter Charakter" — „schlechter Charakter". Nach Ausschaltung der Mittelstufen und der heterogenen Paare sollten Güte, Selbstlosigkeit, Taktgefühl, Menschenliebe und Herzensfrömmigkeit als Zeichen guten Charakters gewertet werden. Der Versuch ist schon im Ansatz verfehlt. Charaktereigenschaften lassen sich nicht nach Gut und Böse unterteilen, geschweige denn mit Hilfe von Fragebögen feststellen.

die zu einer ausgesprochenen Richtungsänderung geführt hat, gleichgültig ob hervorgerufen durch Schädelverletzungen, schwere Eingriffe in die seelische Entfaltung im Kindesalter oder einschneidende Schicksale in späteren Lebensjahren. Wir besitzen bisher kein Mittel diese beiden Grundtypen zuverlässig zu erkennen, und doch wäre es von großer Bedeutung zu wissen ob sie sich hinsichtlich ihrer durchschnittlichen Kinderzahl voneinander unterscheiden. Angenommen es verhielte sich so, daß anlagemäßig abnorme kriminelle Persönlichkeiten im allgemeinen doppelt so viele Kinder haben als es dem Durchschnitt der Gesamtbevölkerung entspricht, schwer umweltgeschädigte Kriminelle hingegen nur halb so viel, so könnte ja eine tatsächliche Überfruchtbarkeit des ersteren Typus, der rassenbiologisch von großer Bedeutung ist, überdeckt sein durch die Unterfruchtbarkeit des Umwelttypus, der rassenbiologisch nur von geringer Bedeutung ist. Die Frage nach Unterschieden zwischen vorwiegend anlage- und vorwiegend umweltbedingten Verbrechern ist einer Bearbeitung nur unter der Voraussetzung zugänglich, daß ihre Unterscheidung mehr ist als eine ungefähre Abschätzung, d. h. sie muß unabhängig sein von der Erfahrung und der Einstellung des Untersuchers. Auf Grund noch so eingehender Kenntnisse über die Einzelfälle läßt sich eine Unterteilung in eine endogene und in eine exogene Gruppe in dem hier geforderten Sinn niemals einwandfrei durchführen. Man wird dabei im wesentlichen nicht viel mehr erreichen als eine Unterteilung in Fälle mit besserer und schlechterer Individualprognose. Nur wenn es gelingt objektiv feststellbare Unterschiede, die sich von jedermann nachprüfen lassen, zwischen vorwiegend anlagebedingten und vorwiegend umweltbedingten Verbrechern festzustellen, wird es möglich sein die durchschnittliche Kinderzahl dieser Gruppen untereinander zu vergleichen.

Auf Grund dieser Überlegungen kommt man zu folgender Fragestellung: *Gibt es unter den Rückfallsverbrechern Untergruppen mit überdurchschnittlichem Kinderreichtum? Und wenn ja, sind es die Anlageträger, d. h. Persönlichkeiten mit Charakteranlagen, die kriminelles Verhalten gegebenenfalls begünstigen, oder sind es solche Fälle, die als Anlageträger nicht oder nur in geringerem Maße in Betracht kommen?*

Das untersuchte Material, von dem im folgenden die Rede ist, betrifft die 195 Rückfallsverbrecher und die 166 Einmaligen, die eingangs näher charakterisiert wurden. Zu Vergleichen wurden wiederholt die Fruchtbarkeitsuntersuchungen von RIEDL an 500 Verbrecherinnen und 1000 männlichen Rechtsbrechern herangezogen. Die 1000 von RIEDL untersuchten männlichen Fälle stammen aus dem Zuchthaus Straubing, sie sind jedoch nicht nach besonderer Schwere und Häufigkeit der Verbrechen ausgelesen. Als soziologische Gruppe nehmen sie eine Mittelstellung ein zwischen den Einmaligen und Rückfälligen.

Einem gewissen Nachteil, der darin besteht, daß die Zahl der Ausgangsfälle verhältnismäßig gering ist (361), steht eine Mehrzahl von Vorteilen gegenüber; das Ausgangsmaterial wurde durch persönliche, in jeder einzelnen Sippe vorgenommenen, Erhebungen erforscht und dabei familienbiologisch und psychopathologisch durchuntersucht. Die Fruchtbarkeitsuntersuchungen blieben nicht auf die Ausgangsfälle selbst beschränkt sondern erstrecken sich auch auf die Geschwister und auf die Eltern der Ausgangsfälle; sie beziehen sich insgesamt auf 2539 Personen, deren Nachkommenschaft gezählt wurde; davon entfallen

722 auf die Eltern, 361 auf die Probanden und 1456 auf die Geschwister der Probanden. Die Fragestellungen konnten im Verlauf der Arbeit nach biologischen, insbesondere charakterologischen, Gesichtspunkten verfeinert werden durch Vergleiche zwischen qualitativ (und zwar nicht bloß soziologisch) verschiedenen Untergruppen.

Zuerst soll geprüft werden, ob die beiden Ausgangsgruppen untereinander vergleichbar sind. Denn es ist klar, daß starke Unterschiede im Altersaufbau oder in der Verteilung zwischen Land und Stadt für sich allein genügen würden um erhebliche Fruchtbarkeitsunterschiede zu verursachen.

Der Altersaufbau ist schon durch die Auswahl des Materials weitgehend bestimmt. Sämtliche Ausgangsfälle standen zur Zeit der Untersuchung zwischen dem 40. und 60. Lebensjahr. Allein es können innerhalb dieser Grenzen immer noch einflußreiche Unterschiede bestehen. Es wurde deshalb das Durchschnittsalter der Ausgangsfälle berechnet. Dieses beträgt bei den Rückfälligen 48,8, bei den Einmaligen 49,1 Jahre, d. h., es ist in beiden zu vergleichenden Gruppen gleich (Tabelle 39, S. 278). Auch das Durchschnittsalter der Verheirateten stimmt gut überein (48,5 bzw. 49,3 Jahre). Dasselbe gilt für das Durchschnittsalter der jüngsten Geschwister der Ausgangsfälle.

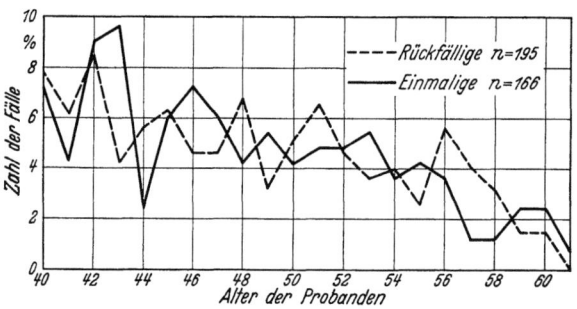

Abb. 7. Das Alter der Probanden. Einmalige, n = 166; Rückfällige, n = 195.

Es beträgt 41,5 bei den Rückfälligen, 42,2 bei den Einmaligen (Tabelle 40, S. 278). Eine kurvenmäßige Darstellung (Abb. 7) bringt zum Ausdruck, daß in beiden Gruppen die jüngeren Jahrgänge im allgemeinen stärker besetzt sind als die älteren. Trotz des gleichsinnigen Verlaufs beider Kurven wurde noch festgestellt, ob der Anteil der jüngsten Jahrgänge (40—44 Jahre) in beiden Gruppen verhältnismäßig gleich groß ist. Denn von den Vertretern dieser Jahrgänge sind am ehesten noch Kinder zu erwarten, die zur Zeit der Erhebungen noch nicht geboren waren. Eine Auszählung ergab, daß diese jüngsten Jahrgänge in beiden Gruppen nahezu ein Drittel des Gesamtmaterials ausmachen (31,3 bzw. 33,1%). Insbesondere sind die jüngsten Jahrgänge unter den Verheirateten annähernd gleich stark vertreten (29,8 bzw. 31,6%, s. Tabelle 41, S. 278).

Genaue Feststellungen über *Anteil der in der Stadt* bzw. *auf dem Lande Wohnenden* stoßen bei den Rückfälligen auf gewisse Schwierigkeiten. Bei der Mehrzahl der Fälle ist es kaum möglich einen eigentlichen Wohnort festzustellen. Teilt man nach den überwiegenden Aufenthaltsorten ein, so erhält man 104 Landbewohner und 70 Stadtbewohner bei den Rückfälligen gegenüber 84 Landbewohnern und 81 Stadtbewohnern bei den Einmaligen. Die restlichen Fälle lassen sich in das Schema nicht hineinzwängen. Bei den Einmaligen — nicht bei den Rückfälligen — würde eine starke Verschiebung (etwa um 20%) zugunsten der Landbewohnenden eintreten, wenn man kleine Dörfer und Ortschaften in ausgesprochenen Industriegebieten mit Einwohnern, die als Industriearbeiter zu bezeichnen wären, als Land zählen würde. Die Landbewohner würden dann ungefähr gleichermaßen überwiegen wie bei den Rückfälligen[1]. Die Unmöglichkeit hier zu verbindlichen Ziffern zu gelangen läßt genaue Prozentangaben als sinnlos erscheinen. Immerhin geht soviel mit Sicherheit hervor, daß keine der beiden Gruppen eine ausgesprochene bzw. überwiegende Stadtbevölkerung betrifft. Im Gegenteil, man kann sagen, daß sowohl Einmalige als Rückfällige zum überwiegenden Teil ländlichen Verhältnissen entstammen und zu annähernd gleichen Teilen in die Stadt gezogen sind. Zudem verteilen sich beide Gruppen ziemlich gleichmäßig über ein Land, in dem Agrarwirtschaft vorherrschend ist und sogar viele große Städte einen geradezu ländlichen Charakter bewahrt haben. Dagegen scheint, wie eingangs näher ausgeführt wurde, der Zug in die Stadt (nicht die Stadtgebürtigkeit) in den Sippen der Rückfälligen eher größer gewesen zu sein als in den Sippen der Vergleichsgruppen. Betrachtet man die Geburtsorte der Ausgangsfälle, so zeigt sich ein geringfügiges Überwiegen der Stadtgeborenen unter den Rückfälligen (unter 195 R. 62 = 31,8%; unter 166 E. 41 = 24,7% Stadtgeborene). Das entspricht der bekannten Feststellung, daß schwere Kriminalität in den Städten stärker verbreitet ist wie auf dem Lande.

Die Übereinstimmung der beiden Ausgangsgruppen kann demnach in bezug auf die Verteilung nach Stadt und Land als gut, in bezug auf den Altersaufbau als vollkommen bezeichnet werden. Damit scheiden diese beiden Faktoren als selbständige Erklärungsmomente für etwaige Fruchtbarkeitsunterschiede von vornherein aus. Wenn sich solche Unterschiede trotzdem ergeben, so wird man sie mit gewissen Eigenarten der Ausgangsfälle, also letzten Endes mit Unterschieden der Charakterbeschaffenheit in Zusammenhang bringen müssen.

Besonders wichtig für die *Gesamtfruchtbarkeit der Ausgangstypen* „Einmalige" und „Rückfällige" ist die *Häufigkeit des Vorkommens von dauernd Lediggebliebenen*. Es zeigt sich, daß hier große Verschiedenheiten bestehen. Bei den Einmaligen ist der Anteil der Lediggebliebenen etwa so groß, wie es einer zwischen 70 und 90 geborenen Durchschnittsbevölkerung entspricht (6,6%), dagegen ist er bei den Rückfallsverbrechern bedeutend größer (41,5%). Das Material von RIEDL, das wie erwähnt aus Zuchthausgefangenen besteht und sich soziologisch zwischen unseren beiden Gruppen einreiht, nimmt mit 18,2% Lediggebliebenen eine Mittelstellung ein. Es stimmt gut mit diesem Befund überein, wenn RIEDL gefunden hat, daß bei der endogenen, d. h. überwiegend anlagemäßig bedingten, Hälfte der 1000 von ihm untersuchten Verbrecher der Anteil der Ledigen größer war als bei den exogenen, d. h. vorwiegend umweltbedingten Hälfte. Er beträgt bei den anlagebedingten 26,1%, bei den umweltbedingten 9,0% (Abb. 8). Es soll später des Näheren begründet werden, warum unter anlagebedingt im Sinne von RIEDL in erster Linie Fälle mit ungünstiger Individualprognose und unter umweltbedingt Fälle mit günstiger Individualprognose zu verstehen sind. Die Unterscheidung zielt ab auf Gradunterschiede, welche die Schwere der Begehungsart und die voraussichtliche Rückfallskriminalität (Individualprognose) betreffen, woraus sich ergibt, daß der Anteil der Lediggebliebenen desto größer wird, je schwerer die Begehungsart und je stärker die Rückfallskriminalität bei einer Verbrechergruppe ist (Abb. 8). Diese auffallenden Unterschiede hängen damit zusammen, daß die Einmaligen aus durchwegs seßhaften, an die Scholle oder an ein kleinbürgerliches Dasein gebundenen

---

[1] Mittelgroße Landstädte, wie etwa Straubing oder Freising, wurden als Land gezählt, kleine Industriestädte dagegen, z. B. Schweinfurt, Rosenheim, als Stadt.

256 Die durchschnittliche Kinderzahl bei Schwerkriminellen und Leichtkriminellen.

Menschen bestehen während der Lebenslauf der Rückfälligen durch Unstetigkeit und dauernden Kampf mit der Allgemeinheit und ihren Einrichtungen gekennzeichnet ist. Man wird nicht fehl gehen, wenn man annimmt, daß bei den mit Zuchthaus bestraften Gruppen das Ledigbleiben in einem großen Teil der Fälle auf besonders schwere seelische Abnormitäten zurückzuführen ist. Einige Hinweise auf die geringe Heiratsneigung antisozialer abnormer Persönlichkeiten finden sich bei KRAEPELIN (1). Unter den Gesellschaftsfeinden fand KRAEPELIN 96% Ledige. Obwohl das zum Teil auf das starke Überwiegen der jugendlichen Lebensalter zurückzuführen sei, so werfe es doch auch ein Licht auf die geringe Neigung und Fähigkeit dieser Psychopathen eine Familie zu gründen.

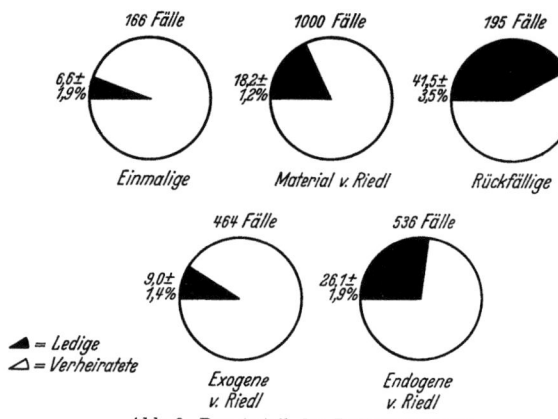

Abb. 8. Der Anteil der Lediggebliebenen.

Von Einfluß auf die Gesamtfruchtbarkeit der Typen ist außerdem die *Häufigkeit des Vorkommens natürlich vollendeter Ehen und kinderloser Ehen.* Man bezeichnet eine Ehe im allgemeinen dann als natürlich vollendet, wenn die Frau das 47. Lebensjahr überschritten hat. Ceteris paribus ist eine natürlich vollendete Ehe im Durchschnitt immer kinderreicher als eine unvollendete. Natürlich vollendete Ehen sind jedoch bei Rückfallsverbrechern seltener als bei Einmaligen. Unter den verheirateten Rückfallsverbrechern haben 21,0% (24 unter 114) eine natürlich vollendete Ehe aufzuweisen, unter den verheirateten Einmaligen 29,0% (45 unter 155).

Kinderlose Ehen scheinen bei Rückfallsverbrechern häufiger zu sein (16,7%) als bei Einmaligen (10,3%), wohl als Folge häufiger Scheidungen, Internierungen in Gefängnissen usw. (Tabelle 42, S. 279). RIEDL fand bei den verheirateten Männern seines Ausgangsmaterials 15,6% kinderlose Ehen. Auch wenn man annimmt, daß einige von den Rückfallsverbrechern noch eheliche Kinder zeugen werden, so wird doch der Anteil der verheirateten Kinderlosen kaum unter 15% herabsinken. MUCKERMANN fand bei verheirateten Universitätsprofessoren 15% kinderlose Ehen, in einem sog. „Naturdorf" etwa 4% kinderlose Ehen. LÖFFLER fand unter 753 vollendeten Ehen württembergischer Volksschullehrer nahezu 8% (7,6 ± 0,95%) kinderlose. Ein Vergleich dieser Ziffer mit Tabelle 46, S. 280 ergibt, daß die Zahl der kinderlosen Ehen im allgemeinen um so größer zu sein scheint, je weiter sich eine Gruppe von den natürlichen Bedingungen eines in Natur und Kultur eingebetteten Lebens entfernt hat.

Betrachtet man das *Alter* bei der *Eheschließung,* so erhält man bei den Einmaligen als Durchschnitt 29 Jahre, bei den Rückfälligen 30 Jahre. Der geringe Unterschied könnte durch die kleine Zahl der Fälle bedingt sein. Sieht man sich jedoch eine graphische Darstellung der Eheschließungsalter an, so fällt gegenüber der eingipfeligen Kurve der Einmaligen auf, daß die entsprechende Kurve für die Rückfälligen 2 Gipfel hat (Abb. 9). Dieser 2. Gipfel — er ist in der Einmaligenkurve nur leicht angedeutet — ist bedingt durch einen starken Ausfall von Eheschließungen zwischen dem 30. und 34. Jahr, dem wahrscheinlich ein wenn auch geringerer Ausfall an Eheschließungen zwischen dem 25. und 30. Jahr vorausgeht, und durch das verhältnismäßig häufige Vorkommen späterer Eheschließungen nach dem 35. Lebensjahr. Die Erklärung dafür ist recht einfach. Der Ausfall an Eheschließungen um das 30. Jahr herum entspricht der Zeit der größten antisozialen Aktivität der Rückfallverbrecher, der 2. Häufigkeitsgipfel entspricht dem späten und meist mißlungenen Versuch, sich im Leben doch einen gewissen Rückhalt zu verschaffen. Auf diesen letzteren Umstand ist es wohl zurückzuführen, daß das Eheschließungsalter der Rückfallverbrecher im Vergleich zu den Einmaligen durchschnittlich etwas höher liegt anstatt tiefer.

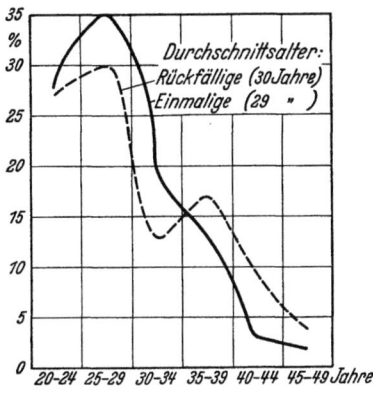

Abb. 9. Alter bei der Eheschließung.

Es gibt bisher keine Untersuchungen, die den Vergleich verschiedener Volksgruppen in bezug auf die *Altersdifferenz zwischen den Ehegatten* zum Gegenstand haben. Nur bei LÖFFLER findet sich eine Zusammenstellung der Altersdifferenzen, allerdings ohne Vergleichsmaterial. Eine Untersuchung der Einmaligen und der Rückfälligen ergab, daß ein starker Altersunterschied bei den Rückfallsverbrechern häufiger ist als bei den Einmaligen. Das Bestehen eines starken Altersunterschiedes wurde im Anschluß an LÖFFLER dann angenommen, wenn der Ehemann 9 und mehr Jahre älter oder 5 und mehr Jahre jünger war als seine Frau. In diesem Sinne bestand bei den verheirateten Rückfallsverbrechern in 24,0% der Fälle ein starker Altersunterschied, bei den verheirateten Einmaligen in 17,5% der Fälle, bei verheirateten württembergischen Volksschullehrern in nahezu 15% der Fälle (Abb. 10 und Tabelle 43, S. 279). Die Rückfallverbrecher zeigen also auch hier starke Abweichungen von der Durchschnittsnorm.

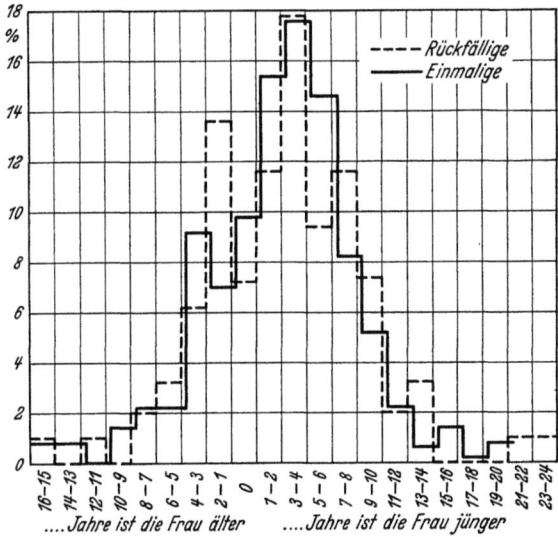

Abb. 10. Altersdifferenz zwischen den Ehegatten in den Ehen der Probanden.
Einmalige n = 143
Rückfällige n = 96
Zusammen 239 (berücksichtigt ist nur die jeweils erste Ehe).

Vergleicht man die Befunde, die bisher erhoben wurden, so wird man bei der Gesamtheit der Rückfallsverbrecher *Kinderziffern* erwarten, die eher unter dem Durchschnitt liegen. Denn es ist vorauszusehen, daß vor allem der große

Anteil der Lediggebliebenen das Endergebnis in dieser Richtung beeinflussen wird. Eine Untersuchung der *Frage, wie viele lebendgeborene Kinder auf den Typ des Rückfallsverbrechers entfallen und wie viele auf den einmaligen Rechtsbrecher,* führt zu folgenden Ergebnissen. Auf 195 Rückfallsverbrecher entfallen 413 lebendgeborene Kinder, d. h. 2,1 pro Typ, auf 166 Einmalige 514 lebendgeborene Kinder, d. h. 3,1 pro Typ. Diese Ziffern beziehen sich auf sämtliche Ausgangsfälle einschließlich der Ledigen und auf sämtliche Kinder einschließlich der illegal geborenen. *Die durchschnittliche Kinderzahl der Rückfallsverbrecher als Gesamtgruppe ist also geringer als die der Einmaligen.* Dabei ist zu berücksichtigen, wie groß der Anteil der Ledigen unter den Rückfallsverbrechern ist und daß auch die Verheirateten dieser Gruppe einen großen Teil ihres Lebens im Gefängnis zugebracht haben. Dazu kommt, daß sich der Unterschied zwischen den beiden Gruppen hinsichtlich der durchschnittlichen Kinderzahl mit der Zeit noch mehr vergrößert, weil die Kindersterblichkeit bei den Rückfallsverbrechern größer ist als bei den Einmaligen (Tabelle 49, S. 280).

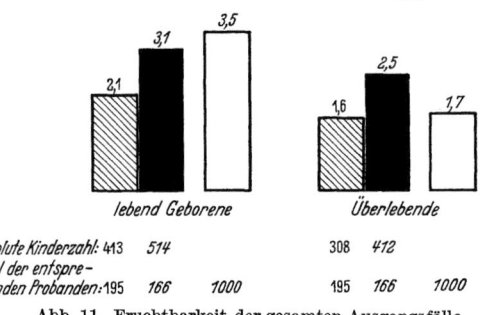

Abb. 11. Fruchtbarkeit der gesamten Ausgangsfälle.
Gestreift = Rückfällige; schwarz = Einmalige; weiß = Material von RIEDL.

Es fällt auf, daß die durchschnittliche Kinderzahl der von RIEDL untersuchten 1000 Fälle die unserer Einmaligen übertrifft (Abb. 11)[1]: Nachdem der Anteil der Ledigen unter diesen 1000 Fällen etwa dreimal so groß ist (18,2%) als unter den Einmaligen (vgl. Abb. 8) und nachdem es sich um schwerere Begehungsformen handelt (Zuchthausstrafen) wäre ja eher das Gegenteil zu erwarten. Dieser Umstand ist folgendermaßen zu erklären. Die jüngsten Fälle des RIEDLschen Ausgangsmaterials haben das 50. Lebensjahr bereits überschritten und sind somit durchschnittlich um 10 Jahre älter als die jüngsten Fälle unseres Ausgangsmaterials. Dementsprechend haben letztere noch ein Jahrzehnt vor sich, das für die Zeugung weiterer Kinder in Betracht kommt. Andererseits konnte der Geburtenrückgang bei unserem Material bereits stärker wirksam sein als bei dem von RIEDL. Die praktische Bedeutung, die diesen beiden Umständen zukommt, dürfte allerdings gering sein. Es ist aber noch etwas ganz anderes zu berücksichtigen. Wie aus Tabelle 44, S. 279 hervorgeht, ist der Anteil der wegen Blutschande bestraften Fälle bei dem Gesamtzuchthausmaterial von RIEDL größer als bei den Rückfälligen (13,8 gegen 3,6%). Nun stellen aber die wegen Blutschande Bestraften eine Auslese dar nach besonders großer Kinderzahl. In dem Material von RIEDL befanden sich 138 derartige Fälle und diese hatten nahezu doppelt soviel Kinder als es dem Gesamtmaterial entspricht (6,7 gegenüber 3,5). Bemerkenswert ist, daß das schon bei unserem kleineren Material von Rückfallsverbrechern ebenso deutlich zum Ausdruck kommt (Tabelle 44, S. 279). Nachdem nun der Anteil der wegen Blutschande bestraften Fälle in dem RIEDL-

---

[1] Daraus, daß die Zahl der Überlebenden bei RIEDL (1) verhältnismäßig so gering ist, darf man nicht auf eine größere Kindersterblichkeit schließen. Die Ziffer RIEDLs bezieht sich auf die Fälle, die das 20. Jahr überlebten, unsere Ziffern auf sämtliche am Leben befindlichen Kinder; letztere hängen also vom Altersaufbau der Kinder ab.

schen Material nahezu viermal so groß ist als in dem Material von Rückfallsverbrechern und 23mal so groß als bei den Einmaligen (13,8 gegen 0,6%), wird auch die Kinderzahl des RIEDLschen Materials dementsprechend stärker erhöht. Auch der Anteil der wegen Meineid bestraften Gruppe ist in dem Material von RIEDL beträchtlich größer als bei den Einmaligen. Zweifellos bedeutet auch das eine Auslese nach besonders kinderreichen Individuen, wie ein Vergleich innerhalb der Gruppen ergibt (Tabelle 44, S. 279). Der Anteil der wegen Meineid Bestraften ist in dem Material von RIEDL nicht nennenswert größer als bei den Rückfälligen, wohl aber ist die Kinderzahl seiner Meineidigen durchschnittlich größer als die der Meineidigen der Rückfallsverbrecher (4,4 gegen 3,5). Wahrscheinlich hängt das damit zusammen, daß die Meineidigen aus dem RIEDLschen Material sich überwiegend aus einmalig bestraften Bauern zusammensetzen, die im Durchschnitt eben kinderreicher sind als wegen Meineid bestrafte Rückfallsverbrecher.

Alle diese Faktoren zusammengenommen bewirken, daß das Material von RIEDL eine Auslese nach größerem Kinderreichtum darstellt und zwar insbesondere gegenüber der Gruppe der Einmaligen. Diese Untersuchung über die Beziehung zwischen Kinderzahl und Begehungsart bei Kriminellen zeigt deutlich, daß Fruchtbarkeitsunterschiede zwischen verschiedenen Menschengruppen das Ergebnis von Faktoren sein können, die in entgegengesetzter Richtung wirksam sind. Die stärkere Gruppe entscheidet. Ich halte die Annahme für berechtigt, daß das Vorhandensein mindestens zweier entgegengesetzt wirkender Faktorengruppen beim Menschen überall da, wo sich Fruchtbarkeitsunterschiede feststellen lassen, die Regel ist. Die Rückfallsverbrecher z. B. stellen gegenüber den Einmaligen vom Standpunkt einzelner Deliktskategorien aus betrachtet (Meineid, Blutschande) eine geringe Auslese nach kinderreicheren Ausgangsfällen dar. Diese Auslese wird aber im ganzen durch entgegengesetzt wirkende Faktoren (häufige Internierungen, häufigeres Ledigbleiben usw.) überdeckt und sogar überkompensiert. Umgekehrt erweisen sich bei einer Gegenüberstellung der Einmaligen mit den RIEDLschen Fällen die durch die Verteilung der Deliktskategorien bedingten Unterschiede als die stärkeren. Daher die größere Kinderzahl der RIEDLschen Ausgangsfälle gegenüber den Einmaligen trotz größerer Schwere der Begehungsart (Zuchthaus).

Nachdem sich gezeigt hat, daß der Prozentsatz der Verheirateten und damit im Zusammenhang die durchschnittliche Kinderzahl bei Rückfallsverbrechern bedeutend geringer ist als bei Einmaligen, sollen nun ausschließlich die verheirateten Ausgangsfälle untereinander verglichen werden.

Die *durchschnittliche Kinderzahl der verheirateten Ausgangsfälle* ist in beiden Gruppen (Einmalige und Rückfällige) gleich groß (Abb. 12). Sie beträgt für lebendgeborene Kinder 3,3. Die illegal geborenen Kinder sind in den Ziffern inbegriffen. Da die Sterblichkeit, insbesondere die Kleinkindersterblichkeit bis zum 5. Lebensjahr, bei den Rückfälligen größer ist als bei den Einmaligen (24 gegen 17%), tritt eine gewisse Verschiebung ein, wenn man die Überlebenden in Betracht zieht. Es entfallen dann auf einen verheirateten Rückfälligen 2,4, auf einen verheirateten Einmaligen 2,6 überlebende Kinder. Mit Rücksicht auf den Altersaufbau der Kinder ist zu erwarten, daß sich dieser Unterschied noch etwas vergrößern würde, wenn man die über 20jährigen für sich betrachten könnte (die Ziffern wären zu klein, weil der größte Teil der Kinder das 20. Lebensjahr noch nicht erreicht hat).

Die Kinderzahl in den natürlich vollendeten Ehen (das sind solche, wo die Ehefrau das 47. Lebensjahr vollendet hat) ist bei den Einmaligen und Rückfälligen nahezu gleich groß, wenn man nur die eheliche Fruchtbarkeit berücksichtigt. Dagegen ist die *Kinderzahl der Rückfälligen größer als die der Einmaligen, wenn man die außerehelichen Kinder mitberücksichtigt* (Abb. 13). Dasselbe ergibt sich, wenn man die nicht vollendeten Ehen beider Gruppen miteinander vergleicht

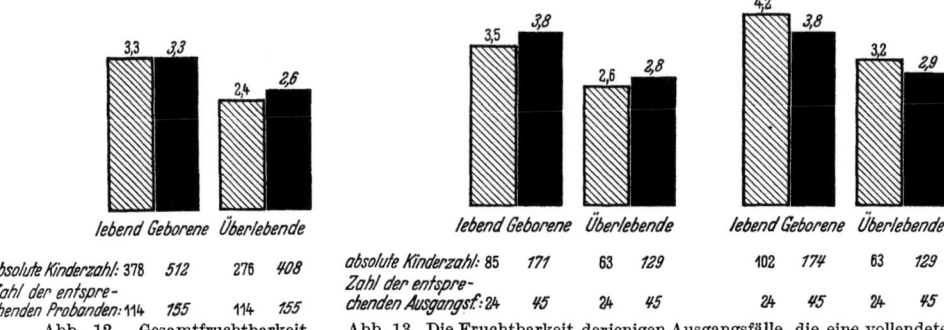

Abb. 12. Gesamtfruchtbarkeit der verheirateten Ausgangsfälle (einschließlich der illegalen Kinder).

Abb. 13. Die Fruchtbarkeit derjenigen Ausgangsfälle, die eine vollendete Ehe durchgemacht haben.
Gestreift = Rückfällige; schwarz = Einmalige.

(Abb. 14). Auch hier ist die Gesamtfruchtbarkeit der Rückfälligen größer als die der Einmaligen. Die Unterschiede werden durch die größere Kindersterblichkeit in der Rückfälligengruppe nur teilweise ausgeglichen. Ein Vergleich zwischen

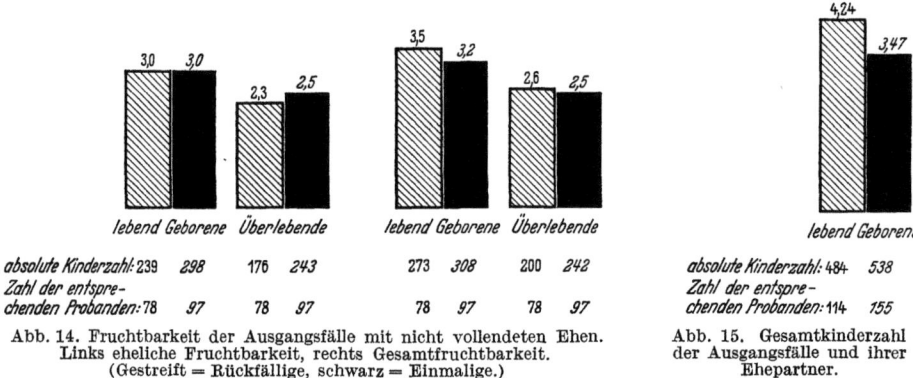

Abb. 14. Fruchtbarkeit der Ausgangsfälle mit nicht vollendeten Ehen. Links eheliche Fruchtbarkeit, rechts Gesamtfruchtbarkeit. (Gestreift = Rückfällige, schwarz = Einmalige.)

Abb. 15. Gesamtkinderzahl der Ausgangsfälle und ihrer Ehepartner.

Abb. 13 und 14 ergibt (erwartungsgemäß) eine größere durchschnittliche Kinderzahl in den natürlich vollendeten Ehen gegenüber den nicht vollendeten. In 12 Fällen ließ sich nicht entscheiden, ob die Ehen natürlich vollendet wurden oder nicht. Diese Fälle sind in den Untergruppen nicht mitgezählt worden.

Bisher wurden die Kinder nur auf die Probanden selbst bezogen. Indessen hängt aber die Bevölkerungsbewegung ab von dem zahlenmäßigen Verhältnis der Kinder zu beiden Elternteilen zusammengenommen. Im allgemeinen meint man auch sämtliche Kinder beider Eltern, wenn man von der Nachkommenschaft einer Elterngruppe spricht. Es ist deshalb von Interesse die Kinderzahlen zu vergleichen, die man bekommt, wenn man nicht nur die illegalen Kinder der verheirateten Probanden, sondern auch die aus. legalen oder illegalen Verbindungen der Ehefrauen mit anderen Männern stammenden Kinder zu den ehelich geborenen hinzunimmt. Man erhält auf diese Weise bei Rückfälligen 4,2, bei Einmaligen 3,5 lebend geborene Kinder pro Ausgangsfall (Abb. 15). Das bedeutet: *die durchschnittliche Kinderzahl der verheirateten Rückfallsverbrecher und ihrer Ehefrauen zusammengenommen ist größer als die der verheirateten Einmaligen und ihrer Ehefrauen.* Mit Rücksicht auf die große biologische Bedeutung, die der Ehewahl zukommt, verdient dieser Befund besonders hervorgehoben zu werden. Stellen doch die Ehefrauen von Rückfallsverbrechern eine sehr ungünstige Auslese dar (Schwachbegabte, Schwachsinnige, Kriminelle, Psychopathinnen usw.) während das für die Ehefrauen der Einmaligen nicht zutrifft.

Diese Ziffern geben aber kein ganz richtiges Bild, wenn es sich darum handelt festzustellen *wie viele Kinder gleichsam dazu bestimmt sind ihre Eltern zu ersetzen.* Um das anschaulich darzustellen kann man folgendermaßen vorgehen. Die ehelichen Kinder der Ausgangsfälle werden ganz gezählt; die entsprechenden Ziffern enthalten auch solche Kinder, die aus der zweiten oder dritten Ehe des Ausgangsfalles stammen, und solche, die vorehelich geboren wurden. Dagegen werden die illegalen Kinder der Ausgangsfälle und die illegalen Kinder der Ehefrauen, die nicht vom Ehepartner gezeugt wurden, sowie solche Kinder der Ehefrauen, die aus anderen Ehen entsprungen sind, nur halb gezählt. Denn diese sind ja bevölkerungspolitisch gesehen zahlenmäßig zum Ersatz auch derjenigen Elternteile bestimmt, die in dem Schema nicht mitberücksichtigt sind. Die Zahl der Ehefrauen ist bei einem derartigen Vorgehen naturgemäß größer als die der Ausgangsfälle. *Nach dieser Berechnungsmethode erhält man für die Rückfälligen 3,42, für die Einmaligen 3,12 lebendgeborene Kinder pro zu ersetzendes (verheiratetes) Elternpaar* (Abb. 16). Die Abbildung zeigt, daß die illegal geborenen Kinder bei den Rückfälligen häufiger sind als bei den Einmaligen, und daß auch die Ehefrauen der Rückfälligen aus anderen teils ehelichen, teils unehelichen Verbindungen viel mehr Kinder haben als die Ehefrauen der Einmaligen. Von diesen Ziffern muß man ausgehen, wenn versuchsweise festgestellt werden soll, wie viele Kinder der verheirateten Einmaligen und Rückfälligen zur Gründung einer neuen Generation in Betracht kommen[1].

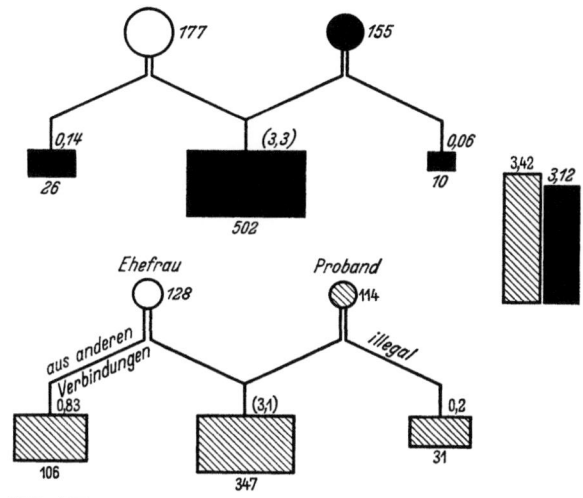

Abb. 16. Berechnung der Zahl der zum Ersatz ihrer Eltern bestimmten Kinder.

schwarz = Einmalige, gestreift = Rückfällige.

---

[1] Auf die Frage, wie viele Kinder die verheirateten Ausgangsfälle und ihre Ehefrauen zusammengenommen überhaupt ins Leben setzten, wäre zu antworten: 4,0 die R. und 3,2 die E. (pro Elternpaar). Die Ziffern entsprechen den in Abb. 15 wiedergegebenen, sind aber niedriger, weil in dem Begriff „Elternpaar" die Zahl der Frauen aus 2. und 3. Ehe einbezogen ist.

Zuvor bedürfen noch die *Beziehungen zwischen Geburtenzahl und Zeit* einer Erörterung. Bei Rückfallsverbrechern liegen da Verhältnisse vor, die einen Vergleich mit anderen Bevölkerungsgruppen erschweren. Es handelt sich vor allem darum, daß die Fruchtbarkeitsjahre, also die Jahre von der Eheschließung bis zum 47. Jahr der Frau, durch die Internierungsdauer weitgehend eingeschränkt werden. Eine Möglichkeit hier zu exakten Ziffern zu kommen bestünde z. B. darin, von jeder Internierung 9 Monate abzuziehen und nur den Rest von den Fruchtbarkeitsjahren abzurechnen. Wenn man so vorgeht, daß man von den Fruchtbarkeitsjahren nur jene Strafen abzieht, die mindestens 9 Monate gedauert haben, so erhält man die Ziffern, die auf Tabelle 45, S. 279 zusammengestellt sind. Die Zahl der Fruchtbarkeitsjahre ist pro Rückfallsverbrecher schon von vornherein geringer als bei den Einmaligen. Es hängt das zusammen mit den häufigen Ehescheidungen und ihren Ursachen (unstetes Leben). Wenn man von diesen Fruchtbarkeitsjahren die Jahre abzieht, die im Gefängnis zugebracht wurden, so ist die Zahl der übrigbleibenden tatsächlichen Fruchtbarkeitsjahre bei den Einmaligen nahezu doppelt so groß als bei den Rückfälligen. Es ist selbstverständlich, daß durch diese starke Einschränkung der in Freiheit verbrachten Jahre die Kinderzahl der Rückfallsverbrecher stark herabgedrückt wird. In diesem Zusammenhang pflegt man im allgemeinen die Zahl der im ersten Jahrfünft der Ehe geborenen Kinder zu berechnen. Bei Kriminellen sind derartige Berechnungen von verhältnismäßig geringem Interesse. Wichtiger sind die Beziehungen zwischen Kinderzahl und Beginn der Kriminalität, worauf später näher eingegangen werden soll.

Um die Zahl derjenigen Kinder zu berechnen, die zur Gründung einer neuen Generation in Betracht kommen, müssen von den lebendgeborenen Kindern verschiedene Abzüge gemacht werden (LÖFFLER, MUCKERMANN). Alle Kinder, die in jugendlichem Alter gestorben sind bzw. voraussichtlich sterben werden, fallen fort. Die Abzüge sind je nach dem Untersuchungsmaterial verschieden. Ebenso fallen alle Kinder fort, die später ledig bleiben und unter den Heiratenden die, die kinderlos bleiben. Auch dafür sind Abzüge zu machen, die je nach dem Ausgangsmaterial verschieden sind. Tabelle 46, S. 280 stellt den Versuch dar die Ergebnisse derartiger Berechnungen für verschiedene Bevölkerungsgruppen einander gegenüberzustellen. Sie ist angelegt nach dem Vorbild einer Tabelle von LÖFFLER in seinen diesbezüglichen Untersuchungen an württembergischen Volksschullehrern. In der Mitte sind die Verhältnisse dargestellt, wie sie nach MUCKERMANN in einem beliebigen deutschen Bauernhof heute noch anzutreffen sind, sofern es „Naturdorf" geblieben ist. Links davon reihen sich Bevölkerungsgruppen an, die nach ihrer Leistung eine positive soziale Auslese darstellen, rechts davon solche, die nach ihrer Leistung eine negative soziale Auslese darstellen. Daß auch die Bauern nach ihrer Leistung eine positive soziale Auslese darstellen, vielfach die beste, die es überhaupt gibt, kommt dabei in der Tabelle nicht zum Ausdruck. *Will man das Gesamtergebnis dieser Zusammenstellung kurz zusammenfassen, so kann man sagen, daß die durchschnittliche Kinderzahl im allgemeinen um so geringer wird, je weiter sich die betreffende Bevölkerungsgruppe von den naturgebundenen Zuständen entfernt hat, in die eingebettet sich das bäuerliche Dasein abspielt.* Und man kann wohl hinzufügen, daß diese naturgebundenen Zustände gleichzeitig die am tiefsten kulturgebundenen sind[1]. An diesem Hauptbefund ändert es nichts, wenn man berücksichtigt, daß die Ziffern in Wirklichkeit noch gewisse Veränderungen erfahren würden. Vor allem beruhen die Abzüge auf mehr oder weniger genau begründeten Schätzungen. Wenn z. B. für nicht heiratende Kinder von Rückfälligen 18,2% angesetzt sind, so ist das eine Schätzung, die auf der Überlegung beruht, daß wohl mehr ledig bleiben werden als in der Durchschnittsbevölkerung, aber doch nicht so viele als unter den Ausgangsfällen selbst (41,0%). Ein anderer Untersucher würde vielleicht 25% eingesetzt haben. Dazu kommt, daß sich die Ziffern in den Rubriken für die Lehrerskinder nur auf eheliche Kinder beziehen, die aus vollendeten Ehen stammen, während sich die Ziffern in den Rubriken für die sozial negativ ausgelesenen Gruppen auch auf die illegal geborenen Kinder beziehen und vorwiegend Kinder betreffen, die aus unvollendeten Ehen stammen. Immerhin müssen sich die beiden Unbekannten, die eine Vergleichbarkeit der Ziffern für die negativ ausgelesenen Gruppen mit den Ziffern für die positiv ausgelesenen Gruppen auf diese Weise beeinträchtigen, gegenseitig teilweise aufheben. Alle diese Momente zusammengenommen sind kaum imstande an den Ziffern viel zu ändern. Endlich

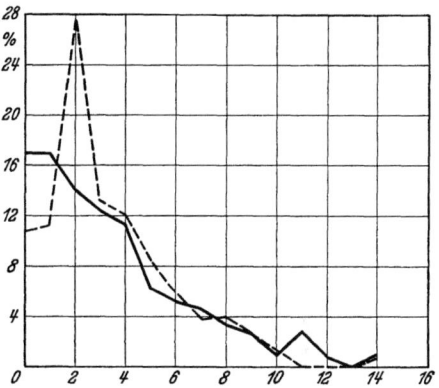

Abb. 17. Der prozentuale Anteil der Kinder an den verschiedenen Geburtenziffern.
(Gestrichelte Linie = Einmalige, ausgezogene Linie = Rückfällige.)

darf man bei Betrachtung der Tabelle 46, S. 280 nicht vergessen, daß der Anteil der Lediggebliebenen bei Rückfallsverbrechern auffallend viel größer ist als bei allen bisher bekannten soziologischen Typen. Würde man von der Kinderzahl des Typus überhaupt ausgehen und dementsprechend an Stelle der Rubrik „Lebendgeborene pro Ehe" setzen „Lebendgeborene pro Typus", so würden dadurch die Ziffern für die Rückfälligen viel stärker herabgedrückt werden als die übrigen. An Stelle von 3,3 wäre die Ausgangsziffer 2,1 Lebendgeborene, und es würde nach sämtlichen Abzügen übrigbleiben ein Kind pro Typus Rückfallsverbrecher, d. h. vergleichsweise eine außerordentlich niedrige Zahl. Die Zahl der Kinder, die zum Ersatz des Typus Rückfallsverbrecher in Betracht kommen, ist also im Vergleich zu den übrigen Gruppen noch beträchtlich geringer als es in der nur die verheirateten Individuen berücksichtigenden Tabelle zum Ausdruck kommt. An dem Gesamtergebnis, wie es oben formuliert wurde, ändert das nichts.

Der *prozentuale Anteil der Kinder an den verschiedenen Geburtennummern* zeigt bei Einmaligen und Rückfälligen einen ähnlichen Verlauf. Ein doch vorhandener Unterschied zeigt sich vor allem darin, daß die Zweikinderehen gegenüber den Einkinderehen bei der E-Gruppe mehr als doppelt so häufig sind (26,6 bzw. 11,3%) (Abb. 17), während bei den Rückfälligen im Gegenteil die

---

[1] Wobei Kultur nicht gleichbedeutend zu verstehen ist mit Zivilisation. Wenn neuerdings festgestellt wurde (s. L. SCHMIDT-KEHL), daß sich die Unterschiede der Geburtenziffer für Stadt und Land seit 1924 in Preußen mehr und mehr verringert haben, so ändert das nichts an unserer Feststellung. Ein zum Eisenbahnknotenpunkt gewordenes oder von Asphaltstraßen durchquertes Dorf ist eben nicht mehr naturgebunden.

264 Die durchschnittliche Kinderzahl bei Schwerkriminellen und Leichtkriminellen.

Zweikinderehen seltener sind (14,2%) als die Einkinderehen (16,8%). Nachdem bei unserem Material die nicht vollendeten Ehen überwiegen, ist ein Vergleich mit den Befunden von MUCKERMANN nur mit Vorbehalt möglich. Da indessen große Verschiebungen in den Zahlenverhältnissen bei unseren 40—60jährigen Ausgangsfällen nicht mehr zu erwarten sind, wurden beide Befundreihen trotzdem nebeneinandergestellt (Tabelle 47, S. 280). Während die Gruppen von MUCKERMANN jeweils eine sehr einheitliche Ausleserichtung erkennen lassen, ist das bei den kriminellen Gruppen nicht der Fall. Im Vergleich zu den an einem Naturdorf gewonnenen Befunden spiegeln die Zahlen der Einmaligengruppe den starken Geburtenrückgang in der Durchschnittsbevölkerung wieder (LÖFFLER, MUCKERMANN).

In Abb. 18 kommt die Beziehung zwischen Vätern und Kindern im Hinblick auf illegale Geburt deutlich zum Ausdruck. Die linken drei Rechtecke zeigen an auf wieviel % der Ausgangsfälle bei gleichmäßiger Verteilung je ein illegales Kind entfallen würde, die beiden rechten wieviele Ausgangsfälle selbst illegal geboren sind. Wechselbeziehungen bestehen aber auch zwischen Häufigkeit der illegal Geborenen (s. Tabelle 48, S. 280) und Häufigkeit der Ledig-

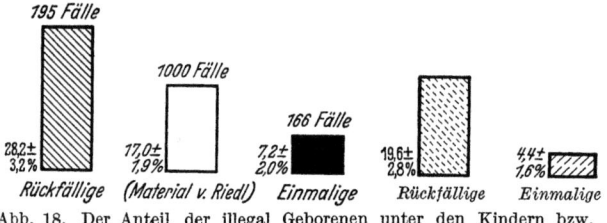

Abb. 18. Der Anteil der illegal Geborenen unter den Kindern bzw. unter den Ausgangsfällen selbst.

bleibenden innerhalb einer bestimmten Gruppe (vgl. Abb. 8), d. h. in einer Gruppe mit erhöhtem Anteil an illegal Geborenen ist auch der Anteil an Ledigbleibenden erhöht und Kinder von Personen, unter denen sich viele Ledige befinden, bleiben auch selbst häufiger ledig. Diese Zusammenhänge sind für das Gesamtergebnis deshalb nicht gleichgültig, weil eine Gruppe mit stark erhöhtem Ledigenanteil bzw. Anteil an illegal Geborenen in der Regel eine Erniedrigung der durchschnittlichen Kinderzahl aufweist.

Faßt man die bisherigen Ergebnisse grob zusammen, so kann man sagen, daß die Kinderzahl von Rückfallsverbrechern als Gesamttypus geringer ist als bei der Vergleichsgruppe der Einmaligen. Sieht man aber von den Lediggebliebenen ab und betrachtet man nur die Verheirateten, so ist deren Kinderzahl besonders unter Einbeziehung der illegal Geborenen und der außerehelich von den Ehefrauen Geborenen deutlich größer als bei der Vergleichsgruppe der Einmaligen, d. h. überdurchschnittlich groß.

Man könnte an dieser Stelle gegen alle bisher erhobenen Befunde folgendes einwenden: das Ausgangsmaterial der Rückfallsverbrecher stellt eo ipso eine Auslese nach kinderarmen Individuen dar, d. h. nach einem Individualtyp, der durch Rückfallskriminalität und durch Kinderarmut ausgezeichnet ist. So gewiß aber die Charakterarten und die ihnen entsprechenden biologischen Gruppen, aus denen sich der kriminelle Typus zusammensetzt, nicht durchwegs aus lauter kriminellen Individuen bestehen, so können auch diese biologischen Gruppen aus vorwiegend kinderreichen Individuen zusammengesetzt sein. Anders ausgedrückt: wenn der untersuchte kriminelle Typus (soziologischer Typus) immer wieder aus kinderreichen Sippen (biologische Typen) hervorgeht, so wäre es für ein zahlenmäßiges Anwachsen des kriminellen Typus gar nicht notwendig, daß er selbst über eine große Kinderzahl verfügt. Entscheidend wäre vielmehr die Kinderzahl jener uns unbekannten biologischen Gruppen, jedenfalls nicht die Kinderzahl des soziologischen Individualtypus „Rückfallsverbrecher".

Ich halte diesen Einwand für durchaus berechtigt. Die meisten Rückfallsverbrecher sind ja gar nicht Söhne von Rückfallsverbrechern, wären also auch da, wenn man eine Generation vor ihrer Geburt sämtliche gewesenen oder zukünftigen Rückfallsverbrecher ausgerottet hätte. Dementsprechend wäre es durchaus verfehlt aus den bisherigen Ergebnissen auf eine Abnahme oder gar Selbstausmerzung des Typus Rückfallsverbrecher zu schließen. Daraus folgt aber, daß alle diese Ergebnisse gerade darüber keine Auskunft geben, worüber sie doch eigentlich Auskunft geben sollten. Die Untersuchungen über die Kinderzahl der soziologischen Individualtypen müssen deshalb ergänzt werden durch Untersuchungen über die Kinderzahl verschiedener Sippschaftstypen. Da uns erbbiologisch einheitliche Typen vorläufig nicht bekannt sind, werden wir zwar wieder vom Soziologischen, und zwar von der Kriminalität ausgehen, aber diesmal nicht nur das einzelne Individuum berücksichtigen, sondern die jeweiligen Sippen als Ganzes. Damit rücken wir an Stelle des soziologischen Individualtypus „Rückfallsverbrecher" den charakterologisch determinierten Sippschaftstypus in den Mittelpunkt der Untersuchung. Wir gehen dabei aus von dem Gedanken, daß die Auslese eines beliebigen Typus gegenüber den übrigen Mitgliedern der gleichen Sippen etwas ganz anderes ist als die Auslese des gleichen Typus gegenüber der ganzen übrigen Bevölkerung. So wenig ein Volk deshalb keine überragenden Begabungen mehr hervorbringen würde, wie Dichter, Denker, Erfinder, weil diese sämtlich kinderlos bleiben, solange nur seine Bauern, Pastoren, Adeligen nicht vernichtet bzw. einer starken Gegenauslese unterworfen werden, so gewiß gilt auch für die Rückfallsverbrecher der Satz, daß die Ausmerzung extremer Varianten nicht genügt, deren immer wieder erfolgende Neuentstehung zu unterbinden. Indem sich aber bildlich gesprochen Dichter, Denker, Erfinder zu den Sippen, denen die große Zahl der Vertreter der genannten Stände entstammen, verhalten wie der Krystall zu seiner Mutterlauge, wird deutlich, daß ich diese, das ist also im Vergleich die Ursprungssippe, untersuchen muß, um die voraussichtliche Zu- oder Abnahme jener zu erkunden. Man hat denn auch nicht etwa aus der Kinderarmut sog. Genies sondern aus der allgemeinen Geburtenarmut in Pastoren- und höheren Beamtenfamilien usw. auf eine zunehmende Verarmung an hochwertigen Anlagen geschlossen. Die gleichen Gedankengänge sollen hier auf das Verbrecherproblem angewendet werden.

Es soll die Kinderzahl der Ausgangsfälle, ihrer Geschwister und ihrer Eltern verglichen und nach verschiedenen Typen zusammengestellt werden, unter teilweiser Einschränkung auf die Sippen der Rückfallsverbrecher, um die Frage nach einer Zu- oder Abnahme der kriminellen Typen weiter zu verfolgen als es bisher möglich war.

Die Kritik der bisherigen Befunde hat ergeben, daß eine (relative) Zunahme des Typus Rückfallsverbrecher gegenüber der Durchschnittsbevölkerung auch dann möglich wäre, wenn die Kinderzahl der Rückfallsverbrecher selbst hinter dem Durchschnitt stark zurückbleibt. Die Annahme einer derartigen relativen Zunahme der Rückfallsverbrecher wäre dann begründet, wenn entweder der Nachweis erbracht wurde, daß sie im allgemeinen aus kinderreicheren Familien stammen als eine entsprechende Durchschnittsbevölkerung, bzw. als die

Einmaligen, oder wenn es gelänge Anzeichen dafür zu finden, daß innerhalb der jeweiligen Sippen kriminelle oder abnorme Individuen durchschnittlich kinderreicher sind als die anderen.

Zählt man die Geschwister aus, so erhält man bei den Rückfallsverbrechern nahezu ebensoviel (5,6) lebendgeborene Geschwister als bei den Einmaligen (6,0). LUXENBURGER fand für eine Durchschnittsbevölkerung eine durchschnittliche Geschwisterschaftsgröße von 6,6, für 100 Epileptiker, 100 Schizophrene, 100 Manisch-depressive und 100 Paralytiker eine Geschwisterschaftsgröße von 7,2. Ein Vergleich mit diesen Ziffern ist allerdings nicht ohne weiteres möglich, weil die Geburtszeit der jüngsten Geschwister dieser Gruppen etwa um das Jahr 1886 herum gelegen ist. Die größere Kindersterblichkeit unter den rückfälligen Geschwistern der Rückfälligen (Tabelle 49, S. 280) bewirkt, daß die Zahl der überlebenden Geschwister im Durchschnitt in der R.-Gruppe geringer ist als in der E.-Gruppe (3,1 gegen 3,8, Tabelle 50, S. 281). Nachdem sich gezeigt hat, daß unter den Rückfallsverbrechern der Anteil der illegal Geborenen verhältnismäßig sehr groß ist (Abb. 18)[1], muß man erwarten, daß die Geschwisterschaftsgröße bei dieser Gruppe unter Mitberücksichtigung der Halbgeschwister relativ stärker anwächst als bei der Vergleichsgruppe der Einmaligen. Um dem Rechnung zu tragen, kann man entweder die Geschwister der legal Geborenen untereinander (Tabelle 52, S. 281) oder die Geschwistergröße sämtlicher Ausgangsfälle einschließlich der Halbgeschwister miteinander vergleichen (Tabelle 51, S. 281). Aus den Tabellen geht hervor, daß die Rückfallsverbrecher (sofern sie nicht ledig geboren sind) eher aus kinderreicheren Familien stammen, jedenfalls nicht aus kinderärmeren als die Einmaligen. Berücksichtigt man nur die 20 Jahre alt gewordenen Geschwister, so ist die Geschwisterschaftsgröße bei beiden Ausgangsgruppen gleich groß. Auf einen Rückfallsverbrecher entfallen nämlich durchschnittlich 1,2 lebendgeborene Halbgeschwister (239 auf 195), von denen durchschnittlich 0,8 das 20. Lebensjahr erreichen, dagegen entfallen auf einen Einmaligen im Durchschnitt 0,7 lebendgeborene Halbgeschwister (118 auf 166), von denen durchschnittlich 0,3 das 20. Lebensjahr erreichten. Die Tatsache, daß Rückfallsverbrecher im allgemeinen mehr Halbgeschwister haben als Einmalige, hängt damit zusammen, daß bei ihren Eltern häufiger große Altersunterschiede und zerrüttete Eheverhältnisse vorliegen. Bisher wurden die lebendgeborenen Geschwister pro Ausgangsfall berechnet, ohne Rücksicht darauf, ob dieser illegal geboren ist oder legal. Nun ist aber der Anteil der illegal Geborenen unter den Rückfallsverbrechern beträchtlich größer als unter den Einmaligen (s. Abb. 18 u. Tabelle 48, S. 280). Dadurch wird die Geschwisterschaftsgröße in den Sippen der Rückfälligen verringert. Vergleicht man die Geschwisterschaftsgröße der legal geborenen Probanden untereinander, so treffen auf einen Rückfälligen 5,6 lebendgeborene Geschwister, auf einen Einmaligen 6,0 lebendgeborene Geschwister. Daraus allein auf eine Zunahme der Rückfallsverbrecher zu schließen wäre natürlich nicht erlaubt, schon deshalb, weil ja die Kindersterblichkeit bei den Geschwistern der Rückfälligen größer ist als bei den Geschwistern der Einmaligen. Es ist bemerkenswert, wie gering die durchschnittliche Ge-

---

[1] A. LOKAY fand unter seinen imbezillen Probanden 10% unehelich Geborene, und wies auf die Möglichkeit hin, daß diese Zahl deshalb so gering ist, weil Imbezille einer ganz besonderen Pflege bedürfen, damit sie überhaupt groß werden. Was die Einmaligen betrifft, so kann man wohl sagen, daß der Anteil der unehelich Geborenen jedenfalls nicht größer ist als bei einer sozial entsprechend zusammengesetzten Durchschnittsbevölkerung.

schwisterzahl der illegal geborenen Rückfallsverbrecher ist, die nicht durch nachfolgende Ehe legitimiert wurden; es entfallen nämlich auf einen Probanden nur 0,5 Geschwister (15 auf 31). Auf einen illegal geborenen Einmaligen, der durch nachfolgende Ehe nicht legitimiert wurde, entfallen 2,3 Geschwister (16 auf 7). In den Fällen, wo der Proband durch nachfolgende Ehe legitimiert worden ist, findet man bei den Rückfälligen immer noch eine, wenn auch geringe Erniedrigung der durchschnittlichen Geschwisterzahl; es entfallen auf einen Probanden 5,1 Geschwister (56 auf 11). Umgekehrt findet man bei den durch nachfolgende Ehe der Eltern legitimierten Probanden der Einmaligengruppe sogar eine Vermehrung der durchschnittlichen Geschwisterzahl, die hier 8,4 beträgt (42 Geschwister auf 5 Probanden). Bei dieser Gruppe stammen also die Probanden aus besonders kinderreichen Familien.

Wichtig ist jedenfalls die Feststellung, daß die Geschwisterschaftsgröße bei Rückfälligen ungefähr ebenso groß ist wie bei Einmaligen, bzw. unter Einrechnung der Halbgeschwister sogar eher größer; eine größere durchschnittliche Geschwisterzahl (lebendgeborene) erhält man bei den Rückfälligen auch dann, wenn man nur die legal Geborenen berücksichtigt[1].

Es bleibt nun noch die zweite Frage zu entscheiden, ob innerhalb der Sippen kriminelle oder abnorme Individuen durchschnittlich kinderreicher sind als die anderen. Um gleich etwas weiter auszuholen soll auf die eingangs gestellte Frage zurückgegriffen werden, *ob es vielleicht bei den Rückfallsverbrechern Untergruppen mit überdurchschnittlichem Kinderreichtum gibt und wie sich diese umschreiben lassen.* Notwendige Voraussetzung ist, daß sich die Untergruppen soziologisch bzw. kriminalbiologisch eindeutig, d. h. so voneinander unterscheiden, daß es von verschiedenen Untersuchern objektiv nachgeprüft werden kann.

RÜDIN hat die Forderung aufgestellt, man müsse trachten von einer bloßen, oft recht irreführenden Kasuistik loszukommen, d. h. versuchen, auf Grund eines ausreichend großen Materials zur Aufstellung von kriminell disponierten biologischen Typen zu gelangen. Obgleich man von vornherein nichts darüber aussagen kann, ob derartige Typen nun in ihrer Sippe einzeln oder gehäuft auftreten, weil das eben vor allem von der Art des jeweiligen Typus abhängig ist, so wird man doch nicht zögern, kriminell disponierte biologische Typen vor allem dort zu erwarten, wo sie in einer Sippe gehäuft vorkommen (kriminelle Sippen).

Dagegen läßt sich schon deshalb nichts einwenden, weil man ja selbst bei Krankheitsdispositionen, die wie die zur Schizophrenie einem vorwiegend recessiven Erbgang folgen, aus dieser Häufung die Bedeutung der Erbfaktoren erst erschlossen hat.

---

[1] An dieser Stelle wäre noch zu untersuchen, ob die Geschwister von Rückfallsverbrechern durchschnittlich mehr Kinder haben als die Geschwister von Einmaligen. Das Gegenteil ist der Fall. Die durchschnittliche Kinderzahl ist bei den über 20jährigen (3,2 gegen 2,7 lebendgeborene bzw. 2,5 gegen 1,8 überlebende) sowohl als auch bei den verheirateten Geschwistern (3,6 gegen 3,2 lebendgeborene, bzw. 2,8 gegen 2,1 überlebende) der Einmaligen größer als bei denen der Rückfälligen. Dementsprechend ist auch die Zahl der Neffen und Nichten pro Einmaligen durchschnittlich größer (10,6 lebendgeborene und 8,3 überlebende) als bei den Rückfälligen (6,9 lebendgeborene und 4,6 überlebende). Die biologische Ausschaltung, der die Rückfallsverbrecher selbst als Ganzes betrachtet unterworfen sind, ist also in abgeschwächter Form auch noch bei den Geschwistern bemerkbar.

Welcher Art diese Menschentypen sind, ist eine Frage, die damit noch nicht berührt ist. Worauf es hier allein ankommt, ist eine gesonderte Untersuchung der kriminellen Sippen, weil in ihnen vor allen anderen jene kriminell disponierten biologischen Typen im Sinne von RÜDIN enthalten sein müssen. Die durchschnittliche Kinderzahl in diesen Sippen können wir vorläufig gleichsetzen der durchschnittlichen Kinderzahl jener biologischen Typen.

Betrachtet man, um von einer schon bekannten Gruppe auszugehen, die durchschnittliche Kinderzahl derjenigen Ausgangsfälle, unter deren Vettern gleichfalls Rückfallsverbrecher aufgetreten sind[1], so erhält man gegenüber dem Durchschnitt von 2,1 Kindern pro Ausgangsfall (195 Fälle), für die 16 an eben erwähnter Stelle näher gekennzeichneten Ausgangsfälle (unter Ausschluß der Schizophrenen R. 175) 2,7 Kinder pro Ausgangsfall (44 Kinder auf 16 Probanden). Dieser Befund legt den Gedanken nahe, daß möglicherweise die überwiegend anlagemäßig Kriminellen im allgemeinen mehr Kinder haben als die überwiegend umweltbedingten. Spricht doch die Tatsache, daß auch unter entfernteren Verwandten, die örtlich getrennt von den Ausgangsfällen leben, schwere Kriminalität auftritt, für die überwiegende Bedeutung gewisser ererbter Charakteranlagen.

Um zu entscheiden ob hier nur ein Zufallsbefund vorliegt, wurde das gesamte Ausgangsmaterial in zwei Gruppen geteilt deren eine solche Fälle umfaßt, die keine Kriminellen unter ihren Verwandten aufzuweisen haben (nichtkriminellen Sippen), während die andere Ausgangsfälle betrifft, in deren Sippe wiederholt Kriminelle aufgetreten sind (kriminelle Sippen) (s. Verzeichnis S. 278). In dieser letzteren Gruppe wurden alle Fälle aufgenommen, unter deren Neffen und Nichten, Vettern und Basen, Tanten und Onkeln, Geschwistern und Eltern Kriminalität aufgetreten ist (die Kriminalität mußte sich durch schwere Begehungsformen, z. B. Diebstahl oder durch Rückfälligkeit auszeichnen. Bagatellstrafen wurden nicht berücksichtigt). Fälle, bei denen die Zahl der erforschten Verwandten nicht hinreichend groß war, um diese zu beurteilen, d. h. Fälle, von denen nicht wenigstens 10 über 20 Jahre alte Verwandte erforscht waren, wurden nicht berücksichtigt. Um als kriminelle Sippe gezählt zu werden genügte es, wenn ein Bruder gleichfalls Rückfallsverbrecher war, oder wenn in einer anderen Verwandtengruppe ein Krimineller nachgewiesen wurde, der mindestens 3 Strafen bekommen hatte, und zwar durchwegs wegen einer schweren Deliktskategorie (Eigentumsdelikte, Sittlichkeitsverbrechen usw.), bzw. zwei Einmalige oder „Latent-Asoziale". In einer Anzahl von Fällen war es nicht möglich mit Sicherheit zwischen den beiden Gruppen zu entscheiden, sie blieben außer Betracht (Gruppe C). Zum Teil waren die Verwandten im Hinblick auf ihre Kriminalität nicht genau genug erforscht, sei es, daß bei mehreren keine Strafregister angefordert oder nicht genügend viele Verwandte persönlich besucht worden waren, zum Teil waren die überlebenden Verwandten weiblichen Geschlechts, zum Teil waren die Familien überhaupt zu klein. Nicht eingestuft wurden schließlich auch solche Fälle, die psychotisch waren.

Man kann wohl die Kriminalität in der Gruppe der kriminellen Sippen (Gruppe B) als ganz vorwiegend anlagebedingt betrachten, die Kriminalität in der Gruppe der nichtkriminellen Sippen (Gruppe A) als stark mitbedingt durch Umwelteinflüsse. Jedenfalls kann man sagen, daß in den kriminellen

---

[1] Erbanlage und Verbrechen, 1. Teil, Z. Neur. 145, 311—323.

Sippen, die (anlagebedingte) Charakterbeschaffenheit dem Zustandekommen krimineller Handlungen geringere Widerstände entgegensetzt als in den nichtkriminellen Sippen. Ob es sich dabei in den nichtkriminellen Sippen im Einzelfall um eine besonders seltene Konstellation zusammentreffender Erbanlagen oder um eine besondere Umweltkonstellation oder um beides handelt, bleibt hier außer Betracht.

Die Gruppe B (kriminelle Sippen) umfaßt 67 Sippen, mit insgesamt 182 Probandenkindern, das sind 2,7 pro Ausgangsfall. Unter diesen Kindern befinden sich 40 kleinverstorbene (22,0 ± 3,12%), es bleiben somit 142 überlebende, das sind 2,1 pro Ausgangsfall. Die Gruppe A (nichtkriminelle Sippe) umfaßt 39 Sippen mit insgesamt 26 Kindern, das entspricht 0,7 Kinder pro Ausgangsfall. Unter diesen Kindern befinden sich 3 kleinverstorbene (11,5 ± 6,7%). Die Zahl der überlebenden Kinder ist dementsprechend 23 gleich 0,6 pro Ausgangsfall. Es zeigt sich also, daß in der B-Gruppe die Zahl der lebendgeborenen Probandenkinder nahezu viermal so groß ist, die der überlebenden dreimal so groß ist als in der A-Gruppe, und daß dieser Unterschied in der Fruchtbarkeit auch durch die größere Kindersterblichkeit der B-Gruppe nicht ausgeglichen wird. Demnach wäre es also keineswegs ein Zufallsbefund, wonach die Kinderzahl von Ausgangsfällen aus kriminellen Sippen größer ist als von Ausgangsfällen, die in ihren Sippen als einzige Kriminelle gleichsam aus dem Rahmen fallen. Die Gruppe der nicht einstufbaren Ausgangsfälle (C) einschließlich der psychopathischen umfaßt wie erwähnt 89 Probanden mit zusammen 205 Kindern. Es entfallen somit in dieser Gruppe 2 oder 3 Kinder auf einen Ausgangsfall, ein Wert, der dem Durchschnitt des Gesamtmaterials (2,1) ziemlich genau entspricht. Darunter befanden sich 42 Kleingestorbene (25,4 ± 3,0%). Die Zahl der überlebenden Kinder betrug 153, das sind 1,7 pro Ausgangsfall. Auch diese Ziffer entspricht ziemlich genau dem Durchschnitt des Gesamtmaterials (1,6).

Diese Ergebnisse legen den Schluß nahe, daß die Kinderzahl durchschnittlich größer ist bei Verbrechern, deren Kriminalität im obigen Sinn vorwiegend anlagemäßig bedingt ist, als bei solchen, deren Kriminalität stark umweltbedingt ist[1]. Ein Blick auf Tabelle 53, S. 281 zeigt, daß diese Fruchtbarkeitsunterschiede zum Teil dadurch bedingt sind, daß in der Gruppe A der Anteil der Ledigen besonders hoch ist; andererseits ist trotz gleichen Ledigenanteils die durchschnittliche Zahl der Lebendgeborenen in Gruppe B größer als in Gruppe C.

Gegen die Richtigkeit dieser Schlußfolgerung scheint es zunächst zu sprechen, daß die Geschwisterschaftsgröße in den kriminellen Sippen geringer ist als in den nichtkriminellen (Tabelle 54, S. 281), und doch ist die Nachkommenschaft der Probandengeschwister aus kriminellen Sippen größer als die der Geschwister aus nichtkriminellen Sippen. Es entfallen nämlich auf einen Probanden der B-Gruppe 9,3 lebendgeborene Neffen und Nichten (621 auf 67), auf einen Probanden der A-Gruppe 5,5 lebendgeborene Neffen und Nichten (215 auf 39).

---

[1] Daß RIEDL (1) unter den endogenen Fällen seines Materials mehr Ledige fand als unter den exogenen, scheint dieser Schlußfolgerung zu widersprechen. Man darf aber nicht vergessen, daß es sich hier um etwas ganz anderes handelt, nämlich um einen Vergleich von Rückfallsverbrechern untereinander. Auch beruht die Klassifizierung endogen-exogen bei RIEDL auf einer Abschätzung der voraussichtlichen Individualprognose, oder wenigstens der Frage verbesserlich-unverbesserlich, und zielt damit in ganz anderer Richtung als die hier getroffene Unterscheidung, die mit der Individualprognose gar nichts zu tun hat.

Die Unterschiede bleiben immer noch deutlich genug, wenn man die Überlebenden in Betracht zieht: 5,7 (B-Gruppe nämlich 384 auf 67) gegenüber 3,8 (A-Gruppe, 149 auf 39). Es hängt dies damit zusammen, daß die Zahl der verheirateten Geschwister bei der B-Gruppe durchschnittlich größer ist (2,7 pro Ausgangsfall, nämlich 183 zu 67) als bei der A-Gruppe (1,9 pro Ausgangsfall, nämlich 73 zu 39)[1]. Umgekehrt ist der Anteil der Ledigen unter den über 20 Jahre alten Geschwisten bei der A-Gruppe beträchtlich größer als bei der B-Gruppe, d. h. die Geschwister von Rückfallsverbrechern aus kriminellen Sippen bleiben seltener ledig als die Geschwister der Rückfallsverbrecher aus nichtkriminellen (Gruppe A: 24,8 ± 4,4%, Gruppe B: 13,2 ± 2,4%, Gruppe C: 21,0 ± 3,4%). Es ist aber nicht bloß so, daß die Geschwister der Ausgangsfälle aus kriminellen Sippen häufiger heiraten, vielmehr haben die Verheirateten überdies noch eine größere durchschnittliche Kinderzahl aufzuweisen als die verheirateten Geschwister aus nichtkriminellen Sippen. Und zwar entfallen auf 185 verheiratete Probandengeschwister der B-Gruppe 621 lebendgeborene Kinder, d. h. 3,4 pro Geschwister, bzw. 384 Überlebende[2], d. h. 2,0 pro Geschwister. Andererseits entfallen auf 73 verheiratete Probandengeschwister der A-Gruppe 215 lebendgeborene, bzw. 149 überlebende Kinder, d. h. 2,9 bzw. 2,0 pro Geschwister. Dieser Geburtenüberschuß der B-Gruppe gegenüber der A-Gruppe wird also durch die größere Kindersterblichkeit in der ersteren wieder ausgeglichen.

Alle diese Befunde zusammengenommen zeigen eindeutig, daß *die Nachkommenzahl in kriminellen Sippen größer ist als in nichtkriminellen Sippen* und sie deuten darauf hin, daß es unter den Geschwistern möglicherweise gerade die Träger von Charakteranlagen, die antisoziales Verhalten bedingen, bzw. die Kriminellen selbst sind, die verhältnismäßig viele Kinder haben.

Es wurde deshalb *die Kinderzahl bei den kriminellen Geschwistern der Ausgangsfälle* untersucht und *mit der der nichtkriminellen Geschwister* verglichen (Tabelle 56, S. 282). Dabei kommt man zu dem Ergebnis, daß die verheirateten kriminellen Geschwister der Rückfallsverbrecher im allgemeinen kinderreicher sind (4,2 lebendgeborene bzw. 2,4 überlebende) als die verheirateten nichtkriminellen Geschwister (2,9 lebendgeborene bzw. 2,0)[3]. Die verhältnismäßig größere Sterblichkeit unter den Kindern der Kriminellen vermag es nicht diese Unterschiede auszugleichen. Sie sind am deutlichsten in den kriminellen Sippen. Am geringsten ist die Zahl der überlebenden Kinder von nichtkriminellen Geschwistern aus nichtkriminellen Sippen, am größten die Zahl der lebendgeborenen Kinder von kriminellen Geschwistern aus kriminellen Sippen. Dieser Befund stimmt auffallend überein mit dem, was sich bei den Ausgangsfällen ergeben hat: Die meisten Kinder hatten diejenigen, die aus kriminellen Sippen

---

[1] Die 183 verheirateten Geschwister der Ausgangsfälle der B-Gruppe haben 615 (3,4) lebendgeborene und 380 (2,1) überlebende Kinder. Die 73 verheirateten Geschwister der A-Gruppe haben 215 (2,9) lebendgeborene Kinder und 149 (2,0) überlebende. Es ist also überdies auch die durchschnittliche Zahl der lebendgeborenen Kinder bei den (verheirateten) Geschwistern der B-Gruppe größer als bei denen der A-Gruppe, doch wird dieser Unterschied durch die größere Kindersterblichkeit wieder ausgeglichen.

[2] Kinder, die das 5. Lebensjahr überlebten.

[3] Der Milieutheoretiker oder, was meist dasselbe ist, der vor der Natur Schlechtweggekommene, vor dem alle Menschen gleich sind, würde sagen, diese Menschen werden kriminell, weil sie viele Kinder haben und dadurch in Not geraten. Es erübrigt sich auf eine solche „Erklärung" einzugehen, die niemals imstande ist darzulegen, warum es Menschen gibt, die viel Kinder haben, Not leiden, und doch nicht kriminell werden.

stammten (2,7), die wenigsten Kinder, die aus nichtkriminellen Sippen stammten (0,7). Was die Geschwister der Ausgangsfälle betrifft, so muß man hinsichtlich der überlebenden Kinder eher noch mit einer größeren Unfruchtbarkeit der Kriminellen rechnen, als es in den Ziffern der Tabelle zum Ausdruck kommt, da nämlich über die späteren Schicksale der Kinder von Kriminellen in einer Reihe von Fällen nichts bekannt war und diese dann als kleingestorbene gezählt wurden, obwohl mindestens ein Teil von ihnen voraussichtlich noch am Leben ist. Wenn, wie sich gezeigt hat, die kriminellen Geschwister von Rückfallsverbrechern kinderreicher sind als die nichtkriminellen Geschwister, so bedeutet das gleichzeitig, daß die Rückfallsverbrecher unter den Geschwistern der R.-Gruppe durchschnittlich mehr Kinder haben als die nichtkriminellen Geschwister. Denn laut Strafregister sind 35,8% unter den Brüdern (11,2% unter den Schwestern) überhaupt kriminell geworden und davon 25,4% (6,6%) als Rückfallsverbrecher (Erbanlage und Verbrechen, Voruntersuchungen, s. Tabelle 2, S. 291)[1]. Bei dieser Gelegenheit ist daran zu erinnern, daß der Begriff „Rückfallsverbrecher" bei den Geschwistern nicht zu eng gefaßt ist wie bei den Ausgangsfällen und deshalb vergleichsweise mittelschwere Begehungsformen umfaßt (Voruntersuchungen S. 285, letzter Absatz).

Nicht ganz dasselbe ergibt sich bei der Gegenüberstellung der Trinker mit den Nichttrinkern. Vergleicht man die verheirateten Brüder der Ausgangsfälle, die Trinker sind, mit den verheirateten Brüdern, die Nichttrinker sind, so erkennt man, daß erstere durchschnittlich mehr Kinder haben (3,5 gegen 2,9). Allein dieser Überschuß an Lebendgeborenen wird durch die größere Sterblichkeit der Trinkerkinder nahezu wieder ausgeglichen (2,1 gegen 2,9) (Tabelle 57, S. 282).

Zuletzt wurde noch die durchschnittliche Kinderzahl der abnormen, bzw. psychopathischen Persönlichkeiten mit der der übrigen Geschwister verglichen (Tabelle 58, S. 282). Wenngleich die Feststellung, daß eine Persönlichkeit abnorm sei, von dem Beobachter lange nicht so unabhängig ist als die Feststellung, er sei kriminell, so schien es doch berechtigt, einen derartigen Vergleich anzustellen. Dabei wurden die psychotischen und die fraglichen Individuen (bei denen nicht mit Sicherheit entschieden werden konnte, ob sie als abnorm zu bezeichnen sind) nicht berücksichtigt. Die Zahl der lebendgeborenen Kinder ist bei abnormen Persönlichkeiten (insbesondere in den kriminellen Sippen) beträchtlich größer (3,7 gegen 3,1 bzw. 4,0 gegen 3,1) als die der normalen Geschwister. Der Umstand, daß die Fruchtbarkeitsunterschiede bei einer Gegenüberstellung kriminell-nichtkriminell größer sind als bei einer Gegenüberstellung abnorm-nichtabnorm, weist darauf hin, daß in den Rückfallsverbrechersippen vor allem verhältnismäßig unauffällige abnorme Charakterartungen, die an eine überdurchschnittliche Triebstärke oder an einem starken Mangel an Hemmtriebfedern oder an beides gebunden sind, einem Auslesevorgang unterliegen, der einer Gegenauslese im Sinne des Volksganzen gleichzusetzen ist. Besonders wichtig ist der Nachweis, daß die *Fruchtbarkeit der abnormen Persönlichkeiten in Verbrechersippen* jedenfalls nicht geringer ist, als es dem Durchschnitt der Sippen entspricht.

Untersucht man den Anteil der Lediggebliebenen, so kommt man zu dem Ergebnis, daß er sowohl bei kriminellen als bei nichtkriminellen, bei abnormen sowie bei nichtabnormen Individuen gleich groß ist. Das heißt die kriminellen und abnormen Geschwister bleiben nicht häufiger ledig als die übrigen. Dagegen

---

[1] F. STUMPFL (1).

scheinen die Trunksüchtigen seltener ledig zu bleiben als die Nichttrinkenden, oder, was hier nicht zu entscheiden ist, die Verheirateten verfallen anscheinend häufiger der Trunksucht (Tabelle 59, S. 283). Dagegen sind in den kriminellen Sippen ledige Geschwister seltener als in den nichtkriminellen Sippen (in Übereinstimmung mit dem Verhalten der entsprechenden Ausgangsfälle, s. Tabelle 60, S. 283).

Bei den Geschwistern der Einmaligen kommt man gleichfalls zu dem Ergebnis, daß die durchschnittliche Kinderzahl bei den Kriminellen bzw. Abnormen größer ist als die der Nichtkriminellen bzw. Normalen. Es haben 402 Geschwister 1599 (4,0) Kinder, und zwar 369 klein gestorbene und 1230 (3,0) überlebende. Unter diesen Geschwistern befinden sich 357 unauffällige mit 1399 (3,6) lebend geborenen und 1086 (3,0) überlebenden, 12 Kriminelle mit 62 (5,1) lebendgeborenen und 49 (4,1) überlebenden und 33 abnorme (Psychopathen) bzw. Trinker mit 138 (4,1) lebendgeborenen und 95 (2,8) überlebenden Kindern. Auf eine ausführliche Wiedergabe der Befunde wird verzichtet, da sie im einzelnen nichts Neues bringen. Es sei nur erwähnt, daß der Anteil der Kinderlosen unter den über 30 Jahre alten Geschwistern in den Gruppen der kriminellen Abnormen und Unauffälligen nahezu gleich groß war (14,2%, 15,3% und 16,0%).

Diese Befunde haben inzwischen an dem eingangs näher beschriebenen Vergleichsmaterial ihre Bestätigung erfahren. Es wurden dort 177 Frauen, die ein Hilfsamt für werdende Mütter aufgesucht haben, sowie 218 über 20 Jahre alte Brüder dieser Frauen und 138 Kindsväter, das sind zusammen 533 Personen, auf ihre Kriminalität hin untersucht. Dabei hat sich ergeben, daß in den Familien, in denen entweder bei der Probandin selbst oder bei dem Kindsvater oder bei dem Bruder der Probandin Kriminalität festgestellt wurde, die durchschnittliche Kinderzahl größer ist als in den Familien, in denen keine Kriminalität festgestellt wurde. Das Durchschnittsalter der Frauen aus solchen „kriminellen" Familien ist 28,7 Jahre, die durchschnittliche Kinderzahl (lebendgeborene) 1,7[1]. Das Durchschnittsalter der Probandinnen in den nichtkriminellen Familien ist 27,6, die durchschnittliche Kinderzahl beträgt 1,3[2]. Der geringe Altersunterschied kann den immerhin auffallenden Unterschied zwischen den Kinderziffern nicht erklären. Noch stärker ist der Unterschied, wenn man die durchschnittliche Kinderzahl in den nichtkriminellen Familien vergleicht mit der durchschnittlichen Kinderzahl in solchen Familien, in denen, sei es bei der Probandin, beim Kindsvater oder bei einem Bruder Rückfallskriminalität vorgekommen ist. Das Durchschnittsalter der Frauen in diesen Familien beträgt 28,5 Jahre und die durchschnittliche Kinderzahl 2,03[3]. Es ergibt sich also auch bei diesem Vergleichsmaterial eine überdurchschnittliche Kinderzahl in solchen Familien, in denen Kriminalität nachweisbar ist.

Überblick und rassenhygienische Schlußfolgerungen.

Überblickt man die an den Rückfallsverbrechern gewonnenen Befunde, so fällt eine durchgehende Linie auf. Die Rückfallsverbrecher, die aus kriminellen Sippen (in oben näher umschriebenem Sinn) stammen, haben durchschnittlich mehr Kinder und durchschnittlich mehr verheiratete Geschwister, als die Rückfallsverbrecher, die aus nichtkriminellen Sippen stammen. Diese verheirateten Geschwister der Rückfälligen sind außerdem durchschnittlich eher kinderreicher

---

[1] 173 Kinder auf 130 Frauen. [2] 81 Kinder auf 47 Frauen. [3] 49 Kinder auf 24 Frauen.

als die verheirateten Geschwister der Ausgangsfälle aus nichtkriminellen Sippen. Die durschnittliche Kinderzahl von kriminellen Geschwistern ist größer als die von nichtkriminellen. Die von Geschwistern, welche als abnorme Persönlichkeiten zu betrachten sind, größer als die der übrigen, die von Brüdern, die Trinker sind, größer als die von Nichttrinkern. Zwar werden die Unterschiede bei manchen Gruppen durch eine größere Kindersterblichkeit wieder ausgeglichen, aber die Zahl der Überlebenden ist jedenfalls nicht kleiner, in manchen Fällen sogar größer als bei den vergleichsweise normalen Gruppen. Daraus ergibt sich, daß die abnormen Persönlichkeiten, die infolge ihrer Charakterbeschaffenheit stärker zu Kriminalität neigen als andere, abgesehen von den extremen Varianten, an die Anforderungen des Lebens letzten Endes nicht schlechter angepaßt sind, als die normalen, sondern wenigstens ebensogut, wenn man unter Anpassung nicht die an die soziale Gesellschaftsordnung, sondern die Tatsache der Arterhaltung versteht. Bedenkt man endlich, daß verglichen mit den Gegengruppen die Zahl der Ledigbliebenen am größten ist unter den Probanden und den Geschwistern aus nichtkriminellen Sippen und unter den nichtkriminellen Geschwistern, so muß man zugeben, daß alle diese Befunde zusammengenommen darauf hinweisen, daß *gerade die Träger solcher Anlagen, die zu Kriminalität disponieren, bzw. die Kriminellen selbst verhältnismäßig die meisten Kinder haben.* Dasselbe gilt für die an den Einmaligen gewonnenen Ergebnisse, wenn man die entsprechenden Untergruppen einander gegenüberstellt.

Das ändert nichts daran, daß (im allgemeinen) eine biologische Ausschaltung der Typen wirksam ist, bei denen (im allgemeinen) die stärksten seelischen Abnormitäten bestehen, nämlich bei den Rückfallsverbrechern mit den schwersten Begehungsformen. Denn bei den Geschwistern sind diese Begehungsformen verhältnismäßig selten im Vergleich zu den mittelschweren und leichteren. Vergleicht man die Gruppe der Einmaligen mit der Gruppe der Rückfälligen, jede als Ganzes genommen, so findet man umgekehrt, daß sowohl die Ausgangsfälle als auch die Geschwister und die Eltern der Einmaligengruppe durchschnittlich kinderreicher sind. Wie sich diese gegenläufige Linie mit der zuerst hervorgehobenen überkreuzt und wie ihr gleichzeitiges Vorhandensein zu erklären ist wurde ausführlich dargelegt.

Methodisch wichtig ist das Ergebnis, daß weder die Feststellung der durchschnittlichen Kinderzahl noch der durchschnittlichen Geschwisterzahl für sich allein über die voraussichtliche Zu- oder Abnahme irgendeines Individualtypus eine eindeutige Auskunft zu geben vermag, daß es dazu vielmehr einer Erfassung der ganzen Sippe bedarf, und zwar nicht allein einer Verfolgung bestimmter Individualtypen (z. B. „Verbrecher", „abnorme Persönlichkeiten", „Hochbegabte"), sondern auch einer Gruppierung nach verschiedenartigen Sippschaftstypen (Verbrechersippe, Psychopathensippe, Hochbegabtensippe). Nur so ist es möglich, die verschlungenen Auslese- und Ausmerzvorgänge, wie sie sich in Wirklichkeit abspielen, einigermaßen zu erfassen. Wenn ich z. B. finde, daß Rückfallsverbrecher weniger Kinder haben als Einmalige, so wird das niemand wundernehmen der hört, daß diese Menschen ein Drittel, die Hälfte und mehr ihrer besten Jahre hinter Gefängnismauern verbringen. Ähnliches gilt für die unterdurchschnittliche Kinderzahl der Hochschulprofessoren mit Rücksicht darauf, daß die akademische Laufbahn in der Mehrzahl der Fälle durch eine Spätheirat erkauft wurde. Die Anlagen zu hoher Begabung in dem einen, zu krimineller Betätigung in dem anderen Fall sind aber nicht ausschließlich im Einzelindividuum zu suchen, an dem sie äußerlich durch Leistungen und soziale Verhaltungsweisen zu erkennen sind, sondern auch in vielen Angehörigen der Sippe, die zwar ebenso begabt sind, aber — aus Gründen, die sich herleiten von ihrer vom Stoff des Charakters teilweise unabhängigen Charakterartung — weniger erfolgreich. Man muß also die Angehörigen, d. h. den Verwandtenkreis in die Untersuchung miteinbeziehen. Dadurch wird es möglich, die der Doppeldeutigkeit eines jeden sozialen Aufstieges und Niederganges Rechnung zu tragen.

Es soll noch dargestellt werden, was für Schlußfolgerungen aus den Ergebnissen zu ziehen sind. Nachdem die kriminellen Sippen und in diesen wiederum die kriminellen Individuen (sofern es nicht um allerschwerste Begehungsformen handelt) vergleichsweise die kinderreichsten sind, ist es ein naheliegender Gedanke anzunehmen, daß Kriminalität und Triebstärke bzw. ,,Fortpflanzungskraft" in ,,kriminellen Sippen" auf gemeinsame Ursprünge zurückzuführen sind. Wir erblicken diese in einer starken Vitalität bei verhältnismäßig geringen Hemmtriebfedern und haben damit ein Merkmal hervorgehoben, das im Durchschnitt die Sippen von Rückfallsverbrechern auszeichnet gegenüber den Sippen von einmaligen Rechtsbrechern. Dazu sind noch ergänzende Bemerkungen notwendig.

Unsere Ausführungen haben gezeigt, wie verwickelt man sich die Auslesevorgänge denken muß, die hier am Werke sind. Darüber darf eine gewisse Richtlinie, die wir herausgearbeitet haben, weil sie von praktischer Bedeutung ist, und die vielleicht einfach scheinende Deutung, die wir gegeben haben, nicht hinwegtäuschen. Vor allem darf man sich nicht vorstellen, daß es ausschließlich biologische Faktoren sind, die hier wirken. Um es allgemein verständlich und etwas grob auszudrücken: gewiß ist es so, daß man in Verbrechersippen besonders häufig ,,primitiven" Typen begegnet, denen eine feinere Differenzierung der Gefühle verloren gegangen ist[1], und die wie alles Primitive vielen anderen Typen biologisch überlegen sind. Aber das gilt nur für gewisse Gruppen (die sich natürlich nicht etwa mit ,,den kriminellen Sippen" decken, sondern vielfach überschneiden). Für andere wieder trifft sogar das Gegenteil zu. Sie verfügen über alles eher als über eine starke Vitalität, ihre biologische Unangepaßtheit steht außer Zweifel, aber sie sind trotzdem die kinderreicheren, weil sie durch ein verfehltes Fürsorgewesen von seiten des Staates geradezu gezüchtet wurden.

Nur aus diesem Ineinander- und Gegeneinanderwirken biologischer *und* sozialer, zeitgeistbedingter Faktoren ergibt sich das bunte Nebeneinander verschieden gerichteter Auslesewirkungen, wie es wirklich ist.

Wir müssen also vollständiger sagen: die gemeinsamen Ursprünge von Kriminalität und ,,Fortpflanzungskraft" in kriminellen Sippen können zurückgeführt werden entweder auf eine starke Vitalität bei verhältnismäßig geringen Hemmtriebfedern oder auf eine geschwächte Vitalität und ihre Überkompensation durch ein (im Grund eher passives) soziales Parasitentum. Aber auch diese Formel ist nur auf das Allgemeinste zugeschnitten.

---

[1] Es wäre falsch zu sagen ,,wenig differenziert", was meist als gleichbedeutend mit ,,noch nicht differenziert" gebraucht wird. Siehe dazu KLAGES: ,,Der Verbrecher ist ein Ausscheidungsprodukt der Zivilisation, nicht aber, wie LOMBROSO annahm, etwas dem ,Naturmenschen' oder dem Tier Verwandtes, welchen ganz dilettantischen Fehlgriff wohl die Wahrnehmung seiner Triebhaftigkeit verschuldete, über der man seine Qualität zu prüfen versäumte. Das Tier hat noch kein Gewissen, der Verbrecher hat es nicht mehr."

Die kriminellen Sippen können beiden Typen angehören. Bei den nichtkriminellen Sippen gibt es mehrere Möglichkeiten: entweder die Kriminalität der Ausgangsfälle ist eine Erscheinung, die vollkommen isoliert dasteht und in manchen Fällen als vorwiegend umweltbedingt aufzufassen ist (Schädeltrauma), oder sie ist Ausdruck einer Bruchstelle zwischen zwei zusammentreffenden Sippen, die entstehen kann z. B. durch Aufeinanderprallen starker Gegensätze bei den Eltern (z. B. Vater aus altangesehener Familie, Mutter Bauernmagd proletarischer Abkunft, oder Vater anlagemäßig ein Riese, brutal derb, Mutter anlagemäßig zwerghaft klein, schwach und zart[1]). Auch hier muß man an das Mitwirken rein soziologischer Faktoren denken und die biologischen Faktoren, soweit sie vorhanden sind, hauptsächlich in der s. v. v. „Instinktverbiegung" erblicken, die bei der Ehewahl zum Ausdruck kommt. Es ist hier nicht der Ort aus den Befunden praktische Schlußfolgerungen zu ziehen. Und doch wird vielleicht eine Bemerkung erlaubt sein, die in diese Richtung zielt. Wir haben gesehen, daß die Kinderzahl bei Verbrechern der schwersten Begehungsform relativ gering ist. Aber es gibt in den Verbrechersippen Typen, die überdurchschnittlich kinderreich sind. Gerade diese Arten von Persönlichkeiten sind es, die auf Grund ihrer erbbedingten charakterologischen und psychopathologischen Artung die stärksten Beziehungen zur Kriminalität haben. Ihr Kinderreichtum beruht bei einem Teil (= den aktiv brutalen) auf der ihnen innewohnenden Triebkraft und Triebhaftigkeit, bei einem anderen Teil (den passiv parasitären) auf den Einfluß eines falsch angewendeten Fürsorgewesens, bei beiden auf dem den meisten Verbrechern eigenen Mangel an Hemmtriebfedern. Wenn die Vertreter der hier gemeinten Typen selbst kriminell sind, so gehören sie meist den mittelschweren Begehungsformen an. Nur auf Grund einer charakterologischen, psychopathologischen und konstitutionsbiologischen Untersuchung, die in die Charakterartungen tiefer eindringt als es einer Statistik zusteht, ist eine genaue Erfassung der Typen möglich. Wenn es nun falsch ist eine ganze Sippe nach einem Einzelindividuum, das ihr angehört, zu beurteilen — und daß es so ist hat man immer gewußt, es sei nur erinnert an den norwegischen Spruch: „heirate kein Mädchen, die die einzige gute in ihrer Sippe ist" —, so sollten sich auch eugenische Maßnahmen nicht an die Diagnose klammern, die einem Einzelnen gestellt wird. Maßnahmen sind zu allererst dort notwendig, wo eine Häufung verschiedenartiger Minderwertigkeiten und ein Mangel hochwertiger Eigenschaften in einer Sippe einwandfrei feststehen. Richtet man sich nicht danach, so bleiben alle Worte über die biologische Einheit der Familie leeres Gerede.

Versucht man, die Ergebnisse in ihrer Gesamtheit zu überschauen, so kann man sagen, daß die Wirklichkeit eine Fülle ineinanderflutender Erscheinungen darbietet, so daß die Befunde, zu denen ein Beobachter gelangt, zunächst ausschließlich von seinem engeren Standort abhängen. Nichts ist leichter, als auf Grund lückenhafter Nachforschungen oder durch geschickte Auswahl dessen, was man für mitteilenswert hält, bei Verbrechern eine verschwindend geringe oder eine gefährlich große durchschnittliche Kinderzahl „zu beweisen" und so

---

[1] Diese Beispiele dürfen nicht dahin mißverstanden werden, daß es in jedem Fall so sein müßte. Es kommt natürlich alles auf die charakterologische und sonstige Beschaffenheit der Ehepartner an. In einzelnen Fällen gewinnt man eben den Eindruck, daß dem unharmonischen Nichtzusammenpassen der Eltern eine kriminogene Bedeutung für ihre Kinder zukommt, und zwar dann, wenn weder in der väterlichen noch in der mütterlichen Sippe Kriminalität vorkommt.

der Wirklichkeit auszuweichen. Auch unter den kriminellen Familien gibt es solche, die aussterben, andere, die ihren Charakter wieder verlieren, und wieder andere die gedeihen.

Ich versuchte die Schwierigkeiten durch häufigen Wechsel des Gesichtswinkels zu überwinden und hoffe, daß es mir, so gelungen ist den wesentlichen Seiten des Problems und damit der Sache gerecht zu werden.

Soviel geht wohl mit Sicherheit aus diesen Untersuchungen hervor: wenn auch gerade die schwersten Rückfallsverbrecher in Bayern, d. h. diejenigen, welche die meisten und schwersten Strafen verbüßt haben, durchschnittlich weniger Kinder haben als eine entsprechende bayerische Landbevölkerung, ja sogar weniger als die als Vergleichsgruppe dienenden einmalig Bestraften, so haben sie doch nicht oder nur kaum weniger Kinder als es dem Gesamtdurchschnitt des deutschen Volkes entspricht. Würde man die Fruchtbarkeit der Rückfallsverbrecher auf die Fruchtbarkeitsjahre beziehen, so erhielte man sogar eine ausgesprochene überdurchschnittliche Fruchtbarkeit gegenüber der Gruppe der Einmaligen. Dazu kommt noch, daß gerade die besten Gruppen (man denke z. B. an die Männer der deutschen Reichsmarine, der Berliner Polizei) besonders kinderarm sind. Zu betonen ist endlich noch, daß 2,1 lebendgeborene Kinder pro Rückfallsverbrecher überhaupt und 3,3 Kinder pro verheirateten Rückfallsverbrechern nicht wenig ist, sondern viel. Nimmt man mit HEINDL die Zahl der in Deutschland lebenden *Berufsverbrecher* mit 8500 an, so müßte man diese Zahl mindestens vervierfachen, um die Ziffer der Rückfallsverbrecher überhaupt zu bekommen, denn durch rasches Aufeinanderfolgen der Straftaten und Begehen der Straftaten nach derselben Arbeitsmethode (Rückfall in dasselbe Delikt) zeichnet sich nur ein verhältnismäßig geringer Bruchteil der Rückfallsverbrecher überhaupt aus. Danach müßte man mit mindestens 60 000 überlebenden Kindern von Rückfallsverbrechern in ganz Deutschland rechnen. Diese Überlegungen zeigen, daß rassenhygienische Maßnahmen dringend notwendig sind.

Anknüpfend an die oben erwähnten Ergebnisse von W. F. WINKLER, wonach die Stärke der Fortpflanzung in einer Familie abhängig ist von der Herkunft der Eltern aus einer geburtenreichen bzw. aus einer geburtenarmen Gegend, ist noch einiger Forderungen zu gedenken, die sich für künftige Forschungen ergeben. Man darf aus den Ergebnissen WINKLERS nicht ohne weiteres den Schluß ableiten, der allgemeine Geburtenrückgang würde schon von selbst auch die Verbrechersippen erfassen. Denn wenn es sich auch so verhält, daß die Kinderzahl ein und derselben Familie in einer kinderarmen Umwelt geringer wäre als in einer kinderreichen, oder daß die Kinderarmut eines Volkes allmählich übergreift auf ein bis dahin kinderreiches Nachbarvolk, so bleibt doch die Tatsache bestehen, daß es Gruppen gibt, die zufolge ihrer Charakterartung derartigen Einflüssen in geringerem Maße zugänglich sind als andere. Daß die im allgemeinen der Hemmtriebfedern ermangelnden Rückfallsverbrecher in diesem Sinne weniger beeinflußbar sind als andere Gruppen, liegt auf der Hand. Für künftige Forschungen ergibt sich daraus die Forderung, die Fruchtbarkeit von Rückfallsverbrechern jeweils in Beziehung zu setzen zu den Bevölkerungsgruppen der Umwelt, der sie entstammen. Man würde beispielsweise vergleichen Rückfallsverbrecher aus bayerischen Landstädten, aus fränkischen Industriestädten, mit der Gesamtbevölkerung der entsprechenden Städte. Dabei wäre wieder zu unterscheiden zwischen der Fruchtbarkeit der Gesamtbevölkerung in solchen

Städten und bestimmter Bevölkerungsgruppen, die gleichsam die engere Gruppenwelt der Rückfallsverbrecher darstellen (z. B. die Bevölkerung verrufener Stadtviertel).

Für den Rassenhygieniker ist es wichtig zu wissen wieviele Kinder von Rückfallsverbrechern geboren werden, bevor ihre Väter zum erstenmal vom Strafvollzug erfaßt worden sind. Prüft man, wieviele Kinder von den 195 Rückfallsverbrechern des vorliegenden Ausgangsmaterials schon geboren waren, als ihr Vater eine Gefängnisstrafe von mindestens 3 Monaten zu verbüßen hatte und wieviele nachher, so findet man, daß von den 413 lebendgeborenen Kindern 89 (19,2 ± 4,4%) vor und 277 (67 ± 2,8%), das sind zwei Drittel, nach der Straftat geboren wurden. Bei 47 (11,4%) Kindern ließ sich die Frage, ob vor oder nachher geboren, nicht entscheiden (Fehlen von Geburtsdaten). Wenn man annimmt, daß wiederum zwei Drittel dieser fraglichen Fälle erst nach einer dreimonatigen Straftat des Vaters geboren sind, eine wohlberechtigte Annahme, so würde das bedeuten, *daß bei Rückfallsverbrechern 75% aller Kinder erst geboren werden, nachdem* ihr *Vater mindestens eine 3monatige Strafe verbüßt hatte.* Die Behauptung (J. MAYER), daß die Verbrecher in der Regel schon die Mehrzahl ihrer Kinder gezeugt hätten, bevor sie durch Gericht und Strafanstalt erfaßt werden können, ist damit eindeutig widerlegt.

Zusammen mit dem oben erbrachten Nachweis, daß die abnormen Persönlichkeiten in den Sippen von Rückfallsverbrechern, deren antisoziale Verhaltungsweisen der jeweiligen Charakterabnormität entspringen, nicht nur eben so fruchtbar sind, wie ihre nichtabnormen bzw. nicht in diesem Sinne abnormen Verwandten, sondern auch ebenso fruchtbar wie die entsprechenden normalen Persönlichkeiten in den Sippen Einmaliger, und der sich daraus ergebenden Wahrscheinlichkeit, daß ihre Fruchtbarkeit wenigstens ebenso groß ist, als die einer entsprechenden Durchschnittsbevölkerung, zusammen endlich mit dem Nachweis, daß die *eheliche* Fruchtbarkeit bei diesen abnormen Persönlichkeiten sogar größer ist, als bei der entsprechenden Vergleichgruppe, ergibt sich hieraus die Schlußfolgerung, daß rassenhygienische Maßnahmen unbedingt zu fordern sind.

Was die Rassenhygiene hier für das Volksganze zu tun vermag kommt letzten Endes jedem Einzelnen zugute. In vielen Fällen wird es ihm auch unmittelbar zugute kommen. Demgegenüber werden die Fälle immer in der Minderzahl sein, deren persönliche Freiheit, wenn es sein muß, eben geopfert wird durch Sicherheitsverwahrung und andere Maßnahmen[1]. Eine derartige Maßnahme ist in einem einzigen entsprechenden Fall geeignet, zahlreiche Individuen — man denke an die Verwandten, die unter einem „entarteten" Mitglied zu leiden haben, an die Kinder, die einem Sittlichkeitsverbrecher jährlich zum Opfer fallen — aus der Gefahr, in der sie schweben, zu befreien und es wäre brutal, sie *nicht* anzuwenden. Wofern aber die Maßnahmen notwendig sind, denen sie zur Unterlage dienen soll, ist auch die Familienforschung selbst gerechtfertigt gegenüber dem Vorwurf, den man ihr mitunter gemacht hat indem man sagte, sie berücksichtige zu wenig die Individualität, das Einmalige am Menschen. Der Vorwurf ist berechtigt, sofern er sich gegen die Verwertung oberflächlicher Angaben und gegen die Vernachlässigung genauer Einzeluntersuchungen wendet, er ist belanglos, sofern er nichts anderes als eine ungebunden individualistische und logozentrische Weltanschauung widerspiegelt. Denn Seelen und Instinkte

---

[1] Siehe Reichsgesetzblatt vom 27. 11. 1933, § 42a.

278 Die durchschnittliche Kinderzahl bei Schwerkriminellen und Leichtkriminellen.

sind nicht mehr feil um den Preis des „maßlos empor gebäumten Einzelmenschen"
(KLAGES) sobald man einmal erkannt hat, daß der Sinn der Biologie allein darin
gelegen sein kann uns ein Weltbild zu schenken, in dem nur für solche Willensziele Raum ist, die untergeordnet sind dem Dienst am Leben.

Verzeichnis der kriminellen, nichtkriminellen und nichteinstufbaren Sippen.

Kriminelle Sippen (Gruppe B)[1].

R. 6, 8, 10, 14, 15, 20, 23, 29, 32, 33, 36, 39, 45, 46, 47, 51, 53, 54, 56, 57,
58, 62, 66, 68, 71, 72, 76, 77, 79, 84, 89, 91, 92, 97, 100, 102, 104, 105, 107, 109,
113, 117, 120, 121, 122, 123, 124, 125, 126, 127, 128, 130, 131, 133, 139, 145,
147, 148, 149, 152, 155, 171, 174, 179, 180, 181, 190.

Nichtkriminelle Sippen (Gruppe A)[2].

R. 1, 2, 7, 9, 11, 12, 16, 22, 25, 26, 28, 38, 40, 41, 43, 52, 59, 65, 70, 75, 80,
83, 88, 94, 99, 106, 114, 116, 135, 138, 141, 172, 173, 176, 178, 186, 187, 188.

Nichteinstufbare Sippen (Gruppe C)[3].

R. 3, 4, 5, 13, 17, 18, 19, 21, 24, 27, 30, 31, 34, 35, 37, 42, 44, 48, 49, 50, 55,
60, 61, 63, 64, 67, 73, 74, 78, 81, 82, 85, 86, 87, 90, 93, 95, 96, 98, 101, 103, 108,
110, 111, 112, 115, 118, 119, 129, 132, 134, 136, 137, 140, 142, 143, 144, 146,
150, 151, 153, 154, 156, 157, 158, 159, 160, 161, 162, 163, 164, 165, 166, 167,
168, 169, 170, 173, 175, 177, 182, 183, 184, 185, 189, 191, 193, 194, 195, 192.

Tabelle 39. Durchschnittsalter der Probanden (D. A.) (zu Seite 254).

	Zahl der Probanden	D. A.	Davon			
			ledig		verheiratet	
			Probanden-zahl	D. A.	Probanden-zahl	D. A.
Rückfällige	195	48,8	81	47,9	144	**48,5**
Einmalige .	166	49,1	11	47,1	155	**49,3**

Tabelle 40. Das Durchschnittsalter der jüngsten Geschwister.
(Unabhängig davon, ob diese kleinverstorben sind oder nicht.)

	Zahl der jüngsten Geschwister	Durchschnitts-alter
Rückfällige	158	41,5
Einmalige .	156	42,2

Tabelle 41. Der Anteil der jüngsten Jahrgänge.

	Insgesamt	Davon 40–41 Jahre	
		absolut	in %
Ledige Rückfällige . . .	81 } 195	27 } 61	33,3 } 31,3
Verheiratete Rückfällige.	114	34	29,8
Ledige Einmalige . . .	11 } 166	6 } 55	54,5 } 33,1
Verheiratete Einmalige .	155	49	31,6

[1] In denen Kriminelle gehäuft vorkommen.
[2] In denen der Ausgangsfall als Krimineller vereinzelt dasteht.
[3] Dazu auch Sippen mit psychotischem Ausgangsfall.

Überblick und rassenhygienische Schlußfolgerungen.

Tabelle 42. Zahl der kinderlosen Ehen.

	Ehen		Kinderlose Ehen in % sämtlicher Ehen
	überhaupt	kinderlose	
Rückfällige . .	114	19	16,7 ± 3,5
Einmalige . .	155	16	10,3 ± 2,4
♂ Kriminelle (M. Riedl) .	818	128	15,6 ± 1,3

Tabelle 43. Die Altersdifferenz der Ehepartner.

	Württembergische Volksschullehrer (Löffler)	Rechtsbrecher	
		Einmalige	Rückfällige
Zahl der Fälle	3059	143	96
Ehemänner 1—6 Jahre älter	56 ± 0,89%	47,8 ± 4,16%	38,5 ± 4,91%
Starker Altersunterschied[1] .	15,0 ± 0,64%	17,5 ± 3,16%	24,0 ± 4,35%

Tabelle 44. Eine Auslese nach gewissen Deliktskategorien bedeutet gleichzeitig eine Auslese nach überdurchschnittlicher Kinderzahl (zu Seite 258).

			Gesamtmaterial	Davon	
				wegen Meineid Bestrafte	wegen Blutschande Bestrafte
Unausgelesenes Zuchthausmaterial von Riedl		Zahl der Fälle . . .	1000	84 (8,4 ± 0,87%)	138 (13,8 ± 1,09%)
		Zahl der lebendgeborenen Kinder .	3,5 (4,9 pro Vater)	4,4	6,7
Rückfallsverbrecher		Zahl der Fälle . . .	195	14 (7,1 ± 1,83%)	7 (3,6 ± 1,33%)
		Zahl der lebendgeborenen Kinder .	2,1 (3,3 pro Verh.)	3,5	
Einmalige		Zahl der Fälle . . .	166	1 (0,6 ± 0,66%)	1 (0,6 ± 0,66%)
		Zahl der lebendgeborenen Kinder .	3,1		

Tabelle 45. Auf einen Verheirateten entfallen Fruchtbarkeitsjahre.
(In Klammern die absoluten Zahlen.)

Fälle	Fruchtbarkeitsjahre	Während dieser Zeit eingesperrt	In Freiheit verbrachte Fruchtbarkeitsjahre
Rückfällige . . . (114)	10,6 (1211)	2,7 (303)	7,9 (908)
Einmalige . . . . (156	14,4 (2250)	0,6 (95)	13,8 (2155)

[1] Als starker Altersunterschied wurde gerechnet: Ehemann 9 und mehr Jahre älter bzw. 5 und mehr Jahre jünger als die Ehefrau.

Tabelle 46. **Zahl der zur Gründung einer neuen Generation in Betracht kommenden Kinder** (zu Seite 262).

	Deutsche Professoren	Württembergische Volksschullehrer		Bauerndorf (naturgebunden)	Rechtsbrecher		Rückfällige unter Einbeziehung der Kinder der Ehefrau
		evangelisch	katholisch		Einmalige	Rückfällige	
Lebend geboren pro Ehe	2,8	2,84	4,96	6,5	3,3	3,3	4,2
Nach Abzug der vorzeitig Verstorbenen (einschließlich der im Felde Gefallenen)	2,33	2,59	4,33		2,6	2,4	3,0
Werden davon abgezogen für nicht heiratende Kinder	10% = 0,23	10% = 0,25	10% = 0,43		6% = 0,16	18,2% = 0,44	18,2% = 0,55
Für solche, deren Ehe später kinderlos bleibt	15% = 0,31	10% = 0,22	10% = 0,39		11,6% = 0,28	15,8% = 0,31	15,8% = 0,39
Dann bleiben zur Gründung einer neuen Generation	1,79	2,12	3,51	4,2	2,16	1,65	2,06
	MUCKERMANN	LÖFFLER		MUCKERMANN	Eigenes Material		

Tabelle 47. **Der prozentuale Anteil der Kinder an den verschiedenen Geburtennummern.**

	Kinderehen				
	1 und 2	3 und 4	5 und 6	7 und 8	9 und mehr
Rückfällige	30,9%	23,8%	11,5%	8,0%	8,8%
Einmalige	38,0%	26,0%	14,7%	8,0%	4,7%
Naturdorf[1]	3,6%	14,0%	17,0%	27,0%	34,0%
Professoren[1]	31,0%	36,0%	5,0%	2,7%	0,7%

Tabelle 48. **Der Anteil der illegal Geborenen unter den Probanden.** (S. Abb. 17, S. 263.)

		Davon illegal geboren		
		überhaupt	nicht legitim.[2]	legitimiert[2]
Rückfällige	195	38 (19,5 ± 2,8%)	28 (14,4 ± 2,5%)	10
Einmalige	166	13 (7,8 ± 2,1%)	7 (4,2 ± 1,6%)	6

Tabelle 49. **Kindersterblichkeit bei den Kindern der Ausgangsfälle und Kindersterblichkeit bei den Geschwistern.**

	Überhaupt	Darunter kleinverstorben	
		absolut	in %
Kinder der Rückfälligen	413	97	23,5
Kinder der Einmaligen	514	88	17,1
Geschwister der Rückfälligen	1041	415	39,9
Geschwister der Einmaligen	923	315	34,1

(Anteil der Kleinverstorbenen, das ist der vor Abschluß des 5. Lebensjahres Verstorbenen.)

Es fällt auf, daß die Kindersterblichkeit bei den Kindern der Ausgangsfälle geringer ist als bei den Geschwistern der Ausgangsfälle. Es hängt dies damit zusammen, daß das

---

[1] Nach MUCKERMANN. [2] Durch nachfolgende Ehe.

Überblick und rassenhygienische Schlußfolgerungen.

Geschwistermaterial eine Generation früher gelebt hat und ein nach verhältnismäßig großer Geschwisterzahl ausgelesenes Material darstellt, dazu kommt, daß in den Geschwisterschaften die Kinderreihe durchwegs abgeschlossen war, was bei den Kindern der Ausgangsfälle nicht der Fall ist. Diese Faktoren wirken darauf hin, die Sterblichkeitsziffer bei den Kindern der Ausgangsfälle herabzusetzen und bei den Geschwistern der Ausgangsfälle zu erhöhen.

Tabelle 50. Geschwisterschaftsgröße ohne Halbgeschwister.

	Haben Geschwister	
	lebendgeborene	über 20 Jahre gewordene
195 Rückfällige	5,6 (1094)	3,1 (604[1])
166 Einmalige .	6,0 (989)	3,8 (638)

Tabelle 51. Geschwisterschaftsgröße einschließlich der Halbgeschwister.

	Haben Geschwister	
	lebendgeborene	über 20 Jahre gewordene
195 Rückfällige	5,6 (1094)	3,1 (604)
166 Einmalige .	6,0 (989)	3,8 (638)

Tabelle 52. Geschwisterschaftsgröße legal geborener Probanden[2].

	Haben Geschwister	
	lebendgeborene	über 20 Jahre gewordene
167 Rückfällige .	6,5 (1090)	3,6 (603)
160 Einmalige . .	6,1 (977)	4,0 (635)

Tabelle 53. Unter den Probanden.

Aus		Sind ledig
67 kriminellen Sippen (B) . .	25	37,3% ± 5,9
39 nichtkriminellen Sippen (A)	22	56,4% ± 7,8
90 nicht Einstufbaren (C) . .	34	37,8% ± 5,1

Tabelle 54. Geschwisterschaftsgröße in kriminellen (B) und nichtkriminellen (A) Sippen.

Auf	entfallen Geschwister		
	lebendgeborene	über 20 Jahre alte	kleinverstorbene
67 Probanden (B) .	304 (4,6)	151 (2,3)	133 (1,99)
39 Probanden (A) .	225 (5,8)	110 (2,8)	100 (2,6)

Die Kleinkindersterblichkeit (0—5 Jahre) unter den Geschwistern aus nichtkriminellen Sippen ist größer.

Tabelle 55. Größe der Neffen- und Nichtenschaften in den kriminellen und nichtkriminellen Sippen.

Es entfallen		
	Neffen und Nichten	
auf einen Probanden	lebendgeborene	überlebende
der nichtkriminellen Sippen (39 Fälle) .	5,5	3,8
der kriminellen Sippen (67 Fälle)	9,3	5,7

Näheres siehe S. 267f.

---

[1] Dazu 23 fragliche.   [2] Ausschließlich der durch nachfolgende Ehe legitimierten.

Tabelle 56. **Die Kinderzahl bei den verheirateten Geschwistern der Rückfallsverbrecher und ihre Beziehungen zur Kriminalität.**

Sippen	Kriminelle Geschwister	Haben Kinder lebendgeborene	Haben Kinder überlebend (d. h. 5 Jahre)	Nichtkriminelle Geschwister	Haben Kinder lebendgeborene	Haben Kinder überlebende (d. h. 5 Jahre)
A nichtkriminelle	2	2,5 (5)	2,5 (5)	71	2,9 (210)	1,0 (144)
B kriminelle	49	4,6 (224)	2,4 (117)	136	2,5 (345)	1,7 (235)
C nichteinstufbare	20	3,4 (67)	2,4 (47)	131	3,2 (423)	2,3 (300)
Summe	71	4,2 (296)	2,4 (169)	338	2,9 (978)	2,0 (679)

Durchschnittliche Kinderzahl der verheirateten Geschwister[1]
lebendgeborene 3,1
überlebende 2,0

Tabelle 57. **Beziehungen zwischen Kinderzahl und Trunksucht bei den verheirateten Brüdern.**

	Haben Kinder lebendgeborene	Haben Kinder überlebende
38 verheiratete Trinker . . .	3,5 (133)	2,1 (81)
160 verheiratete Nichttrinker .	2,9 (464)	1,9 (308)

Tabelle 58. **Die Kinderzahl bei den verheirateten Geschwistern der Rückfallsverbrecher und ihre Beziehungen zur Psychopathie.**

Sippen	Abnorme Geschwister[2]	Haben Kinder lebendgeborene	Haben Kinder überlebende[2]	Normale Geschwister	Haben Kinder lebendgeborene	Haben Kinder überlebende[3]
A nichtkriminelle	6	3,5 (21)	2,8 (17)	67	2,9 (194)	2,0 (132)
B kriminelle	63	4,0 (150)	2,1 (134)	122	3,1 (375)	2,0 (247)
C nichteinstufbare	21	3,1 (66)	2,2 (46)	131	3,1 (412)	2,2 (295)
Zusammen	90	3,7 (337)	2,1 (197)	320	3,1 (981)	2,1 (674)

Durchschnittliche Kinderzahl der verheirateten Geschwister: lebendgeborene 3,2, überlebende 2,1[4]

[1] Geschwister, bei denen es fraglich ist ob sie kriminell waren oder nicht, sind nicht berücksichtigt.
[2] Im Sinne der abnormen Persönlichkeiten.
[3] Kinder, die das 5. Jahr überlebten.
[4] Geschwister, bei denen es fraglich ist, ob man sie als abnorme Persönlichkeiten bezeichnen kann oder nicht, sind nicht berücksichtigt.

Tabelle 59. **Anteil der Ledigen[1] bei kriminellen, abnormen und trunksüchtigen Persönlichkeiten.**

Unter	befinden sich	
	Ledige	Verheiratete
87 kriminellen Persönlichkeiten	16 (18,4 ± 4,1%)	71
419 nichtkriminellen Persönlichkeiten	81 (19,3 ± 1,9%)	338
111 abnormen Persönlichkeiten	21 (18,9 ± 3,7%)	90
419 nichtabnormen Persönlichkeiten	79 (18,9 ± 1,8%)	320
44 trunksüchtigen Persönlichkeiten	6 (13,6 ± 5,2%)	38
2000 nichttrunksüchtigen Persönlichkeiten	40 (20,0 ± 2,9%)	160

Tabelle 60. **Anteil der Ledigen in kriminellen und nichtkriminellen Sippen.**

Unter	Aus	befinden sich	
		Ledige	Verheiratete
den Probanden	67 kriminellen Sippen	25 (37,3 ± 5,9%)	42
	39 nichtkriminellen Sippen	22 (56,4 ± 7,9%)	17
	89 nichteinstufbaren Sippen	35 (38,9 ± 5,1%)	54
den Geschwistern	67 kriminellen Sippen	32 (14,8 ± 2,4%)	185
	39 nichtkriminellen Sippen	24 (24,7 ± 4,4%)	73
	89 nichteinstufbaren Sippen	43 (22,1 ± 3,1%)	152

Tabelle 61. **Durchschnittliche Kinderzahl bei Ausgangsfällen, die Hyperthymiker sind, und bei verheirateten Geschwistern von solchen, verglichen mit dem entsprechendem Gesamtdurchschnitt.**

			Haben Kinder	
			lebend geborene	überlebende
Ausgangsfälle	sämtliche Fälle	195	2,1 (413)	1,6 (308)
	hyperthyme Persönlichkeiten	56	2,0 (113)	1,5 (81)
verheiratete Geschwister	sämtliche Fälle	410	3,2 (1318)	2,1 (871)
	der hyperthymen Ausgangsfälle	104	3,1 (320)	2,0 (208)

Die Untersuchungen über die durchschnittliche Kinderzahl haben gezeigt, daß diese bei Schwerkriminellen keineswegs gering ist, wenn man nur die verheirateten Fälle ins Auge faßt. Die nächste Aufgabe wird es nun sein die Beschaffenheit dieser Nachkommen genauer zu untersuchen. An unserem Ausgangsmaterial gewinnt man ein sehr ungünstiges Bild von der Charakterbeschaffenheit dieser Gruppe, doch ist das Material im Hinblick auf den Altersaufbau zu unregelmäßig gestaltet, als daß ein eingehender Bericht gerechtfertigt scheinen könnte. Es wurden deshalb aus einem Material von über 60 Jahre alten männlichen Zuchthausgefangenen solche Fälle ausgewählt, die bereits über 20 Jahre alte Kinder hatten. Bisher sind 56 derartige Fälle, die insgesamt 206 über 20 Jahre alte Kinder hatten, im Hinblick auf die Kriminalität ihrer Nachkommen untersucht worden und es ergab sich, daß von den

---

[1] Unter den über 20 Jahre alten Individuen.

Söhnen (108 Fälle) 25,9% kriminell waren, und zwar 15,7% rückfällig, von den Töchtern 8,1% kriminell bzw. 5,6% rückfällig[1]. Es ist zu erwarten, daß die Kriminalitätsziffer der Kinder von Zuchthausgefangenen, die nach Schwere der Rückfallskriminalität besonders ausgelesen worden sind, noch erheblich höher sein wird. Aber schon diese Ziffern genügen um zu zeigen, daß die Charakterbeschaffenheit von Verbrechernachkommen den sozialen Anforderungen des Lebens nicht gewachsen ist.

Zusammenfassung.

Die Untersuchungen beruhen im wesentlichen auf einer Gegenüberstellung von Schwerkriminellen (195 Rückfallsverbrecher) und Leichtkriminellen (166 Einmaligbestrafte) deren Lebenslauf und Verwandtenkreis durch persönliche Besprechungen mit insgesamt 1747 Sippenangehörigen und etwa 600 Auskunftspersonen (Lehrer, Pfarrer, Bürgermeister), durch schriftliche Anfragen mannigfacher Art und ein ausgedehntes Aktenstudium mit größtmöglicher Genauigkeit erforscht wurden. Die Zahl der auf diese Weise unmittelbar oder mittelbar erfaßten Verwandten der Ausgangsfälle beläuft sich auf mehr als 18000. Der soziologische Teil bezieht sich zudem noch auf ein Vergleichsmaterial von 533 Personen, und zwar auf 177 nach sozialer Hilfsbedürftigkeit ausgelesene Ausgangsfälle und deren nächste Angehörigen. Die Sammlung des Urmaterials wurde 1929 entsprechend einem Plan von Professor Dr. RÜDIN begonnen und seit 1930 von mir fortgesetzt. 13 Monate beanspruchte allein die Bereisung der in ganz Bayern zerstreut lebenden Sippen, 3 Jahre die Bearbeitung der gewonnenen Befunde und Eindrücke. Die wichtigsten Ergebnisse sind in dieser Arbeit zusammengefaßt.

I. Ergebnisse eigener Voruntersuchungen [F. STUMPFL (1)].

Die an dem gleichen Urmaterial durchgeführten Voruntersuchungen ergaben:
1. Unter den Verwandten von Schwerkriminellen (Rückfallsverbrechern) ist der Anteil der Kriminellen erheblich größer als unter den Verwandten von Leichtkriminellen (Einmaligbestraften). Er beträgt bei den Brüdern der erstgenannten Gruppe 37,0%, bei den Brüdern der letztgenannten 10,8%; bei den Vettern 17,5% gegenüber 6,3%.
2. Unter den Verwandten von Schwerkriminellen ist insonderheit der Anteil der Rückfallsverbrecher gegenüber dem gleichen Anteil bei den Verwandten

---

[1] Diese Kriminalitätsziffern (25,9% bzw. 8,1%) lassen sich je an entsprechenden Stellen in Tabelle 6 (S. 28) einordnen und stellen somit eine Bestätigung der Partnerregel dar.

Tabelle 62. **Kriminalität bei über 20 Jahre alten Kindern von 56 Zuchthausgefangenen**[*].

Zahl der Kinder	davon kriminell					
insgesamt 206	insgesamt[**]		rückfällig		leicht kriminell absolut	einmalig absolut	bagatell absolut
	absolut	in %	absolut	in %			
männlich (108)	28	25,9	17	15,7	4	7	6
weiblich (98)	8	8,1	6	5,6	1	1	0

[*] Von jedem Fall wurden Straflisten angefordert.
[**] Ausschließlich der Bagatellverbrechen.

der Leichtkriminellen erheblich erhöht. Dieser Anteil entspricht bei den Brüdern der ersteren einer Prozentziffer von 15,3—25,4 gegenüber 3,6% bei den Letztgenannten, bei den Vettern beträgt er 6,3% gegenüber 2,0%. Als Bezugsziffer dienen hierbei sämtliche über 20 Jahre alten Personen. Setzt man den Anteil der Rückfallsverbrecher in Beziehung zu den überhaupt Bestraften des jeweiligen Verwandtschaftsgrades, so beläuft er sich auf 42,7% gegenüber 21,2% bei den Brüdern, auf 37,3% gegenüber 24,2% bei den Vettern.

3. Bei solchen Verwandten beider Vergleichsgruppen, die nur einmal bestraft wurden, findet man eine größere Zahl schwerer Begehungsarten, wenn man die aus den Sippen Schwerkrimineller stammenden Fälle zusammenstellt, als dann, wenn man die aus den Sippen Leichtkrimineller stammenden Fälle zusammenstellt. Der Anteil der schweren Begehungsarten erreicht im ersteren Fall 50%, im letztgenannten 20% [F. STUMPFL (1), s. Tabelle 6, S. 299].

Diese Ergebnisse sprechen aus Gründen, die in einer knappen Zusammenfassung darzulegen nicht möglich ist, für das Vorhandensein von Erbanlagen, welche als Hauptursachen einer habituellen Neigung zu antisozialem Verhalten aufzufassen sind. Nicht den Einzelergebnissen kommt die Beweiskraft zu, sondern ihrer sich einem gemeinsamen Sinn unterordnenden gegenseitigen Übereinstimmung. Das gilt auch von den Nebenbefunden auf deren Wiedergabe hier verzichtet werden muß.

II. Ergebnisse der hier vorgelegten Arbeit.

Die Untersuchung zerfällt in 4 Teile. Der 1. Teil befaßt sich mit der lebenswissenschaftlichen Bedeutung des sozialen Verhaltens gemessen an den Kriminalitätsziffern. Diese beruhen durchwegs auf den Ergebnissen systematischer Nachforschungen und sind regelmäßig durch lückenlose Straflistenerhebungen, sei es am Gesamtmaterial, sei es an sog. Standardgruppen, gesichert. Bagatellstrafen sind in den Zahlen nicht enthalten. Gegenstand des zweiten Teiles sind die vielfach behaupteten Beziehungen zwischen Kriminalität und Geisteskrankheit. Im 3. Teil werden die Zusammenhänge zwischen Kriminalität und Charakter auseinandergefaltet. Wesenszüge des Grundcharakters werden im Erbgang verfolgt, die große Bedeutung von angeborenen Charakterabnormitäten für das Zustandekommen von Schwerkriminalität wird nachgewiesen am Längsschnitt durch den Lebenslauf des Einzelnen und am Querschnitt durch seine Sippe. Dieser Teil bringt einen Beitrag zur Charaktergenealogie und zu dem Fragenbereich Psychopathie und Vererbung. Der letzte Teil enthält eine Untersuchung über den durchschnittlichen Kinderreichtum bei Schwerkriminellen und bei Leichtkriminellen, die vorwiegend von Gesichtspunkten ausgeht welche für die Rassenhygiene Bedeutung haben.

Unsere grundsätzliche aus einer langjährigen Beobachtung hervorgegangene Einstellung gegenüber der Umweltfrage ergibt sich schon aus dem 1. Teil.

1. Teil.
Das soziale Verhalten gemessen an der Kriminalitätsziffer und seine Bedeutung.

Die an den Sippen Leichtkrimineller und Schwerkrimineller gewonnenen und nach Verwandtschaftsgrad und Geschlecht geordneten Kriminalitätsziffern schließen sich zu einer natürlichen Stufenfolge zusammen, der sich jede an einem beliebigen Vergleichsmaterial gewonnene Kriminalitätsziffer einordnen läßt. Diese Einordnung erlaubt unmittelbare Rückschlüsse auf die Kriminalitätsziffer der nächsten Verwandtschaftsgrade der jeweiligen Vergleichsgruppe, sowie auf die Kriminalitätsziffer ihrer Geschlechtspartner. Wir sprechen von einer (biologischen) Verwandtenregel und von einer (biologischen) Partnerregel. Diese Einordnung in die erwähnte natürliche Stufenfolge von Kriminalitätsziffern erlaubt *mittelbar* (wenn auch nur allgemein) Rückschlüsse auf die (durchschnittliche) Charakterbeschaffenheit der Personen, aus denen sich die Vergleichsgruppe selbst zusammensetzt, sowie Rückschlüsse auf die (durchschnittliche) Charakterbeschaffenheit der nächsten Verwandten und der Geschlechtspartner dieser Personen.

Wie sich im Verlauf der Untersuchungen gezeigt hat, sind diese beiden Regeln nur Teile einer einzigen Regel. Die Ergebnisse, an denen sie sich aufweisen läßt, sind unter den Ziffern 1—13 zusammengefaßt. Anschließend hieran folgt die Erläuterung an einem Beispiel.

4. Obgleich es für uns eine Frage zweiter Ordnung ist wie hoch die Kriminalitätsziffer einer Durchschnittsbevölkerung liegt, weil nicht den absoluten Werten grundsätzliche Bedeutung zukommt sondern allein der *Richtung* der gefundenen Abweichungen, so wurde doch der Versuch gemacht Grenzwerte für die Durchschnittskriminalität zu bestimmen. Es ergab sich als oberer Grenzwert für eine männliche Bevölkerungsgruppe 5,1%, als unterer Grenzwert 1,9%. Die Kriminalitätsziffern des weiblichen Durchschnitts schwanken demgegenüber um 1—2%. Diese Grenzwerte gelten nur für die hier angewendete Methode, vor allem bei Ausschluß von Bagatellvergehen.

5. Eine Gruppe von 177 schwangeren Frauen, die öffentliche soziale Hilfe in Anspruch nahmen, zeigte (auf Grund persönlicher Nachforschungen und lückenloser Straflistenerhebung) eine Kriminalitätsziffer von 5,1%. Das entspricht bei einer weiblichen Bevölkerung einer beträchtlichen Erhöhung, wie den Ausführungen über die Durchschnittsziffern und den im folgenden wiedergegebenen familienbiologischen Ergebnissen zu entnehmen ist.

6. Die Kriminalitätsziffer der über 20 Jahre alten Brüder dieser (unter 5 genannten) Frauen beträgt 9,2%. Das entspricht einer Erhöhung, die der Kriminalität von Brüdern einmalig Bestrafter gleichkommt.

7. Die Geschlechtspartner dieser Frauen (Kindsväter) weisen eine Kriminalitätsziffer von 21,7% auf. Das bedeutet eine *sehr erhebliche* Erhöhung.

8. Die Kriminalitätsziffer der Ehefrauen von Schwerkriminellen beträgt 45,0%, die der Ehefrauen von Leichtkriminellen 1,3%.

9. Die Väter der Schwerkriminellen sind zu 28,4%, die der Leichtkriminellen zu 4,0% kriminell geworden. Unter den Vätern der Schwerkriminellen befinden sich 11,8% Rückfallsverbrecher, unter denen der Leichtkriminellen 1,3%.

10. Die Mütter der Schwerkriminellen sind zu 14,4% kriminell und zu 5,5% rückfällig geworden, die Mütter der Leichtkriminellen zu 0,6 bzw. zu 0,0%.

11. Die Zahl der abnormen Persönlichkeiten („Psychopathen") entspricht bei den Vätern der Schwerkriminellen einer Prozentziffer von 31,4, bei den Vätern der Leichtkriminellen von 6,7. Die entsprechenden Zahlen für die Mütter lauten 16,0% gegenüber 2,7%.

12. Der Anteil der Trinker unter den Vätern der Schwerkriminellen beträgt 34,7%, unter den Vätern der Leichtkriminellen 10,0%, bei den Müttern 2,2% gegenüber 1,2%.

13. Insgesamt sind etwa $^2/_3$ der Väter von Schwerkriminellen entweder Psychopathen oder Trinker oder Kriminelle oder mehreres zugleich, dagegen entspricht nur $^1/_4$ unter den Vätern der Einmaligen einer dieser Bedingungen. Dazu kommt, daß die Schwere der Kriminalität oder der Abnormität auf Seite der Väter von Schwerkriminellen im Durchschnitt erheblich größer ist als auf der Gegenseite.

Die Kriminalitätsziffer einer beliebigen Bevölkerungsgruppe ordnet sich, wie aus einem Vergleich der unter 1—13 zusammengefaßten (in Tabelle 6, S. 28 zusammengestellt) Befunde hervorgeht, stets an der gleichen Stelle der natürlichen Stufenfolge ein wie die ihrer Geschlechtspartner, wobei jedoch zu beachten ist, daß die absoluten Werte in der weiblichen Reihe jeweils erheblich tiefer liegen als die der gleichen Stufe entsprechenden Werte der männlichen Reihe.

Die (voraussichtlich auch praktische) Bedeutung der erwähnten Verwandten- und Partnerregel ergibt sich aus folgendem Beispiel. Die Feststellung, daß eine weibliche Gruppe (s. Nr. 5) eine Kriminalitätsziffer von 5,1% aufweist führt unter Bezugnahme auf die empirische Stufenreihe zu folgender Erwägung: Die Ziffer liegt erheblich über dem Durchschnitt, sie übertrifft den Wert für die Basen von Rückfallsverbrechern (3,9%), steht ihm jedoch verhältnismäßig nahe im Vergleich zu dem Wert für die Schwestern von Rückfallsverbrechern (11,2%), den sie jedoch nicht annähernd erreicht. Hieraus ergibt sich folgende *Voraussage* für die Kriminalitätsziffer der Geschlechtspartner: Die Kriminalitätsziffern von Vettern der Rückfallsverbrecher beträgt 17,5%, die der Brüder 37,0%. Der zu erwartende Wert muß erheblich näher an 17,5 liegen, also wohl unter 25%. Er muß jedoch höher liegen als 17,5%. Der tatsächlich gefundene Wert von 21,7% (vgl. Nr. 7) stimmt mit dieser Erwartung überein. Grundsätzlich dasselbe läßt sich für die Brüder dieser weiblichen Gruppe zeigen, nur daß hier die Erwartung entsprechend dem Absinken der Kriminalitätsziffern im Verwandtenkreis gegenüber den nach sozialer Minderwertigkeit ausgelesenen Ausgangsfällen stets um eine (bei Vettern um 2) Stufe tiefer anzusetzen ist.

Diese biologische Partnerregel ist aufzufassen als Ausdruck einer Erscheinung, die bei der Ehewahl als verborgene Wahlverwandtschaft (Affinität) wirksam ist. Das Wesen dieser Erscheinung ist charakterologisch faßbar, liegt jedoch zutiefst begründet in Eigentümlichkeiten der Körperkonstitution und somit im Biologischen. Wie in dieser Arbeit im einzelnen nicht ausgeführt werden soll zeigt sich regelmäßig, daß Psychopathen viel häufiger Psychopathen heiraten als es der Erwartung entspricht und daß auch sonst bei Ehepartnern auffallende Ähnlichkeiten und Gemeinsamkeiten in gewissen Grundzügen des Charakters zu beobachten sind, die nicht auf Angleichung beruhen, ja, daß selbst scheinbare Gegensätze sich in der Mehrzahl der Fälle als polar zusammengehörig erweisen.

Über die *Umwelt* im Sinne des Ursprungsmilieus, dem ein Kind bis zu seinem 7. Lebensjahr unterworfen ist und die nachhaltigen Einflüsse „verdankt", entscheidet fast ausnahmslos und fast ausschließlich die Qualität der Eltern, vor allem ihre Charakterbeschaffenheit (vgl. die Tab. 9—13). Die Charakterqualität der Eltern ist der einzig verläßliche Maßstab für die objektive Beurteilung des Ursprungsmilieus, in dem Kinder aufgewachsen sind. Allein diese Charakterbeschaffenheit wirkt nicht nur als stärkster Umwelteinfluß sondern sie wird, was viel stärker ins Gewicht fällt, auf dem Erbweg den Nachkommen übertragen (vgl. hierzu den 4. Teil). Es bedeutet deshalb keinen Widerspruch, daß man bei den Schwerkriminellen die stärkeren Anlagemängel *und zugleich* die stärkeren Umweltschäden findet. Es gilt demnach der Satz: *Die Kriminalitätsziffer einer Bevölkerungsgruppe und die Art der ihr zugrunde liegenden Verstöße gegen die Rechtsordnung ist vergleichbar einem sehr feinen und empfindlichen Reagens auf die Charakterbeschaffenheit der Personen, aus denen sie zusammengesetzt ist.*

2. Teil.

Kriminalität und Geisteskrankheit.

Es wird hier (erstmals) das Ergebnis einer nach Verwandtschaftsgraden erfolgten Auszählung von Psychosen an den Sippenangehörigen von Kriminellen vorgelegt. Die Gegenüberstellung von Schwerkriminellen und Leichtkriminellen ist, wie eingehend begründet wird, besonders geeignet die Frage nach Zusammenhängen zwischen Kriminalität und Psychose zu entscheiden. Das Vorhandensein solcher Zusammenhänge läßt sich nicht beweisen durch Berufung auf die selbstverständliche Tatsache, wonach jede echte Geistesstörung den Befallenen seiner Urteilskraft beraubt und damit in Gefahr stürzt mit den Gesetzen in Konflikt zu geraten. Denn Voraussetzung für jede Tat, die gegebenenfalls als Verbrechen gewertet werden kann, ist das Vorhandensein der Urteilskraft des Täters. Nur dann, wenn die verborgene Disposition zur (schizophrenen, manisch-depressiven, epileptischen) Erkrankung *als solche* bewirkt, daß ihr Träger stärker zu kriminellen Handlungen hinneigt, ist es berechtigt von Zusammenhängen zu sprechen. Damit den an den Verwandten gewonnenen Befunden Beweiskraft zukommt für oder gegen das Bestehen wesensmäßiger, d. h. in der Erbanlage verankerter Zusammenhänge zwischen Neigung zu kriminellem Verhalten und Neigung zu schizophrener usw. Erkrankung, müssen die Gruppen der Ausgangsfälle selbst von Geisteskranken frei sein. Andernfalls würde der Nachweis einer Erhöhung von Psychosenziffern bei den Verwandten der Schwerkriminellen nicht mehr besagen als eine Bestätigung der bekannten Tatsache, daß Geisteskrankheiten im Verwandtenkreis von Geisteskranken gehäuft vorkommen[1]. Das Ergebnis der Auszählungen ist folgendes:

14. Die Psychosenhäufigkeit im allgemeinen ist in den Sippen von Schwerkriminellen nicht größer (Geschwister 2,42%, Vettern und Basen 1,7%) als in den Sippen von Leichtkriminellen (Geschwister 2,59%, Vettern und Basen 1,9%). Hierbei sind alle psychiatrisch grob Auffälligen, also auch schwere Schwachsinnsformen und Epilepsien, mitgezählt. Nur bei den Eltern der Sittlichkeitsverbrecher unter den Rückfälligen hat sich eine deutliche Erhöhung dieser Ziffer ergeben (8,6%). Der bei einer Gegenüberstellung der Eltern Schwerkrimineller (5,9%) und der Eltern Leichtkrimineller (3,4%) sich ergebende Unterschied berechtigt aus Gründen, deren Darlegung hier zu weit führen

---
[1] Es handelt sich somit um die grundsätzliche Unterscheidung von verbrecherischen Geisteskranken und geisteskranken Verbrechern.

würde, zu keinerlei Schlußfolgerungen. Die Erhöhung der Ziffer beruht auf dem Unterschied im Altersaufbau (senile Psychosen).

15. Die Schizophrenieziffer ist bei den Geschwistern und bei den Vettern und Basen der Schwerkriminellen gegenüber der Durchschnittsbevölkerung und gegenüber den Leichtkriminellen nicht erhöht. Sie beträgt bei den Vettern und Basen 0,94% gegenüber 0,89% (Durchschnitt 0,85%). Unter den Geschwistern der Schwerkriminellen befindet sich überhaupt kein Schizophrener. Unter den Vätern der Schwerkriminellen befindet sich kein einziger Fall von Schizophrenie, unter den Müttern ein Schizophrenieverdacht. Unter den Vätern der Leichtkriminellen fehlt Schizophrenie gleichfalls, von den Müttern steht eine unter Schizophrenieverdacht. Schizophrenie ist somit in den Sippen von Schwerkriminellen nicht häufiger nachweisbar als in den Sippen von Leichtkriminellen und als im Durchschnitt.

16. Es ist nicht möglich sog. schizoide Sonderlinge allein auf Grund ihres Erscheinungsbildes als solche zu erkennen. Es gibt kein Kriterium schizoide Psychopathen, d. h. erbbiologisch zum schizophrenen Formenkreis gehörige Psychopathen, von den übrigen Psychopathen zu unterscheiden. Erst der Sippschaftscharakter, vor allem der Nachweis einer Schizophrenie im Verwandtenkreis, ermöglicht es nachträglich eine abnorme Persönlichkeit im erbbiologischen Sinn als schizoid zu bezeichnen. Die außergewöhnlich seltenen Fälle, die schon auf Grund des bloßen Erscheinungsbildes als schizoid zu erkennen sind, lassen sich von Schizophrenieverdächtigen, wenn man will von latent Schizophrenen, nicht unterscheiden. Nachdem alle Autoren, die von schizoiden Psychopathen sprechen, entweder das Erbbild zur Erfassung ihrer Typen heranziehen oder die Bezeichnung schizoid nicht in einem biologischen, letzten Endes das Erbbild meinenden Sinn (und somit ohne Berechtigung[1]) anwenden, ist es besser diese Bezeichnung mit größter Zurückhaltung anzuwenden. Die Anschauung, daß Verbrecher zu einem großen Teil oder überwiegend aus schizoiden Psychopathen zusammengesetzt sind, ist nicht haltbar, weil selbst im Verwandtenkreis der unter Schwerkriminellen besonders zahlreichen gemütlosen Psychopathen keine Häufung von Schizophrenie nachweisbar ist (s. 3. Teil).

17. Manisch-depressives Irresein ist in den Sippen von Schwerkriminellen nicht seltener als in den Sippen von Leichtkriminellen und nicht seltener als in einer Durchschnittsbevölkerung. Die korrigierten Prozentziffern lauten für die *Geschwister* der Schwerkriminellen 0,27, für die der Leichtkriminellen 0,0% (Durchschnitt 0,41), bei Einbeziehung der fraglichen Fälle 0,81 (Schwerkriminelle) gegenüber 0,25 (Leichtkriminelle). Bei den *Vettern und Basen* beträgt der Anteil 0,53% (Schwerkriminelle) gegenüber 0,33% (Leichtkriminelle). Obwohl es sich um sozial sehr tiefstehende Gruppen handelt besteht keine Erniedrigung der Ziffern gegenüber dem Durchschnitt. Die in sozial höherstehenden Schichten gefundene [LUXENBURGER (5)] allerdings geringfügige Erhöhung der Cyclothymieziffer ist wahrscheinlich nicht zurückzuführen auf Zusammenhänge zwischen Disposition zu manisch-depressiver Erkrankung und überdurchschnittlicher Begabung, sondern vorgetäuscht durch äußere Umstände, die bewirken, daß die verhältnismäßig häufigen leichten Formen der Erkrankung in sozial höheren Schichten leichter und somit auch öfter diagnostiziert werden.

---

[1] Denn es müßte dann zwei Arten schizoider Psychopathen geben, deren eine mit der Schizophrenie gar nichts zu tun hat, für welche die Bezeichnung schizoid rein bildlich gemeint ist.

18. Bei den Ausgangsfällen selbst ist die Zahl der Schizophrenen (3 unter 195 Rückfälligen[1], keiner unter 166 Einmaligen) und Manisch-Depressiven (in beiden Gruppen kein einziger Fall) so gering, daß die an den Verwandten erhobenen Befunde dadurch nicht beeinflußt werden konnten. Dagegen ist die Zahl der Epileptiker bei den Rückfallsverbrechern gegenüber den Einmaligen geringfügig erhöht (1,0% gegenüber 0,6%). Zählt man die Fälle hinzu, bei denen in irgendeinem Lebensalter angeblich epileptische Anfälle festgestellt wurden, ohne daß deren epileptische Natur als gesichert gelten kann, so erhöht sich die Ziffer auf 3,6%. Bei den Einmaligen bleibt sie unverändert.

19. Die Epilepsieziffer beträgt bei den Geschwistern der Leichtkriminellen 0,34, bei den Geschwistern der Schwerkriminellen 0,5. Gleichsinnige Unterschiede ergeben sich bei den Vettern und Basen (0,28 gegen 0,39). Bei den Eltern bestehen keine Unterschiede zwischen den beiden Vergleichsgruppen (0,32 gegen 0,29). Die Unterschiede sind so geringfügig, daß von Wesenszusammenhängen zwischen Epilepsie und Schwerkriminalität im allgemeinen keine Rede sein kann.

20. Unter ausschließlichen Tätlichkeitsverbrechern, das sind Rückfallsverbrecher, die wiederholt wegen schwerer Körperverletzungen und Totschlag bestraft worden sind während andersartige Verbrechen fehlen oder nur nebenbei vorkommen, sowie in ihren Sippen scheint die Epilepsieziffer erheblich erhöht zu sein (6,3% bei den Ausgangsfällen). Die Gruppe ist allerdings klein (16 Fälle). Mehr als die Hälfte dieser Fälle (56,3%) ist selbst entweder mit Epilepsie, Migräne, Cephalea, Bettnässen, Sprachstörungen behaftet oder durch epileptische Verwandte belastet. Unter den (179) übrigen Ausgangsfällen entsprechen nur 10,1% einer oder mehreren unter diesen Bedingungen. In dieser besonderen Gruppe schwerer Tätlichkeitsverbrecher findet sich somit eine Anhäufung von Konstitutionsanomalien aller Art, darunter auch von Epilepsiefällen. Eine erbbiologische Zusammengehörigkeit der einzelnen Abnormitäten ist damit nicht bewiesen.

21. Die Frage, ob es berechtigt ist von einem epileptischen Charakter zu sprechen, ist zu verneinen. Wohl aber gibt es (wahrscheinlich mehrere) epileptische Konstitutionen, die auch bei Fehlen von Epilepsie an körperlichen Zeichen erkannt werden und in den meisten Sippen nachweislich erblich sind. Eine Zuordnung charakterologisch gleichwertiger seelischer Merkmale ist diesen Konstitutionen gegenüber nicht möglich. Explosibilität, pedantische Gebundenheit u. dgl. sind so stark verbreitete *Verhaltungsweisen* und fehlen in Epileptikersippen so oft, daß man sie nicht als spezifisch epileptisch betrachten kann. Zudem beruhen solche Verhaltungsweisen von Fall zu Fall auf grundverschiedenen Charakter*eigenschaften*, bei Epileptikern selbst mitunter auch auf einer epileptischen Charakterveränderung.

22. Das Vorkommen von Schwachsinn ist unter den Ausgangsfällen der Schwerkriminellengruppe häufiger (23,1%) als unter denen der Leichtkriminellengruppe (6,6%). Diese Ziffern gelten für die leichten Schwachsinnsgrade (Debilität). Auch Imbezille sind unter Schwerkriminellen häufiger (3,6%) als unter Leichtkriminellen (1,8%). Idioten fehlen natürlich in beiden Gruppen. Unter den Geschwistern und unter den Vettern und Basen sind leichtere Schwachsinnsgrade häufiger auf Seiten der Schwerkriminellen. Die Unterschiede sind jedoch äußerst gering (3,1% gegen 2,1%, 1,24% gegen 1,02%). Die Unter-

---

[1] Unter den Verwandten dieser 3 Fälle befindet sich kein Schizophrener.

schiede werden etwas deutlicher, wenn man Schwachbegabte und Imbezille zu den Leichtschwachsinnigen hinzuzählt, bleiben aber selbst dann noch sehr gering und in Anbetracht der Schwierigkeiten, leichtere Schwachsinnsgrade auszuzählen, jedenfalls fragwürdig. Im allgemeinen ist die Verstandesbegabung in den Sippen Schwerkrimineller kaum, jedenfalls nicht wesentlich, geringer als in den Sippen von Leichtkriminellen. Dagegen sind Begabungen aller Art in den Sippen Schwerkrimineller, wenn man von den Betrügern absieht, ungemein selten während in den Sippen von Leichtkriminellen, wenn auch verhältnismäßig bescheidene, Begabungen irgendwelcher Art regelmäßig vorkommen.

23. Es handelt sich in den Sippen der Kriminellen fast ausschließlich um erbliche Schwachsinnsformen. Die Beobachtungen weisen darauf hin, daß nicht schlechthin eine Disposition zu Schwachsinn vererbt wird, sondern je ein bestimmter Schwachsinnsgrad, sowie eine bestimmte Schwachsinnsform. Da die Eigenschaften der Verstandesbegabung zu den Charaktereigenschaften gehören, sich von ihnen jedenfalls nicht grundsätzlich abtrennen lassen, muß auch der Erbgang des Schwachsinns unter charakterologischen Gesichtspunkten untersucht werden. Diese Betrachtungsweise ermöglicht eine vollkommen zwanglose Deutung von Beobachtungen, die sonst nur schwer zu erklären wären. Die Vererbung verschiedener (leichterer bis mittelschwerer) Schwachsinnsformen wird aufgefaßt analog der Vererbung von Charaktereigenschaften, die stets dem Persönlichkeitsganzen verhaftet bleiben und nicht, wie Körpermerkmale, oft in einem einzelnen Gen lokalisierbar sind, eine Auffassung, die der Anschauung von KRAEPELIN entspricht, wonach der Schwachsinn eine Störung der *allgemeinen* Entwicklung ist.

24. Haftpsychosen sind bei den Schwerkriminellen eine verhältnismäßig häufige bei wenigstens 10% der Fälle auftretende Erscheinung, bei Leichtkriminellen hingegen selten (0,6%). Überwiegend sind es abnorme Reaktionen und Entwicklungen, in einem Drittel der Fälle liegt Simulation von Geisteskrankheit vor oder eine Reaktion, die der Simulation sehr nahe steht. Echte Psychosen sind in den Sippen dieser Fälle nicht häufiger als es der Durchschnittserwartung entspricht. Das häufige Vorkommen von Haftpsychosen unter Schwerkriminellen ist ein Hinweis auf die große Bedeutung, die Charakterabnormitäten als wesentlichen Ursachen der Schwerkriminalität zukommt.

25. Übergänge zwischen Psychopathie und Psychose und erbbiologische Zusammenhänge zwischen der überwiegenden Mehrzahl der Psychopathen und zu psychotischer Erkrankung Veranlagten ist für Schizophrenie und manisch-depressives Irresein nach den Ergebnissen der bisher vorliegenden erbbiologischen Untersuchungen abzulehnen. Daß es keine derartigen Übergänge und keine derartigen Zusammenhänge gibt, zeigen die hier vorgelegten Untersuchungen für die sozial störenden Psychopathen, die wichtigen Untersuchungen von BERLIT für die an ihrer Abnormität leidenden Psychopathen. Es wird an den Einzelergebnissen von BERLIT ausführlich nachgewiesen, daß die an den Verwandten der Psychopathen gewonnenen Psychoseziffern gegenüber dem Durchschnitt nicht erhöht, ja bei manchen Gruppen (Halbgeschwister, Onkeln und Tanten, Väter) sogar erniedrigt sind. Die bisher fast allgemein aus den BERLITschen Ergebnissen gezogene Schlußfolgerung, manisch-depressives Irresein und Schizophrenie seien in den Sippen von Psychopathen wesentlich häufiger als in der Durchschnittsbevölkerung, erweist sich einer genauen Nachprüfung gegenüber

als nicht stichhaltig. Vor allem ist aber darauf hinzuweisen, daß die einzelnen von BERLIT errechneten Ziffern keine *durchgehende* Erhöhung der Psychoseziffer aufweisen, sondern bald eine geringfügige Erhöhung, bald eine deutliche Erniedrigung, daß ferner die gleichen Schwankungen auch bei verschiedenen Durchschnittsbevölkerungen gefunden werden. Solange hier nicht exakte Grenzwertberechnungen vorliegen, dürfen auf wenigen Einzelfällen beruhende Unterschiede von Prozentziffern, die um die Werte 1—2 schwanken, nicht verwertet werden. Eine rein mathematische „Verdoppelung" kann bei so kleinen Ziffern auf 1—2 Einzelfällen beruhen.

Die Ergebnisse zeigen, daß im Verwandtenkreis von Schwerkriminellen keine Häufung von Schizophrenen, Manisch-Depressiven, und auch keine nennenswerte Häufung von Epileptikern besteht. Schwerkriminelle sind in dieser Beziehung nicht stärker belastet, als es der Durchschnittserwartung entspricht. Weil es sich, wie im 3. Teil gezeigt werden wird, so gut wie ausnahmslos um Psychopathen (abnorme Charaktere) handelt, gilt dasselbe von der großen Gruppe der störenden Psychopathen überhaupt. Dasselbe gilt ferner von den Leichtkriminellen. Auch im Verwandtenkreis von Psychopathen, die vorwiegend an ihrer eigenen Abnormität leiden, besteht keine Häufung von Schizophrenen, Manisch-Depressiven und Epileptikern, wie aus den Untersuchungen von BERLIT eindeutig hervorgeht. Daß eine gegenteilige Deutung der BERLITschen Ergebnisse auf einem Irrtum beruht, wird ausführlich dargelegt.

Eine *scheinbare* Ausnahme unter den Kriminellen machen nur die Landstreicher und die Prostituierten. Von den Landstreichern gilt, daß bestimmte sozial tiefstehenden Schichten entstammende Schizophrene mit einer milden Verlaufsform nicht rechtzeitig als geiteskrank erkannt, jedenfalls aber nicht interniert werden. Im Sinne des Gesetzes und des allgemeinen Rechtsempfindens liegt bei diesen ihrer Urteilskraft weitgehend beraubten Personen eigentlich überhaupt kein Verbrechen vor. Eine *wirkliche* Ausnahme machen unter den Schwerkriminellen die ausschließlichen schweren Tätlichkeitsverbrecher. Zwischen der Disposition zu epileptischen Anfällen und der abnormen Neigung zu schweren Tätlichkeitsverbrechen scheinen hier wirklich erbbiologisch verankerte Beziehungen zu bestehen. Dabei handelte es sich indessen um eine sehr kleine Gruppe.

Die Ergebnisse sprechen, wie ausführlich dargelegt wird, eindeutig gegen das Bestehen fließender Übergänge zwischen Psychose und Psychopathie bzw. Psychose und normalem Charakter und gegen das Bestehen von erbbiologischen Zusammenhängen zwischen Psychopathie und Psychose, sofern man Schizophrenie und manisch-depressives Irresein ins Auge faßt. Die hier vorgelegten Ergebnisse über die Beziehungen zwischen Kriminalität und Geisteskrankheit stimmen überein mit allen bisherigen Befunden, die zu diesem Gegenstand beigebracht wurden. Nur weil diese Befunde bisher nicht umfassend genug waren, unterlagen sie wiederholt einer irrigen Deutung. Es ist notwendig, sich aller Vorurteile über die Beschaffenheit „des" Verbrechers zu entledigen, um zu einem wirklichkeitsnahen Verständnis seiner Wesensart zu gelangen. Zu diesen Vorurteilen gehört die Ansicht, es gebe einen bestimmten, einheitlichen Verbrechertypus (oder deren zwei bis drei), der Glaube an bedeutungsvolle Wesenszusammenhänge zwischen Verbrechen und Geisteskrankheit und die Meinung, man könne der Erkenntnis ihres Wesens näher kommen durch eine „Einteilung" aller Menschen in zwei Gegentypen.

Vergleicht man den Befund, wonach Schizophrenie und manisch-depressives Irresein in den Sippen von Schwerkriminellen nicht häufiger vorkommen als es der Durchschnittserwartung entspricht, mit dem Ergebnis des 3. Teiles, in dem gezeigt werden wird, daß bestimmte Charakterabnormitäten und Psychopathieformen in den Sippen von Schwerkriminellen gehäuft vorkommen, und hält man dagegen die Erfahrungstatsache, daß man in den Sippen endogen Geisteskranker, insonderheit Schizophrener, auffallend oft eine Häufung sog. Sonderlinge feststellen kann, so wird man zu der Schlußfolgerung gedrängt, daß derartige Sonderlinge aus schizophrenem oder manisch-depressivem Erbkreis mit der Psychopathie wesensmäßig nichts zu tun haben.

3. Teil.
Über Charaktereigenschaften im Erbgang sowie ihre Bedeutung als Verbrechensursachen und über Zusammenhänge zwischen Schwerkriminalität und Psychopathie.

Dieser Teil bringt eine allgemeine Charakteristik der Sippen an einer Gegenüberstellung von Schwerkriminellen und Leichtkriminellen unter Berücksichtigung seelischer sowohl als körperlicher Besonderheiten. Einem allgemeinen Abschnitt, in dem versucht wird das Persönlichkeitsganze eindrucksmäßig zu erfassen, steht ein besonderer Abschnitt gegenüber, der Ernst macht mit der grundsätzlichen Forderung einer mehrdimensionalen Erfassung der Persönlichkeiten. Einzelne Charaktereigenschaften und Gruppen von solchen werden im Hinblick auf Art und Häufigkeit ihres Vorkommens durch alle Sippen und Untergruppen der Ausgangsfälle verfolgt, um dem Leser im Verein mit ausführlich wiedergegebenen Sippengeschichten die Synthese zu dem im allgemeinen Abschnitt nur angedeuteten Gesamtbild zu ermöglichen. Zur Benennung und Ordnung der unmittelbaren Eindrücke und Beobachtungen diente das heute in der Psychiatrie allgemein anerkannte charakterologische Begriffswerkzeug, das wir KLAGES verdanken. Außerdem wurden die auf eine jahrzehntelange psychiatrisch-klinische Erfahrung zurückgehenden Typen psychopathischer Persönlichkeiten in der Form, in der sie zuletzt K. SCHNEIDER gegeneinander abgegrenzt hat, als Maßstäbe an die verschiedenen Gruppen angelegt. *Die hier in Schlagworten wiedergegebenen Ergebnisse vermögen* entsprechend der mehrdimensionalen Erfassung der Persönlichkeiten und der sich hieraus ergebenden Vielfältigkeit der Zusammenhänge *den Text in keiner Weise zu ersetzen.*

A. Allgemeiner Abschnitt.

26. Auffallend groß ist in den Sippen der Einmaligen die Zahl der körperlich Schwachen, in den Sippen der Rückfälligen der Anteil der sich einer ungehemmten Vitalität erfreuenden, „lebensstrotzenden", körperlich Starken. Dieser Gegensatz ist einer der stärksten unmittelbaren Eindrücke und beruht auf einer gesteigerten Triebhaftigkeit und stärkeren Vitalität bei Mangel an Hemmtriebfedern auf Seiten der Schwerkriminellen.

27. Nicht allein körperliche Schwächen und funktionelle Störungen sind bei Einmaligbestraften verhältnismäßig häufig, sondern ebensosehr die Neigung zu einer Einstellung, die man als Neigung zu ängstlicher Selbstbeobachtung bezeichnen kann.

28. Den Verwandten von Schwerkriminellen ist verhältnismäßig oft ein Hang zu spontaner Geschäftigkeit, zu Unstetigkeit und persönlicher Unabhängigkeit eigen, den Verwandten von Einmaligbestraften ein Hang zu Pedanterie bei Einordnungswillen in die Gemeinschaft und Abneigung gegen Abwechslung. Dem entspricht ein vergleichsweise großer Hang zur Seßhaftigkeit in den Sippen der letzteren gegenüber den Sippen der ersteren.

29. Die Rückfallsverbrecher unter den Ausgangsfällen sind fast ausnahmslos abnorme Persönlichkeiten (Psychopathen). Das dürfte wohl in Deutschland von der überwiegenden Mehrzahl aller Schwerkriminellen gelten, die vielfach und schwer vorbestraft sind. Dagegen sind die Einmaligen der überwiegenden Mehrzahl nach unpsychopathisch. Nur 14,5% müssen als Psychopathen gelten.

30. Die Rückfallsverbrecher setzen sich vorwiegend aus folgenden sich gegenseitig stark überschneidenden Typen zusammen. Hyperthymische Psychopathen (29,7%), gemütlose Psychopathen (48,7%), willenlose Psychopathen (57,5%), explosible Psychopathen (13,8%), geltungssüchtige Psychopathen (6,2%) und fanatische Psychopathen (4,1%). Die 24 (14,5%) Psychopathen unter den Einmaligen verteilen sich auf 10 Asthenische, 4 Gemütlose, 3 Explosible, 6 Fälle von hysterischen Reaktionen, je 3 Stimmungslabile und Explosible, je einen Willenlosen und Depressiven und 2 nichteinstufbare Sonderlinge (auch hier Überschneidungen).

31. Die Abnormitäten, denen man bei den Einmaligen und bei den Rückfälligen begegnet, unterscheiden sich durch Häufigkeit des Vorkommens, Schwere der Abnormität (Intensität) gegenüber den anderen Charaktermerkmalen, Quantität, das ist die Zahl der nebeneinander bestehenden Abnormitäten oder der von ihnen betroffenen Charakterzonen und durch die Qualität, d. h. die Art der vorwiegend betroffenen Zonen.

32. Unter den Rückfälligen gehören 140 von 195 Fällen (72%) zu den hyperthymischen, willenlosen oder gemütlosen Psychopathen. Die meisten gehören wenigstens zwei dieser Gruppen gleichzeitig an. Unter den Einmaligen fehlen diese Typen, es treten nur gewisse Störungen häufiger auf, die für die asthenischen Psychopathen charakteristisch sind.

33. Im *Verwandtenkreis* von *Schwerkriminellen sind Psychopathen wesentlich häufiger als im Verwandtenkreis von Leichtkriminellen*. Unter den Geschwistern der Rückfälligen beträgt ihr Anteil 34,5 gegenüber 7,0% bei den Geschwistern der Einmaligen, bei den Vätern 31,4% gegen 6,7%, bei den Vettern und Basen 8,9% gegen 4,0%. Auch bei anderen Verwandtschaftsgraden lassen sich gleichgerichtete Unterschiede feststellen (die bisher besprochenen Unterschiede werden durch beigefügte Sippengeschichten erläutert). Das Hauptgewicht liegt auf dem Gleichgerichtetsein aller Einzelbefunde, nicht auf den absoluten Werten als solchen.

B. Besonderer Abschnitt[1].

34. Hyperthymiker (heitere, aktiv-betriebsame Sanguiniker), sind unter Rückfallsverbrechern wesentlich häufiger (29,2%) als unter Einmaligen (11,4%). Zu diesem quantitativen Moment kommt noch das der Artverschiedenheit, demzufolge die Hyperthymiker unter den Rückfälligen durchwegs Psychopathen (Krakeeler, Haltlose usw.) sind, die Hyperthymiker unter den Einmaligen

---

[1] Jeder Typus (Hyperthymiker, Willenlose usw.) ist durch mehrere Sippengeschichten belegt.

dagegen unauffällige, normale Persönlichkeiten. Bei den Geschwistern und Eltern bestehen gleichgerichtete Unterschiede. Die Zusammenhänge zwischen Hyperthymie (bei unausgeglichenen Persönlichkeiten) und Kriminalität, die sich hieraus ableiten lassen, werden bestätigt durch die Kriminalitätsziffern: Der Anteil der Kriminellen bei den Brüdern der Hyperthymiker unter den Ausgangsfällen der Schwerkriminellengruppe ist erheblich größer (50,0%) als der unter den Brüdern der entsprechenden Nichthyperthymikern (32,8%). Sogar bei den Vettern lassen sich bei dieser Gegenüberstellung noch gleichsinnige Unterschiede der Kriminalitätsziffern nachweisen (14,6% gegen 9,5%).

35. In den Sippen der Schwerkriminellen ist die Hyperthymie gekoppelt mit Abnormitäten der Gefühls- und Willenssphäre. Verfolgt man heitere Grundstimmung und sanguinisches Temperament im Erbgang, so ergibt sich, daß ganz allgemeine Beziehungen zum manisch-depressiven Formenkreis bei Hyperthymikern, auch in den Sippen der Leichtkriminellen, nicht bestehen. Es ist mir nicht gelungen einen einzigen Hyperthymiker festzustellen, in dessen engerer Verwandtschaft ausgesprochen heitere Grundstimmung nicht gleichfalls bei mehreren Mitgliedern auffiel. Es handelt sich somit hier um ein ausgesprochen erbliches Merkmal. In der Regel ist dieses Merkmal mit sanguinischem Temperament und mit gewissen Besonderheiten der Körperkonstitution gekoppelt. Andererseits findet man von Sippe zu Sippe wechselnde Charaktermerkmale, die mit der heiteren Grundstimmung und dem sanguinischem Temperament regelmäßig zusammen vorkommen. Man kann von einer *Regel* sprechen, wonach Charaktereigenschaften, die man bei mehreren Personen des engeren Verwandtenkreises in gleicher Weise wieder findet, bei eben denselben Personen mit bestimmten anderen Charaktereigenschaften zusammen auftreten, während sie bei anderen Personen des gleichen Verwandtenkreises, die jene Eigenschaften nicht aufweisen, fehlen. Dieses typische Zusammenvorkommen von Charaktereigenschaften bedingt das Auftreten eines je besonderen *Sippschaftscharakters*. Für das zum Charaktergefüge gehörige sanguinische Temperament gilt dasselbe wie für die besondere Charakter*artung* der heiteren Grundstimmung. Man begegnet in den Sippen von Leichtkriminellen und Schwerkriminellen keinem Sanguiniker, in dessen engerer Verwandtschaft sich nicht sanguinisches Temperament mehrfach nachweisen läßt.

36. *Heitere Grundstimmung und sanguinisches Temperament beruhen auf erblich übertragenen Besonderheiten der Artung und der Ablaufsweisen von Lebensvorgängen.* Die Anlage zu den bei Hyperthymikern und anderen Persönlichkeiten stets vorhandenen *normalen* Stimmungsschwankungen und die Anlage zu abnormalen Stimmungsschwankungen im Sinne des manisch-depressiven Irreseins sind artlich grundsätzlich voneinander verschieden und durch keine erbbiologisch faßbaren Übergänge miteinander verbunden. Beides ist wieder grundsätzlich zu trennen von den Stimmungsschwankungen gewisser Psychopathen.

37. Willenlose Psychopathen fehlen unter den Einmaligen nahezu ganz (3,0%), umfassen dagegen bei den Rückfälligen mehr als die Hälfte aller Fälle (57,7%). Im Verwandtenkreis findet man in der Regel eine Häufung schwerer Charakterabnormitäten (angeborene Gefühlsarmut, Explosibilität usw.). Die abnorme Willensbestimmbarkeit dieser Psychopathen kann bei ihren psychopathischen Verwandten durch andersartige Abnormitäten vollkommen verdeckt werden. Dennoch findet man in der Regel auch bei den normalen Personen des engeren

Verwandtenkreises eine ungewöhnliche Willensbestimmbarkeit. Unter Berücksichtigung aller Einzelheiten kann man sagen, *daß in den Sippen willenloser Psychopathen eine besondere Art der Willensveranlagung vererbt wird*, und zwar im Sinne eines Mangels an Willenszähigkeit verbunden mit erhöhter Empfänglichkeit seines Trägers für solche Willensakte, die unmittelbar im Dienste einer auf Nahziele gerichteten Selbstbehauptung stehen. Diese besondere Form der Willensveranlagung ist dadurch gekennzeichnet, daß alle Ziele einem raschen Wechsel unterliegen.

38. Die gemütlosen Psychopathen, deren Anteil unter den Schwerkriminellen 48,7% beträgt, unter den Leichtkriminellen 2,4%, sind auch im Verwandtenkreis der erstgenannten wesentlich stärker verbreitet, als in dem der Vergleichsgruppe: 7,4% gegenüber 0,2% beträgt ihr Anteil bei den Geschwistern, 3,0% gegen 0,5% bei den Vettern und Basen. Dazu kommen qualitative Unterschiede, auch bei den nichtpsychopathischen Verwandten.

39. In den Sippen gemütloser Psychopathen, also derjenigen unter den Schwerkriminellen, welche die Bezeichnung „schizoid" noch am ehesten verdienen, besteht keine Häufung von Schizophrenen. Geht man umgekehrt von Schizophrenen aus, so zeigt sich, daß Kriminalität in ihren Sippen eher seltener ist, jedenfalls aber nicht häufiger als in den übrigen Sippen der gleichen Gruppe. Beziehungen zwischen Anlage zu schizophrener Erkrankung und angeborener Neigung zu kriminellen Verhaltungsweisen sind demnach auch hier zu verneinen.

40. *Vererbt wird in den Sippen gemütloser Psychopathen eine angeborene Gefühlsarmut*, die an sich ihren Träger noch nicht zu einem Psychopathen zu stempeln vermag, entscheidend ist vielmehr auch hier, wie bei den Hyperthymikern und bei den Willenlosen, das Zusammenvorkommen von Eigenschaften. Die angeborene Gefühlsarmut gemütloser Psychopathen steht in keinerlei erbbiologischem Zusammenhang mit dem schizophrenen Formenkreis, sie ist vielmehr eine erbliche Charakterbeschaffenheit, die mit bestimmten Merkmalen der Körperkonstitution und mit der Empfänglichkeit gegenüber der Empfindungsseite von Sinneserlebnissen zusammenzuhängen scheint.

41. Gemütlose, willenlose und hyperthymische Psychopathen bilden zusammengenommen eine große Gruppe, die für die Schwerkriminellen kennzeichnend ist und eine große Mannigfaltigkeit von Varianten umfaßt.

42. Geltungssüchtige Psychopathen fehlen unter den Leichtkriminellen ganz, unter den Schwerkriminellen sind es 12 unter 195 Rückfallsverbrechern bzw. 12 unter 47 Betrügern. Im Verwandtenkreis dieser Gruppe sind die Kriminalitätsziffern erheblich geringer als im Verwandtenkreis der übrigen Rückfallsverbrecher, dagegen immer noch hoch im Vergleich zu den Sippen der Leichtkriminellen. Auch abnorme Persönlichkeiten bzw. Psychopathen sind im Verwandtenkreis geltungssüchtiger Schwindler vergleichsweise selten. Dem gleichen Psychopathentypus begegnet man in der gleichen Sippe in der Regel nicht, wohl aber charakterologischen Auffälligkeiten im Sinne des hysterischen Charakters wie ihn Klages abgegrenzt hat. Diese Abnormität entspringt der ererbten Anlage ihres Trägers und ist vollkommen unabhängig von erzieherischen Einflüssen. Dagegen ist die abnorme Geltungssucht gewisser rückfälliger Betrüger je auf eine besondere Merkmalskonstellation zurückzuführen, in der jener Abnormität des hysterischen Charakters nur die Rolles eines Teilfaktors zukommt. Bei diesen geltungssüchtigen Betrügern kommt neben dieser Merk-

malskonstellation auch bestimmten Umwelteinflüssen eine gewisse Bedeutung zu. Erbbiologische Zusammenhänge zwischen hysterischem Charakter (KLAGES) und hysterischer Reaktionsweise[1] scheinen im allgemeinen nicht zu bestehen. *Der hysterische Charakter wird immer vererbt, die hysterische Reaktionsweise nur bei bestimmten Gruppen* (z. B. E. 18), wogegen sie sonst überwiegend situationsbedingt ist.

43. In den Sippen der asthenischen Psychopathen, die in den Sippen Einmaliger verhältnismäßig häufig vorkommen, wird eine besondere Form der Grundstimmung vererbt, ferner ein gewisser Mangel an Gefühlstiefe als Folge einer Neigung zu ängstlicher Selbstbeobachtung und seelischer Störbarkeit, endlich eine besondere Form von schwerer Willenserregbarkeit. Größer als die Bedeutung der asthenischen Psychopathen ist in den Sippen der Einmaligen die Bedeutung gewisser diesem Typus nahestehender aber noch normaler Charaktere. Oft werden leicht abnorme Charakteranlagen erst im Gefolge tief einschneidender Erlebnisse oder gewisser Schockwirkungen als solche erkennbar. Dem entspricht es, daß *Rentenbegehrungsneurosen in den Sippen der Einmaligen auffallend oft zu beobachten sind* während sie in den Sippen der Rückfälligen sehr selten sind und zudem andere psychologische Hintergründe haben. Am Ende des Abschnittes über die asthenischen Psychopathen wird versucht die auf Grund einer mehrdimensionalen Betrachtungsweise gefundenen Unterschiede zwischen den Sippen der Schwerkriminellen und der Leichtkriminellen zusammenzufassen und zu zeigen, welchen Verlauf *die biologische Bruchstelle* nimmt, durch welche beide Gruppen auf weite Strecken hin getrennt sind.

44. An einer Gegenüberstellung von je 100 Geschwistern beider Vergleichsgruppen wird das Verhalten einzelner Charaktereigenschaften untersucht. Dabei ergibt sich auf der Seite der Schwerkriminellen eine Häufung solcher Charaktereigenschaften, deren jede gegebenenfalls geeignet ist ihren Träger zum Täter werden zu lassen. Die charakterologischen Einzelbefunde lassen sich somit zurückführen auf die angeborene Täternatur der Schwerkriminellen. Dieser Abschnitt ergänzt die bisherigen Ergebnisse und erbringt zusammen mit ihnen den Nachweis der erblichen Bedingtheit *echter* Charaktereigenschaften gegenüber *Scheineigenschaften* (Verhaltungsweisen), die jenen niemals gleichgesetzt werden dürfen.

45. Den charakterologischen Unterschieden der beiden Vergleichsgruppen entsprechen wesentliche *Unterschiede der Umweltbeeinflußbarkeit*. Es wird unterschieden zwischen einer Beeinflußbarkeit durch *prägende* Umwelteinflüsse und einer Beeinflußbarkeit durch *enthemmende* Umwelteinflüsse.

Als Hauptergebnis des 3. Teiles ist der Nachweis zu betrachten, daß bestimmte Charaktereigenschaften (und Charakterabnormitäten) in ihrem Zusammenvorkommen mit bestimmten anderen Charaktereigenschaften schwere Rückfallskriminalität bedingen und somit als echte Verbrechensursachen aufzufassen sind, ferner der Nachweis, daß und inwiefern diese Eigenschaften auf die Nachkommen vererbt werden und von außen kommenden Einflüssen nur in sehr beschränktem Maß zugänglich sind. Die Zusammenhänge zwischen Schwerkriminalität und gewissen Formen der Psychopathie sind somit erbbiologisch zu verstehen.

---

[1] Im Sinne der von K. BLUM zusammenfassend dargestellten abnormen seelischen Reaktionen im Körperlichen.

Ein wichtiges Ergebnis des 3. Teiles ist ferner darin zu erblicken, daß einerseits nicht Gesamtbilder als solche vererbt werden, etwa das klinische Bild der Pseudologia phantastica, sondern Teileigenschaften, die sich zu jenen Bildern nur gelegentlich zusammenschließen. Andererseits werden aber diese Teileigenschaften nicht etwa unabhängig voneinander vererbt, sondern es läßt sich je ein typisches Zusammenvorkommen von Teileigenschaften (Sippschaftscharakter) beobachten, d. h. es werden ganze Strukturzusammenhänge übertragen. Allein diese Strukturzusammenhänge decken sich nur selten mit den charakterologisch bzw. klinisch besonders in die Augen springenden Symptomenbildern. Solche Strukturzusammenhänge aufzudecken ist eine der wichtigsten Aufgaben der psychopathologischen und charakterologischen Erbforschung. Neue Entdeckungen auf diesem Gebiet sind zu erwarten von Familienforschungen an möglichst einheitlichen, etwa durch Inzucht ausgezeichneten Bevölkerungsgruppen, die auch anthropologisch und konstitutionsbiologisch gründlich durchuntersucht sind. Nur in dieser Zusammenarbeit mit der Körperbauforschung, die es ihr erlaubt sich auf ein reichliches photographisches Material zu stützen, kann die Psychopathenforschung (und die Erbcharakterologie) erweitert werden zu einer *Korrelationsforschung* und vielleicht auch zu einer *Mutationsforschung am Menschen*.

Für die Methodik erbcharakterologischer Untersuchungen überhaupt gilt der Satz, *daß Testmethoden grundsätzlich mit Fehlerquellen behaftet sind*, die ihren Wert vollkommen in Frage stellen, sobald sie sich nicht auf rein sinnesphysiologische Probleme beschränken oder damit begnügen vorhandene Teilerkenntnisse noch genauer nachzuprüfen. Daß Untersuchungen, die sich ohne eine gründliche Erfassung der Gesamtpersönlichkeit auf Testmethoden stützen, zu einer *Scheinexaktheit* führen, die neue Erkenntnisse nur vortäuscht, wird an dem Beispiel einer Untersuchung über das persönliche Tempo bis ins einzelne nachgewiesen (S. 172). Testmethoden sind deshalb nicht grundsätzlich abzulehnen, ihr Wert ist jedoch auf allen Gebieten der Charakterforschung ein recht bescheidener. *Exakt im besten Sinn des Wortes ist allein eine peinlich ausführliche, persönliche und aktenmäßige Durchforschung des Lebenslaufes im Querschnitt und Längsschnitt nach dem Vorbild der stets vielseitigen klinischen Untersuchung.* Diese Art des Vorgehens ist auch die einzige exakte Grundlage der Erbcharakterologie (exakt, weil durch jeden Fachkenner nachprüfbar, während Ziffern auf diesem Gebiet meist nicht nachprüfbar und daher nur scheinbar exakt sind, jedenfalls aber nur dann nachprüfbar, wenn obenstehende Forderung erfüllt ist).

4. Teil.
Die durchschnittliche Kinderzahl bei Schwerkriminellen und Leichtkriminellen und in ihren Sippen[1].

Es werden Ergebnisse von Auszählungen an den Nachkommen von insgesamt 2539 Personen wiedergegeben. Die Einzelbefunde zeigen, daß es nicht genügt die Nachkommenzahl einer bestimmten Gruppe, im vorliegenden Fall der Kriminellen, zu untersuchen, daß es vielmehr notwendig ist auch die Nachkommenzahl der engeren Verwandten mit in die Untersuchung einzubeziehen.

---

[1] F. STUMPFL (2). Der 4. Teil bringt eine Ausarbeitung und Ergänzung von Befunden, über die 1933 in Göttingen berichtet wurde.

46. Rückfallsverbrecher, die nach besonderer Schwere der Begehungsart, insonderheit nach großer Vorstrafenzahl, ausgelesen worden sind, haben selbst eine geringere durchschnittliche Kinderzahl als Einmaligbestrafte, weil sie sehr oft ledig bleiben (41,5%) und einen Großteil ihres Lebens hinter Gefängnismauern verbringen. Dennoch wäre es verfehlt hieraus zu schließen, der Strafvollzug selbst genüge bereits um solche Personen biologisch allmählich auszuschalten, was aus den folgenden Ergebnissen hervorgeht.

47. Die durchschnittliche Kinderzahl der verheirateten Rückfallsverbrecher ist ebensogroß wie die der Einmaligen (3,0 pro Ehe), sie übertrifft sie sogar, wenn man auch die illegalen Kinder hinzuzählt. Bei Einrechnung sämtlicher Kinder der Ehefrauen ergibt sich sogar ein erheblich größerer Kinderreichtum auf Seite der schwerkriminellen Ehepaare gegenüber den leichtkriminellen (4,2 gegen 3,5). Dazu kommt, daß in den Sippen Leichtkrimineller auch die nächsten Verwandten zwar eher kinderreicher sind als die entsprechenden Verwandten der Schwerkriminellen (3,2 gegen 2,7), daß jedoch innerhalb der Sippen Schwerkrimineller sich eine Erhöhung der durchschnittlichen Kinderzahl gerade in solchen Sippen nachweisen läßt, in denen Kriminalität gehäuft vorkommt („kriminelle Sippen"). Gerade in solchen Sippen werden Charakterabnormitäten erblich übertragen, die im 3. Teil als Verbrechensursachen gekennzeichnet wurden. Auch sind es in diesen kriminellen Sippen gerade die kriminellen Verwandten, die durchschnittlich kinderreicher sind, als die nichtkriminellen (4,6 gegen 2,5), sowie die abnormen Persönlichkeiten (Psychopathen) (4,0 gegen 3,1).

Diese Ergebnisse zeigen, daß wohl ein Teil der mit schwersten seelischen Abnormitäten behafteten Schwerkriminellen einer Art natürlichen, zum Teil auch durch den Strafvollzug bedingten Ausmerzung unterliegt, zum Teil jedoch sogar eine überdurchschnittliche Kinderzahl aufweist. Sie zeigen ferner, daß gerade diejenigen Personen in den Sippen Schwerkrimineller, die als Träger von Charaktereigenschaften zu betrachten sind, welche sich im 3. Teil als Verbrechensursachen herausgestellt haben, eine überdurchschnittliche Kinderzahl aufweisen. Unter Berücksichtigung aller Einzelheiten kommt man zwangsläufig zu der Schlußfolgerung, daß rassenhygienische Maßnahmen gerade bei Schwerkriminellen unbedingt zu fordern sind. Wenngleich nämlich die (partielle) biologische Selbstausschaltung der Rückfallsverbrecher in abgeschwächter Form auch noch bei den Geschwistern nachweisbar ist, so bleibt die Zahl ihrer Nachkommen immer noch größer als bei der allgemeinen Kinderarmut gerade unter den Besten tragbar ist. Dazu kommt, daß die Schwerkriminalität nicht nur aus den Verbrechersippen selbst Zustrom erhält, sondern auch aus absinkenden Bevölkerungskreisen. Dieser Zustrom führt stets neue Abfallsschlacken heran und man darf mit Recht annehmen, daß er um so größer wird, je stärker sich ein Volk mit zunehmendem Fortschritt der Technik vom Ursprung des Lebensquells entfernt. Auch dieser zum Teil auf der mehr und mehr umsichgreifenden Gegenauslese beruhende Zustrom würde schon für sich allein genügen um rassenhygienische Maßnahmen erforderlich zu machen. Dies um so mehr als sich ergeben hat, daß bei Rückfallsverbrechern 75% aller Kinder erst geboren werden, *nachdem* ihr Vater mindestens eine dreimonatige Strafe verbüßt hat.

Literaturverzeichnis.

BAEYER, W. v.: (1) Zur Psychologie verkrüppelter Kinder und Jugendlicher. Z. Kinderforsch. 34 (1928). (2) Zur Genealogie psycho-pathischer Schwindler und Lügner. Leipzig 1935. — BERLIT, W.: Erblichkeitsuntersuchungen bei Psychopathen. Z. Neur. 134 (1931). — BIRNBAUM, K.: Kriminalpsychopathologie und psychobiologische Verbrecherkunde, S. 93. Berlin 1931. — BLEULER, M.: Vererbungsprobleme bei Schizophrenen. Z. Neur. 127 (1930). — BLÜHDORN, R.: Einführung in das angewandte Völkerrecht. Eine Untersuchung über die Bedeutung des Rechtes für die Regelung der zwischenstaatlichen Beziehungen. Wien 1934. — BLUM, K.: Hysterie. (Die abnormen seelischen Reaktionen im Körperlichen.) Leipzig und Wien 1927. — BÖHMER, K.: Untersuchungen über den Körperbau des Verbrechers. Mschr. Kriminalpsychol. 19 (1928). — BORCHARDT, L.: Körpermessungen zur Bestimmung der Norm und ihrer Grenzen. Z. Morph. u. Anthrop. 32 (1933). — BRUGGER, C.: (1) Zur Frage einer Belastungsstatistik der Durchschnittsbevölkerung. Z. Neur. 118 (1929). (2) Genealogische Untersuchungen an Schwachsinnigen. Z. Neur. 130 (1930). (3) Psychiatrische Ergebnisse einer medizinischen, anthropologischen und soziologischen Bevölkerungsuntersuchung. Z. Neur. 146 (1933). — BUMKE, O.: Psychologische Vorlesungen. München 1923.

CARUS, C. G.: Psyche. Zur Entwicklungsgeschichte der Seele. Leipzig 1931. — CONRAD, K.: Erbanlage und Epilepsie. Z. Neur. 153 (1935).

DAHLBERG, G.: Die Fruchtbarkeit der Geisteskranken. Z. Neur. 144 (1933). — DAHLSTRÖM, S.: Eine Verbrecherfamilie. Ist der „junge Verbrecher" eine Fortsetzung des „vernachlässigten Kindes". II. Norsk. Mag. Laegevidensk. 89 (1928). — DELBRÜCK, H.: Epileptisch und Epileptoid. Gedanken zum Körperbau- und Charakterproblem. Arch. f. Psychiatr. 82 (1928).

ENKE, W.: Die Psychomotorik der Konstitutionstypen. Z. angew. Psychol. 36 (1930). — EXNER, F.: Krieg und Kriminalität in Österreich. Wien 1927.

FETSCHER, R.: Zur Fortpflanzung von Kriminellen. Arch. soz. Hyg. 8, 308 (1933/34). — FEUERBACH, A. v.: Aktenmäßige Darstellung von merkwürdigen Verbrechen. Frankfurt 1849. — FISCHER, O.: Zur Psychopathologie der Brandstifter. Z. Neur. 144 (1933). — FLECK, U.: Über das Epileptoid und den epileptoiden Charakter. Arch. f. Psychiatr. 102 (1934). — FÖRSTERLING, W.: Über die paranoiden Reaktionen in der Haft. Berlin 1923. — FRISCHEISEN-KÖHLER, J.: Das persönliche Tempo. Eine erbbiologische Untersuchung. Leipzig 1933. — FUCHS-KAMP, A.: Lebensschicksal und Persönlichkeit ehemaliger Fürsorgezöglinge. Berlin 1929. — FÜRST, TH. u. F. LENZ: Ein Beitrag zur Frage der Fortpflanzung verschieden begabter Familien. Arch. Rassenbiol. 17 (1925).

GERUM, K.: Beitrag zur Frage der Erbbiologie der genuinen Epilepsie, der epileptoiden Erkrankungen und der epileptoiden Psychopathien. Z. Neur. 115 (1928). — GEYER, E.: Probleme der Familienanthropologie. Mitt. anthrop. Ges. Wien 64, 295 (1934). — GREGOR u. VOIGTLÄNDER: Die Verwahrlosung. Berlin 1918. — GRUHLE, H. W.: (1) Psychologie des Abnormen. Handbuch der vergleichenden Psychologie, Bd. 3, Abt. 1. (2) Die Ursachen der jugendlichen Verwahrlosung und Kriminalität. Berlin 1912. (3) Wesen und Systematik des biologischen Typus. Mitt. kriminalbiol. Ges. Graz 1928. (4) Epileptische Reaktionen und epileptische Krankheiten. Handbuch der Geisteskrankheiten, Bd. 8, S. 669. Berlin 1930.

HARMSEN, H.: Praktische Bevölkerungspolitik, S. 24. Berlin 1931. — HENTIG, H. v. u. TH. VIERNSTEIN: Untersuchungen über den Inzest. Heidelberg 1925. — HESS, A.: Über Heboidophrenie. Allg. Z. Psychiatr. 63 (1910). — HILDEBRANDT, K.: Norm, Entartung, Verfall. Bezogen auf den Einzelnen, die Rasse, den Staat. Berlin 1934. — HOMBURGER, H.: (1) Lebensschicksale geisteskranker Strafgefangener. Berlin 1912. (2) Vorlesungen über Psychopathologie des Kindesalters. Berlin 1926.

JAHN, D.: Die körperlichen Grundlagen der psychasthenischen Konstitution. Nervenarzt 7, 217 (1934). — JASPERS, K.: Allgemeine Psychopathologie. Berlin 1923. — JUDA, A.: (1) Über Anzahl und psychische Beschaffenheit der Nachkommen von schwachsinnigen und normalen Schülern. Z. Neur. **151** (1934). (2) Neuere Untersuchungen über Belastung und Nachkommenschaft von Schwachsinnigen. Psychiatr.-neur. Wschr. **1934 II**. — KAHLBAUM: Über Heboidophrenie. Allg. Z. Psychiatr. **46** (1890). — KAHN, E.: Schizoid und Schizophrenie im Erbgang. Berlin 1923. — KANT, O.: Zur Psychologie der Trinkerehe. Z. Neur. **106** (1926). — KATTENTIDT, W.: Zur Frage einer Belastungsstatistik der Durchschnittsbevölkerung. Die Erkrankungsverhältnisse in den Neffen- und Nichtschaften von Paralytikersehegatten. Z. Neur. **103** (1926). — KEHRER, F. u. E. KRETSCHMER: Die Veranlagung zu seelischen Störungen. Berlin 1924. — KIRN: Die Psychosen in der Strafanstalt in ätiologischer, klinischer und forenser Beziehung. Allg. Z. Psychiatr. **45** (1889). — KLAGES, L.: (1) Persönlichkeit. Eine Einführung in die Charakterkunde, S. 43. Potsdam und Zürich 1927. (2) Bemerkungen zur sogenannten Psychopathie. Nervenarzt **1**, 201 (1928). (3) Die Grundlagen der Charakterkunde, S. 103—126, 167. Leipzig 1928. (4) Der Geist als Widersacher der Seele, Bd. 2, S. 525. Leipzig 1929. — KLEMPERER, J.: Zur Belastungsstatistik der Durchschnittsbevölkerung. Psychosenhäufigkeit unter 1000 stichprobenmäßig aus den Geburtsregistern der Stadt München (Jahrgang 1881—1890) ausgelesenen Probanden. Z. Neur. **146** (1933). — KLUGE, F.: Rothwelsch. Quellen und Wortschatz der Gaunersprache. Straßburg 1901. — KOCH, I. L. A.: Die psychopathischen Minderwertigkeiten. Ravensburg 1891—1893. — KRAEPELIN, E.: (1) Psychiatrie, Bd. 4, S. 2096. Leipzig 1915. (2) Zur Epilepsiefrage. Z. Neur. **52** (1919). — KRAULIS, W.: Zur Vererbung der hysterischen Reaktionsweise. Z. Neur. **136** (1931). — KRETSCHMER, E.: (1) Körperbau und Charakter. Berlin 1931. (2) Die körperlich-seelische Zusammenstimmung in der Ehe (in dem von Graf H. KEYSERLING herausgegebenen Ehebuch). (3) Siehe F. KEHRER. — KRISCH, K.: (1) Die biologische Einteilung der Epilepsien. Mschr. Psychiatr. **52**, 312—323 (1922). (2) Kritisches über „Affektepilepsie" (BRATZ), die „Psychasthenischen Krämpfe" (OPPENHEIM) und den epileptischen Charakter. Arch. f. Psychiatr. **77** (1926). — LANGE, J.: (1) Über die Paranoia und die paranoische Veranlagung. Z. Neur. **94**, 85 (1925). (2) Verbrechen als Schicksal. Studien an kriminellen Zwillingen. Leipzig 1929. (3) Psychopathie und Erbpflege. Berlin 1934. (4) Die eugenische Bedeutung des Schwachsinns. Das kommende Geschlecht, Bd. 7, H. 3. — LENZ, F.: (1) Menschliche Auslese und Rassenhygiene (Eugenik). München 1931. (2) Siehe TH. FÜRST. — LÖFFLER, F.: Familienstatistische Untersuchungen an württembergischen Volksschullehrern unter besonderer Berücksichtigung des Problems der unterschiedlichen Fortpflanzung. Arch. Rassenbiol. **26** (1932). — LOKAY, A.: Über die hereditären Beziehungen der Imbezillität. Z. Neur. **122** (1929). — LOMBROSO, C.: Der Verbrecher in anthropologischer, ärztlicher und juristischer Beziehung, S. 479. Hamburg 1887. — LOTTIG, H.: Hamburger Zwillingsstudien. Leipzig 1931. — LOTZE, R.: Untersuchungen über die gegenseitigen Beziehungen von Schulwahl, Schulleistungen, sozialer Zugehörigkeit und Kinderzahl. Arch. Rassenbiol. **23** (1931). — LUTZ, M.: Über einen Fall von Pseudologia phantastica und seine Heredität. Inaug.-Diss. Zürich 1929. — LUXENBURGER, H.: (1) Demographische und psychiatrische Untersuchungen in der engeren biologischen Familie von Paralytikerehegatten. (Versuch einer Belastungsstatistik der Durchschnittsbevölkerung). Z. Neur. **112** (1928). (2) Anlage und Umwelt beim Verbrecher. Allg. Z. Psychiatr. **92** (1930). (3) Endogener Schwachsinn und geschlechtsgebundener Erbgang. Z. Neur. **140** (1932). (4) Über einige praktisch wichtige Probleme aus der Erbpathologie des zyklothymen Kreises. Studien an erbgleichen Zwillingspaaren. Z. Neur. **146** (1933). (5) Berufsgliederung und soziale Schichtung in den Familien erblich Geisteskranker. Eugenik **3**, H. 2 (1933).

McDOUGALL, W.: Psychopathologie funktioneller Störungen. Leipzig 1931. — MAUZ: Zur Frage des epileptischen Charakters. Zbl. Neur. **45**, 833. — MAYER, J.: Gesetzliche Unfruchtbarmachung Geisteskranker, S. 239. Freiburg i. Br. 1927. — MEGGENDORFER, F.: Klinische und genealogische Untersuchungen über „Moral insanity". Z. Neur. **66** (1921). — MINKOWSKI, M.: Zur pathologischen Anatomie und Pathogenese der Epilepsie. Jb. Psychiatr. **51** (1934). — MUCKERMANN, H.: Differenzierte Fortpflanzung. Arch. Rassenbiol. **24** (1930). — PALAGYI, M.: (1) Naturphilosophische Vorlesungen über die Grundprobleme des Bewußtseins und des Lebens. Leipzig 1924. (2) Wahrnehmungslehre. Leipzig 1925. — PFÄNDER A.: Zur Psychologie der Gesinnungen. Jahrb. f. Philosophie und phänomenologischen Forschungen, S. 398. Halle 1913. — POHLISCH, K.: (1) Soziale und persönliche Bedingungen des chronischen Alkoholismus. Leipzig 1933. (2) Die Kinder männlicher und weiblicher Morphinisten. Leipzig 1934. — PRINZHORN, H.: Über Wert und Grenzen des Experiments in der Psychologie. Charakter **1933**, H. 2.

REISS, E.: (1) Konstitutionelle Verstimmung und manisch-depressives Irresein. Z. Neur. **2** (1910). (2) Über die erbliche Belastung bei Schwerverbrechern. Klin. Wschr. **1**, 44, 122. — RIEDL, M.: (1) Ein Beitrag zur Frage der Fortpflanzung von Verbrechern. Arch. Rassenbiol. **25**, H. 3 (1931). (2) Studien über Verbrecherstämmlinge, Spätkriminelle und Frühkriminelle und über deren sozialprognostische und rassenhygienische Bedeutung. Arch. Kriminol. **93** (1933). — RINDERKNECHT, G.: Über kriminelle Heboide. Z. Neur. **1920**. — ROSANOFF, A. J.: Sex-linked inheritance in mental deficiency. Amer. J. Psychiatr. **11**, 289 (1931). — RÜDIN, E.: (1) Über die klinischen Formen der Gefängnispsychosen. Allg. Z. Psychiatr. **57** (1901). (2) Über die klinischen Formen der Seelenstörungen bei zu lebenslänglicher Zuchthausstrafe Verurteilten. München 1909. (3) Zur Vererbung und Neuentstehung der Dementia praecox. Berlin 1916. (4) Psychiatrische Indikation zur Sterilisierung. Das kommende Geschlecht, Bd. 5. 1929. (5) Wege und Ziele der biologischen Erforschung der Rechtsbrecher mit besonderer Berücksichtigung der Erbbiologie. Mitt. kriminalbiol. Ges. Graz **13** (1931). — (Mschr. Kriminalpsychol. **22**, 129 (1931). (6) Erblehre und Rassenhygiene im völkischen Staat. München 1934.

SALLER: Die Fortpflanzung der Kriminellen. Eugenik **3**, H. 3 (1933). — SAUER, W.: Kriminalsoziologie. Berlin und Leipzig 1933. — SCHEID, F. K.: Über senile Charakterveränderung. Z. Neur. **148**, 437 (1933). — SCHICKENBERG: Zit. nach J. LANGE (4). — SCHMIDT-KEHL, L.: Die Fruchtbarkeit mittel- und süddeutscher 1918—1922 geschlossener bäuerlicher Ehen. Arch. Rassenbiol. **27** (1933). — SCHNEIDER, C.: Die Psychologie der Schizophrenen. Leipzig 1930. — SCHNEIDER, K.: (1) Die Daseinsweisen der Hysterie. Z. Neur. **82** (1923). (2) Studien über Persönlichkeit und Schicksal eingeschriebener Prostituierter. Berlin 1926. (3) Pathopsychologie im Grundriß. Handwörterbuch der psychischen Hygiene und der psychiatrischen Fürsorge. Berlin-Leipzig 1931. (4) Über Abgrenzung und Seltenheit des sogenannten manisch-depressiven Irreseins. Münch. med. Wschr. **1932 II**, 1549. (5) Zur Psychologie und Psychopathologie der Trieb- und Willenserlebnisse. Z. Neur. **141** (1932). (6) Anfänge von Psychosen. Dtsch. med. Wschr. **1933**, 1029. (7) Die Neurasthenie- und Hysteriefrage. Somatopathie und Psychopathie. Dtsch. med. Wschr. **1933 II**, 1275. (8) Die psychopathischen Persönlichkeiten. Leipzig und Wien 1934. (9) Psychopathie und Psychose. Nervenarzt **6** (1933). — SCHORSCH, G.: Anlage und Umwelt in der kindlichen Entwicklung. Mschr. Psychiatr. **90** (1934). — SCHOTTKY, J.: Über ungewöhnliche Triebhandlungen bei prozeßhafter Entwicklungsstörung. Z. Neur. **143** (1932). — SCHRÖDER, P.: Psychopathen und abnorme Charaktere. Münch. med. Wschr. **1933**, 1007. — SCHULZ, B.: Zur Erbpathologie der Schizophrenie. Z. Neur. **143** (1932). — STERN, B.: Multiple Allelie. Handbuch der Vererbungswissenschaft. Berlin 1930. — STUMPFL, F.: (1) Erbanlage und Verbrechen, I. Teil. Die Kriminalität bei den Geschwistern und bei den Vettern und Basen der Ausgangsfälle. Z. Neur. **145** (1933). (2) Unterschiedliche Fortpflanzung bei Verbrechern. Z. Abstammungslehre **1934**. (3) Die Vererbung des Charakters. In „Die Persönlichkeit im Lichte der Erblehre". Berlin 1935. (4) Kriminalität und Rasse. Dtsch. Recht **5**, 31 (1935).

TILLING, TH.: Die Moral insanity beruht auf einem exzessiv sanguinischen Temperament. Allg. Z. Psychiatr. **57** (1900).

VELLGUTH, L.: „Was wird da groß?" Volk u. Rasse **8**, 164 (1933). — VERSCHUER, O.: Erbpathologie. Ein Lehrbuch für Ärzte. Dresden und Leipzig 1934. — VIERNSTEIN, TH.: Siehe v. HENTIG. — VOIGTLÄNDER: Siehe GREGOR.

WARSTADT, A.: Vergleichende kriminalbiologische Studien an Gefangenen. Z. Neur. **120** (1929). — WEINBERG, W.: Die rassenhygienische Bedeutung der Fruchtbarkeit. Arch. Rassenbiol. **7** (1910). — WETZEL, A.: Die soziale Bedeutung (der Schizophrenie). Handbuch der Geisteskrankheiten, Bd. 5. Berlin 1932. — WENINGER, M.: Zur Vererbung des medianen Oberkiefertremas. Z. Morph. u. Anthrop. **32** (1933). — WILLEMSE, W.: Typologische Untersuchungen über das Verhalten von jugendlichen Psychopathen in Konfliktsituationen. Z. Psychol. **46** (1934). — WILMANNS, K.: (1) Zur Psychopathologie des Landstreichers. Leipzig 1906. (2) Die Abhängigkeit der Haftpsychosen vom Zeitgeist. Mschr. Kriminalpsychol. **15** (1924). — WINKLER, F.: Unterschiedliche Fortpflanzung in Mecklenburg-Schwerin. Arch. Rassenbiol. **27** (1932).

ZUTT, J.: Die innere Haltung. Mschr. f. Psychiatr. **73** (1929).

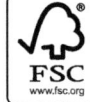

If you have any concerns about our products,
you can contact us on
ProductSafety@springernature.com

In case Publisher is established outside the EU,
the EU authorized representative is:
**Springer Nature Customer Service Center GmbH
Europaplatz 3, 69115 Heidelberg, Germany**

Printed by Libri Plureos GmbH
in Hamburg, Germany